詳説化学療法学

がん・感染症治療への薬学的介入

神戸学院大学薬学部准教授　岸本修一　著

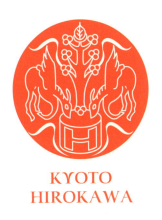

KYOTO
HIROKAWA

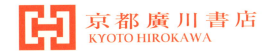

ま え が き

　感染症およびがんに対する薬物治療は「化学療法」とよばれ，他の疾患と異なり薬物の選択毒性を用いて，原因となる細菌，ウイルス，真菌，寄生虫，悪性腫瘍をヒトの体内から排除することを目指す．化学療法薬の選択毒性は，全く無毒性で効果のみ発揮することではなく，標的とヒトの正常細胞との間に感受性差があることを意味する．しかし，選択毒性にも大小があり，化学療法薬の効果を最大限に引き出し，不可避な副作用への対処を十分に行うためには，知識に裏付けされた薬学的管理が必要とされる．そのため，高度な専門知識を有する認定・専門薬剤師の養成が求められている．感染症治療においては，感染制御認定薬剤師，感染制御専門薬剤師，抗菌化学療法認定薬剤師，HIV 感染症薬物療法認定薬剤師，HIV 感染症専門薬剤師，がん治療においては，がん薬物療法認定薬剤師，がん専門薬剤師，外来がん治療認定薬剤師，緩和薬物療法認定薬剤師が医療チームに参画し，治療に大きく貢献している．

　感染症治療では，感染症を発症した患者が適切な抗菌薬治療を受けているか否かを専門的に監視・管理し，必要に応じて処方医へ支援を行う仕組み（抗菌薬適正使用支援，antimicrobial stewardship：AS）が必要とされている．AS は，個々の患者に対して主治医が抗菌薬を使用する際，最大限の治療効果を導くと同時に，有害事象をできるだけ最小限にとどめ，いち早く感染症治療が完了できる（最適化する）ように支援を行うことを目的としている．AS を系統的に実施するためには，感染症専門の医師や薬剤師，臨床検査技師，看護師から構成される抗菌薬適正使用支援チームを早急に整備する必要性が訴えられている．また，HIV 感染症では，服薬が簡便な配合製剤や新薬などの開発により服薬アドヒアランスを低下させる要因が大きく改善され，早期の治療開始が予後の改善につながり，今後は HIV 感染者の高齢化が進んでいくと予想されている．今後の薬剤師は，従来の副作用・相互作用，アドヒアランス対策を重視した対応に加え，予防・診断・治療への介入強化が求められている．

　がん治療において，抗がん薬は一般的に毒性も強く，致死的な有害反応を招くことが少なくない．標準治療と評価されている薬物療法でも，全身状態が不良な患者に対しては，有害反応だけが強く出現し，十分な効果が得られないことも多い．さらに，合併する疾患の薬物療法の中には，抗がん薬の治療効果を阻害するものもある．つまり，患者の合併症や現在投与されている薬剤との薬物相互作用を知らなければ，適切ながん薬物療法の提供は困難になる．また，がん治療が高度に専門化し，新しい考え方に基づく抗がん薬も続々と使用されるようになってきた．このような現状において，がん治療における患者の安全性を確保するためには，高度な専門知識を持つ医療スタッフがチームとして治療にあたらなければならない．がん治療を専門領域とする薬剤師は，患者に合った抗がん薬の選択支援や抗がん薬による副作用への対策を使命とする．また，抗がん薬を安全に取り扱うために適切な管理を行うとともに，適切な環境のもとで調製を行う．さらには，がん疼痛緩和の支援など，がん治療にかかわるすべての薬に対する高度な知識・技能を持ちあわせることが求められている．

　感染症およびがん治療にあたる医療スタッフに加わる薬剤師は，化学療法という選択毒性を利用した薬物療法をマネジメントし，上記の使命および社会の期待に応えるために，確固たる知識

基盤の構築および最新の知見の補充に常に努めなければならない．したがって，この領域にこれから参入する薬学生にとって，化学療法という学問は難易度の高い領域となることは想像に難くない．将来，この領域を専門とする薬剤師を目指す薬学生が，化学療法の基礎知識を身につける一助となるように，本書は薬物および治療の両面から体系的な内容を心がけた．本書が，大学での講義・実務実習等で役に立ち，薬学生へのめぐみとなってくれることを切に願う次第である．

　最後に，本書執筆にあたり長期間にわたり建設的なご助言をし続けて頂いた京都廣川書店廣川重男社長，また来栖　隆チーフエディター，清野洋司氏を始めとする同社編集部の皆様に深く感謝致します．

2016 年 8 月

岸 本 修 一

目　　次

第1編　感染症治療薬

第1章　感染症治療薬の概要　　3

1-1　感染症治療薬の特徴と分類 ……………………………………………… 3
1-2　PK-PD 理論 ………………………………………………………………… 4

第2章　細胞壁合成阻害薬　　7

2-1　β-ラクタム系 ……………………………………………………………… 7
　　2-1-1　ペナム（ペニシリン）系　　9
　　2-1-2　セフェム系　　12
　　2-1-3　モノバクタム系　　16
　　2-1-4　カルバペネム系　　16
　　2-1-5　ペネム系　　19
　　2-1-6　β-ラクタマーゼ阻害薬　　19
2-2　グリコペプチド系 ……………………………………………………… 20
2-3　その他 …………………………………………………………………… 22
2-4　章末問題 ………………………………………………………………… 23

第3章　タンパク質合成阻害薬　　25

3-1　マクロライド系 ………………………………………………………… 25
　　3-1-1　14員環マクロライド系　　26
　　3-1-2　15員環マクロライド系　　27
　　3-1-3　16員環マクロライド系　　28
3-2　リンコマイシン系 ……………………………………………………… 28
3-3　アミノグリコシド系 …………………………………………………… 29
3-4　テトラサイクリン系 …………………………………………………… 33
3-5　その他 …………………………………………………………………… 35
3-6　章末問題 ………………………………………………………………… 37

第4章　核酸合成阻害薬　　39

4-1　キノロン系 ……………………………………………………………… 39
　　4-1-1　第1世代キノロン　　40
　　4-1-2　ニューキノロン　　41

iv

4-2	**葉酸合成阻害薬**	**44**

    4-2-1　サルファ薬　　44

    4-2-2　ST 合剤　　45

4-3	**章末問題**	**46**

第 5 章　　細胞膜作用薬　　　　47

5-1	**ポリペプチド系**	**47**
5-2	**章末問題**	**49**

第 6 章　　抗抗酸菌薬　　　　51

6-1	**抗結核薬**	**51**
6-2	**抗ハンセン病薬**	**54**
6-3	**章末問題**	**55**

第 7 章　　抗真菌薬　　　　57

7-1	**ポリエンマクロライド系**	**58**
7-2	**アゾール系**	**59**
7-3	**キャンディン系**	**63**
7-4	**フルオロピリミジン系**	**64**
7-5	**アリルアミン系**	**65**
7-6	**章末問題**	**66**

第 8 章　　生物学的製剤　　　　67

8-1	**グロブリン製剤**	**67**
8-2	**抗毒素**	**69**
8-3	**トキソイド**	**69**
8-4	**ワクチン**	**69**
8-5	**章末問題**	**70**

第 9 章　　抗原虫・寄生虫薬　　　　71

9-1	**抗原虫薬**	**71**
9-2	**抗寄生虫薬**	**74**
9-3	**章末問題**	**77**

第 10 章　　抗ウイルス薬　　　　79

10-1	**抗ヘルペスウイルス薬**	**79**

    10-1-1　抗単純ヘルペスウイルス薬，抗水痘・帯状疱疹ウイルス薬　　79

10-1-2　抗サイトメガロウイルス薬　81

10-2　抗インフルエンザウイルス薬 ……………………………………… 82

10-3　抗肝炎ウイルス薬 ……………………………………………………… 85

10-3-1　B 型肝炎治療薬　85

10-3-2　C 型肝炎治療薬　87

10-4　抗ヒト免疫不全ウイルス薬 …………………………………………… 93

10-4-1　ヌクレオシド系逆転写阻害薬　94

10-4-2　非ヌクレオシド系逆転写阻害薬　97

10-4-3　プロテアーゼ阻害薬　99

10-4-4　インテグラーゼ阻害薬　104

10-4-5　CCR5 阻害薬　105

10-5　章末問題 …………………………………………………………………… 105

第 11 章　感染症の病態と治療　　107

11-1　細菌性髄膜炎 ……………………………………………………………… 107

11-2　敗血症 ………………………………………………………………………… 110

11-3　肺炎 …………………………………………………………………………… 111

11-3-1　市中肺炎　112

11-3-2　院内肺炎　117

11-3-3　医療・介護関連肺炎　119

11-4　感染性心内膜炎 …………………………………………………………… 120

11-5　肝・胆道系感染症 ………………………………………………………… 121

11-5-1　肝膿瘍　121

11-5-2　急性胆管炎，急性胆嚢炎　122

11-6　腹膜炎 ………………………………………………………………………… 124

11-7　腸管感染症 ………………………………………………………………… 126

11-7-1　腸管出血性大腸菌感染症　126

11-7-2　サルモネラ感染症　127

11-7-3　カンピロバクター感染症　128

11-7-4　腸炎ビブリオ感染症　128

11-7-5　細菌性赤痢　129

11-7-6　ノロウイルス感染症　129

11-7-7　ディフィシル菌感染症　130

11-8　尿路感染症 ………………………………………………………………… 131

11-8-1　単純性尿路感染症　131

11-8-2　複雑性尿路感染症　133

11-9 眼科感染症 ·· **135**

11-9-1 細菌性結膜炎 135

11-9-2 感染性角膜炎 136

11-9-3 感染性眼内炎 137

11-10 耳鼻咽喉科感染症 ······························· **137**

11-10-1 急性中耳炎 138

11-10-2 急性鼻副鼻腔炎 140

11-10-3 急性咽頭・扁桃炎 142

11-11 産婦人科感染症 ·································· **144**

11-11-1 骨盤内感染症 144

11-11-2 腟炎 145

11-12 MRSA 感染症 ···································· **146**

11-13 抗酸菌感染症 ···································· **148**

11-13-1 結核 149

11-13-2 ハンセン病 150

11-14 真菌感染症 ······································ **151**

11-14-1 カンジダ症 151

11-14-2 クリプトコッカス症 153

11-14-3 アスペルギルス症 154

11-14-4 ニューモシスチス肺炎 155

11-14-5 白癬 155

11-15 原虫感染症 ······································ **158**

11-15-1 マラリア 158

11-15-2 赤痢アメーバ症 160

11-15-3 トキソプラズマ症 161

11-15-4 トリコモナス症 163

11-16 寄生虫感染症 ···································· **163**

11-16-1 鉤虫症 163

11-16-2 鞭虫症 164

11-16-3 糞線虫症 165

11-16-4 回虫症 166

11-16-5 蟯虫症 167

11-16-6 糸状虫症 167

11-16-7 日本住血吸虫症 168

11-16-8 肺吸虫症 169

11-16-9 肝吸虫症 170

11-16-10 横川吸虫症 170

11-16-11　日本海裂頭条虫症　　171

　　　11-16-12　無鉤条虫症　　171

　　　11-16-13　有鉤条虫症・有鉤嚢虫症　　172

　　　11-16-14　包虫症（エキノコックス症）　　173

11-17　ウイルス感染症 ··· **174**

　　　11-17-1　インフルエンザ　　174

　　　11-17-2　ウイルス性下痢症　　175

　　　11-17-3　麻疹　　176

　　　11-17-4　風疹　　177

　　　11-17-5　流行性耳下腺炎　　177

　　　11-17-6　単純ヘルペスウイルス感染症　　178

　　　11-17-7　水痘・帯状疱疹　　179

　　　11-17-8　アデノウイルス感染症　　181

　　　11-17-9　エンテロウイルス感染症　　181

　　　11-17-10　ウイルス性脳炎　　182

　　　11-17-11　ウイルス性出血熱　　183

　　　11-17-12　ウイルス性肝炎　　184

　　　11-17-13　HIV 感染症　　188

11-18　小児感染症 ··· **191**

11-19　高齢者感染症 ·· **193**

11-20　章末問題 ·· **194**

第 2 編　抗悪性腫瘍薬

第 12 章　抗悪性腫瘍薬の概要　　　　　　　　　　201

12-1　抗がん薬の種類 ··· *202*

12-2　抗がん薬の特徴 ··· *202*

第 13 章　アルキル化薬　　　　　　　　　　　　205

13-1　ナイトロジェンマスタード類 ·· *205*

13-2　ニトロソウレア類 ·· *207*

13-3　スルホン酸アルキル類 ··· *208*

13-4　トリアゼン類 ··· *209*

13-5　その他 ··· *210*

13-6　章末問題 ·· *210*

第 14 章　白金錯体　　**213**

14-1　白金錯体 *213*
14-2　章末問題 *217*

第 15 章　代謝拮抗薬　　**219**

15-1　葉酸類似薬 *219*
15-2　ピリミジン類似薬 *221*
　　15-2-1　フッ化ピリミジン薬　221
　　15-2-2　シチジン類似薬　225
15-3　プリン類似薬 *227*
15-4　章末問題 *230*

第 16 章　抗腫瘍性抗生物質　　**233**

16-1　アントラサイクリン系 *233*
16-2　その他 *238*
16-3　章末問題 *240*

第 17 章　植物アルカロイド　　**243**

17-1　微小管作用薬 *243*
　　17-1-1　ビンカアルカロイド系　243
　　17-1-2　タキソイド　246
17-2　トポイソメラーゼ阻害薬 *249*
　　17-2-1　DNA トポイソメラーゼ I 阻害薬　249
　　17-2-2　DNA トポイソメラーゼ II 阻害薬　251
17-3　章末問題 *252*

第 18 章　ホルモン関連薬　　**253**

18-1　抗エストロゲン薬 *253*
18-2　抗アンドロゲン薬 *255*
18-3　卵胞ホルモン薬・黄体ホルモン薬 *257*
18-4　アロマターゼ阻害薬 *258*
18-5　LH-RH アゴニスト薬・GnRH アンタゴニスト薬 *259*
18-6　章末問題 *261*

第 19 章　分子標的治療薬　　**263**

19-1　抗体薬 *264*

19-2	低分子薬	274
19-2-1	キナーゼ標的薬 274	
19-2-2	その他 290	
19-3	章末問題	295

第20章　抗悪性腫瘍薬の副作用対策　299

20-1	血管外漏出	299
20-2	白血球・好中球減少	301
20-3	赤血球減少	302
20-4	血小板減少	303
20-5	悪心・嘔吐	304
20-6	口内炎	306
20-7	下痢	307
20-8	腎障害	308
20-9	出血性膀胱炎	310
20-10	心毒性	311
20-11	脱毛	312
20-12	末梢神経障害	313
20-13	間質性肺炎・肺線維症	315
20-14	過敏症・アナフィラキシー	316
20-15	infusion reaction	317
20-16	手足症候群	318
20-17	章末問題	319

第21章　悪性腫瘍の病態と治療　321

21-1	がんの診断	321
21-1-1	腫瘍マーカー 321	
21-1-2	がんの病期 323	
21-1-3	performance status 323	
21-2	造血器腫瘍	324
21-2-1	白血病 324	
21-2-2	悪性リンパ腫 331	
21-2-3	多発性骨髄腫 333	
21-3	脳腫瘍	335
21-4	肺がん	337
21-4-1	小細胞肺がん 337	
21-4-2	非小細胞肺がん 339	

21-5　子宮がん ……………………………………………………………………… *341*

21-5-1　子宮頸がん　341

21-5-2　子宮体がん　342

21-6　卵巣がん ……………………………………………………………………… *344*

21-7　乳がん ………………………………………………………………………… *346*

21-8　泌尿器系がん ………………………………………………………………… *348*

21-8-1　前立腺がん　348

21-8-2　膀胱がん　350

21-8-3　精巣がん　351

21-8-4　腎がん　353

21-9　胃がん ………………………………………………………………………… *354*

21-10　食道がん …………………………………………………………………… *357*

21-11　大腸がん …………………………………………………………………… *358*

21-12　肝がん ……………………………………………………………………… *361*

21-13　胆道がん …………………………………………………………………… *363*

21-14　膵がん ……………………………………………………………………… *364*

21-15　章末問題 …………………………………………………………………… *365*

第 22 章　がん疼痛の管理　　　*371*

22-1　痛みの評価 …………………………………………………………………… *371*

22-2　WHO 方式がん疼痛治療法 ………………………………………………… *373*

22-2-1　WHO 三段階除痛ラダーによる薬剤選択　374

22-2-2　鎮痛薬使用の 5 原則　375

22-3　オピオイドスイッチング・レスキュー …………………………………… *376*

22-3-1　オピオイドスイッチング　376

22-3-2　レスキュー　377

22-4　オピオイド …………………………………………………………………… *377*

22-5　鎮痛補助薬 …………………………………………………………………… *382*

22-6　章末問題 ……………………………………………………………………… *385*

索　　引 ……………………………………………………………………………… *387*

医薬品索引 …………………………………………………………………………… *392*

第1編

感染症治療薬

第1章　感染症治療薬の概要

1-1　感染症治療薬の特徴と分類

　感染症の治療に使うことができる抗菌薬は，細菌細胞にのみ毒性を示しヒトには毒性を示さない物質，すなわち細菌細胞にのみ選択毒性を示す物質である．細菌細胞だけに作用することは，細菌細胞に特異的で，さらに細菌の増殖に必須な成分の合成反応や必須な構造体や機能体などを阻害することを示している．選択毒性は化学療法係数（最小有効量／最大耐量）で表すことができ，この値が 0.1 より小さいものが化学療法薬として要求される．現在，臨床応用されている抗菌薬のほとんどの化学療法係数は 0.01 以下である．

　抗菌薬の特徴において，スペクトラム，臓器移行性，投与量や副作用が 3 大因子となる．重要なのは，治療対象となる菌に対してスペクトラムに含まれる，つまり抗菌活性があればいいわけではなく，MIC（最小発育阻止濃度）が低い抗菌薬が臨床的にベストの選択とはならないことに注意が必要である．MIC が低くても，病巣への移行性が悪い場合があり，病巣への到達後に不活性化されたり，他の必要な薬剤との相互作用が強い場合もある．また，MIC が高くても安全性が極めて高い薬剤の場合の方が臨床的には選択される場合もある．

　日常用いられる抗菌薬にはおよそ表 1-1 のようなものがある．

表 1-1　抗菌薬の分類

標的部位	分　類	代表例
細胞壁ペプチドグリカン	β-ラクタム系	ペニシリン G，アンピシリン
	グリコペプチド系	バンコマイシン，テイコプラニン
	ホスホマイシン	
リボソーム	アミノグリコシド系	ゲンタマイシン，アミカシン
	マクロライド系	エリスロマイシン，アジスロマイシン
	テトラサイクリン系	ドキシサイクリン，ミノサイクリン
	リンコマイシン系	クリンダマイシン
	クロラムフェニコール	
核酸合成	キノロン系	シプロフロキサシン，レボフロキサシン
	リファマイシン系	リファンピシン
細胞膜のリポ多糖	ポリペプチド系	ポリミキシン B，コリスチン
葉酸の生合成	葉酸合成阻害薬	スルファメトキサゾール・トリメトプリム

　抗菌薬の抗菌作用は，その作用機序によって殺菌作用（微生物を殺滅する作用）と静菌作用（微生物の発育・増殖を阻止する作用）に大別される．殺菌性の抗菌薬としては β-ラクタム系，

4　第1編　感染症治療薬

アミノグリコシド系，キノロン系，ホスホマイシン，ポリペプチド系などがあり，静菌性の抗菌薬としてはマクロライド系，テトラサイクリン系，クロラムフェニコール，葉酸合成阻害薬などがある．一方，抗菌薬が殺菌性であるか，静菌性であるかということは，効果の優劣を判断するのに関係はない．感染症を治癒させる最大の要素は患者自身の免疫力である．そのため日常的には殺菌性の抗菌薬と静菌性の抗菌薬を厳密に使い分ける必要はない．殺菌性の抗菌薬が必要な場合として，生体の防御機構が十分に得られない部分の感染症や病原性の強い細菌による感染症で，具体的には心内膜炎，髄膜炎，重症ブドウ球菌感染症，重症グラム陰性桿菌感染症，好中球減少症などがある．

　抗菌薬の種類によって各組織への移行性には差が認められる．クロラムフェニコール，マクロライド系およびテトラサイクリン系は，組織移行性が比較的よいが，水溶性のペニシリン系やアミノグリコシド系は，一般的に組織移行性は低い．一方，ほとんどの合成抗菌薬は比較的脂溶性が高いため，組織移行性はよい．この中でも，キノロン系の合成抗菌薬は，特に優れた組織移行性を示す．

　肺組織への移行は，アミノグリコシド系を除いてどの抗菌薬も良好であり，細菌性肺炎にはβ-ラクタム系を，非定型肺炎にはレスピラトリーキノロンを用いる．しかし，喀痰中の移行は血液と気管支間に障壁が存在するため，マクロライド系とキノロン系以外は極めて不良である．

　腎臓への移行は，マクロライド系を除いて極めてどの抗菌薬も良好であるが，前立腺へは移行しにくい．尿路感染症には腎排泄型の薬剤を選択する．

　胆汁移行は，分子量500以上でタンパク結合率80％以上のセフェム系注射薬が良好な移行を示すが，分子量400前後でタンパク結合率10％以下のカルバペネム系の移行は悪い．アミノグリコシド系の移行も良くないが，重症感染症の場合，β-ラクタム系との併用で用いられることもある．ミノサイクリンやリファンピシンは腸肝循環により血中濃度維持時間が長くなる．

　中枢神経系には，血液-脳関門があり，抗菌薬の髄液移行は極めて不良である．脂溶性のリファンピシンやクロラムフェニコールは容易に通過するが，イオン化しているアミノグリコシド系は通過できない．セフェム系は第1，第2世代は不良であるが，第3，第4世代の注射薬の移行は良好である．ペニシリン系も炎症がある場合は移行する．

　食細胞（好中球，マクロファージ）への移行は，マクロライド系が良好である．食細胞が感染組織に遊走するので組織内濃度は血中濃度の数十倍まで達する．15員環のアジスロマイシンは組織内濃度が約7日間持続する．

1-2　PK-PD理論

　薬物動態（PK）は薬物の吸収・分布・代謝・排泄を考える学問であり，薬力学（PD）は薬物の生体に与える影響（感受性）に関するものである．すなわち，PK-PD理論とは，薬物の特性を最大限に発揮するように最適な投与量および投与法を考え，それを駆使して最も効果的な薬物

療法を実践することを目的としている.

抗菌薬の作用には濃度依存性と時間依存性の2種類がある. 濃度依存性タイプでは,濃度を高めると濃度依存的に抗菌作用を示す. 濃度依存性タイプの抗菌薬としては,キノロン系やアミノグリコシド系が挙げられる. 一方,時間依存性タイプでは,濃度を上げるよりは細菌に触れている時間が重要なタイプであり,時間の経過とともに抗菌作用を示す. 時間依存性タイプの抗菌薬としては,β-ラクタム系が挙げられる. このため,濃度依存性の抗菌薬は高い濃度を得るために1日1～2回のみ投与し大きな血中濃度曲線の山をつくるし,時間依存性の抗菌薬は血中濃度がMICを超えている時間が長いほど有効なので頻回に投与する.

また,post-antibiotic effect(PAE)の有無も効果に影響を与えると考えられている. PAEは,抗菌薬の血中濃度がMIC以下あるいは消失しても持続してみられる細菌の増殖抑制作用を意味する. グラム陽性菌に対してはいずれの抗菌薬もPAEを示すが,グラム陰性菌に対するPAEはアミノグリコシド系,キノロン系などには存在するがβ-ラクタム系はカルバペネム系を除き,ほとんど存在しない. PAEを示さない抗菌薬では常に有効濃度を維持できる投与間隔を設定する必要がある.

PK-PD理論では,PDパラメータとしてMICを利用する. 薬物動態のグラフにMICの線を組み合わせることにより,PK-PDのグラフを描くことができる(図1-1). PKパラメータとしては,C_{max},AUC,t(作用時間)の3つが重要になる. これらを組み合わせたPK-PDパラメータとしては,C_{max}/MIC,AUC/MIC,%T>MIC(time above MIC)があることが示されている.

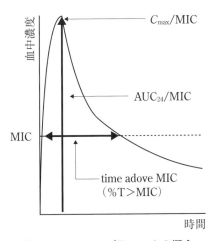

図1-1　PK-PDパラメータの概念

%T>MICは24時間の中で抗菌薬の血中濃度がMICを超えている時間の割合をあらわす. %T>MICを延長させるには,1回投与量を増やすことよりも1日量を分割し,投与回数を増やすことが重要となる. ただし,髄液中など抗菌薬の移行しにくい部位をターゲットとする場合は,投与回数を増やすだけでは十分ではなく,1回投与量を増やす必要がある. 時間依存性のβ-ラクタム系がこのグループに属する.

C_{max}/MIC は，1回投与量に相関する．アミノグリコシド系やキノロン系などの濃度依存性抗菌薬は PAE を有するため，抗菌薬が細菌と接触後に除かれても一定時間は抗菌作用が持続して細菌の増殖が抑制される．PAE は，C_{max}/MIC と相関するため，C_{max} が高いほど効果が高くなる．1日量を数回に分けて投与するのではなく，1回で投与する方が効果的な薬剤である．すなわち1回の投与量は高くなるが，この1日1回投与には副作用の軽減を図る狙いもある．薬物動態学では有効治療域を越えると中毒域があるため，1日1回の高用量投与により副作用の発現が高まる懸念がある．しかしながらアミノグリコシド系などは，1日複数回の投与に比べ1回投与により最低血中濃度（トラフ濃度）を低く抑えることが可能になり，腎機能障害の副作用がむしろ抑制されると考えられている．

AUC/MIC は，1日の投与量に相関する．1日1回投与であれば，AUC は C_{max} と相関するため，1回投与量を高めることにより，C_{max}/MIC とともに AUC/MIC も高まる．AUC/MIC が関連パラメータとなるグリコペプチド系やマクロライド系などは，濃度と時間依存性をある程度兼ねた薬剤である．生物学的半減期が比較的長い薬剤の C_{max} が上がれば AUC は高くなる．最近ではアジスロマイシンが，高い AUC 値を得るために極めて高用量を1回のみ内服する投与法に変更された．

また，PAE 効果はトラフ値（次回投与直前血中濃度）の設定にも影響する．アミノグリコシド系は PAE が長いので，トラフ値を MIC 以上に保つ必要はなく，PAE がほとんど期待できないバンコマイシンなどのグリコペプチド系や β-ラクタム系は，トラフ値を MIC 以上に保つことが必要である．

表 1-2　PK-PD パラメータと抗菌効果

抗菌効果	PK-PD パラメータ	抗菌薬
濃度依存性効果 & PAE（＋）	AUC/MIC C_{max}/MIC	キノロン系，アミノグリコシド系
時間依存性効果 & PAE（－）	% T > MIC	β-ラクタム系
時間依存性効果 & PAE（＋）	AUC/MIC	マクロライド系，グリコペプチド系，テトラサイクリン系

第2章　細胞壁合成阻害薬

　動物細胞はその表層をリポタンパク質からなる単位膜によって構成されているが，細菌細胞は細胞質膜の外側にペプチドグリカンを主成分とする細胞壁と呼ばれる構造体により支えられている．したがって，ペプチドグリカン構造の異常や消失は，細菌細胞に致命的である．一方，ヒトを含めた動物細胞はペプチドグリカンをもたないので，細胞壁合成を阻害する抗菌薬は選択毒性の高い抗菌薬である．ペプチドグリカン合成を阻害する抗菌薬として，β-ラクタム系，グリコペプチド系，ホスホマイシン，サイクロセリンなどがあるが，それぞれの作用点は異なっている（図2-1）．

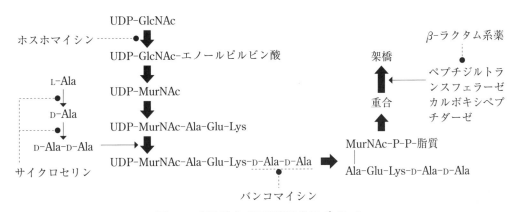

図2-1　細胞壁合成阻害薬の作用ポイント

2-1　β-ラクタム系

　β-ラクタム系は，最も使用頻度の高い抗菌薬である．β-ラクタム系には多くの種類が存在し，抗菌薬の選択，投与を行うには，その特性を十分に理解することが必要である（表2-1）．
　β-ラクタム系は，グラム陽性菌から陰性菌まで広く抗菌力を有し，多くの感染症治療に用いられる．親水性の高い抗菌薬であり細胞内移行性は低いので，レジオネラ，リケッチアやクラミジアなどの細胞内寄生菌には効果は期待できない．また，細胞壁をもたないマイコプラズマには無効である．
　一方，親水性が高いので，血中濃度が高くなり，主に腎から排泄される（第3世代セフェム系であるセフォペラゾン，セフピラミド，セフトリアキソンなどは胆汁排泄率が高い）．
　β-ラクタム系の効果は，時間依存性の殺菌作用を示すことが知られ，菌のMICを上回る濃度の時間（time above MIC）をできる限り長くすることがβ-ラクタム系をより効果的に使用する

表 2-1 β-ラクタム系の分類

抗菌薬	構 造	特 徴	例
ペナム系 (ペニシリン系)	(β-ラクタム環とチアゾリジン環の構造式)	フレミングによって発見された天然ペニシリンであるベンジルペニシリンの基本骨格のように β-ラクタム環とチアゾリジン環をもつ.	ベンジルペニシリン メチシリン アンピシリン アモキシシリン
セフェム系	(セフェム骨格の構造式)	セファロスポリン類とセファマイシン類がある. セファマイシン類は7位 (X) にメトキシ基をもつ.	セファロンチン セファレキシン セフロキシム セフォタキシム セフピロム
オキサセフェム系	(オキサセフェム骨格の構造式)	セフェムの5位のSをOに置換したもの.	ラタモキセフ
ペネム系	(ペネム骨格の構造式)	ペナム系と構造が類似しているが, 5員環に二重結合が入っている.	ファロペネム
カルバペネム系	(カルバペネム骨格の構造式)	ペナム系と構造が類似しているが, ペナム系の5員環のSがCになっており, また二重結合が入っている.	イミペネム メロペネム
モノバクタム系	(モノバクタム骨格の構造式)	単環のラクタム構造をもつ.	アズトレオナム
β-ラクタマーゼ阻害薬		抗菌活性は弱いが, β-ラクタマーゼに結合して酵素活性を強く阻害.	クラブラン酸 スルバクタム タゾバクタム

ためには重要である. すなわち1回投与量を多くし投与回数を減らすより, 投与回数を多くした方がより高い効果を得られる.

作用機序:ペプチドグリカン合成の最終段階である架橋反応の過程には, ペプチドグリカンペプチジルトランスフェラーゼおよび D-Ala カルボキシペプチダーゼなどの酵素群が働いている. これらの酵素群はペニシリン結合タンパク質 penicillin-binding protein (PBP) と呼ばれている. β-ラクタム系はこれらの PBP に結合して, ペプチドグリカンの高次構造形成を阻害する. その結

果，様々な形態変化が起こり，最終的には溶菌に至る．

耐性：β-ラクタム系の耐性機序として，薬剤透過性の低下，薬剤排出機構の獲得，β-ラクタマーゼ産生，標的タンパクである PBP の変異などが知られている．

β-ラクタマーゼには様々な種類が知られているが，メタロ-β-ラクタマーゼが近年問題視されている．メタロ-β-ラクタマーゼ産生菌はほとんどすべての β-ラクタム系を分解し，耐性となる．特に，緑膿菌では，その多くがニューキノロンやアミノグリコシド系にも耐性を獲得し有効な治療薬がない場合が多いが，コリスチンやポリミキシン B などのポリペプチド系に対しては感受性がある（表2-2）．

表2-2　β-ラクタム系のスペクトラム

	クラス A		クラス C	クラス B
	ペニシリナーゼ	ESBL	セファロスポリナーゼ	メタロ-β-ラクタマーゼ
ペニシリン	×	×	△	×
第1・2セフェム	○	×	×→△	×
第3・4セフェム	○	×	△	×
β-ラクタマーゼ阻害	○	○	○	×
カルバペネム	○	○	○	×
モノバクタム	○	×	×	○

また，メチシリン耐性黄色ブドウ球菌（MRSA），ペニシリン耐性肺炎球菌（PRSP），β-ラクタマーゼ非産生アンピシリン耐性（BLNAR）インフルエンザ菌は，標的タンパクである PBP が変異し，薬剤が結合できなくなることにより耐性化した菌である．

2-1-1　ペナム（ペニシリン）系

ペナム系とは6-アミノペニシラン酸（6-APA）構造を基本骨格とする．ベンジルペニシリンの6位の側鎖の変換によって，胃酸への安定性（経口投与），グラム陰性菌への抗菌スペクトルの拡大，β-ラクタマーゼに対する安定性が図られてきた．

ベンジルペニシリンなどのグラム陽性球菌に強い抗菌力を示す狭域スペクトルペニシリン，ペニシリナーゼ耐性ペニシリン，一部のグラム陰性菌に対しても抗菌力を有するアンピシリンを代表とする中域スペクトルペニシリン，緑膿菌にも対しても抗菌力を示すピペラシリンを代表とする広域スペクトルペニシリンなど多くの種類がある．

アナフィラキシー反応は，β-ラクタム系の中で最も強いために注意が必要である．

(1) 狭域スペクトルペニシリン薬

ベンジルペニシリンカリウム（ペニシリン G カリウム［注］）

ベンジルペニシリンベンザチン水和物（バイシリン®［内］）

・最も古いペナム系であり，以前は効果があったのに現在では無効になってしまった菌も増加

10 第1編 感染症治療薬

しているため，効果がある菌は限られている．

・黄色ブドウ球菌のうち感受性菌は20～30％にすぎない．

・ペニシリンの薬剤移行の良い呼吸器感染症では，注射薬を用いれば，ほとんど100％に近い
症例で肺炎球菌に有効である．

・肺炎球菌，レンサ球菌の第1選択薬．髄膜炎菌，口腔内の嫌気性菌，梅毒トレポネーマ等に
も用いる．

・半減期が30分程度と短いので，重篤な感染症においては4時間ごとに投与する必要がある．

・髄膜炎，感染性心内膜炎，梅毒については点滴静注が保険適用となった（2012年）．

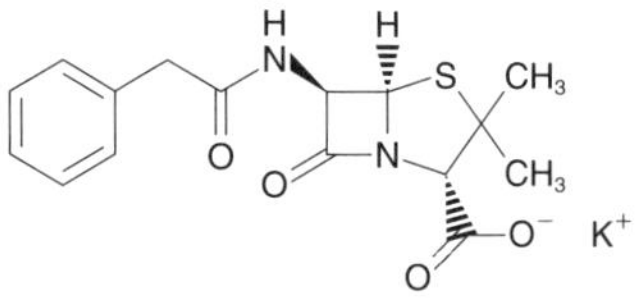

図2-2　ベンジルペニシリンの構造式

(2) 抗ペニシリナーゼ産生ブドウ球菌ペニシリン薬

メチシリン：現在，メチシリンは使用されていない．

クロキサシリン：配合剤アンピシリン・クロキサシリンナトリウム水和物（ビクシリンS® [内・
注]）

・アンピシリン水和物およびクロキサシリンナトリウム水和物を1：1に配合した合成ペニシ
リン複合剤である．

・アンピシリン水和物とクロキサシリンナトリウム水和物の協力作用により，耐性ブドウ球菌
を含むグラム陽性菌および陰性菌感染症に対し殺菌的に作用する．

・混合感染が十分考えられ，かつ起因菌の決定が困難な場合や，重篤な感染症で起因菌の決定
を待つことが困難な場合に適している．

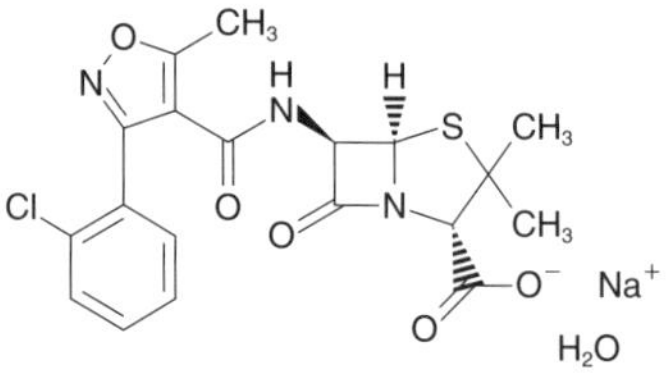

図2-3　クロキサシリンの構造式

(3) 中域スペクトルペニシリン（アミノベンジルペニシリン）薬

アンピシリン水和物（ビクシリン® [内・注]）

・グラム陽性菌および陰性菌に対して殺菌的に作用する．

・高い血中・臓器内濃度を示し，感染症に対して優れた治療効果を示す．

・国内外において小児における各種感染症に対する臨床使用報告が多数存在し，国内外の教科書およびガイドラインにおいても本剤の小児に対する使用が推奨されている．

・経口投与では1日4〜6回投与する．

アモキシシリン水和物（アモリン®，サワシリン®，パセトシン®，ワイドシリン®［内］）

・アンピシリン水和物のベンゼン環のpara位に水酸基を導入した構造をもつ化合物である．

・経口投与により消化管からの吸収が優れ，高い血清中および組織内濃度を示す．

・ブドウ球菌属，レンサ球菌属，肺炎球菌，腸球菌属等のグラム陽性菌，および淋菌，大腸菌，プロテウス・ミラビリス，インフルエンザ菌等のグラム陰性菌に対し抗菌作用を示す．

・作用形式は殺菌的であり，殺菌作用はアンピシリンより強い．

・アモキシシリン水和物とクラリスロマイシンとの併用におけるヘリコバクター・ピロリに対する抗菌力には，相乗または相加作用が認められる．プロトンポンプインヒビターの強力な胃酸分泌抑制作用により胃内pHを上昇させることにより，アモキシシリン水和物およびクラリスロマイシンの抗菌活性が高まると考えられる．

バカンピシリン塩酸塩（ペングッド®［内］）

・消化管からの吸収を高めるためアンピシリンの3位のカルボキシ基をエステル化したプロドラッグで，吸収・代謝後，アンピシリンとなる．

・食道に停留し崩壊すると，まれに食道潰瘍を起こすことがあるので，多めの水で服用させ，特に就寝直前の服用等には注意する．

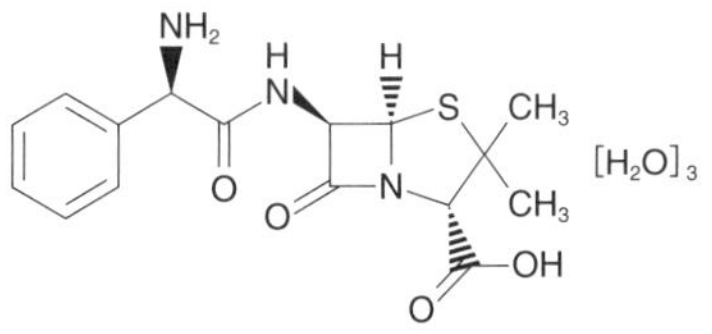

アンピシリン

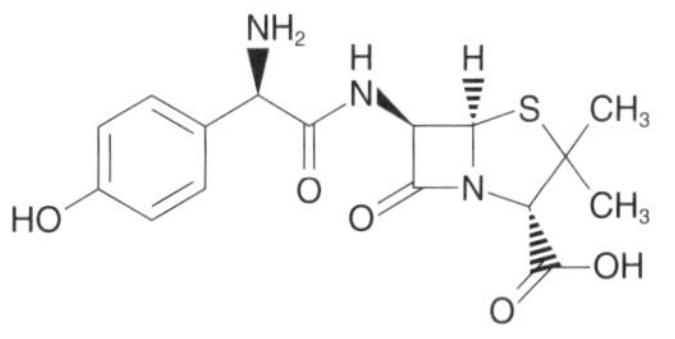

アモキシシリン

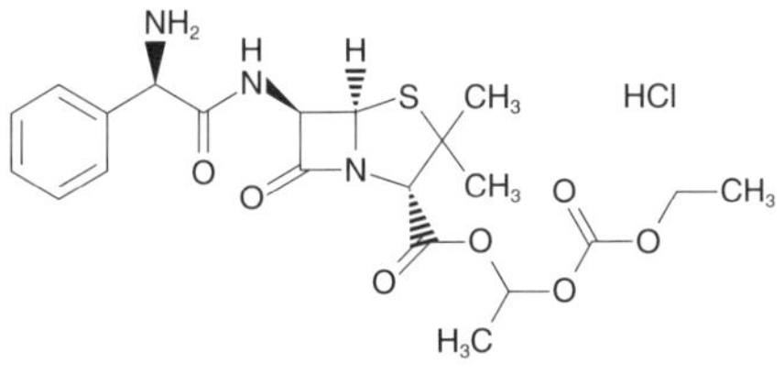

バカンピシリン

図2-4　中域スペクトルペニシリン薬の構造式

(4) 広域スペクトルペニシリン薬

ピペラシリンナトリウム（ペントシリン®［注］）

・アンピシリンのアミノ基に，エチルジオキソピペラジニルカルボニル基を導入することにより，緑膿菌をはじめとする各種細菌に対して優れた抗菌力を示す．

12　第1編　感染症治療薬

・肺炎球菌，腸球菌などのグラム陽性菌からインフルエンザ菌，緑膿菌などのグラム陰性菌，嫌気性菌にまでおよぶ抗菌スペクトルを有する．

・良好な尿中排泄および胆汁中・組織内移行を示す．

スルタミシリントシル酸塩水和物（ユナシン®［内］）

・β-ラクタマーゼ阻害薬のスルバクタムとアンピシリンをエステル結合させた化合物で，酸に安定で脂溶性が高く，経口投与により効率よく腸管から吸収され，生体内ではアンピシリンおよびスルバクタムとして作用する．

・アンピシリン，スルバクタムいずれも良好な組織移行性を示し，ほぼ同様に組織内に，特に感染病巣に分布する．また，いずれも活性体として尿中に排泄され，両剤の尿中有効濃度は長時間維持される．

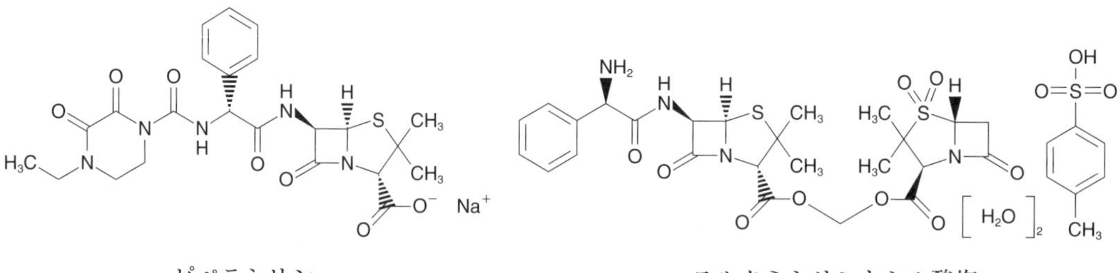

ピペラシリン　　　　　　　　　　　　　　　　スルタミシリントシル酸塩

図2-5　広域スペクトルペニシリン薬の構造式

2-1-2　セフェム系

　放線菌から単離されたセファロスポリンCが原型である．セフェム系は，基本骨格に7-アミノセファロスポラン酸（7-ACA）をもつセファロスポリン系，7α位にメトキシ基をもつセファマイシン系と1位の硫黄原子が酸素原子に置き換えられたオキサセフェム系の総称である．

　7-ACAの構造には側鎖の修飾が可能な4つの部位（2位，3位，7位α，7位β）がある．それぞれの部位の修飾には，以下のような目的を伴う．

・2位：カルボニル基をエステル化することによって経口薬化．

・3位：主に体内動態の改善のために修飾．グラム陰性菌の対する抗菌力が増強．

・7α位：メトキシ基が導入．β-ラクタマーゼに対する安定性が向上．

・7β位：β-ラクタマーゼに対する安定性が向上し，主にグラム陰性菌に対する抗菌スペクトルが拡大．

　セフェム系は，第1選択薬として感染症治療のはじめに使用される頻度が高く，比較的安全性も高いこともあって発売されている薬剤の数が最も多い抗菌薬である．セフェム系は，開発順に第1～4世代に分けられ，第1世代と第4世代では効果のある菌の種類が大きく異なり，一般に世代が大きくなるほど，効果のある菌の種類が増えることが知られている．しかし，効果のある菌の種類が増えても効きが良くなるわけではなく，感染症の原因菌に最も適した薬剤の選択が重要である．

第2章　細胞壁合成阻害薬　**13**

　一般に副作用の頻度は低く，副作用があった場合でも軽度である．重要な副作用では急性腎不全がある．また，ペナム系のようなアナフィラキシー反応は少ないが，ペニシリンにアレルギーのある患者では5％程度がセフェム系にもアレルギーを示すことがあるため注意が必要である．

(1) 第1世代セフェム

・MSSA（メチシリン感受性黄色ブドウ球菌）に対する第1選択薬である．
・レンサ球菌，大腸菌，肺炎桿菌（ただし移行の良い尿路感染症の時）等の第1選択薬となる．
・清潔手術，準清潔手術において，手術時の感染予防に適する．
・セファロスポリナーゼ産生菌には無効である．
注射薬：**セファゾリンナトリウム**（セファメジン®α），セファロチンナトリウム（コアキシン）
経口薬：**セファレキシン**（ケフレックス®，センセファリン®，ラリキシン®），**セファクロル**
　　　　（ケフラール®），セフロキサジン水和物（オラスポア®）

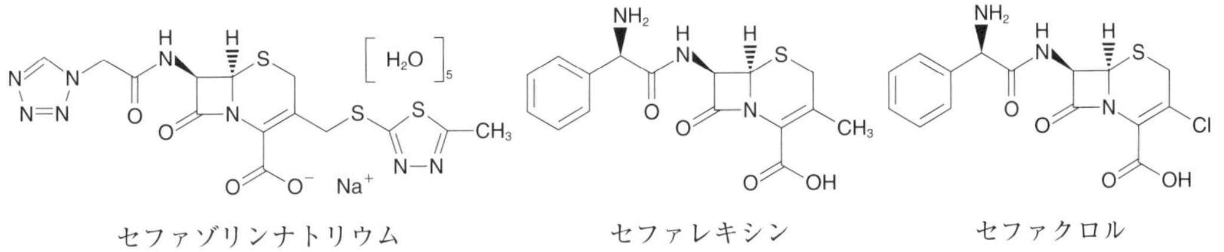

図2-6　第1世代セフェム系の構造式

(2) 第2世代セフェム

・β-ラクタマーゼに対する安定性が増強されており，腸内細菌やインフルエンザ菌に対する抗菌力に優れているが，緑膿菌には無効．
・髄液への移行は不良であり，髄膜炎での使用は不可．
・グラム陽性菌への抗菌力は第1世代セフェム系に劣る．
・肺炎や慢性呼吸器病変の二次感染，尿路感染などに用いられる．
注射薬：**セフォチアム塩酸塩**（パンスポリン®），**セフメタゾールナトリウム**（セフメタゾン®），
　　　　セフミノクスナトリウム水和物（メイセリン®）
経口薬：**セフロキシムアキセチル**（オラセフ®），**セフォチアムヘキセチル塩酸塩**（パンスポリン®）

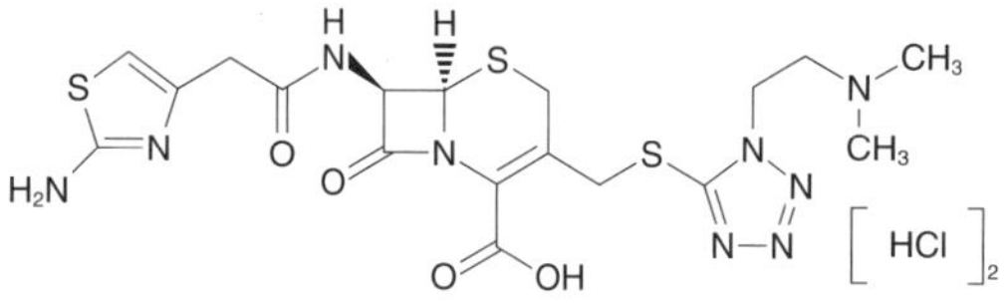

14　第1編　感染症治療薬

セフォチアム 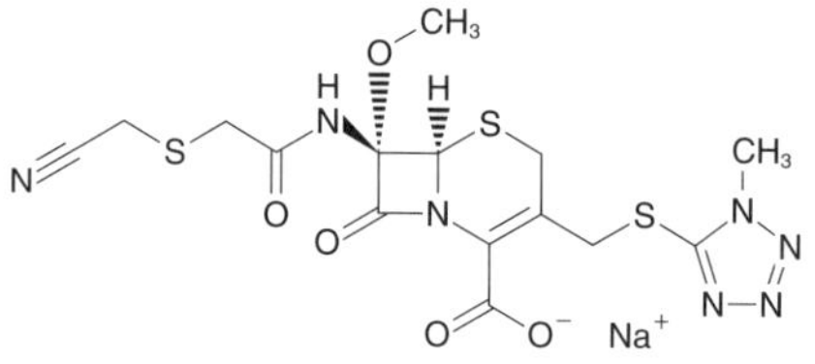　　　　　　　　　　　　　　　　　　セフメタゾール

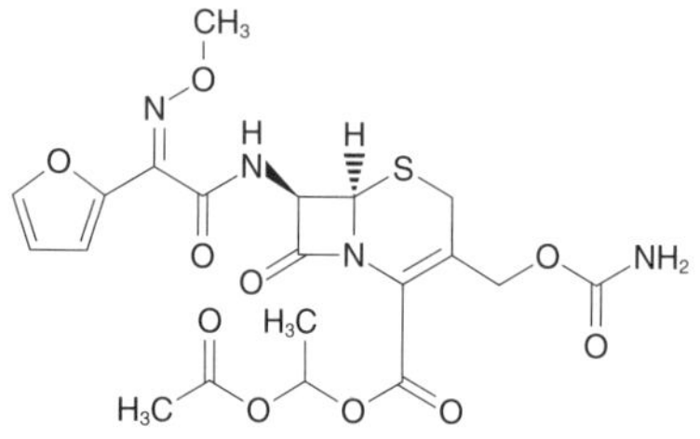

セフロキシムアキセチル 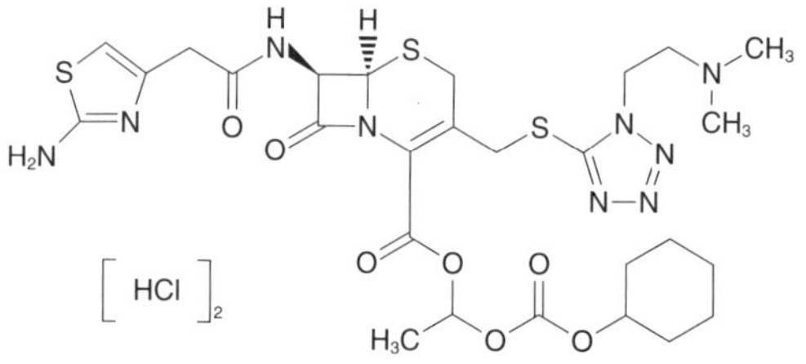　　　　　　　　　　　　セフォチアムヘキセチル

図2-7　第2世代セフェム系の構造式

（3）第3世代セフェム

- ・重症のグラム陰性桿菌感染症に適する．
- ・抗緑膿菌作用のないグループ（セフォタキシム，セフトリアキソン等），作用のあるグループ（セフタジジム，セフォペラゾン等）に分類される．
- ・第1～第2世代セフェム系に感受性のグラム陰性桿菌に対してさらに強くなった．
- ・第1～第2世代セフェム系が無効なグラム陰性桿菌（シトロバクター，エンテロバクター，セラチア等）をカバーする．
- ・グラム陽性菌に対しては第1～第2世代に劣る．ただし，ペニシリン耐性肺炎球菌は第1～第2世代セフェム系は耐性であり，第3世代セフェム系のセフォタキシムやセフトリアキソンが有効である．
- ・嫌気性菌に強い（例外：セフタジジム）．
- ・髄液移行性が良い（例外：セフォペラゾン，スルバクタム・セフォペラゾン）．

注射薬：**セフォタキシムナトリウム**（クラフォラン®），セフチゾキシムナトリウム（エポセリン®坐剤），セフメノキシム塩酸塩（ベストコール®），**セフトリアキソンナトリウム水和物**（ロセフィン®），**セフォペラゾンナトリウム**（セフォビッド®，セフォペラジン®），**セフタジジム水和物**（モダシン®），セフォジジムナトリウム（ケニセフ®）［オキサセフェム］ラタモキセフナトリウム（シオマリン®），**フロモキセフナトリウム**（フルマリン®）

経口薬：**セフカペンピボキシル塩酸塩水和物**（フロモックス®），セフテラムピボキシル（トミロン®），**セフジトレンピボキシル**（メイアクト®），セフポドキシムプロキセチル（バナン®），セフィキシム（セフスパン®），**セフジニル**（セフゾン®），セフチブテン水和物（セフテム®）

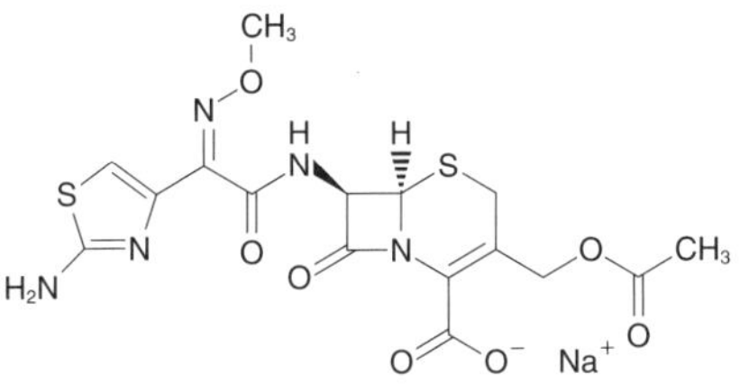

第2章　細胞壁合成阻害薬　**15**

セフォタキシム

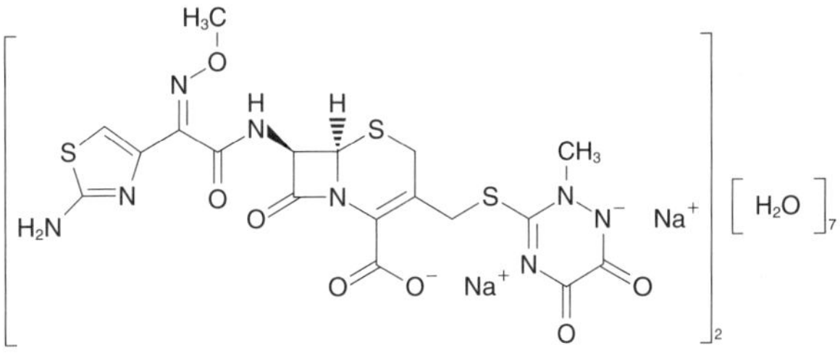

セフトリアキソン

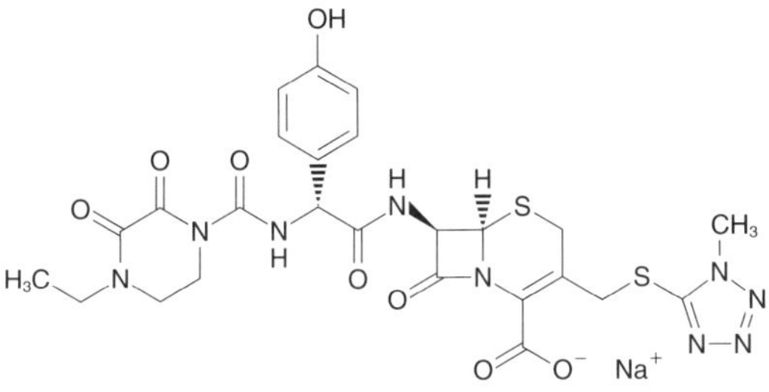

セフォペラゾン

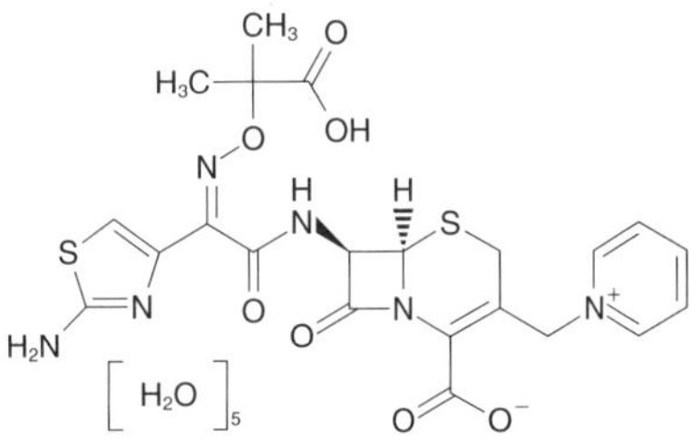

セフタジジム

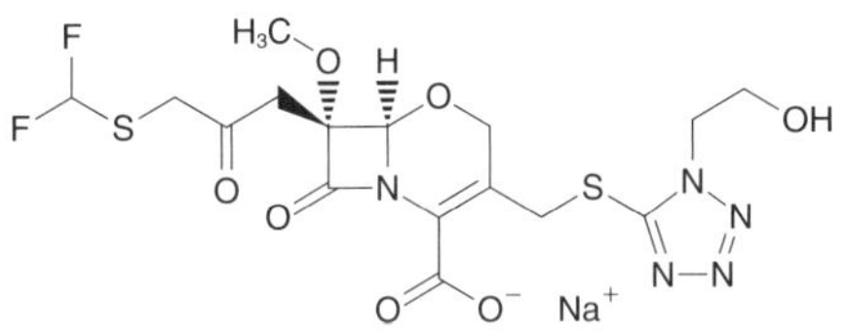

フロモキセフ

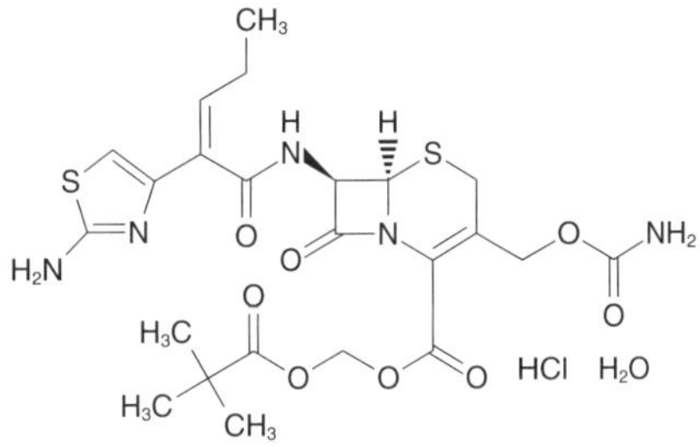

セフカペンピボキシル

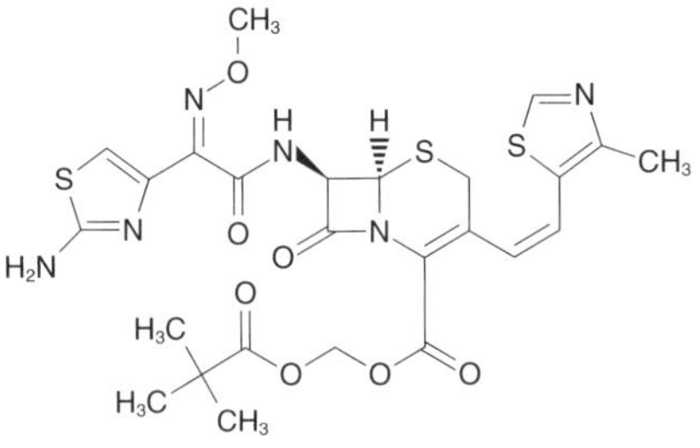

セフジトレンピボキシル

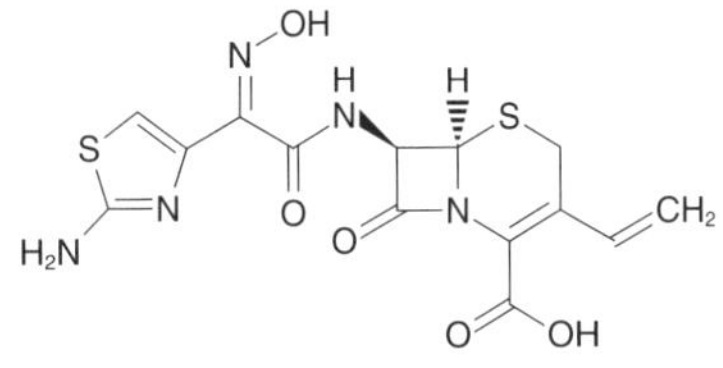

セフジニル

図2-8　第3世代セフェム系の構造式

(4) 第4世代セフェム

- ・セフタジジム同様に，抗緑膿菌作用のある，抗菌スペクトルの極めて広いセフェム系である．
- ・緑膿菌をはじめとする耐性度の強いグラム陰性桿菌感染症に用いる切り札的な薬剤の1つである．
- ・発熱性好中球減少症にも使用できる（セフェピム）．

　注射薬：セフピロム硫酸塩，**セフェピム塩酸塩水和物**（マキシピーム®），セフォゾプラン塩

16 第1編 感染症治療薬

酸塩（ファーストシン®）

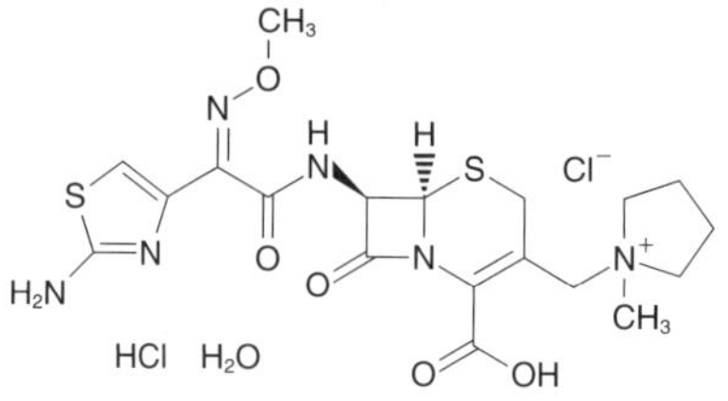

図 2-9 セフェピムの構造式

2-1-3 モノバクタム系

構造中に3-アミノモノバクタム酸（3-AMA）をもつ β-ラクタム系の総称である.

アズトレオナム（アザクタム® [注]）

・大腸菌から緑膿菌まで，グラム陰性菌に幅広い抗菌スペクトルを有し，強力な抗菌力を発揮し，その作用は殺菌的である.

・グラム陽性菌，嫌気性菌には無効である. 本剤は各種細菌の産生する β-ラクタマーゼに対して安定である.

・臨床的には，グラム陰性菌による敗血症，呼吸器感染症，尿路感染症，胆道感染症，腹腔内感染症，産婦人科領域感染症，化膿性髄膜炎，耳鼻科領域感染症等に有用性が認められている.

・ペニシリン・セフェムアレルギーの患者にも用いることができる. ただし，セフタジジムとは交差アレルギーがありうるので，セフタジジムにアレルギーの患者には用いない.

・高齢者・腎不全患者においてアミノグリコシド系の代用として有用である.

・生体内ではほとんど代謝されることなく，主として尿中に排泄される.

・胆汁，喀痰，子宮・子宮付属器，髄液等各種の体液，組織への移行も良好である.

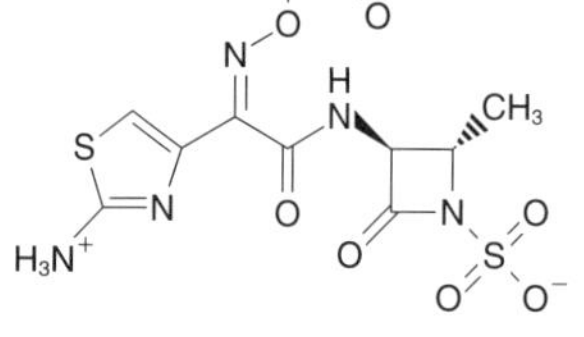

図 2-10 アズトレオナムの構造式

2-1-4 カルバペネム系

超広範囲スペクトルの薬剤であり，短時間での強い殺菌作用を持つ有用な抗菌薬である. そのため，原因菌が判明する前の初期治療に使用される場合や，最後の切り札的な位置づけとして使用される場合がある. 適正な感染症診療を行うならば，使用頻度は少ないはずの薬剤であり，カ

ルバペネム耐性菌の増加が問題となっており，何らかの使用制限を設けるのが望ましい薬剤である．

　グラム陽性菌，幅広いグラム陰性菌，嫌気性菌にも有効である．髄液への移行は良好で，髄膜炎等中枢神経系感染症に用いることができる．緑膿菌にも効果があるが，最近，緑膿菌を中心にメタロ-β-ラクタマーゼ産生菌が検出されるようになり，耐性菌が散見される．

　副作用で最も注意を必要とするものとして，けいれんなどの中枢神経系の副作用がある．その他の副作用としては，下痢，発疹などがあるが，重篤になるものは少ない．カルバペネム系共通の注意事項として，抗てんかん薬のバルプロ酸ナトリウムと併用すると，バルプロ酸ナトリウムの血中濃度が低下して，てんかん発作を起こす危険性があるため併用禁忌になっている．

　欠点として，ヒト腎尿細管の基底膜に存在するデヒドロペプチダーゼ DHP-1 により分解され，尿中濃度が低下することと，その分解産物による腎毒性がある．DHP-1 による分解を防止するために，イミペネムの場合にはシラスタチンが，またパニペネムの場合にはベタミプロンとの合剤が使用されるが，メロペネムは DHP-1 に安定なため単独で使用でき，脳脊髄液への移行性がイミペネムよりも良好である．ビアペネムおよびドリペネムもまた DHP-1 に安定なカルバペネム系として開発された．テビペネムピボキシルは，初めての経口カルバペネム系として開発された．

イミペネム・シラスタチンナトリウム（チエナム®［注］）
・最も古いカルバペネム系．
・グラム陽性菌に特に強い抗菌力をもち，緑膿菌をはじめとするグラム陰性菌にも抗菌力をもつ．
・肺炎，感染性心内膜炎，敗血症，肝・胆道系感染症に用いられるが，髄膜炎には適応がない．
・イミペネムは優れた抗菌力を示すにもかかわらず，腎の酵素 DHP-1 により代謝を受け，不活化される．
・シラスタチンナトリウムは，DHP-1 によるイミペネムの代謝・不活化を抑制するのみならず，動物実験ではイミペネムの腎毒性をも抑制する．

パニペネム・ベタミプロン（カルベニン®［注］）
・肺炎球菌に対する抗菌力が特に優れているが，緑膿菌をはじめとしたグラム陰性菌に対する効果は弱い．
・肺炎，感染性心内膜炎，敗血症，肝・胆道系感染症，髄膜炎に用いられる．
・パニペネムに対し，有機アニオン輸送系阻害薬ベタミプロンを等量配合することにより，パニペネムの腎皮質への取り込みを抑制し，腎毒性を著明に軽減した．

メロペネム水和物（メロペン®［注］）
・グラム陰性菌に対する効果が強く，特に緑膿菌に対する抗菌力が優れる．また，インフルエンザ菌にも優れた抗菌力を示す．
・グラム陽性菌に対しての効果は弱い．
・肺炎，敗血症，肝・胆道系感染症，髄膜炎に用いられる．

18　第1編　感染症治療薬

・カルバペネム骨格の2位側鎖にジメチルカルバモイルピロリジニルチオ基を導入することにより、腎毒性およびけいれん誘発作用の低減化を図り、さらに、1β位にメチル基を導入することによりDHP-1に対する安定化に成功した.
・配合剤を必要とせず、単剤での使用が可能となった.

ビアペネム（オメガシン® [注]）

・イミペネムとメロペネムの中間のような薬剤.
・特に緑膿菌に対してはその強い殺菌作用により、菌数の減少が短時間で認められた.
・肺炎、敗血症などに用いられる.

ドリペネム水和物（フィニバックス® [注]）

・グラム陽性菌からグラム陰性菌、または好気性菌から嫌気性菌まで幅広い抗菌活性を示し、特に緑膿菌に対してはメロペネムよりも強い効果を示す.
・肺炎、感染性心内膜炎、敗血症、肝・胆道系感染症、髄膜炎に用いられる.

テビペネムピボキシル（オラペネム® [内]）

・他の抗菌薬による治療効果が期待できない症例に使用する.
・耐性の肺炎球菌およびインフルエンザ菌が原因菌の多くを占める小児中耳炎、副鼻腔炎、肺

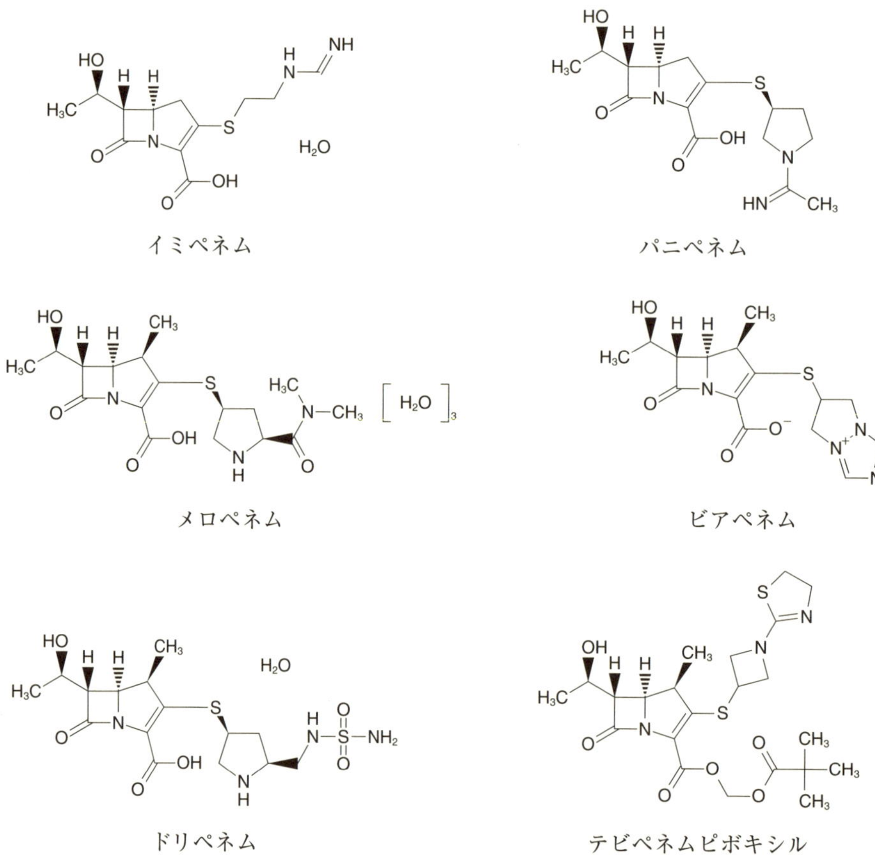

イミペネム

パニペネム

メロペネム

ビアペネム

ドリペネム

テビペネムピボキシル

図2-11　カルバペネム系の構造式

炎に対して高い有効性を示す.

・服用性に優れた細粒剤（易服用率92.7%）であり，1日2回の投与回数により，小児で高い服薬コンプライアンスを保つことができる.

2-1-5　ペネム系

β-ラクタマーゼに安定性を目指して設計・合成されたもので，2位に二重結合を有するところがペナム系とは異なり，さらに4位に硫黄原子を有するところがカルバペネム系とも異なっている.

ファロペネムナトリウム水和物（ファロム®［内］）

・グラム陽性菌に対する抗菌力は良好で，ペニシリン耐性肺炎球菌（PRSP）に有効である.

・グラム陰性菌に対する抗菌力はやや弱く，緑膿菌には無効である.

・咽頭・喉頭炎，扁桃炎等の呼吸器感染症，中耳炎等の耳鼻科感染症，伝染性膿痂疹等の皮膚感染症に加え，猩紅熱，百日咳に対しても有用.

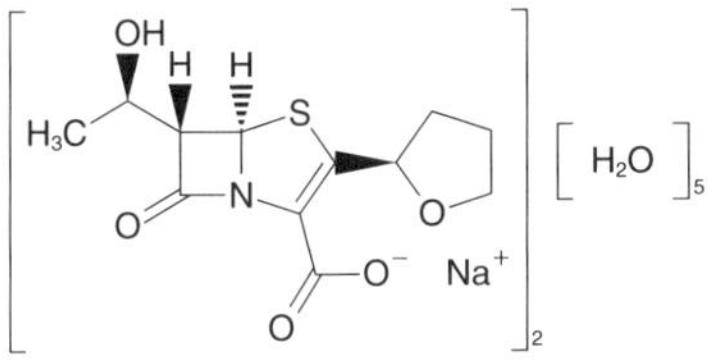

図2-12　ファロペネムの構造式

2-1-6　β-ラクタマーゼ阻害薬

β-ラクタマーゼ産生菌に対するβ-ラクタム系を有効にするために合剤として使用されている.基質拡張型β-ラクタマーゼ（ESBL）をはじめ多くのβ-ラクタマーゼ産生菌に対して有効であるが，メタロ-β-ラクタマーゼに対する阻害作用はない.クラブラン酸はクラスAβ-ラクタマーゼ阻害活性が強く，スルバクタムおよびタゾバクタムはクラスCβ-ラクタマーゼに高い阻害活性を有する.

合剤として，半合成ペニシリンのスペクトルに加えて，黄色ブドウ球菌，大腸菌，インフルエンザ菌等のβ-ラクタマーゼ産生株，さらに肺炎桿菌（クレブシエラ）にも有効である.誤嚥性肺炎，嫌気性菌が関与する消化器系感染症，糖尿病の下肢感染症等によく用いられる.

クラブラン酸カリウム・アモキシシリン水和物（オーグメンチン®，クラバモックス®［内］）

・内服時の吸収性に優れ，高い血中濃度，尿中濃度が得られる.

・クラブラン酸とアモキシシリンの体内動態が類似しているので，体内においても協力的抗菌作用が期待できる.

・小児の扁桃炎，中耳炎，副鼻腔炎などに用いられる.

・伝染性単核症の患者が服用すると，EBウイルスによって活性化されたリンパ球により抗体産生が亢進し，そのためアレルギー反応による薬疹が高率にあらわれることが知られており，

伝染性単核症の患者への投与は禁忌となっている．

スルバクタムナトリウム・アンピシリンナトリウム（ユナシン®-S［注］）
- 1日最大用量の増量（1日12 gまで）と投与回数の増加（1日4回まで）により，重症例まで含めた幅広い感染症治療に対応し，PK-PD理論に基づいた投与設計が可能．
- 肺炎，肺膿瘍，膀胱炎，腹膜炎に用いられる．
- 禁忌：伝染性単核症

スルバクタムナトリウム・セフォペラゾンナトリウム（スルペラゾン®［注］）
- セフォペラゾンは単独でも β-ラクタマーゼにある程度は安定であるが，他の第3世代セフェム系に比べると不安定で，主に腸内に生息する菌に弱いことがあるため，スルバクタムが配合された．
- 各種体液・組織への移行が良好であり，体内でほとんど代謝されることがなく，主としてスルバクタムは尿中に，セフォペラゾンは糞中に排泄される．
- 誤嚥性肺炎，胆道感染症などに用いられる

タゾバクタム・ピペラシリン水和物（ゾシン®［注］）
- 肺炎，敗血症，腎盂腎炎，複雑性膀胱炎などに用いられる．
- 投与期間は，成人の腎盂腎炎および複雑性膀胱炎の場合は5日間，市中肺炎，腹膜炎，腹腔内膿瘍，胆嚢炎，胆管炎および小児の腎盂腎炎，複雑性膀胱炎の場合は14日間，敗血症および院内肺炎の場合は21日間を目安とする．
- 禁忌：伝染性単核症

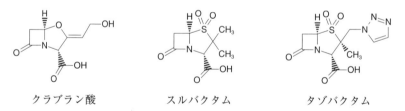

図2-13　β-ラクタマーゼ阻害薬の構造式

2-2　グリコペプチド系

　放線菌から産生される芳香族アミノ酸を含む7個のアミノ酸からなるペプチド構造にアミノ糖が付加された大環状構造で，バンコマイシンとテイコプラニンがある．グラム陽性菌にのみ有効であり，陰性菌では外膜を透過できないため抗菌力を示さない．消化管からは吸収されないため，感染部位によって，注射か経口かを選択せねばならない．点滴静注はMRSAを中心とした感染症の標準治療として，バンコマイシンの経口剤は感染性腸炎の治療に用いられる．抗MRSA薬として使用するときには，MRSA感染症なのか保菌状態なのかを判断しなければならない．通

第 2 章　細胞壁合成阻害薬　　*21*

常無菌である部位（血液・髄液）の検体から MRSA が検出されれば感染と判断できるが，喀痰から検出された場合には感染なのか保菌なのか判断するのは難しい．保菌であれば，抗 MRSA 薬を投与する必要は無いので，適切な判断が重要である．

　抗菌効果を高めるための投与法は，1 日の総投与量を増やすことが重要であると考えられている．有効治療濃度域が狭いので，TDM が奨励されている．特に腎機能が低下している患者やアミノグリコシド系と併用する場合には，血中濃度をモニタリングしながらこまめな投与設計を行う必要がある．また，アレルギー反応を防ぐために，投与速度にも注意が必要である．

作用機序：ペプチドグリカン合成途上において，脂質中間体 GlcNAc-MurNAc（ペンタペプチド）-P-P-脂質のペンタペプチド部分の D-Ala-D-Ala と直接結合する（ふたをするように結合する）ことにより，ペプチドグリカン鎖の重合反応を阻害すると考えられている．

耐性：バンコマイシンの耐性菌としてバンコマイシン耐性腸球菌（VRE）が知られている．基本的な耐性機構は，バンコマイシンの標的部位であるペンタペプチドの末端 D-Ala-D-Ala が D-Ala-D-lactate あるいは D-Ala-D-serine に変化し，薬剤がペンタペプチドの末端に結合できなくなることである．

バンコマイシン（塩酸バンコマイシン［注，内］）

・MRSA に対する第 1 選択薬として使用され，抗 MRSA 薬の中で最も使用経験が多い薬剤．
・MRSA 以外にもペニシリン耐性肺炎球菌（PRSP）感染症にも適応をもつ．
・セフェム系やカルバペネム系が無効な腸球菌にも効果がある．
・バンコマイシン耐性腸球菌（VRE）が問題となっている．
・バンコマイシンの殺菌作用は，β-ラクタム系と同様に時間依存的であり，血中濃度＞最小発育阻止濃度である時間の投与間隔に占める割合（% time > MIC）に相関する．よって，最低血中濃度（トラフ値）が一定以下にならないように配慮する．
・投与後 24 時間の血中濃度曲線下面積と MIC の比（AUC/MIC）も効果に相関する．
・血中濃度のトラフ値とピーク値は 3 日目の投与直前と投与終了 2 時間後に採血する．それぞれの目標値は，10〜15（重症例では 15〜20）μg/mL，25〜40 μg/mL である．また，AUC/MIC > 400 を満たすことも目標とする．
・経口投与では，ほとんど吸収されないので，高い便中濃度が得られ，クロストリジウム・ディフィシル感染症に用いられる．この疾患に対してはメトロニダゾールが第 1 選択であるが，日本では保険適用されていない．バンコマイシンは第 2 選択であり，0.125 g〜0.5 g を 1 日 4 回投与する．
・副作用として，急速に短時間で点滴投与するとヒスタミンが遊離されて顔面，頸部，軀幹が紅斑に紅潮する red man（red neck）症候群が知られており，点滴速度は 0.5 g/ 時間程度に調整が必要である．
・第 8 脳神経障害（めまい，耳鳴，聴力低下）および腎障害が発生する．腎障害のある患者，

高齢者には，投与量・投与間隔の調節を行い，血中濃度をモニタリングする等慎重な投与が必要である．

テイコプラニン（タゴシッド®［注］）
- テイコプラニンはバンコマイシンと同系統で基本的な部分は非常に類似している．
- 効果のある菌もバンコマイシンと同様だが，保険上承認されているのはMRSA感染症のみである．
- 投与法は，初日投与量を2日目以降の倍量にするローディングドーズ法という方法で，出来るだけ早く安定した治療効果が得られるように工夫されている．
- バンコマイシン同様，％ time > MIC が効果に相関する．したがって，治療効果を得るにはトラフ値が低すぎてはならない．トラフ値10〜20 μg/mL を目標とする．トラフ値が高いと肝障害をきたしうる．
- 腎障害，第8脳神経障害，red man症候群はいずれもバンコマイシンよりも発生しにくい．

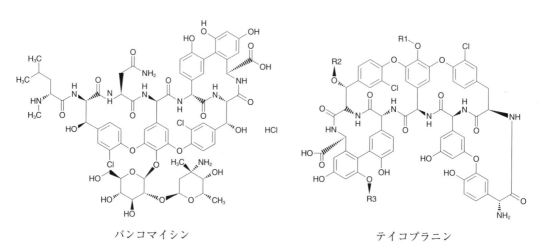

バンコマイシン　　　　　　　　　　　テイコプラニン

図2-14　グリコペプチド系の構造式

2-3　その他

ホスホマイシン（ホスミシン®［内］，ホスミシン®S［注］）
- 細胞質膜の能動輸送系によってホスホマイシンが効率的に菌体内に取り込まれ，細胞壁ペプチドグリカンの生合成を初期段階で阻害する．
- ホスホエノールピルビン酸と構造が類似し非常にシンプルであり，抗原性が低くアレルギーを起こしにくいこと，また他の抗菌薬と構造が異なるため，交差耐性を起こさないことがわかっている．
- 殺菌力はあまり強くはなく，本剤における耐性は起こりやすいされているが，他の抗菌薬に先行投与することで，膜の透過性を高め，相手薬剤の有効性を高める作用がある．

・腸管感染症，尿路感染症，皮膚感染症に用いられる．

サイクロセリン（サイクロセリン［内］）

・アミノ酸のD-アラニンと拮抗して細菌の細胞壁合成を阻害する作用があり，主に結核治療の第2選択薬として用いられる．

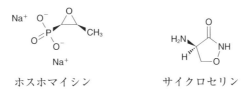

図2-15　ホスホマイシンとサイクロセリンの構造式

2-4　章末問題

次の文章の正誤を答えよ．

2.1　モノバクタム系は，緑膿菌・嫌気性菌に対して有効である．

2.2　β-ラクタム系は，マイコプラズマやリケッチアに無効である．

2.3　ペナム系は，グラム陽性菌や特定の細菌には優れた抗菌力を有する．

2.4　カルバペネム系は，安全性が高く，汎用されるべき抗菌薬である．

2.5　アンピシリンはヘリコバクターピロリ除菌療法に使用される．

2.6　一般に，第1世代より第2世代が，第2世代より第3世代のセフェム系の方が，グラム陰性桿菌に対する抗菌力が低下している．

2.7　セフェム系は，ペニシリン結合タンパク質に強い結合力を有し，細胞壁合成阻害を示す．

2.8　フロモキセフナトリウムは注射薬として使用し，嫌気性菌に対しても有効である．

2.9　メチシリン耐性黄色ブドウ球菌（MRSA）は，細胞壁を合成する酵素が異変を起こしている．

2.10　MRSA感染には，バンコマイシン塩酸塩が一般的に使用される．

2.11　β-ラクタマーゼ阻害薬は，メタロ-β-ラクタマーゼに対しては無効である．

2.12　ファロペネムは，ペニシリン耐性肺炎球菌に有効である．

2.13　テイコプラニンは，細菌の細胞壁合成阻害作用を示すが，MRSAに対する抗菌力はない．

2.14　バンコマイシン塩酸塩は，消化管から吸収されやすいため，腸管内感染には適用されない．

2.15　注射用イミペネムは，イミペネム水和物の腎での代謝・不活性化を防ぐためにシラスタチンを含む．

2.16　ピペラシリンはペナム系であり，緑膿菌に高い抗菌力を有する．

2.17　バンコマイシン塩酸塩の急速静注は，ヒスタミン遊離に起因する血圧低下を起こすことがある．

24 第1編 感染症治療薬

2.18 β-ラクタマーゼを産生する β-ラクタム系耐性菌では，β-ラクタムの膜透過性が変化する．

2.19 メロペネムは，DHP-1 に対して安定である．

2.20 アモキシシリンは，タゾバクタムとの合剤としてよく使われる．

第3章 タンパク質合成阻害薬

　細菌を含めた生物ではタンパク質合成は必須であり，この阻害によって細胞は増殖不可能となる．タンパク質を合成するための器官としてリボソームがあり，細菌のリボソームは70S型（30Sサブユニットと50Sサブユニット）で，ヒトなどの動物細胞のリボソームは80S型（40Sサブユニットと60Sサブユニット）で，互いにサブユニットが異なっている．タンパク質合成阻害薬は細菌の70S型リボソームに作用し，細菌の増殖を抑制するが，80S型には作用しないので，選択毒性の高い抗菌薬である（図3-1）．

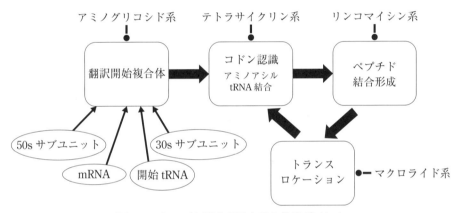

図3-1　タンパク質合成阻害薬の作用ポイント

3-1　マクロライド系

　大環状ラクトンにデオキシ糖，アミノ糖あるいはそのメチル化体などがグリコシド結合した抗菌薬であるマクロライド系は，適応菌種が市中肺炎をはじめとした呼吸器感染症の原因菌をよくカバーしていることや，副作用の少なさなどから臨床では広く使用されている．特にニューマクロライドと呼ばれる新しい年代のマクロライド系は，古いマクロライド系に比べ抗菌活性および体内動態が向上している．しかし，第1選択薬ということになれば適応症が限られていることやマクロライド耐性菌が増加している現状から，適正使用が求められている．

　マクロライド系は14員環，15員環，16員環と構造による特徴で分類され，抗菌活性の高さに差はあっても抗菌スペクトルについては薬剤間での差はほとんど無い．マクロライド系は，消化管からの吸収は良くないが，組織移行性は優れていて，血中濃度よりも組織内濃度の方がはるかに高くなることが大きな特徴である．抗菌効果を高めるための投与法は，1日の総投与量を増やすことが重要であると考えられている．

26　第1編　感染症治療薬

　マクロライド系の副作用はまれにQT延長などの報告があるが，ほとんどが一過性の食欲不振，悪心，嘔吐などの消化器症状であり，安全性の高い薬剤である．他剤との併用では，たとえばワルファリンと併用する場合，ワルファリンの代謝が阻害され出血傾向やプロトロンビン時間の延長が知られている．

作用機序：細菌リボソームの50Sサブユニットに結合し，ペプチジル-tRNAがリボソームのA部位からP部位に転座するのを阻害する．そのためペプチド鎖伸張反応ができなくなる．
耐性：マクロライドの耐性機構は，主に細胞内蓄積低下と不活化があげられる．前者の原因として，リボソームの器質的変化，透過性の低下および能動的排出があり，後者は加水分解によるものとリン酸化，ヌクレオチジル化などが知られている．

3-1-1　14員環マクロライド系

　マイコプラズマとクラミジア感染症の第1選択薬である．クラリスロマイシンとロキシスロマイシンはエリスロマイシンの酸に対する安定性を向上させたニューマクロライド系である．
エリスロマイシン（エリスロマイシン［内］，エリスロシン®［内・注］）
　・最も安全な抗菌薬の1つである．
　・マイコプラズマ，レジオネラ，クラミジア，カンピロバクター，コリネバクテリウムによる感染症，ペニシリンアレルギーがある場合のA群溶連菌咽頭炎，肺炎球菌肺炎等に用いる．
　・半減期は1〜2時間である．
　・肝臓から排泄されるので肝疾患には注意を要する．
　・経口服用に際して胃酸の影響を受けることから，食前30分前から食後2時間程度は服用を避けた方が良い．
　・筋注は不可である．
　・CYP3Aで代謝される．また，CYP3Aと結合し，複合体を形成することにより，CYP3Aの阻害作用を有する．
　・併用禁忌：エルゴタミン，ピモジド
クラリスロマイシン（クラリシッド®，クラリス®［内］）
　・エリスロマイシンの欠点であった胃酸に対する不安定性を改善し，組織移行性の向上および抗菌活性も増強されたニューマクロライド系と呼ばれる．
　・副作用も格段に改善されており，下痢や上腹部不快感などの頻度も低下している．
　・市中由来の気管支炎と肺炎，溶連菌による咽頭炎，中耳炎，ピロリ菌の除菌における併用療法，AIDS例における非結核性抗酸菌症等に用いる．
　・トキソプラズマ脳炎に代替薬として用いることがある．
　・CYP3A4阻害作用を有することから，CYP3A4で代謝される薬剤と併用したとき，併用薬剤の代謝が阻害され血中濃度が上昇する可能性がある．
　・併用禁忌：ピモジド，エルゴタミン，タダラフィル

ロキシスロマイシン（ルリッド®［内］）
- 従来のマクロライドにみられる酸に対する不安定性を改善し，酸安定性を高めたことから，経口吸収性，組織移行性に優れ，持続性の強い生体内抗菌力を示す．
- CYP3A4阻害作用を有することから，CYP3A4で代謝される薬剤と併用したとき，併用薬剤の代謝が阻害され血中濃度が上昇する可能性がある．
- 併用禁忌：エルゴタミン

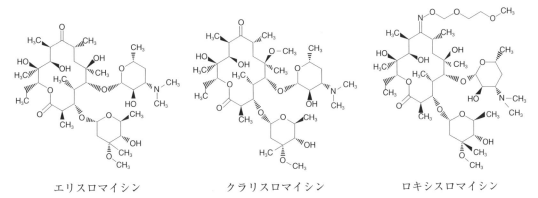

エリスロマイシン　　　クラリスロマイシン　　　ロキシスロマイシン

図3-2　14員環マクロライド系の構造式

3-1-2　15員環マクロライド系

アジスロマイシン水和物（ジスロマック®［内・注］）
- 胃酸に安定性を有し腸管からよく吸収される．
- 血中半減期は62時間と非常に長く，組織移行性に優れている．長く組織にとどまるため，通常，成人で3日間の内服で1週間効果が持続する．2009年に2g単回投与で有効な組織内濃度が約7日間持続するとされるジスロマック®SRが保険適用となった．
- グラム陽性菌，マイコプラズマ，クラミジア，レジオネラに加え，インフルエンザ菌にも抗菌力を有する．
- 市中肺炎の治療や非結核性抗酸菌症に用いられ，ピロリ菌の除菌にも有効である．

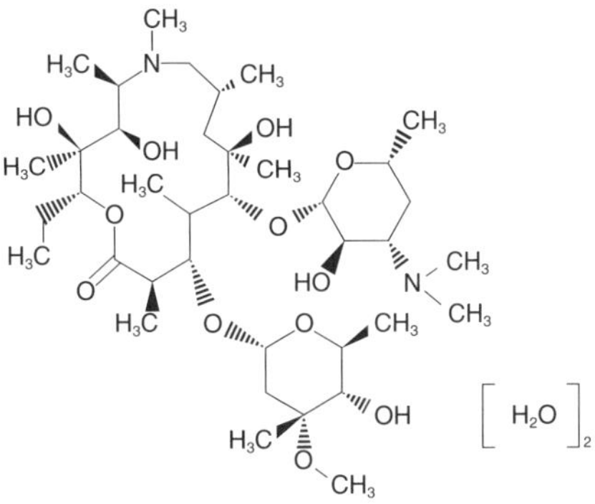

図3-3　アジスロマイシンの構造式

28 第1編　感染症治療薬

3-1-3　16員環マクロライド系

スピラマイシン酢酸エステル（アセチルスピラマイシン［内］）
ジョサマイシン（ジョサマイシン［内］），ジョサイマイシンプロピオン酸エステル（ジョサマ
イ®［内］）

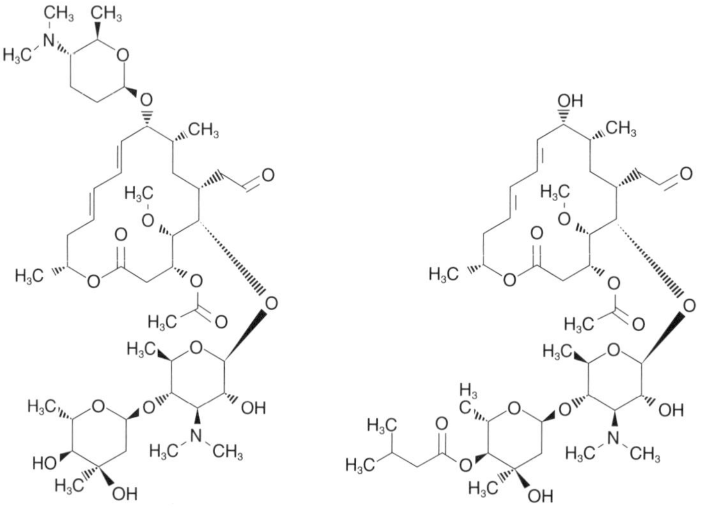

スピラマイシン　　　　　　　　　　ジョサマイシン

図3-4　16員環マクロライド系の構造式

3-2　リンコマイシン系

　リンコマイシンとクリンダマイシンがある．リンコマイシン系はマクロライド系と同様にグラム陽性菌に有効であるが，バクテロイデスなど主な嫌気性菌に優れた抗菌力を示すため，嫌気性菌感染症の代表的な抗菌薬である．β-ラクタム系にアレルギー歴のある場合の代替薬として用いられる．誤嚥性肺炎，肺膿瘍によく用いられる．肝代謝であり，腎機能低下時の調節が不要である．急速な静脈内投与で心停止を起こしうるので，1時間以上かけて投与する．本剤の投与により，まれに発熱，腹痛，白血球増多，粘液・血液便を伴う激症下痢を主症状とする重篤な大腸炎で，内視鏡検査により偽膜斑等の形成をみる偽膜性大腸炎があらわれることがある．

作用機序：細菌のリボソーム50Sサブユニットに作用し，ペプチド転移酵素反応を阻止し，細菌タンパク質合成を阻害する．作用は静菌的である．
耐性：マクロライド系との間に完全な交差耐性が認められ，その機序はマクロライドの場合と同様に細菌リボソームのRNAの変化であることが確認されている．
リンコマイシン塩酸塩水和物（リンコシン®［内・注］）

クリンダマイシン塩酸塩（ダラシン® ［内］）

クリンダマイシンリン酸エステル（ダラシン®S ［注］）

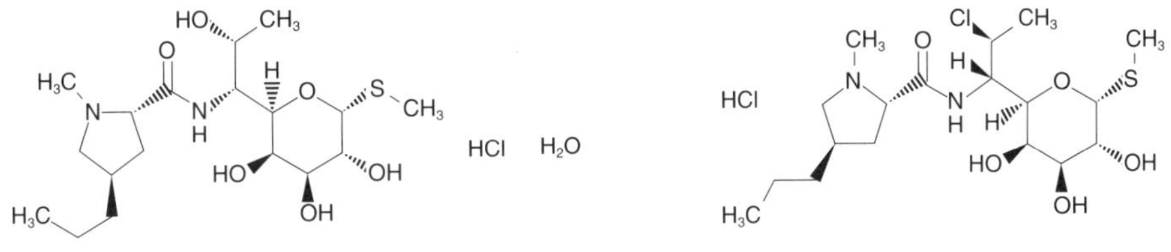

リンコマイシン　　　　　　　　　　　クリンダマイシン

図3-5　リンコマイシンとクリンダマイシンの構造式

3-3　アミノグリコシド系

　アミノ糖を含む配糖体抗生物質であるアミノグリコシド系は，結核に使われるストレプトマイシン，淋菌感染症に使われるスペクチノマイシン，MRSAに使われるアルベカシンのように単独で特定の感染症に高い効果を持つ薬剤がある．また，ゲンタマイシンのように他の抗菌薬と併用することで単独以上の効果が得られる薬剤もある．このように，アミノグリコシド系は対象となる感染症によってⅠ～Ⅴ群に分類される．Ⅰ群，Ⅳ群，Ⅴ群は使用法がほぼ限定されている．また，Ⅱ群およびⅢ群は多くの感染症に使用される可能性があるが，Ⅲ群はⅡ群の進化版のような特徴をもつため，ほとんどの施設でⅢ群の抗菌薬が使用されている．ゲンタマイシンなどのⅢ群は，β-ラクタム系と併用すると相乗効果を示す．また，唯一の内服薬であるカナマイシンは，

表3-1　アミノグリコシド系の分類

剤　形	分　類	一般名（商品名）
注射薬	Ⅰ群 抗結核菌作用を主な特徴とする	ストレプトマイシン硫酸塩（硫酸ストレプトマイシン） カナマイシン一硫酸塩（硫酸カナマイシン）
	Ⅱ群 主としてグラム陰性菌に抗菌力をもつ（緑膿菌には無効）	リボスタマイシン硫酸塩（ビスタマイシン®）
	Ⅲ群 緑膿菌を含むグラム陰性菌に抗菌力をもつ	ゲンタマイシン硫酸塩（ゲンタシン®） イセパマイシン硫酸塩（エクサシン®） アミカシン硫酸塩（アミカシン硫酸塩） トブラマイシン（トブラシン®，トービイ® ［吸入］）
	Ⅳ群 淋菌のみに適応	スペクチノマイシン塩酸塩水和物（トロビシン®）
	Ⅴ群 MRSAのみに適応	アルベカシン硫酸塩（ハベカシン®）
内服薬	消化管殺菌用	カナマイシン一硫酸塩 （カナマイシンカプセル・シロップ・ドライシロップ）

30 第1編 感染症治療薬

服用しても吸収されないために消化管内以外の全身的な効果は無く，消化管内の殺菌を目的にした特定の感染症のみに使用される（表3-1）.

薬剤の効果は濃度依存的であり，ピーク血中濃度と最小発育阻止濃度との比（C_{max}/MIC）に相関する．したがって，短時間（30分）で点滴投与，あるいは筋注にて投与する．PAEによって投与後長時間（2〜8時間）効果が持続する．1日1回投与が標準である．副作用軽減のためトラフ値を基準値以下に保つ必要がある.

有効治療域が狭く，腎障害や聴器障害を起こすことが問題であり，使用に際してはTDMが必要である．腎障害により排泄が遅延することで，アミノグリコシド系の体内蓄積によって聴器障害が起こりやすくなる．通常，腎障害が起こった場合でも，投与を中止すれば腎機能は回復するが，聴器障害には一部不可逆的な場合があり，注意が必要である.

作用機序：70S型開始複合体の解離を引き起こすことにより，タンパク質合成の開始を阻害する.

耐性：修飾部位と修飾形式によって，少なくとも20種以上のアミノグリコシド不活化酵素が知られている．この薬剤耐性機構を解明し，カナマイシンの修飾部位を変換することによりジベカシンなどの耐性菌に有効な薬剤が開発された.

ストレプトマイシン硫酸塩（硫酸ストレプトマイシン［注］）

・1番古いアミノグリコシド系.

・現在でも結核治療のための非常に重要な薬剤である.

・比較的耐性菌が出現しやすく，腎毒性よりも聴器毒性が強い特徴がある.

カナマイシン硫酸塩（硫酸カナマイシン［注］，カナマイシン［内］）

・グラム陽性菌・陰性菌および抗酸菌に抗菌作用を示し，各種細菌感染症ならびに結核に効果が認められる.

・内服は，大腸菌，赤痢菌，腸炎ビブリオによる腸管感染症（細菌性赤痢，腸炎）に効果が期待できる.

リボスタマイシン硫酸塩（ビスタマイシン®［筋注］）

・グラム陽性菌・陰性菌に対して広い抗菌作用をもつ.

・大部分が活性体のまま尿中に排泄される.

ゲンタマイシン硫酸塩（ゲンタシン®［注］）

・アミノグリコシド系の代表的薬剤である.

・ペニシリン系やセフェム系への耐性菌に対する投与，重症感染症の初期治療でのβ-ラクタム系との併用で使用される.

アミカシン硫酸塩（アミカシン硫酸塩［注］）

・耐性菌用のアミノグリコシド薬である.

・通常は第1選択薬ではなく，後方に控えるべき薬剤であり，ゲンタマイシンやトブラマイシン感受性菌では用いない.

イセパマイシン硫酸塩（エクサシン®［注］）

- ゲンタマイシン群の1成分であるゲンタマイシンBの誘導体.
- アミノグリコシド系のもつ腎毒性，聴器毒性，神経筋遮断作用等の問題点が改善された薬剤.

トブラマイシン（トブラシン®［注］，トービイ®［吸入］）

- 緑膿菌にすぐれた抗菌力を示す.
- 吸入薬は，嚢胞性線維症における緑膿菌感染の治療に用いられる.

スペクチノマイシン塩酸塩（トロビシン®［筋注］）

- 1回の筋注投与で高い血中濃度が得られ，尿中へ高濃度に移行する.
- ベンジルペニシリン耐性の淋菌に対しても強い抗菌作用を示す淋病治療薬としてその有用性が報告されている.

アルベカシン硫酸塩（ハベカシン®［注］）

- 各種のアミノグリコシド不活性化酵素に安定である.
- MRSAを含むブドウ球菌，緑膿菌に対して強い抗菌作用を有している.
- 薬物濃度に依存した短時間殺菌作用を示し，PAEを示すことから，欧米では1日投与量を分割せずに1回で投与する方法が確立されている.
- 近年，PK-PD理論に基づいた抗菌薬の投与設計が重視されており，TDMを推進する報告がなされている.

ジベカシン硫酸塩（パニマイシン®［注］）

- カナマイシンBの3′，4′位の水酸基を水素に置換したものである.
- グラム陽性菌およびグラム陰性菌に殺菌的に作用し，緑膿菌，変形菌および多剤耐性のブドウ球菌，大腸菌などによる各種感染症に有効である.

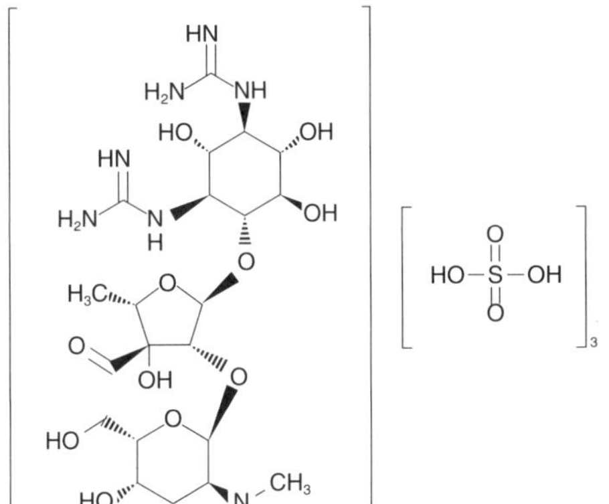

ストレプトマイシン 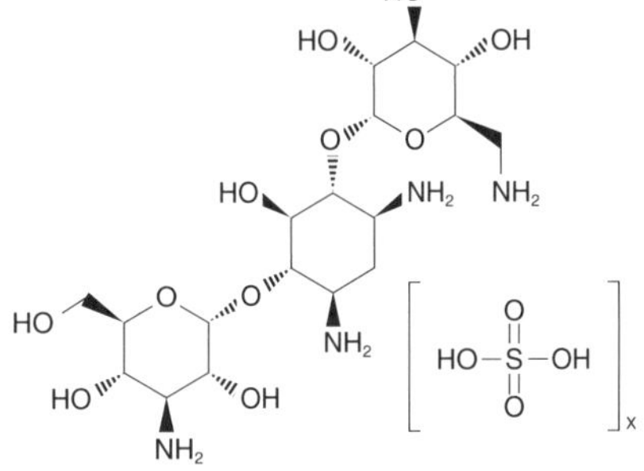　　　　カナマイシン

図3-6　アミノグリコシド系の構造式

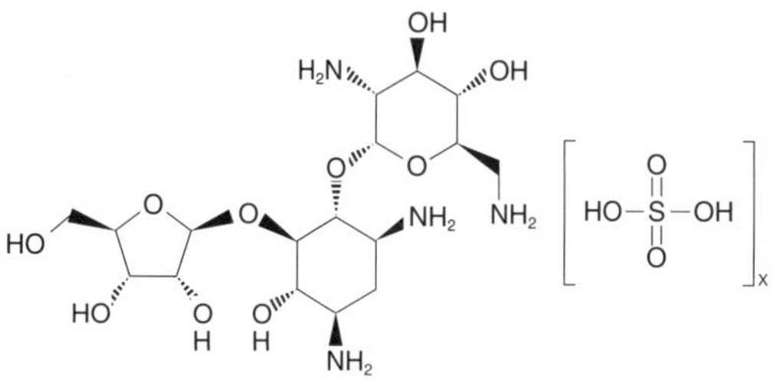

32　第1編　感染症治療薬

リボスタマイシン

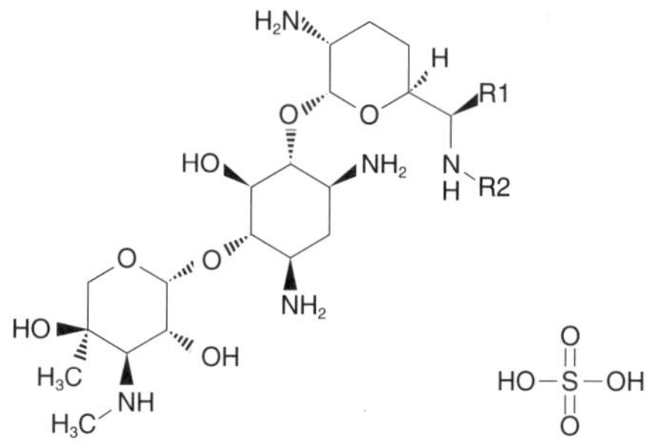

ゲンタマイシン

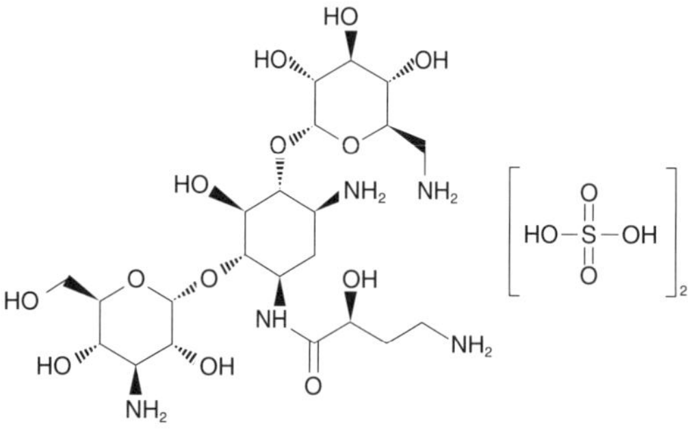

アミカシン

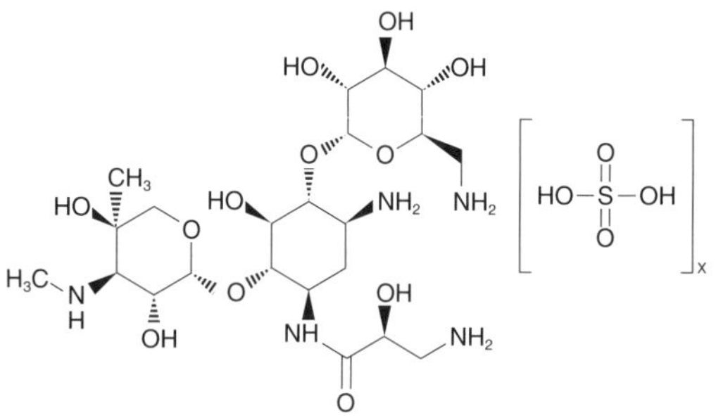

イセパマイシン

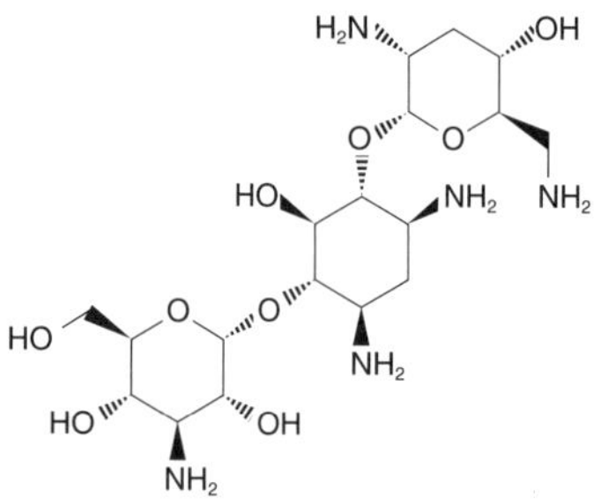

トブラマイシン

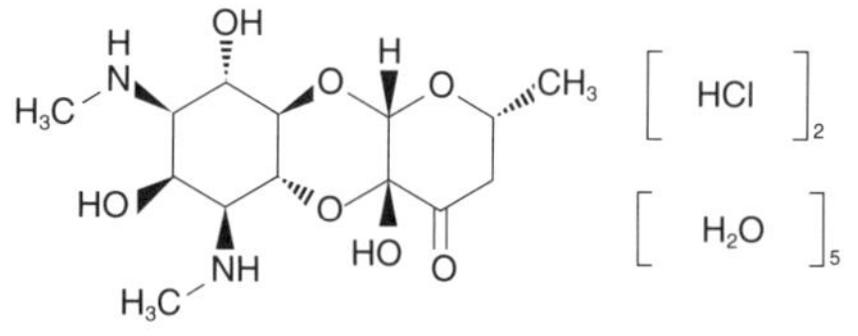

スペクチノマイシン

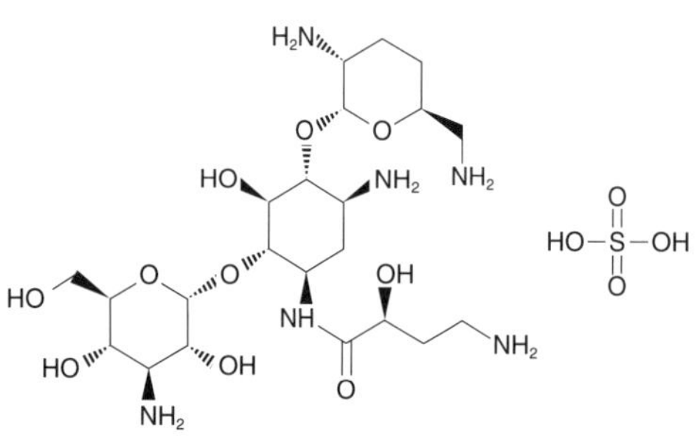

アルベカシン

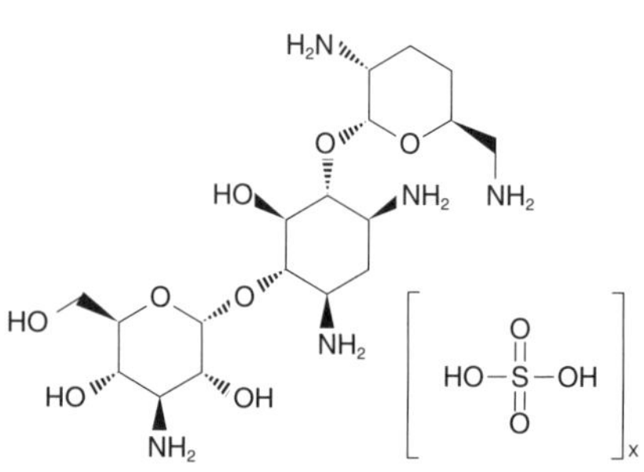

ジベカシン

図3-6　アミノグリコシド系の構造式（つづき）

第3章 タンパク質合成阻害薬　**33**

3-4　テトラサイクリン系

　6員環構造が4つつながった構造をもつテトラサイクリン系は古い抗菌薬であるが，ブドウ球菌，肺炎球菌やインフルエンザ菌，髄膜炎菌などのほか，他の抗菌薬が効きにくいマイコプラズマ，クラミジア，リケッチアなどにも有効で，なおかつ安価であるという特徴から広く使用されてきた．しかし，耐性菌が増加してきたことや，新たな優れた抗菌薬が開発されたことから，現在では第1選択薬として使用される状況は珍しくなってきている．

　テトラサイクリンは古い薬剤であり，現在でも使用できる薬剤であるが作用時間が短いため，長時間効果が持続するドキシサイクリンとミノサイクリンが主に使用されている．ドキシサイクリン，ミノサイクリンは内服でも非常に吸収が良いために，内服薬でも注射薬並みの効果を得ることが出来る．抗菌効果を高めるための服用方法は，1日の総投与量を増やすことが重要であると考えられている．

　第1選択薬として使用されるのは，ライム病，ブルセラ病等の人畜共通感染症や，ペニシリン系，セフェム系などの他の抗菌薬が無効な場合である．細胞内への移行も良いので，マイコプラズマや細胞内寄生菌であるリケッチア，クラミジア，マイコプラズマ感染症には第1選択薬である．また，ペニシリンアレルギーの患者に β-ラクタム系の代用として使用されることがある．

　経口投与の場合，食道に停留し崩壊すると食道潰瘍のおそれがあるので，十分量の水で服用し，服用後は横にならないように指導する．また2価金属（Ca, Fe, Mg, Al）とキレートを形成し吸収が低下するので，これらを含む乳製品や薬物との併用を避けるか，併用するときには1〜2時間ずらして服用する必要がある．

　テトラサイクリン系に共通の副作用のうち，頻度が高いものとして悪心・嘔吐などの消化器症状がある．また，皮膚・口腔内の色素沈着，頭蓋内圧亢進による視野障害を伴う頭痛や聴器障害にも注意が必要である．また，歯のエナメル合成を阻害して，元に戻らない色調変化やエナメル質の形成不全を生じるため，8歳未満の小児には投与すべきでない．妊婦には，胎児の骨形成不全を生じるため投与すべきでない．

作用機序：アミノアシル tRNA がリボソームの A 部位に結合するのを阻害することによりタンパク質合成を阻害する．

耐性：テトラサイクリンを特異的に細胞外に排出することにより耐性化する．

テトラサイクリン塩酸塩（アクロマイシン® ［内］）

　・グラム陽性菌および陰性菌（リケッチアとクラミジアを含む），さらにマイコプラズマにわたる広い抗菌域を有する．

デメチルクロルテトラサイクリン塩酸塩（レダマイシン® ［内］）

　・抗菌スペクトルは他のテトラサイクリン系と同様であるが，抗菌作用は強い．

　・より安定で，胃腸管からの吸収もよく，血中濃度を長時間持続する．

ミノサイクリン塩酸塩（ミノマイシン®［内・注］）
- 肺炎およびマイコプラズマ肺炎を含む異型肺炎などの呼吸器感染症をはじめ，皮膚感染症，腎盂腎炎，膀胱炎などの尿路感染症に有用性が認められている．
- オウム病，尿道炎，精巣上体炎，子宮内感染などの原因菌として注目されているクラミジア属による感染症に対し有用性が認められている．

ドキシサイクリン塩酸塩水和物（ビブラマイシン®［内］）
- グラム陽性菌およびグラム陰性菌をはじめ，クラミジア属などに対し広く抗菌作用を発揮する．
- 通常，1日1回の投与で治療効果が得られる．
- 経口投与で吸収が極めて良好で，速やかに有効血中濃度に達し，長時間持続する．

チゲサイクリン（タイガシル®［注］）
- 世界初のグリシルサイクリン系．
- ESBL産生菌，アシネトバクター属およびその他の耐性菌を含むグラム陰性菌などに対して抗菌活性を有する．
- 欧米のガイドラインでは，複雑性皮膚軟部組織感染症および複雑性腹腔内感染症に対する治療薬の選択肢の1つとして推奨されている．

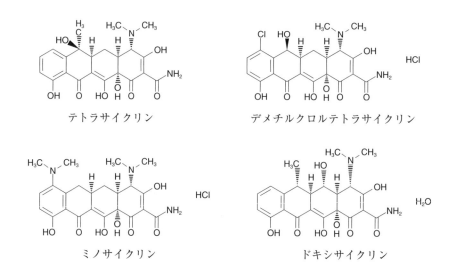

図3-7　テトラサイクリン系の構造式

3-5 その他

クロラムフェニコール（クロロマイセチン®[内]，クロロマイセチン®サクシネート［注]）

・放線菌がつくる抗生物質であるが，現在は化学合成されている．

・髄液への移行が優れているので，ペニシリンアレルギー患者の肺炎球菌，髄膜炎菌，インフルエンザ菌等の髄膜炎に使用できる．

・造血障害を起こすことにより最近ではほとんど用いられない．

・作用機序：ペプチジルトランスフェラーゼ反応を阻害することによりペプチド鎖の伸長をできなくする．

・耐性：クロラムフェニコール耐性は CAT 遺伝子により与えられる．この遺伝子はクロラムフェニコールアセチルトランスフェラーゼと呼ばれる酵素をコードする．この酵素は，アセチル補酵素 A 由来のアセチル基を 1 つまたは 2 つ，クロラムフェニコールのヒドロキシ基に結合させる．アセチル化されることによってクロラムフェニコールはリボソームに結合できなくなる．

リネゾリド（ザイボックス®[内・注]）

・バンコマイシ耐性腸球菌に有効な抗菌薬．

・バンコマイシをはじめ，他のすべての抗菌薬が無効な場合でも，最後の切り札として使用可能．

・MRSA に対しても強い抗菌力を示すことから，MRSA による各種感染症にも適応する．

・経口投与でも，静注でも同じ血中濃度が得られる．

・髄液への移行はかなり良いと証明されている．

・腎機能などによって投与量を調節する必要が無く，長期間の投与にならなければ主な副作用は悪心，嘔吐，下痢などの消化器症状がほとんどである．

・長期間の投与による副作用には血小板減少があり，注意が必要であるが，投与を中止すれば回復する．

・原則として本剤の投与は 28 日を超えないことが望ましい．なお，28 日を超えて投与した場合，視神経障害があらわれることがある．

・非選択的，可逆的 MAO 阻害作用を有する．

・作用機序：タンパク質合成の開始段階において，細菌リボソームの 50S サブユニット，30S サブユニット-mRNA，fMet-tRNA の三者複合体が形成される過程を阻害する．

ムピロシン（バクトロバン®[外]）

・鼻腔内の MRSA の除菌に用いられる．

・鼻腔内に塗布後，ムピロシンおよび主代謝物は血清中および尿中から検出されず，鼻腔内粘膜より吸収されにくいことが確認された．

・作用機序：細菌のタンパク質合成において，イソロイシル-tRNA の形成を阻害する．その

36 第1編 感染症治療薬

　　結果，イソロイシル-tRNA が欠乏し，タンパク質合成が阻害される.

キヌプリスチン・ダルホプリスチン（シナシッド® [注]）

・世界初のストレプトグラミン系注射薬であり，有効成分であるキヌプリスチンおよびダルホ
　プリスチンを 30：70 の割合で含有する配合剤である.

・グリコペプチド系とは異なっており，バンコマイシン耐性腸球菌に対して効果を示す.

・両成分の主要代謝物も親化合物と同様の活性を示す.

・必ず 60 分かけて点滴静注し，急速なワンショット静注では使用しない. また，短時間の点
　滴静注は行わない.

・CYP3A4 を阻害することから，主に CYP3A4 で代謝されるピモジド，キニジンまたはシサプ

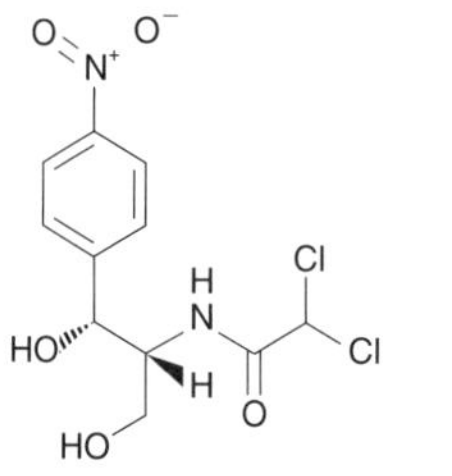

クロラムフェニコール 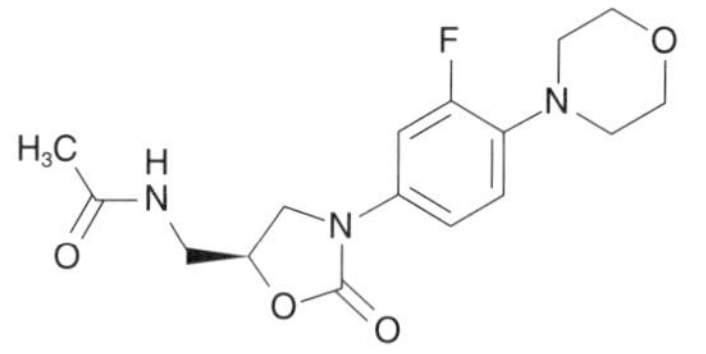　　　　　　　　　リネゾリド

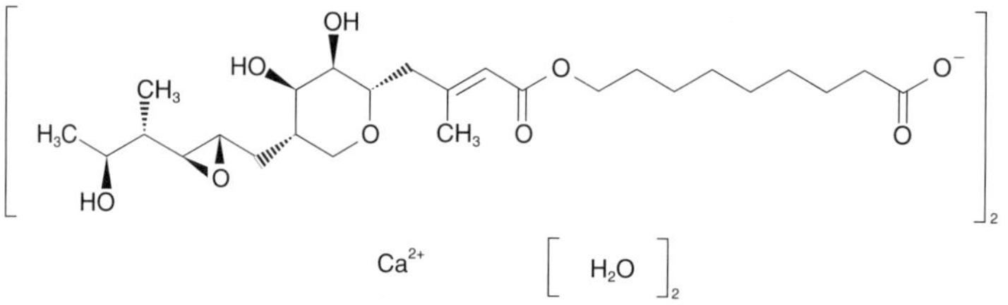

ムピロシン

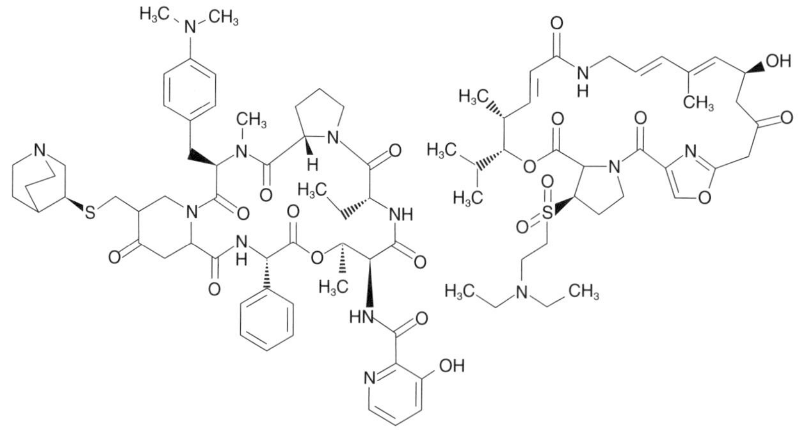

キヌプリスチン・ダルホプリスチン

図 3-8　その他のタンパク質合成阻害薬の構造式

リド等と併用した場合，これら薬剤の血中濃度を上昇させ，QT 延長，心室性不整脈，血液障害，けいれん等の副作用を起こすおそれがある．

・本剤投与により心室細動を含む重篤な不整脈が報告されていることから，QT 延長作用のあるスパルフロキサシンと併用した場合は，相加作用により QT 延長，心室性不整脈の副作用を起こすおそれがある．

・作用機序：いずれも細菌リボソームに作用しタンパク質合成を阻害するが，リボソームの作用部位は異なる．ダルホプリスチンはキヌプリスチンの細菌リボソームへの結合親和性を高め，両成分が共存することにより相乗的な抗菌力を示す．

3-6 章末問題

次の文章の正誤を答えよ．

3. 1 マクロライド系は組織移行性，細胞内移行性が悪い．

3. 2 マクロライド系は，マイコプラズマやクラミジアによる感染症に極めて有効である．

3. 3 スピラマイシンは，トキソプラズマ症に対して適応外使用される．

3. 4 アミノグリコシド系は，嫌気性菌に極めて有効である．

3. 5 アミノグリコシド系は，脂肪，髄液，胆汁への移行に優れる．

3. 6 アミノグリコシド系は，血中濃度がMIC 以下に低下しても細菌の増殖を抑制する効果を示す．

3. 7 スペクチノマイシンは，ベンジルペニシリン耐性の淋菌に対して強い抗菌作用を示す．

3. 8 アミノグリコシド系は，細胞内寄生微生物に対し強力に作用する．

3. 9 ストレプトマイシンやカナマイシンは，抗結核薬として使用される．

3.10 テトラサイクリン系はマイコプラズマには無効である．

3.11 幼少時のマイコプラズマ感染症に対して，テトラサイクリン系は第 1 選択薬である．

3.12 テトラサイクリン塩酸塩は，30S リボソームに結合してタンパク質合成を阻害する．

3.13 ストレプトマイシン硫酸塩は，再生不良性貧血を起こすことがある．

3.14 カナマイシン硫酸塩は，細胞壁合成を阻害し，広い抗菌スペクトルを示す．

3.15 クラリスロマイシンは，胃酸に不安定であり腸溶錠として用いられる．

3.16 マクロライド系は，肝臓のCYP3A4 で代謝を受けるために，同じ酵素で代謝を受ける他の薬剤との相互作用が問題となる．

3.17 アルベカシンは，アミノグリコシド系の中で，抗 MRSA に限って認可されている．

3.18 リンコマイシン系は，特に嫌気性菌に強い抗菌力を示す．

3.19 リネゾリドは，鼻腔内のMRSA の除菌に用いられる外用剤である．

3.20 キヌプリスチン・ダルホプリスチンは，バンコマイシン耐性腸球菌には無効である．

第4章　核酸合成阻害薬

　DNA および RNA 合成は細胞の増殖に必須の過程である．細菌細胞と動物細胞において，核酸の合成に関与する酵素には違いがある．細菌細胞の DNA 合成および RNA 合成を阻害するいくつかの薬物が抗菌薬として使われる．

4-1　キノロン系

　ピリドンカルボン酸を基本骨格としてもつ合成抗菌薬をキノロン系と呼ぶ．キノロン系は第1世代のキノロン系に始まり，現在臨床で広く使用されフッ素を含み広い抗菌スペクトルを示すキノロンはニューキノロン系という分類がなされる．6位のフッ素，7位のピペラジン環などは抗菌スペクトルや吸収性，組織移行性に大きな影響を与える．また，ニューキノロン系は主に尿路感染症に使用されてきた第2世代前期，全身性の感染症に使用されてきた第2世代後期，グラム陽性菌，グラム陰性菌，非定型菌に抗菌活性を示す第3世代，そして嫌気性菌を含む多くの菌に抗菌活性を示す第4世代に分類される（表4-1）．

　ニューキノロン系は，3剤を除きすべて内服薬であるが，消化管からの吸収がよく高い効果を示す．第3世代以降で肺炎球菌に対し強い抗菌作用を示すものをレスピラトリーキノロンといい，

表4-1　キノロン系の分類

剤　形	分　類	世　代	一般名（商品名）
内服薬	キノロン	第1世代	ナリジクス酸（ウイントマイロン®） ピペミド酸水和物（ドルコール®）
	ニューキノロン	第2世代 尿路用	ノルフロキサシン（バクシダール®）
		第2世代 全身用	オフロキサシン（タリビッド®） シプロフロキサシン（シプロキサン®） プルリフロキサシン（スオード®）
		第3世代	レボフロキサシン（クラビット®） トスフロキサシン（オゼックス®，トスキサシン®） ロメフロキサシン（バレオン®，ロメバクト®）
		第4世代	モキシフロキサシン（アベロックス®） シタフロキサシン（グレースビット®） ガレノキサシン（ジェニナック®）
注射薬	ニューキノロン	全身用	シプロフロキサシン（シプロキサン®） レボフロキサシン（クラビット®） パズフロキサシン（パシル®，パズクロス®）

レボフロキサシン，トスフロキサシン，モキシフロキサシン，ガレノキサシン，シタフロキサシンが含まれる．

キノロン系で注意を要する副作用として，中枢神経系症状や光線過敏症，心電図上のQT延長，高齢者でのアキレス腱断裂などがあげられる．また，軟骨の成長を妨げるので，小児への投与は治療による効果を考慮して慎重に使用する．妊婦への投与は避けるのが望ましい．

非ステロイド抗炎症薬との併用は，GABAの結合阻止作用を増強し，けいれんを誘発しやすい．気管支拡張薬であるテオフィリンや免疫抑制薬であるシクロスポリンは肝臓のP450によって代謝されるが，キノロン系との併用によって，P450の作用が阻害され，これらの薬物の血中濃度が上昇し，テオフィリンの副作用である頻脈，頭痛，けいれんなどやシクロスポリンの副作用である腎毒性が増強される．キノロン系は金属カチオンと結合し，難溶性キレート体を形成することから，制酸剤（アルミニウムゲル，酸化マグネシウム）などの金属カチオン製剤や鉄剤との併用によって消化管からの吸収が減弱する．

作用機序：DNA合成に関与するDNAジャイレースとDNAトポイソメラーゼⅣを阻害することにより，細菌のDNA複製を阻害する（図4-1）．

耐性：作用点であるDNAジャイレースとDNAトポイソメラーゼⅣの特定アミノ酸領域の変異による薬剤親和性の低下による．グラム陰性菌ではDNAジャイレースが，グラム陽性球菌ではDNAトポイソメラーゼⅣが第1標的部位とされている．

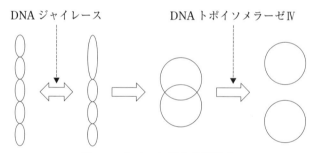

図4-1　キノロン系の作用様式

4-1-1　第1世代キノロン

ナリジクス酸（ウイントマイロン®［内］）
- グラム陰性菌に抗菌作用をもつ．
- 膀胱炎，腎盂腎炎，急性や慢性の前立腺炎，淋菌感染症，感染性腸炎の治療に効果がある．
- 長期間使用しても効力が低下しにくく，また副作用が少ないという特長がある．

ピペミド酸水和物（ドルコール®［内］）
- 通常，膀胱炎，腎盂腎炎，前立腺炎，感染性腸炎，中耳炎，副鼻腔炎の治療に用いられる．

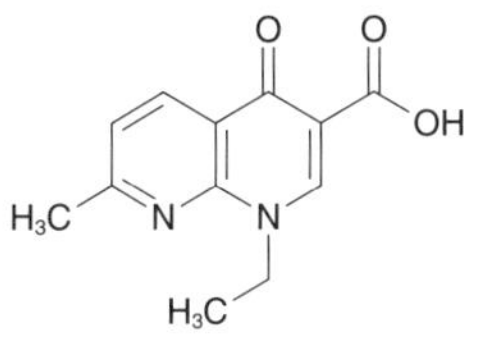

第 4 章　核酸合成阻害薬　**41**

ナリジクス酸 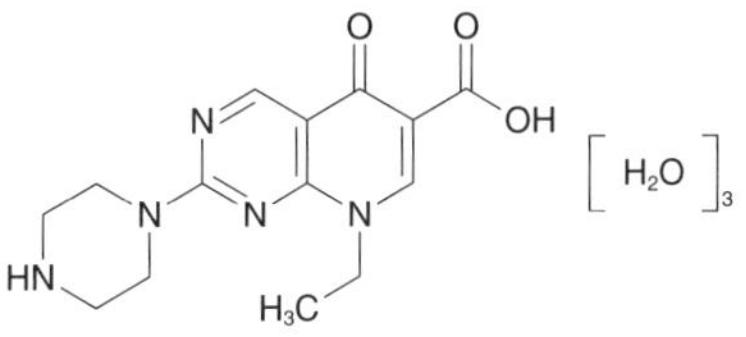　　　　　　　　　　　ピペミド酸

図 4-2　第 1 世代キノロンの構造式

4-1-2　ニューキノロン

ノルフロキサシン（バクシダール®［内］）

・キノリン環の 6 位にフッ素，7 位にピペラジニル基が導入された最初のニューキノロン系．

・小児の感染症にも適応できる．

オフロキサシン（タリビッド®［内］）

・ピリドベンゾキサジン骨格にピペラジニル基が導入され，経口吸収，組織移行性に優れている．

・らい菌に対しても有効であり，ハンセン病治療薬としても使用される．

シプロフロキサシン（シプロキサン®［内・注］）

・ノルフロキサシンの 1 位の側鎖をシクロプロピル基に置換したもの．

・経口薬のみならず，注射薬として使用されている．

プルリフロキサシン（スオード®［内］）

・吸収後加水分解され，活性本体である ulifloxacin として全身に作用するプロドラッグ．

・ulifloxacin は親水性を有することから，脳内への移行が低く，中枢神経系への影響も少ないことが期待されている．

レボフロキサシン水和物（クラビット®［内・注］）

・立体異性体の混合物であるオフロキサシンを光学分割したもの．

・オフロキサシンに比べて抗菌力が増強され，中枢に対する副作用も低減されている．

・ペニシリン耐性肺炎球菌と他の市中肺炎原因菌に対しても有効である．

・米国感染症学会のガイドラインによると，市中肺炎の予測的投与薬として選択されている．

・1 日 1 回投与は 1 日 3 回投与に比べ耐性菌の出現を抑制することが期待できる．

・分割投与は避け，必ず 1 日量を 1 回で投与すること．

トスフロキサシントシル酸塩水和物（オゼックス®，トスキサシン®［内］）

・ピリドピリミジン環の 1 位にジフルオロフェニル基と 7 位にピロリジン基が導入され，肺炎球菌を含むグラム陽性菌に対する抗菌力が増強されている．

・オゼックス®には細粒小児用がある．

ロメフロキサシン塩酸塩（バレオン®，ロメバクト®［内］）

・側鎖のピペラジン環にメチル基を導入することによって肺炎球菌に対する抗菌力が高められている．

42 第1編 感染症治療薬

・光線過敏症，発疹等の皮膚症状があらわれることがある．

モキシフロキサシン塩酸塩（アベロックス®[内]）

・呼吸器感染症の主要原因菌に対して強い抗菌力を有している（*in vitro*）．
・高い血中濃度と長い半減期により1日1回投与で大きなAUCが得られ，呼吸器組織への移行にも優れる．
・キノロン系として日本で初めてPK-PD理論の概念に基づき開発された．

シタフロキサシン水和物（グレースビッド®[内]）

・キノロン耐性肺炎球菌に対しても抗菌力を示すことに加え，近年世界的に耐性化が問題となりつつあるキノロン耐性大腸菌に対しても強い抗菌力を示す．

メシル酸ガレノキサシン水和物（ジェニナック®[内]）

・従来のフルオロキノロン系の抗菌活性に必須とされてきたキノロン母核の6位にフッ素原子がない特徴的な化学構造を有する．
・呼吸器・耳鼻咽喉科領域感染症の主要起炎菌に優れた抗菌活性を有し，多剤耐性肺炎球菌にも強い抗菌活性を示す薬剤である．
・薬物動態面でも，大きいAUCと良好な組織移行性を有するという特性がある．

パズフロキサシンメシル酸塩（パシル®，パズクロス®[注]）

・オフロキサシンやレボフロキサシンと同じピリドベンゾキサジン骨格をもつ2番目の注射用キノロン系であるが，経口使用はされない．
・外科領域や院内肺炎などに有効性が高いが，抗菌活性の面ではレボフロキサシンと大きな差はなく，注射薬としての安全性に優れ，また高い血中濃度や組織内濃度を示す点が特徴である．

ガチフロキサシン

・呼吸器感染症，尿路感染症，耳鼻科感染症など各種感染症に有効な広域経口抗菌薬として2002年6月に発売された．
・市販後調査により同薬との関連性が否定できない重篤な低血糖・高血糖が報告されたことから，2003年3月に緊急安全性情報が発出．その後，糖尿病患者への投与禁忌などを周知徹底させることは難しいことなどから，販売中止になった．

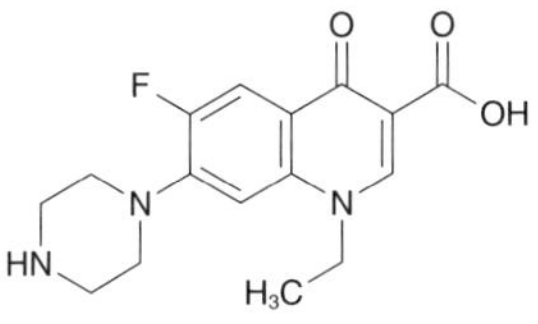

ノルフロキサシン

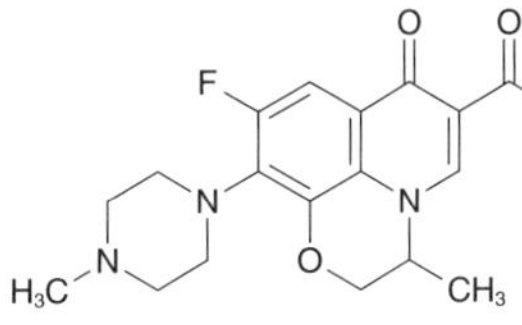

オフロキサシン

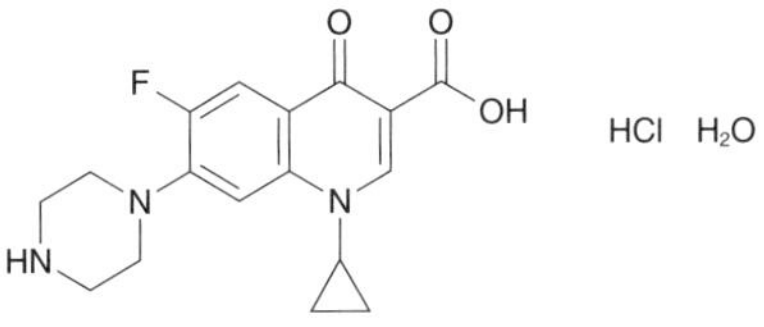

シプロフロキサシン

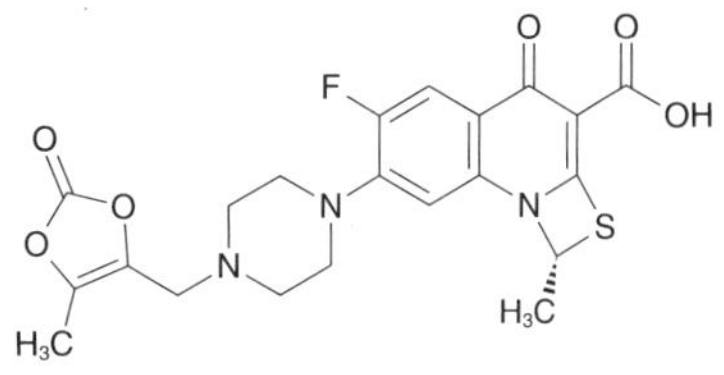

プルリフロキサシン

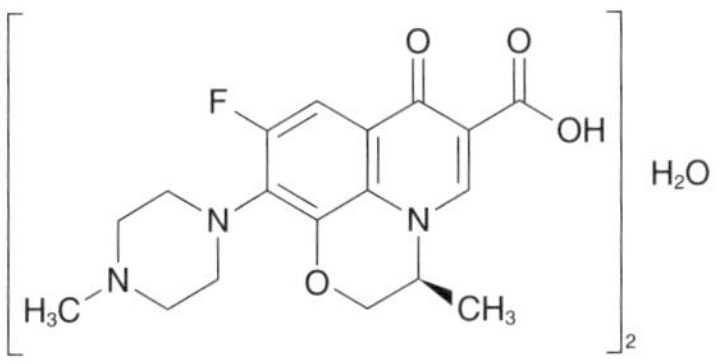

レボフロキサシン

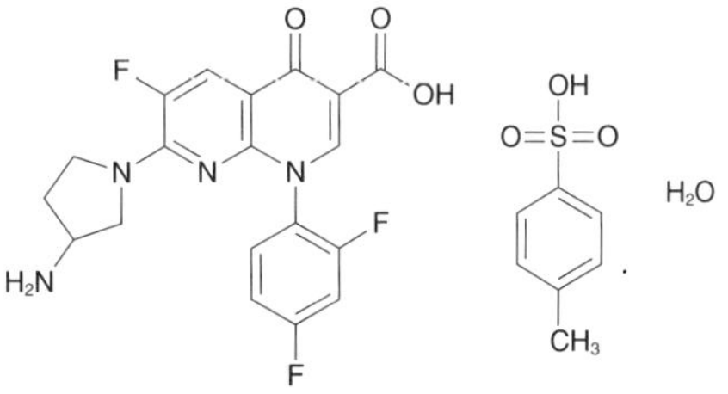

トスフロキサシン

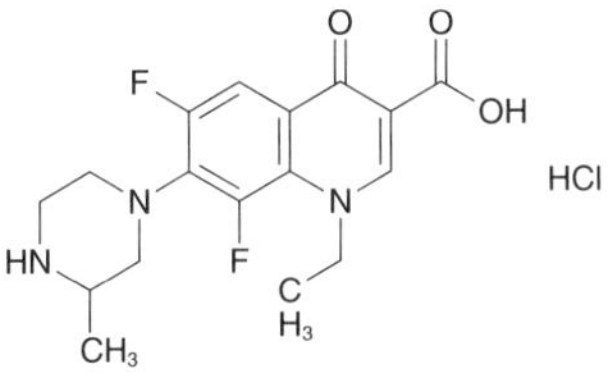

ロメフロキサシン

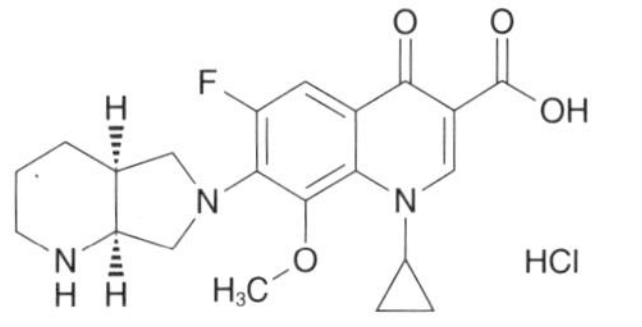

モキシフロキサシン

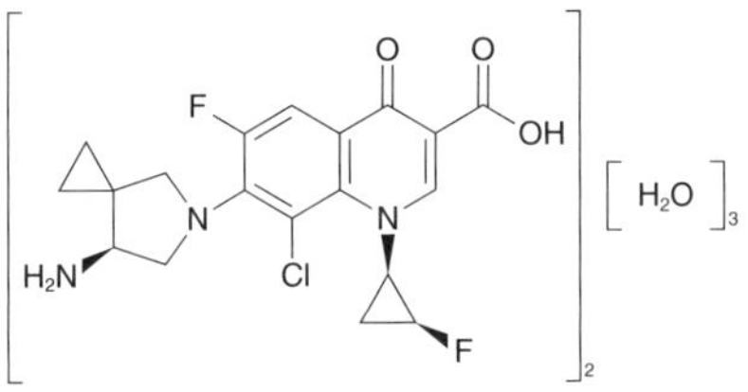

シタフロキサシン

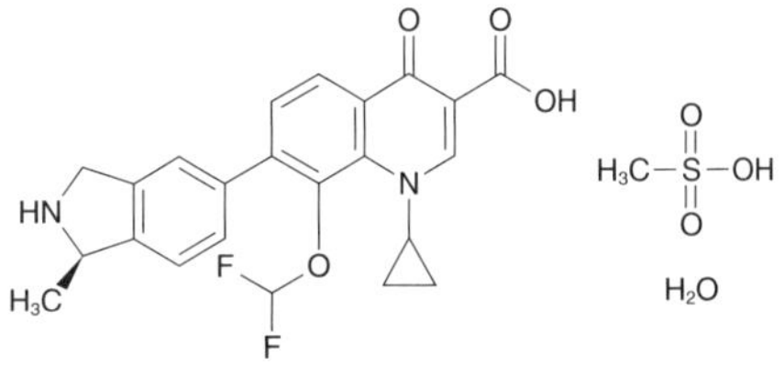

ガレノキサシン

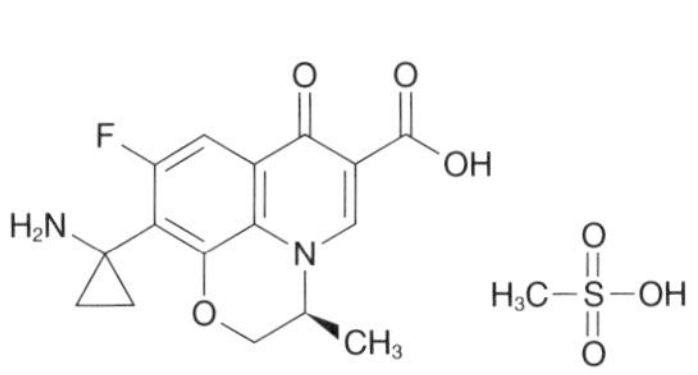

パズフロキサシン

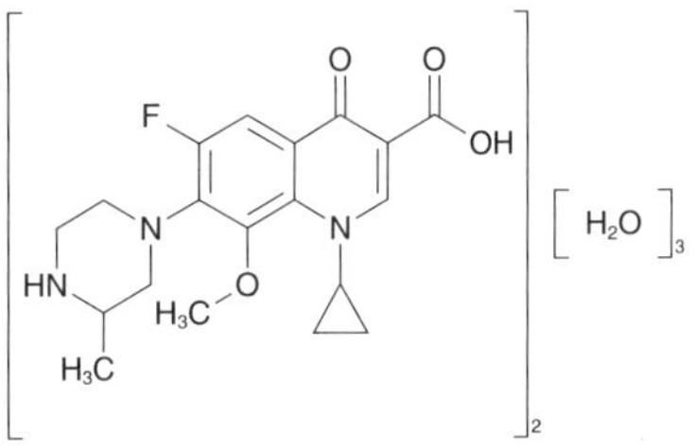

ガチフロキサシン

図4-3　ニューキノロンの構造式

4-2 葉酸合成阻害薬

p-アミノベンゼンスルホンアミドの誘導体で，スルホンアミドのアミノ基にいろいろな置換基を入れた一連の抗菌薬をサルファ薬という．サルファ薬と同様に葉酸代謝系を阻害する抗菌薬にトリメトプリムがある．スルファメトキサゾールとトリメトプリムを5：1に配合した配合剤（ST合剤）がある．

作用機序：サルファ薬は細菌のテトラヒドロ葉酸合成に関与する酵素を阻害する．テトラヒドロ葉酸は核酸の材料となるチミンやプリン塩基の合成などに必須であるので，サルファ薬により核酸合成が阻害される．トリメトプリムはサルファ薬とは別の段階を阻害してテトラヒドロ葉酸の合成を阻害する．サルファ薬とトリメトプリムの合剤はテトラヒドロ葉酸合成を2つの段階で阻害するので相乗的に抗菌効果が上昇する（図4-4）．

耐性：葉酸代謝系酵素の変異，酵素活性および酵素量の増加および競合基質の増加により耐性が発現する．

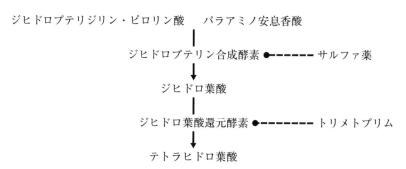

図4-4 葉酸合成阻害薬の作用ポイント

4-2-1 サルファ薬

細菌の葉酸生合成を阻害することで抗菌作用を示す．細菌は自身で葉酸生合成を行うが，動物細胞は葉酸の生合成能がないことから，サルファ薬は細菌に選択的に毒性を発揮する選択毒性の高い抗菌薬である．

スルファジメトキシン（アプシード®［内・注］）
- 髄膜炎，大腸菌による膀胱炎や腎盂腎炎，扁桃炎や軟性下疳を適応とする．
- 吸収が速やかで組織の浸透性がよく，アセチル化率が少なく，有効血中濃度は24時間持続．排泄が遅いことに注意を要する．

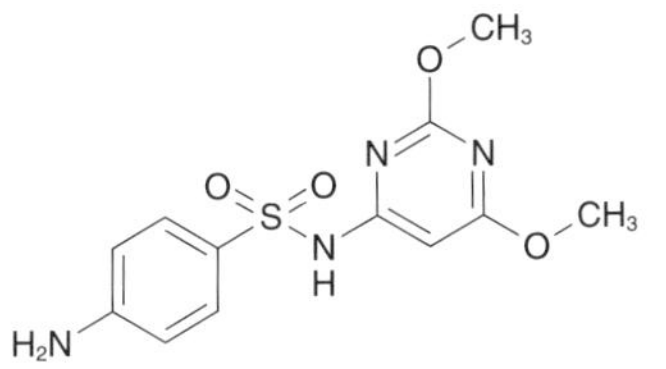

図4-5　スルファジメトキシンの構造式

4-2-2　ST合剤

　サルファ薬とトリメトプリムは葉酸生合成経路の異なる作用点を阻害するので，これらの併用はそれぞれ単剤での使用よりも抗菌作用が相乗的に増強され，かつ耐性菌の出現も起こりにくい．そこで，スルファメトキサゾールとトリメトプリムが5：1に配合されたST合剤（コトリモキサゾールとも呼ばれる）が主に細菌感染症の治療薬として経口投与されている．

　尿路感染症に対して有効性をもっている．肺炎球菌，インフルエンザ菌，モラクセラ菌にも有効なので，ペニシリンアレルギー例の市中感染肺炎にも使用できる．ヒト免疫不全ウイルス（HIV）感染によるAIDS発症時に起こる真菌感染症のニューモシスチス・カリニ肺炎の治療・予防にも使用される．

スルファメトキサゾール・トリメトプリム（バクタ®［内］，バクトラミン®［内・注］）
・経口投与により容易に吸収され，スルファメトキサゾールとトリメトプリムの血漿中濃度半減期はそれぞれ8時間前後と長く，本剤投与時の血漿中濃度比も常にほぼ一定した値を示す．

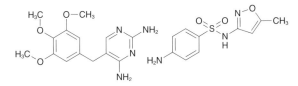

図4-6　スルファメトキサゾール・トリメトプリムの構造式

【参考】その他のニューモシスチス肺炎治療薬

ペンタミジンイセチオン酸塩（ベナンバックス®［注・吸入］）
・ニューモシスチスのグルコース代謝およびタンパク質合成を抑制する．
・ニューモシスチス肺炎と確定または強く疑われる場合で，有益性が危険性を上回る場合のみ投与．
・ST合剤での治療でサルファ薬過敏症が発現した場合に切り替える．

アトバコン（サムチレール®［内］）
・ミトコンドリア呼吸鎖に作用し，ATPレベルを顕著に低下させる．
・副作用によりST合剤の使用が困難な場合に使用．

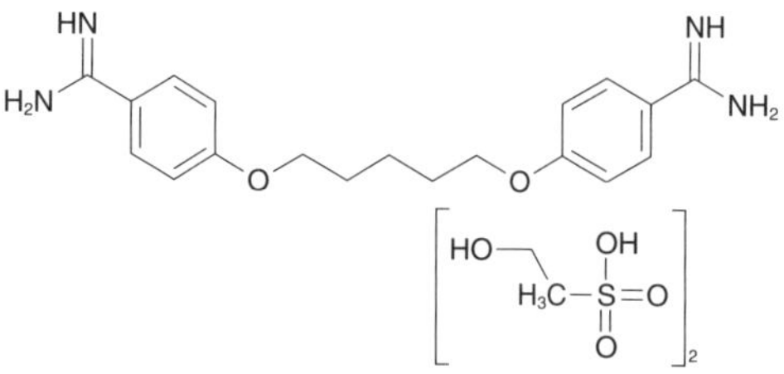

46　第1編　感染症治療薬

ペンタミジンイセチオン酸塩

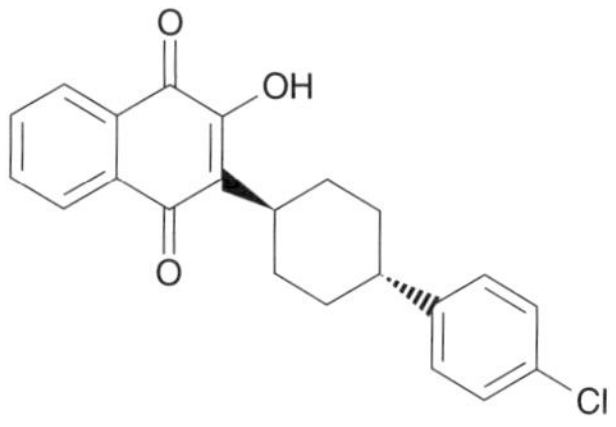

アトバコン

図4-7　ペンタミジンイセチオン酸塩とアトバコンの構造式

4-3　章末問題

　次の文章の正誤を答えよ.

4. 1　ニューキノロン系は，テオフィリンと併用するとテオフィリンの作用を減弱させる.

4. 2　シプロフロキサシンは，注射で院内肺炎等の重症例に用いられる.

4. 3　レボフロキサシン，モキシフロキサシン，トスフロキサシン等は呼吸器への移行性に優れるため，レスピラトリーキノロンと呼ばれる.

4. 4　パズフロキサシンは，シプロフロキサシンと同じキノロン母核構造を有し，注射薬として用いられる.

4. 5　プルリフロキサシンは，吸収後加水分解され，活性体となるプロドラッグである.

4. 6　レボフロキサシンは，主にトランスペプチダーゼを阻害する.

4. 7　ロメフロキサシンの投薬に際しては，患者に対して直射日光を極力避けるように服薬指導しなければならない.

4. 8　ノルフロキサシンの吸収は，空腹時に金属カチオン含有制酸剤と併用しても，ほとんど阻害されない.

4. 9　ノルフロキサシンは非ステロイド性消炎鎮痛薬であるフェンブフェンとの併用により重篤な中枢性けいれんを引き起こすために併用禁忌となっている.

4.10　トスフロキサシンは，小児への安全性が認められ，小児用細粒が発売されている.

4.11　モキシフロキサシンは，極めて低い濃度で抗菌力を発揮し，1日1回の経口服用で用いられる.

4.12　タフロキサシンは，初めて6位にフッ素原子を持たないニューキノロン薬であり，緑膿菌への適応は持たないが，呼吸器感染には強い効果を発揮する.

4.13　p-メチル安息香酸と類似の構造を有するサルファ薬はテトラヒドロ葉酸の合成経路を阻害する.

4.14　トリメトプリムは，ジヒドロ葉酸還元酵素を阻害する.

4.15　ST合剤は抗HIV薬としても用いられる.

第5章　細胞膜作用薬

　細胞膜の機能は細胞の生存によって必須である．細胞膜は基本的にリン脂質の二重層でできており，この細胞膜に作用することで物質交換の機能を阻害し，殺菌作用をあらわす薬物である．細胞膜は，ヒト細胞にも存在するため選択毒性は低くなる．経口・注射薬として用いられる場合，副作用が強いため，最終の選択薬となる．

5-1　ポリペプチド系

　アミノ酸が10個前後つながった抗生物質をポリペプチド系という．

ポリミキシンB硫酸塩（硫酸ポリミキシンB［内］，テラマイシン®軟膏［外］）

・トレオニン，ロイシン，フェニルアラニン，α, γ-ジアミノ酪酸を含有する塩基性ポリペプチドである．

・主として細菌細胞質膜の透過性に変化を来たすことにより，殺菌的に作用する．

・経口投与しても，ほとんど消化管から吸収されないことから，腸管内細菌を選択的に抑制する目的で経口投与が行われる．

・緑膿菌，大腸菌，肺炎桿菌，エンテロバクター等のグラム陰性桿菌に対し，優れた抗菌作用を示す．これら腸内細菌群は，白血病治療時の易感染状態下での感染症の起因菌となりやすいので，ポリミキシンBの経口投与により腸内細菌を抑制し，感染症の発生頻度を減少させることができる．

・テラマイシン®軟膏は，オキシテトラサイクリン塩酸塩に，グラム陰性桿菌（特に緑膿菌）に優れた抗菌力を有するポリミキシンB硫酸塩を加え，抗菌スペクトルを広げた軟膏剤で，混合感染症に特に有効である．

コリスチンメタンスルホン酸ナトリウム（コリマイシン®，メタコリマイシン®［内］，オルドレブ®［注］，点眼剤・眼軟膏）

・グラム陰性桿菌に対し，選択的，殺菌的に作用する塩基性ポリペプチド系である．

・細菌細胞膜に障害をもたらし，殺菌的に作用する．

・コリスチンに感受性の大腸菌，赤痢菌に対して用いられ，感染性腸炎を適応とする．

・耐性を獲得しがたく，他種抗生物質との間にも交叉耐性がないため他種抗生物質耐性菌にも有効である．

・アシネトバクター属菌や緑膿菌などの多剤耐性グラム陰性桿菌による院内感染症の発生が社会的な話題となり，その治療薬の1つとして海外では一般に使用されている．

ダプトマイシン（キュビシン®［注］）

48　第1編　感染症治療薬

・新規の天然物質として見出された環状リポペプチドである.

・菌の細胞膜と結合し，速やかに膜電位を脱分極させる.また，DNA，RNA およびタンパク質の合成阻害が生じることが示されている.これら膜電位の消失，ならびに DNA，RNA およびタンパク質の合成阻害により細菌を死滅させる.

・新規の作用機序をもつため，既存の抗菌薬との交差耐性は認められておらず，本剤に対する耐性の伝達因子も知られていない.

・メチシリン耐性黄色ブドウ球菌（MRSA），メチシリン耐性表皮ブドウ球菌（MRSE），バンコマイシン耐性腸球菌（VRE），グリコペプチド低感受性黄色ブドウ球菌（GISA），バンコマイシン耐性黄色ブドウ球菌（VRSA）およびコアグラーゼ陰性ブドウ球菌などの薬剤耐性菌を含む，臨床的に重要なほとんどのグラム陽性菌に対して速やかな殺菌作用を有する.

・敗血症，感染性心内膜炎，深在性皮膚感染症，外傷・熱傷および手術創等の二次感染，びらん・潰瘍の二次感染に対し，静注で用いられる.

・発泡性があるため，溶解時に激しく振とうしてはならない.

・重大な副作用としてショック・アナフィラキシー様症状，横紋筋融解症，好酸球性肺炎，末梢性ニューロパシー，腎不全，偽膜性大腸炎が報告されている.

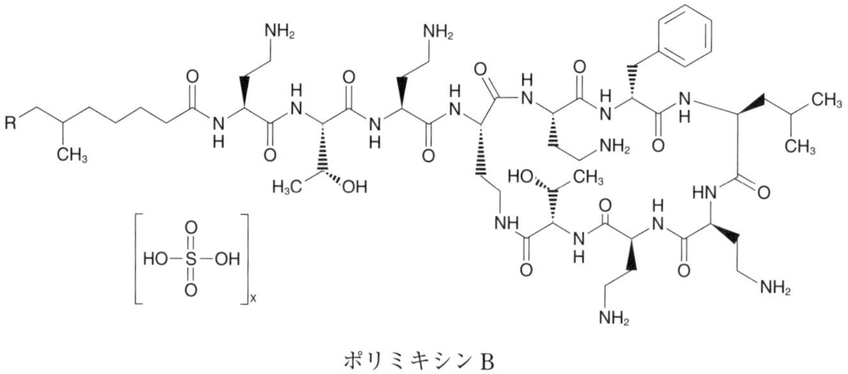

ポリミキシン B

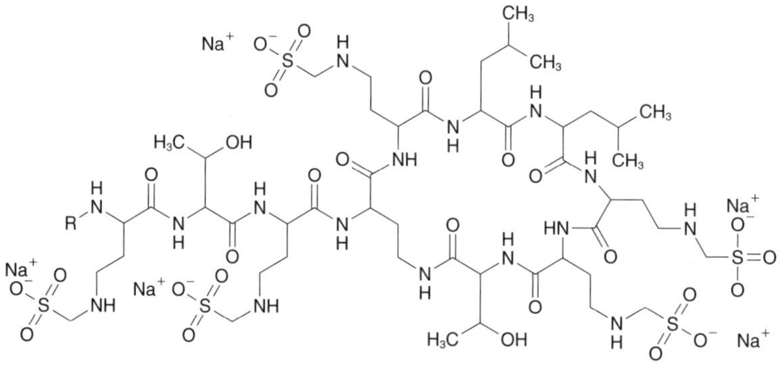

コリスチン

図 5-1　ポリペプチド系の構造式

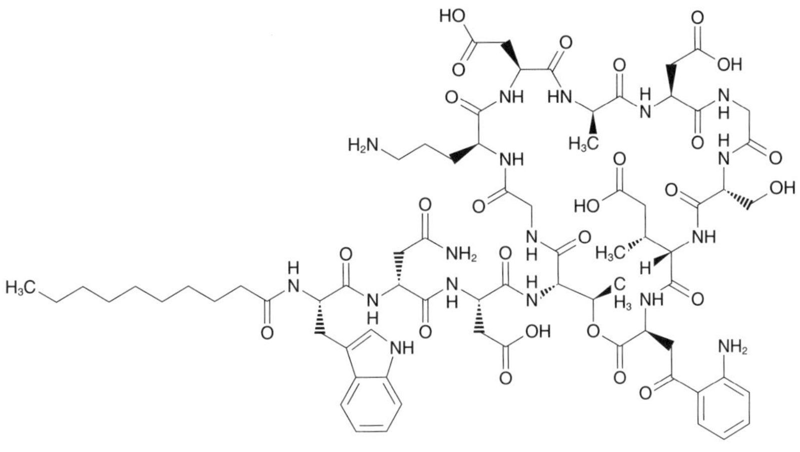

ダプトマイシン

図 5-1　ポリペプチド系の構造式（つづき）

5-2　章末問題

次の文章の正誤を答えよ.

5. 1　リミキシン B は環状ポリペプチドであり，グラム陽性菌に高い抗菌力を示す.

5. 2　コリスチンは，新しい抗 MDRP 薬として期待され，極めて安全性の高い抗菌薬である.

5. 3　ダプトマイシンは，リポペプチド系であり，グラム陰性菌には無効である.

第6章　抗抗酸菌薬

　抗酸菌は，通常のアニリン色素によって染色されにくいが，媒染剤を用いたり加温したりしていったん染色すると無機酸で処理しても脱色されない細菌の総称である．抗酸菌の主要なものは，マイコバクテリウム属の細菌である．最初の記載例は A.G.H. ハンセン（1874）によって発見されたらい菌で，次いで R. コッホによってヒト型結核菌が発見された．

6-1　抗結核薬

　抗結核薬の開発は 1944 年のストレプトマイシンに始まり，1952 年のイソニアジドをはじめとする諸種の抗結核薬の開発を経て，今日の抗結核化学療法の基礎が築かれた．

　抗結核薬は短期強化化学療法で用いられる第 1 選択薬とそれ以外の選択肢となる第 2 選択薬の 2 つのグループに大別される．ただし，この実用的な分類は世界的に同一とは限らない．

第 1 選択薬：イソニアジド，リファンピシン，リファブチン，ピラジナミド，ストレプトマイシン，エタンブトール

第 2 選択薬：エチオナミド，エンビオマイシン，カナマイシン，サイクロセリン，パラアミノサリチル酸，レボフロキサシン

(1) 殺菌作用をもつ抗結核薬

イソニアジド（イスコチン®，ヒドラ［内・注］）

- ・結核菌に特異的な菌体構成脂質（ワックス成分）であるミコール酸の生合成を阻害する．
- ・対数増殖期の結核菌に対して最も強い抗菌作用を発揮するが，分裂増殖を停止している静止期の結核菌にはほとんど抗菌活性を示さない．
- ・感染予防目的にも使用されている．
- ・他の抗結核薬との併用により，重篤な肝障害があらわれることがあるので，併用する場合は定期的に肝機能検査を行う．
- ・NAT 2（N-アセチルトランスフェラーゼ-2）により代謝される．
- ・N-アセチル化の代謝速度には遺伝的多様性（rapid または slow acetylator）があり，人種差が見られる（日本人で slow acetylator は 10 %以下）．

リファンピシン（リファジン®［内］）

- ・細菌の DNA 依存性 RNA ポリメラーゼに選択的に作用し RNA 合成を阻害するが，動物細胞の同じ酵素には作用しないため選択毒性が高い抗菌薬である．
- ・分裂増殖をなかば停止している結核菌にも殺菌作用を示す唯一の抗結核薬で，結核化学療法

52　第1編　感染症治療薬

の最重要薬物に位置づけられている.

・単剤使用では, 耐性菌が出現しやすい.

・CYP3A4 をはじめとする肝薬物代謝酵素, P糖タンパクを誘導する作用があることから, 併用禁忌の薬物が多数存在する.

・併用禁忌：インジナビル, サキナビル, ネルフィナビル, ホスアンプレナビル, アタザナビル, リルピビリン, エルビテグラビルまたはコビシスタットを含有する製剤, タダラフィル, ボリコナゾール, プラジカンテル, テラプレビル, シメプレビル

リファブチン（ミコブティン® [内]）

・細菌の RNA 合成を阻害. さらに, リファンピシン耐性菌の DNA へのチミジンの取り込みを阻害する. このことから, リファブチンは DNA 合成も阻害し, リファンピシン耐性菌にも有効である.

・CYP3A4 により主に代謝され, CYP3A 等の薬物代謝酵素を誘導する.

・併用禁忌：ボリコナゾール

ピラジナミド（ピラマイド® [内]）

・ミコール酸の生合成を阻害する.

・pH5.5〜6.0 の酸性条件下で強い抗菌活性を発揮するため, マクロファージ内に寄生した結核菌に効果を発揮する.

・他の結核化学療法薬の作用の増強, 特にイソニアジドに対する協力作用が最も顕著で, イソニアジド耐性菌の出現を低減させる.

・単独での抗結核作用は弱く, 単独使用の場合は速やかに耐性を生じるので, 必ず他の抗結核薬と併用する.

・重篤な肝障害が起こることがある.

エチオナミド（ツベルミン® [内]）

・イソニコチン酸の誘導体でイソニアジドに構造的に類似しているが, 抗菌力はイソニアジドよりも劣っている.

・イソニアジドとは交差耐性を示さず, イソニアジド耐性菌にも抗菌力を示す.

アミノグリコシド系

・ストレプトマイシン, カナマイシン, アミカシンが結核治療に使用される.

キノロン系

・オフロキサシン, レボフロキサシンなどが抗結核薬として使用される.

デラマニド（デルティバ® [内]）

・40年ぶりの新規抗結核治療薬.

・多剤耐性肺結核を適応症として, 製造販売承認を取得した.

・抗酸菌に特異的なミコール酸の生合成を阻害する.

・非臨床試験や初期臨床第Ⅱ相試験では最小発育阻止濃度はイソニアジドやリファンピシンより低く, 強力な抗結核活性を有することが確認されている.

第6章　抗抗酸菌薬　**53**

・第1次抗結核薬に耐性を示す結核菌にも感受性菌同様の活性を示した.

・QT延長があらわれるおそれがあるので，QT延長のある患者，あるいはQT延長を起こしやすい患者等への投与については，リスクとベネフィットを考慮して本剤投与の適応を慎重に判断する.

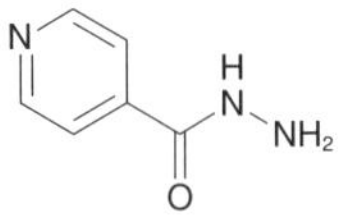

イソニアジド 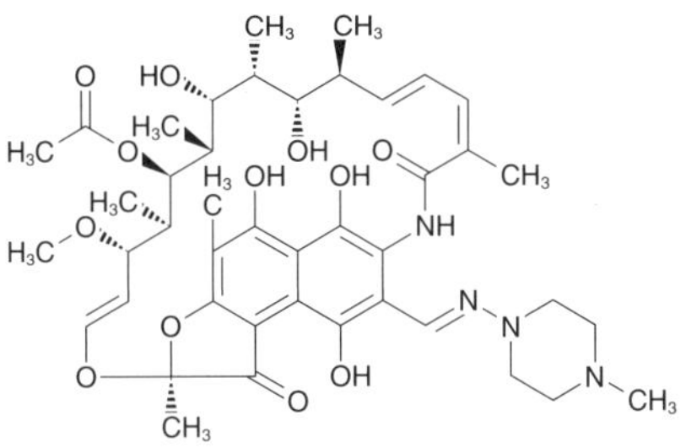　　　　　リファンピシン 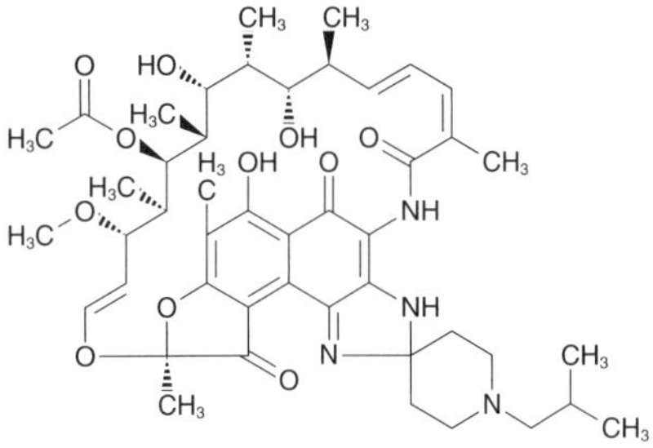　　　　　　　リファブチン

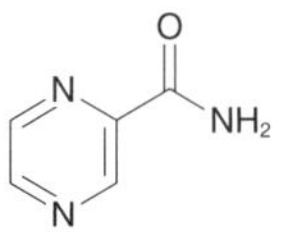

ピラジナミド 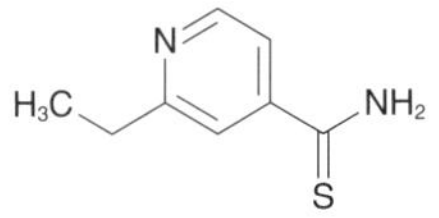　　　　エチオナミド 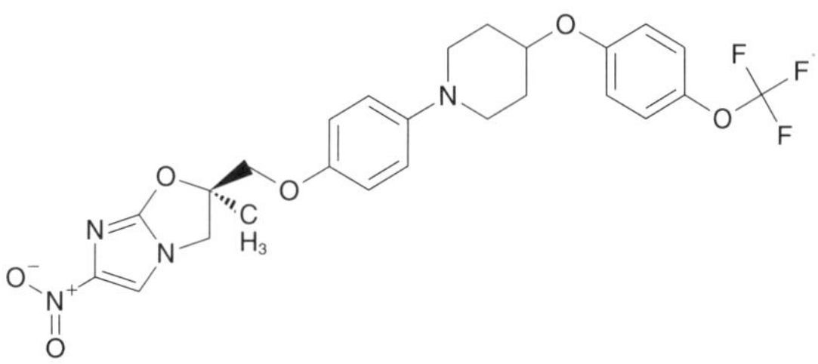　　　　　　　　デラマニド

図6-1　殺菌作用をもつ抗結核薬の構造式

(2) 静菌作用をもつ抗結核薬

エタンブトール塩酸塩（エサンブトール®，エブトール®［内]）

・結核菌の細胞壁の構成成分であるアラビノガラクタンの生合成酵素群のアラビノーストランスフェラーゼを阻害する.

・視神経炎，糖尿病，アルコール中毒患者，乳幼児には原則禁忌.

エンビオマイシン硫酸塩（ツベラクチン®［筋注]）

・リファンピシンまたはエタンブトールとの2剤，さらにこれら3剤の併用で明らかな耐性獲得遅延効果が認められる.

・リボソームタンパクの合成を阻害することによって抗菌作用を示す.

サイクロセリン（サイクロセリン［内]）

・D-アラニン（Ala）の類似体であり，D-Alaと拮抗して細菌細胞壁のペプチドグリカンの生合成前駆体であるD-Ala-D-Alaの合成に作用するアラニンラセマーゼおよびD-Ala-D-Ala合成酵素の2種類の酵素を阻害する.

パラアミノサリチル酸カルシウム水和物（ニッパスカルシウム®［内]）

・結核菌の増殖を促進するサリチル酸の類似体であり，サリチル酸と拮抗することによって結

54 第1編 感染症治療薬

核菌の増殖を抑制するが，抗菌力は強くない．

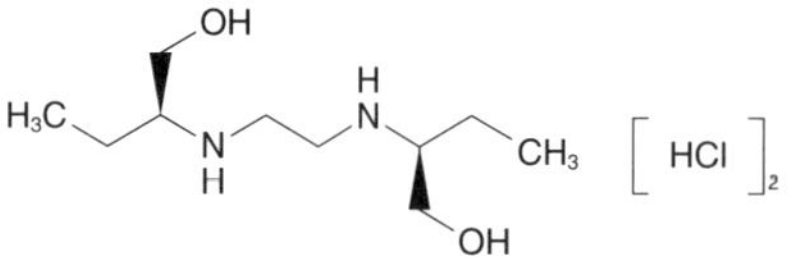

エタンブトール

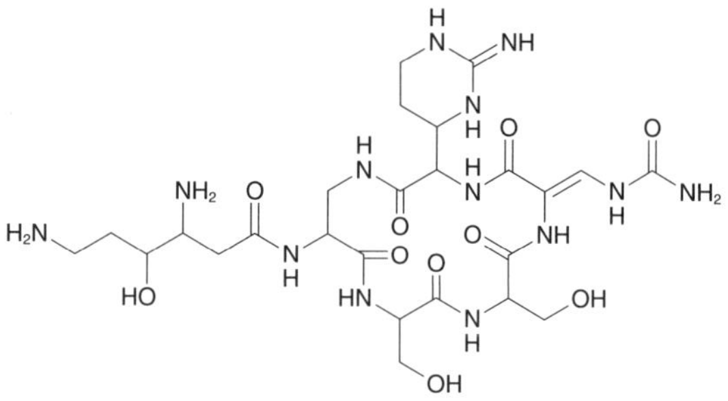

エンビオマイシン

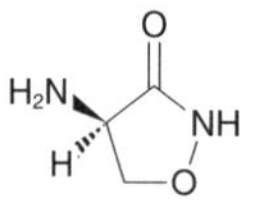

サイクロセリン

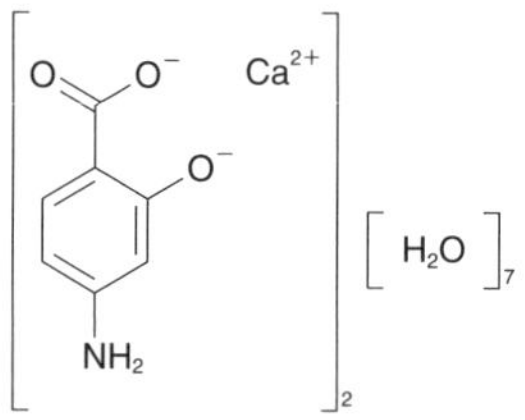

パラアミノサリチル酸カルシウム

図6-2 静菌作用をもつ抗結核薬の構造式

6-2 抗ハンセン病薬

　ハンセン病は，らい菌によって引き起こされる，皮膚と末梢神経を中心とする慢性疾患である．現在は非常に有効な治療法があり，外来で治療可能で，治癒する病気である．らい菌は結核菌や非定型抗酸菌と同じ抗酸菌に分類され，治療薬として抗結核薬も使用されるが，ハンセン病に特化された治療薬が主に使用される．現在，保険薬として認められている抗ハンセン病薬は，ジアフェニルスルホン，クロファジミン，リファンピシン，オフロキサシンの4剤である．

ジアフェニルスルホン（レクチゾール® ［内］）

- ・パラアミノ安息香酸の拮抗薬で，らい菌の葉酸合成を阻害して増殖を阻止するといわれ，その作用は静菌的である．
- ・耐性発現率は低い．
- ・非感性性皮膚炎に著効を示すなど抗炎症作用がある．

クロファジミン（ランプレン® ［内］）

- ・マクロファージのライソゾーム酵素の活性化，らい菌のDNA複製阻害をして静菌作用と弱い殺菌作用を示すとの報告があるが，その正確な作用は明らかではない．
- ・イミノフェナジン系の染料で，通常，併用療法で用いられる．
- ・服用により皮膚が茶褐色に変色すると同様に尿も着色する．

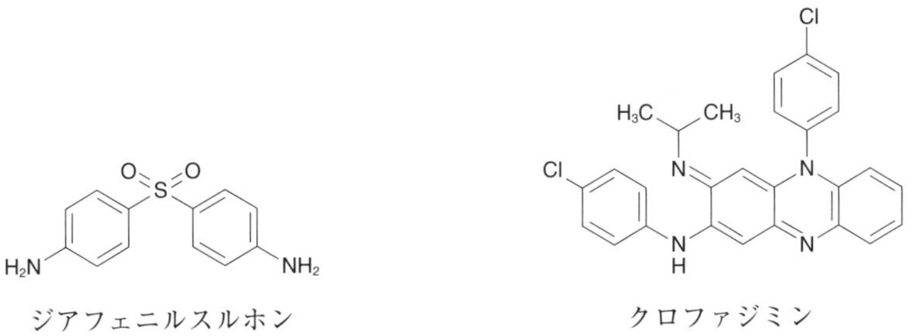

ジアフェニルスルホン   クロファジミン

図 6-3　抗ハンセン病薬の構造式

6-3　章末問題

次の文章の正誤を答えよ.

6. 1　リファンピシンは CYP3A4 を阻害し,ボリコナゾールとの併用禁忌である.

6. 2　エタンブトールは,ミコール酸の生合成を阻害する静菌的抗結核薬である.

6. 3　イソニアジドは,アラビノガラクタンの合成を阻害する強力な抗結核薬であり,単剤で使用可能である.

6. 4　デラマニドは,多剤耐性肺炎を適応症とし,QT 延長のおそれをもつ薬物である.

6. 5　イソニアジドは対数増殖期の結核菌に対して最も強力な抗菌作用を有する.

6. 6　イソニアジドは分裂増殖を停止している静止期の結核菌に対しても抗菌活性を示す.

6. 7　リファンピシンは選択毒性が強い.

6. 8　ピラジナミドは,イソニアジド耐性菌の出現を助長する.

6. 9　リファンピシンを服用すると,体液すべてが橙赤色に着色するおそれがある.

6.10　エタンブトールは,乳幼児には原則禁忌である.

第7章　抗真菌薬

　真菌症は，深在性真菌症（内臓真菌症），深部皮膚真菌症，および表在性真菌症に大別され，この疾患分類は抗真菌薬の選択に関連する．臓器や組織に病巣が形成される疾患を深在性および深部皮膚真菌症と呼び，病巣が表皮角質層，爪・毛髪，あるいは口腔・腟などの粘膜上皮に限局する疾患が表在性真菌症である（表7-1）．

　真菌は動物と同じく真核生物に属しており，細菌と比較すると動物細胞に類似している．したがって，選択毒性に関しては細菌に対する抗菌薬に比べ，抗真菌薬は低い．抗真菌薬として，細胞膜であるエルゴステロールを阻害するポリエンマクロライド系，ラノステロールからエルゴス

表7-1　真菌症の分類

真菌症	代表的な疾患名
深在性真菌症	カンジダ，アスペルギルス，クリプトコッカス菌種および黒色真菌による真菌血症，呼吸器真菌症，消化器真菌症，尿路真菌症，真菌髄膜炎
深部皮膚真菌症	スポロトリコーシス，クロモミコーシス
表在性真菌症	白癬（足，頭部，股部，爪），皮膚・腟カンジダ症，癜風，脂漏性皮膚炎

表7-2　抗真菌薬の適用

投与ルート	真菌症	剤　型	一般名
内用	深在性真菌症	注射薬	アムホテリシンB，リポソーマルアムホテリシンB，ミコナゾール，フルコナゾール，ホスフルコナゾール，ボリコナゾール，ミカファンギン
		経口薬	フルシトシン，フルコナゾール，イトラコナゾール，ボリコナゾール
	深在性真菌症，深部皮膚真菌症，表在性真菌症	経口薬	イトラコナゾール
	深部皮膚真菌症，表在性真菌症	経口薬	テルビナフィン
	表在性真菌症（白癬のみ）	経口薬	グリセオフルビン
	消化管カンジダ症	経口薬	ナイスタチン，アムホテリシンB
外用	表在性真菌症（白癬，その他）	クリーム，液	ビホナゾール，ケトコナゾール，ラノコナゾール，ネチコナゾール，ルリコナゾール，ブテナフィン，テルビナフィン
		クリーム	アモロルフィン，リラナフタート
	外陰・腟カンジダ症	腟錠	オキシコナゾール，イソコナゾール，ミコナゾール，クロトリマゾール，エコナゾール
	口腔（咽頭）：食道カンジダ症	ゲルまたはトローチ	ミコナゾール，クロトリマゾール

58 第1編 感染症治療薬

テロールの生合成を阻害するアゾール系，β-D-グルカン合成酵素を阻害し細胞壁合成を阻害するキャンディン系，DNA 合成を阻害するフルオロピリミジン系がある．

　基本的には，深在性および深部皮膚真菌症には注射あるいは経口薬を，表在性真菌症には外用薬（全身療法が必要な場合は経口薬）を用いる（表7-2）．AIDS 患者に好発するカリニ肺炎の原因菌ニューモシスチス・カリニも分類学的には真菌であるが，細胞膜にエルゴステロールが存在しないなど他の病原真菌と異なる性状を示すため，抗真菌薬は適用とならない．抗原虫薬ペンタミジンや ST 合剤が適用となる．

7-1　ポリエンマクロライド系

　マクロライド環に4〜7個の共役二重結合をもつ化合物の総称で，アムホテリシン B が代表薬である．深在性真菌症の治療薬として最も古い薬剤であるが，現在もなお最も優れた治療効果をもつ薬剤でもある．

作用機序：真菌の細胞膜を構成するエルゴステロールに結合して，細胞膜を破壊し，真菌を殺菌する．

アムホテリシン B（ファンギゾン® ［内・注］）
- 分子中の共役二重結合を含む疎水性領域が，真菌細胞膜成分であるエルゴステロールと結合し，細胞膜機能障害を起こすことで，抗真菌活性を発揮する．
- エルゴステロールは真菌細胞膜に普遍的に存在するため，ほとんどすべての真菌に殺菌的に作用する．
- 動物細胞膜成分であるコレステロールへの親和性が低いため，真菌に選択的に作用する．
- グラム陽性菌，グラム陰性菌，ウイルス等にはほとんど活性を示さない．
- 真菌の深部臓器感染症の第1選択薬である．
- アスペルギルス症とムコール症には第1選択薬である．
- クリプトコッカス症とカンジダ症においてアムホテリシン B とフルシトシンの併用により治療効果がよりよく得られる．
- 経口投与しても腸管からほとんど吸収されないが，消化管粘膜に定着したカンジダ属の除菌には有効である．
- 口腔内カンジダ症には，舌で患部に広く行きわたらせ，できるだけ長く含んだ後，嚥下させる．
- 副作用は，発熱，悪寒，低カリウム血症，腎毒性などを発現する．

リポソーマルアムホテリシン B（アムビゾーム® ［注］）
- 毒性軽減の目的から，アムホテリシン B をホスファチジルコリン，ジステアロイル・ホスファチジルグリセロールおよびコレステロールで構成されたリポソームの脂質二重膜に封入

した製剤である.

・アムホテリシン B の真菌に対する作用を維持しながら生体細胞に対する傷害性を低下し，さらにアムホテリシン B の副作用で問題となる腎臓への分布量を低減した製剤である.

・腎障害，悪寒，発熱，低カリウム血症などの副作用はアムホテリシン B 静注剤に比べて軽減している.

ナイスタチン（ナイスタチン［内］）

・カンジダに対して強力な発育阻止作用を示し，消化管カンジダ症に効果が認められている.

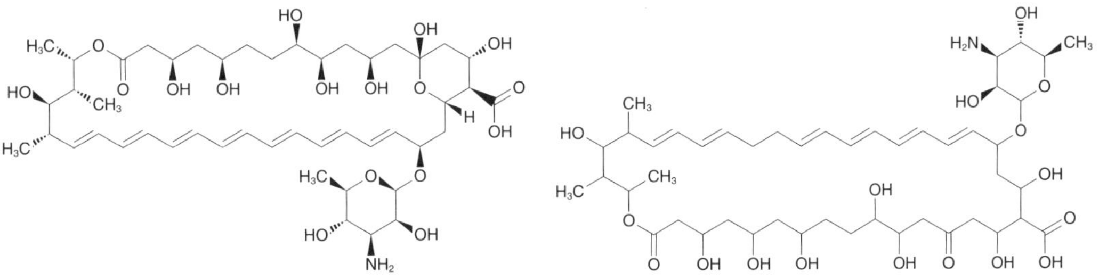

アムホテリシン B　　　　　　　　　　　　ナイスタチン

図 7-1　ポリエンマクロライド系の構造式

7-2　アゾール系

　深在性真菌症治療に使用可能なアゾール系はミコナゾール，フルコナゾール，ホスフルコナゾール，イトラコナゾール，ボリコナゾールの 5 種がある．注射薬として開発に成功したミコナゾールは分子内にイミダゾール環（窒素原子を 2 個含むヘテロ 5 員環）を，その他の薬剤はトリアゾール環（窒素原子を 3 個含むヘテロ 5 員環）をもつことから，それぞれイミダゾール系およびトリアゾール系と区別して呼ばれる．アゾール系には，極性が高く溶解性に優れたフルコナゾールとホスフルコナゾール（水溶性タイプ）と，極性が低く水に難溶なその他のすべてのアゾール系（脂溶性タイプ）とがある．脂溶性タイプのほうがアスペルギルスなどの糸状菌に対する抗真菌活性は高い.

作用機序：真菌細胞膜のエルゴステロールの生合成酵素であるラノステロール 14α-脱メチル酵素（$P450_{14DM}$）を阻害することにより真菌細胞の増殖を抑制する．アゾール系は，真菌の $P450_{14DM}$ に対し特異的親和性をもつ.

臨床適応：

・深在性真菌症：上記のトリアゾール系のフルコナゾール，ホスフルコナゾール，ボリコナゾール，イトラコナゾール，イミダゾール系のミコナゾールの 5 種が適用となる.

・深部皮膚真菌症：皮膚組織への移行性に優れているイトラコナゾールのみが適用となる.

60 第1編　感染症治療薬

- ・爪白癬：イトラコナゾールは爪への移行性もよいことから爪白癬に優れた効果を示す.
- ・表在性真菌症：イミダゾール系に属するミコナゾール，クロトリマゾール，硝酸エコナゾール，硝酸イソコナゾール，硝酸スルコナゾール，硝酸オキシコナブール，塩酸クロコナゾール，ビホナゾール，塩酸ネチコナゾール，ラノコナゾールおよびケトコナゾールが外用剤として白癬，皮膚カンジダ症，癜風などに用いられる．ケトコナゾールのみが脂漏性皮膚炎の適応ももつ.

ミコナゾール（フロリード®F［注］，フロリード®D クリーム［外］他）
- ・クリプトコックス，カンジダ，アスペルギルス等に幅広い抗菌力を有しており，深在性真菌症の治療薬として用いられる.
- ・皮膚真菌症には外用クリーム剤やローション剤，カンジダ外陰腟炎には腟坐剤と外用クリーム剤，口腔カンジダ症には経口ゲル剤が用いられている.
- ・脂溶性が高く，注射剤には添加剤としてポリオキシエチレン硬化ヒマシ油（HCO-60）を含有しており，ショックの発現が報告されている.
- ・CYP3A・2C9と親和性を有するため，これらで代謝される薬剤の代謝を阻害し，血中濃度も上昇させる可能性がある.
- ・併用禁忌：ピモジド，キニジン，トリアゾラム，シンバスタチン，アゼルニジピン，ニソルジピン，ブロナンセリン，エルゴタミン酒石酸塩，ジヒドロエルゴタミンメシル酸塩，リバーロキサバン，アスナプレビル

フルコナゾール（ジフルカン®［内・注］）
- ・トリアゾール系の抗真菌薬であり，カンジダ属およびクリプトコッカス属に対し，強い抗真菌活性を示す.
- ・ジフルカン®静注液，カプセルおよびドライシロップは，各種深在性真菌症に対して優れた臨床効果を示す.
- ・静脈内投与または経口投与した場合，各種臓器・組織への移行が良好である.
- ・経口投与時の消化管からの吸収は優れ，AUCは静脈内投与時の場合とほぼ同等である.
- ・生体内では代謝されにくく投与量の70%が未変化のまま尿中に排泄される.
- ・血中半減期は静注，経口とも約30時間であることから，1日1回投与での治療が可能である.
- ・CYP2C9，2C19および3A4を阻害する.
- ・併用禁忌：トリアゾラム，エルゴタミン，ジヒドロエルゴタミン，キニジン，ピモジド

ホスフルコナゾール（プロジフ®［注］）
- ・フルコナゾールのリン酸化プロドラッグであり，生体内で速やかにフルコナゾールに加水分解される.
- ・フルコナゾールと比べ溶解性が高まったことにより，液量負担が軽減された.
- ・負荷投与法（初日，2日目は維持用量の倍量を投与し，3日目以降は維持用量を投与する投与法）によって，血中フルコナゾール濃度は投与3日目より定常状態を維持することが可能

第 7 章 抗真菌薬 **61**

となった.

- カンジダ属およびクリプトコッカス属による深在性真菌症（真菌血症，呼吸器真菌症，真菌腹膜炎，消化管真菌症，尿路真菌症，真菌髄膜炎）に対し，効果を有する.
- ホスフルコナゾールは *in vitro* 試験において，CYP 分子種を阻害しないことが確認されたが，活性本体であるフルコナゾールは，CYP2C9，2C19 および 3A4 を阻害する.
- 併用禁忌：トリアゾラム，エルゴタミン，ジヒドロエルゴタミン，キニジン，ピモジド

イトラコナゾール（イトリゾール® ［内・注］）

- 白癬菌，カンジダ属，アスペルギルス属などに幅広い抗真菌スペクトルを有し，強い抗真菌活性を示す.
- 爪，皮膚組織への移行性，貯留性が良好であり，爪真菌症，足白癬等に優れた治療効果を示し，投与終了後も効果が持続する.
- 爪白癬（パルス療法）に対し，3 か月の治療期間で高い有効性を示す．パルス療法の服薬日数は 21 日間で，1 週間服薬＋3 週間休薬を 3 回繰り返す.
- 肺アスペルギルス症，カンジダ血症などの内臓（深在性）真菌症に高い治療効果を示す.
- 脂溶性が高く，ヒドロキシプロピル-β-シクロデキストリン（HP-β-CD）を加えて可溶化した製剤が経口用液剤（内用液）および注射剤として開発された.
- 錠剤は内用液と生物学的に同等ではなく，内用液はバイオアベイラビリティが向上しているため，錠剤から内用液に切り替える際には，イトラコナゾールの血中濃度の上昇による副作用の発現に注意が必要.
- 肝 CYP3A4 および P-gp に対して阻害作用を示し，血中濃度を上昇させる可能性があり，注意が必要である.
- 併用禁忌：ピモジド，キニジン，ベプリジル，トリアゾラム，シンバスタチン，アゼルニジピン，ニソルジピン，エルゴタミン，ジヒドロエルゴタミン，エルゴメトリン，メチルエルゴメトリン，バルデナフィル，エプレレノン，ブロナンセリン，シルデナフィル，タダラフィル，アリスキレン，リバーロキサバン，リオシグアト

ボリコナゾール（ブイフェンド® ［内・注］）

- 深在性真菌症治療薬であり，経口投与用の錠剤と点滴静注で用いる注射剤の 2 剤形がある.
- 侵襲性アスペルギルス症の治療においてアムホテリシン B を上回る有効性が確認され，カンジダ属によるカンジダ症，クリプトコッカス症，フサリウム症，スケドスポリウム症に対する有効性も確認された.
- 経口投与時の消化管吸収性が良好でバイオアベイラビリティが高い（ほぼ100%）ことから，静脈内投与と経口投与との間での切り替え（スイッチ療法）が可能であることも臨床試験で検証された.
- CYP2C19，2C9 および 3A4 で代謝され，CYP2C19，2C9 および 3A4 の阻害作用を有する.
- 主な代謝経路である CYP2C19 の活性に関しては，遺伝的多型がみられ，CYP2C19 活性の低いヒト（low metabolizer と呼ばれる）のボリコナゾール血中濃度は，正常者に比べて約 4 倍

62 第1編 感染症治療薬

も高くなるため，TDM が必要となる.

- 羞明，霧視，視覚障害等の症状があらわれ，投与中止後も症状が持続することがある.
- 併用禁忌：リファンピシン，リファブチン，エファビレンツ，リトナビル，カルバマゼピン，バルビタール，フェノバルビタール，ピモジド，キニジン硫酸塩水和物，麦角アルカロイド，トリアゾラム
- 原則禁忌：重度の腎機能障害のある患者.

ケトコナゾール（ニゾラール® ［外］）

- イミダゾール系であり，角質層への浸透性および親和性に優れたクリーム剤として開発された.
- 白癬，皮膚カンジダ症および癜風に対して1日1回の塗布で高い効果を示す.
- 水に難溶性であるケトコナゾールを製剤的に工夫し，被髪頭部に適用しやすいローション剤も開発された.
- 脂漏性皮膚炎にも適用をもつ.

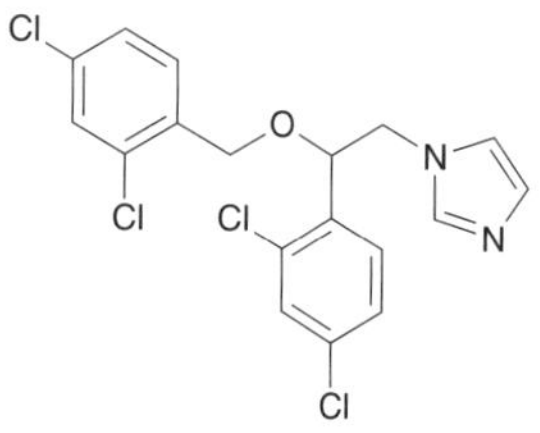

ミコナゾール 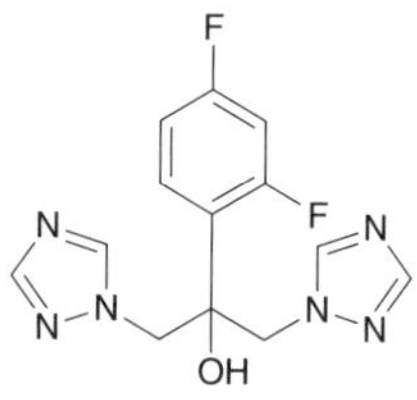　　フルコナゾール 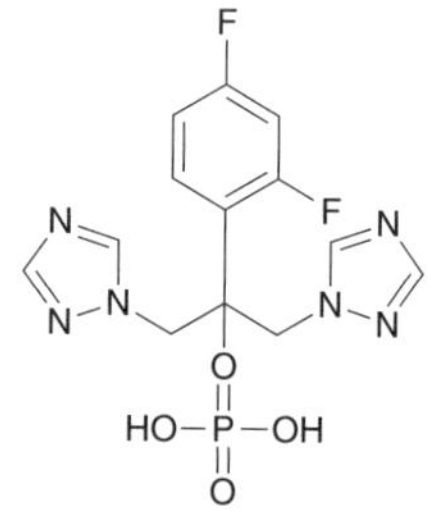　　ホスフルコナゾール

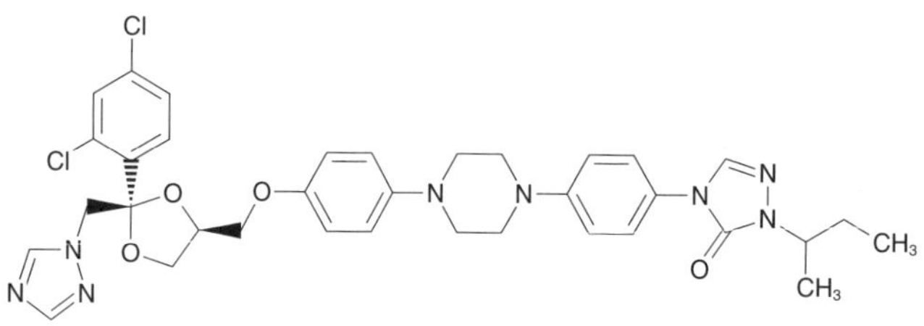

イトラコナゾール 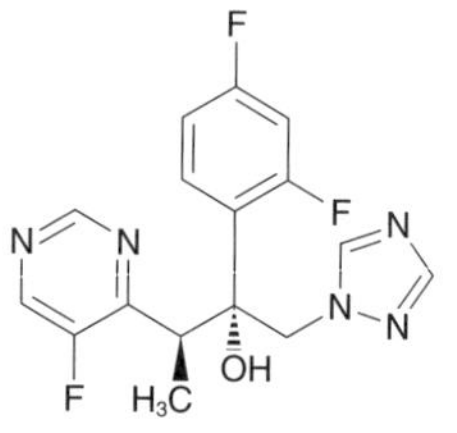　　ボリコナゾール

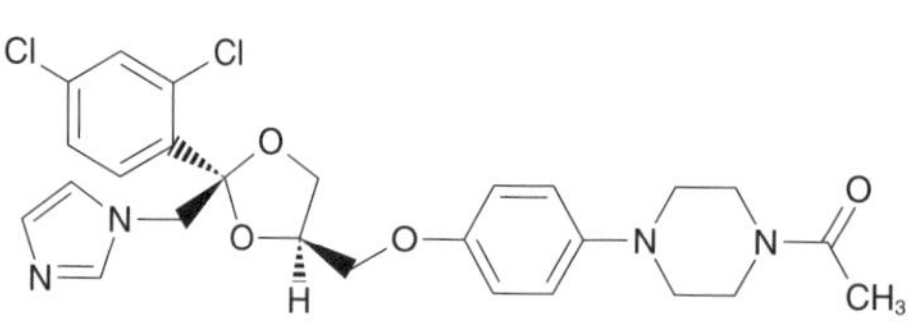

ケトコナゾール 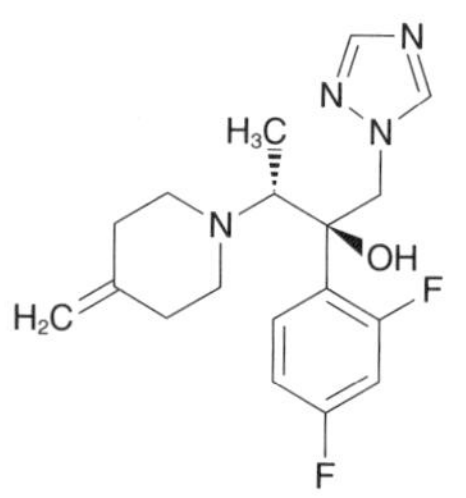　　エフィナコナゾール

図 7-2　アゾール系の構造式

エフィナコナゾール（クレナフィン® ［外］）

・新規トリアゾール系化合物を有効成分とする日本初の外用爪白癬治療薬である.

・爪白癬の原因真菌（皮膚糸状菌）に対して高い抗真菌活性を有することが確認された.

・ケラチンとの親和性が低く，爪甲の透過性に優れることから，外用剤として爪表面に塗布することにより爪中・爪床において高い抗真菌活性を発揮する．ハケ一体型のボトルで，薬液を爪面に容易に塗り広げることが可能である.

7-3　キャンディン系

　環状ペプチドと疎水性のアシル基側鎖からなるポリペプチドである．リポペプチド様の構造を有する天然物質の誘導体研究から創出された半合成化合物であり，天然物質の名を取って，キャンディン系と総称される.

　作用機序は，真菌の主要細胞壁構成成分である（1-3）β-D グルカンの合成阻害であり，従来の抗真菌薬とは作用機序が異なる．したがって，他の抗真菌薬に耐性の真菌にも有効であり，そしてヒトの細胞にはない細胞壁を傷害するので，既存薬に比べ安全性に優れる.

　キャンディン系は静注で用いられ，その抗真菌作用は濃度依存的に高められると考えられており，半減期も長いので1日1回の投与で使用する.

　抗真菌活性のスペクトルは比較的狭く，有効真菌種はカンジダおよびアスペルギルス属真菌に限られ，クリプトコッカスやムコール属真菌などには無効である.

ミカファンギン（ファンガード® ［注］）

・深在性真菌症の主要起因菌であるカンジダ属およびアスペルギルス属などに対して抗真菌活性を示す.

・カンジダ属に対する作用は殺菌的であり，アスペルギルス属に対しては発芽抑制および菌糸先端部を破裂させることにより菌糸の伸長抑制作用を示す.

・カンジダ属およびアスペルギルス属による真菌血症，呼吸器真菌症，消化管真菌症の治療，および造血幹細胞移植患者におけるアスペルギルス症およびカンジダ症の予防に優れた効果を示す

・溶解時泡立ちやすく，泡が消えにくいので強く振り混ぜてはならない.

・配合禁忌：他剤と配合したとき，濁りが生じることがある．また，本剤は塩基性溶液中で不安定であるため，力価の低下が生じることがある.

カスポファンギン酢酸塩（カンサイダス® ［注］）

・深在性真菌症の主要起炎菌であるカンジダ属またはアスペルギルス属に対して抗真菌活性を示す.

・その特有の作用機序からアムホテリシン B，フルコナゾール，フルシトシン等に対して耐性を示すカンジダ属，播種性カンジダ症および播種性アスペルギルス症ならびに口腔咽頭およ

64　第1編　感染症治療薬

び消化器カンジダ症においても抗真菌作用を示す.
・真菌感染が疑われる発熱性好中球減少症，食道カンジダ症，侵襲性カンジダ症，アスペルギルス症を適用とする.

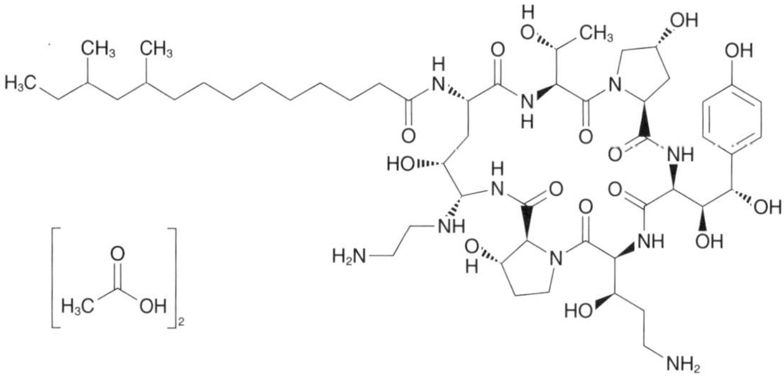

カスポファンギン

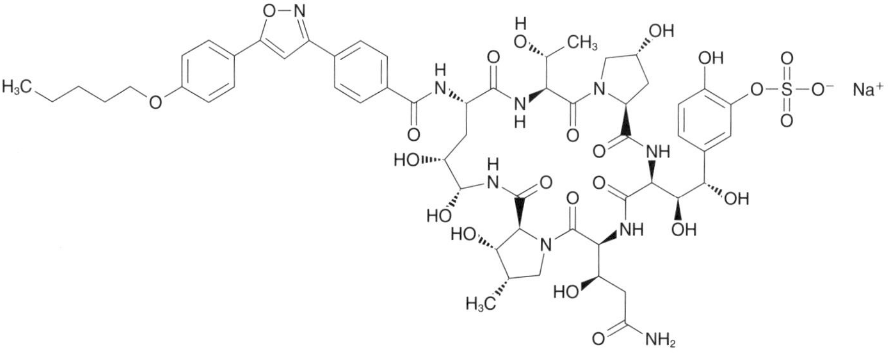

ミカファンギン

図 7-3　キャンディン系の構造式

7-4　フルオロピリミジン系

　ピリミジン類似体のフルシトシン（5-FC）がある．真菌細胞内に選択的に取り込まれた後，脱アミノ化されてフルオロウラシルとなり，核酸合成系等を阻害することにより抗真菌作用を発揮すると考えられている.

フルシトシン（アンコチル® ［内］）

・5-FC は，フッ化ピリミジン系化合物の1つであるが，フルオロウラシル（5-FU）に代表される他の一連のフッ化ピリミジン系化合物とは異なり，抗腫瘍作用はなく，真菌に対して選択的に作用する.
・5-FC は，真菌特異的酵素シトシンパーミアーゼによって真菌細胞内へ取込まれた後，シトシンデアミナーゼ（真菌のみに存在する）によって 5-フルオロウラシル（5-FU）に変換さ

れる．その後，5-FU は，DNA 合成経路と RNA 合成経路に作用を示し，真菌を殺滅させる．5-FC は真菌の細胞内に取り込まれるが，動物や細菌の細胞内には取り込まれない．輸送機構と活性化酵素の差によって優れた選択毒性を示す．
・経口投与で，カンジダ，アスペルギルス，クリプトコッカスによる深在性真菌症に優れた臨床効果を示す．
・テガフール・ギメラシル・オテラシル K 配合剤（ティーエスワン）投与中および投与後 7 日間は投与禁忌．

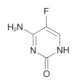

図 7-4　フルシトシンの構造式

7-5　アリルアミン系

テルビナフィン塩酸塩（ラシミール® ［内・外］）
・真菌細胞膜の必須成分であるエルゴステロールの生合成経路上において，スクアレンからスクアレンエポキシド転換過程に関与するスクアレンエポキシダーゼを選択的に阻害し，スクアレンの細胞内蓄積ならびにエルゴステロール含量の低下をもたらす結果，細胞膜の障害を引き起こすことにより抗真菌作用を示す．
・CYP2C9，CYP1A2，CYP3A4，CYP2C8，CYP2C19 によって代謝され，また CYP2D6 を阻害する．
・重篤な肝障害（肝不全，肝炎，胆汁うっ滞，黄疸等）および汎血球減少，無顆粒球症，血小板減少があらわれることがあり，死亡に至った例も報告されている．

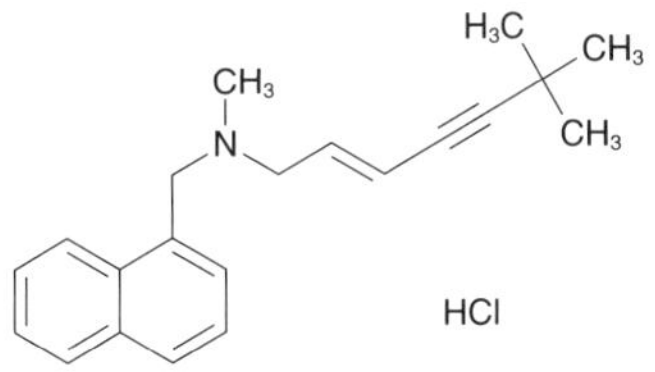

図 7-5　テルビナフィン塩酸塩の構造式

66   第1編　感染症治療薬

7-6 章末問題

次の文章の正誤を答えよ.

7. 1　ホスフルコナゾールは，体内の主にエステラーゼにより分解され，フルコナゾールとして作用する.

7. 2　フルシトシンは真菌細胞内でフルオロウラシルとなり，核酸合成系を阻害する.

7. 3　ボリコナゾールは，アスペルギルス症に対してアムホテリシンBと同等以上の優れた効果を示す.

7. 4　ミカファンギンナトリウムはアスペルギルス属に強い抗菌活性を有するが，カンジダ属には無効である.

7. 5　ボリコナゾールは，広域抗真菌薬であり腸管吸収性が非常に高い.

7. 6　アムホテリシンBは，真菌コレステロール合成を抑制することにより膜機能を抑制する.

7. 7　アゾール系であるイトラコナゾールは，肝臓のCYP3A4の活性を阻害しない.

7. 8　ミコナゾールは，フェンブフェンとの併用によりけいれんを起こすことがある.

7. 9　ミカファンギンは，1,3-β-D-グルカンの合成酵素を阻害する注射薬である.

7.10　ナイスタチンは，ポリエン系の抗真菌薬であり，真菌細胞膜のエルゴステロールと結合して細胞膜障害を引き起こす.

7.11　ケトコナゾールの外用薬は，高い角質親和性を示し，投与部位からほとんど吸収されない.

7.12　ミコナゾールは，ラノステロールのC-14脱メチル酵素を阻害し，エルゴステロール欠乏をきたす.

7.13　フルコナゾールは，CYP3A4を誘導することで薬物相互作用を起こす.

7.14　テルビナフィン塩酸塩は，真菌細胞のスクアレンエポキシダーゼを阻害する.

7.15　アムホテリシンBは基本的に経口であり，全身投与剤としてリポソーム製剤が開発された.

7.16　カスポファンギンは，爪白癬に対するパルス療法に用いられる.

7.17　ミカファンギンは，代謝酵素阻害による併用禁忌薬が多数存在する.

第8章　生物学的製剤

　感染症に関わる生物学的製剤としては，ワクチン（抗原製剤）や抗体製剤等があげられるが，免疫血清，インターフェロンのように微生物や動物個体の生産物を材料とし，各種診断，予防，治療に使用される．さらに，ヒト血液を材料とする血液製剤もこの範疇に含まれる．

　生物学的製剤はさまざまな製法によってつくられたものを含んでおり，作用機序もさまざまであるが，多くの場合，基本反応として宿主の免疫機能を利用している．血液製剤は主に受動免疫機構を利用している．抗毒素も同様である．一方，ワクチンやトキソイドは能動免疫を働かせるために使用される．

　これらは，未知あるいは想定外の病原体による有害事象が起こる可能性が否定できないので，医薬品医療機器等法において，生物由来製品・特定生物由来製品として安全対策の規制がなされている．

生物由来製品（医薬品医療機器等法第2条第10項）

　この法律で「生物由来製品」とは，人その他の生物（植物を除く．）に由来するものを原料又は材料として製造をされる医薬品，医薬部外品，化粧品又は医療機器のうち，保健衛生上特別の注意を要するものとして，厚生労働大臣が薬事・食品衛生審議会の意見を聴いて指定するものをいう．

　　例：ワクチン，抗毒素，遺伝子組換えタンパク質，培養細胞由来のタンパク質，ヘパリンなどの動物抽出成分．

特定生物由来製品（医薬品医療機器等法第2条第11項）

　この法律で「特定生物由来製品」とは，生物由来製品のうち，販売し，賃貸し，又は授与した後において当該生物由来製品による保健衛生上の危害の発生又は拡大を防止するための措置を講ずることが必要なものであつて，厚生労働大臣が薬事・食品衛生審議会の意見を聴いて指定するものをいう．

　　例：輸血用血液製剤，人血漿分画製剤，人臓器抽出医薬品．

8-1　グロブリン製剤

　グロブリン製剤は，ヒト血液中に含まれる（血漿タンパク質の17～18％を占める）免疫グロブリンG（抗体）というタンパク質を高純度に精製・濃縮した製剤である．グロブリン製剤は大きく分けて，様々な抗体を幅広く有する「免疫グロブリン製剤」と，特定の病原体に対する抗体

68   第1編　感染症治療薬

を多く含む血漿からつくられる「特殊免疫グロブリン製剤」に分けられる．さらに，免疫グロブリン製剤は，「筋注用免疫グロブリン製剤」と「静注用免疫グロブリン製剤」とに分類される．

(1) 免疫グロブリン製剤

製剤中には，健常人が平均的にもっている抗体がバランスよく含まれている．生体本来の人免疫グロブリンと同様，食細胞の貪食能，殺菌能の増強効果等のオプソニン効果が認められ，正常な補体の活性化に基づく溶菌活性能も有する．本剤を重症感染症患者に投与すると，それらの抗体が病原体に結合し，宿主の免疫機能を効率よく働かせると考えられる．

① 筋注用免疫グロブリン製剤

アルブミンとともに分画製剤の中では最も古くからある製剤．筋肉注射による局所の疼痛があり，大量投与できない，速効性に欠けるなど種々の制約がある．このため，現在では麻疹やA型肝炎などに限って使用されている．

② 静注用免疫グロブリン製剤

最も多く使用されている免疫グロブリン製剤．筋注用製剤による副作用の原因である凝集体をなくす，または凝集体による補体というタンパク質の異常活性化を抑えるなどの様々な処理により，静脈注射を可能にした製剤．

表8-1　免疫グロブリン製剤の分類

タイプ	種　類	製　剤
不完全分子型	酵素処理	乾燥ペプシン処理人免疫グロブリン
完全分子型	化学修飾	乾燥スルホ化人免疫グロブリン
	非修飾	ポリエチレングリコール処理人免疫グロブリン 乾燥pH4処理人免疫グロブリン pH4処理酸性人免疫グロブリン 乾燥イオン交換樹脂処理人免疫グロブリン

(2) 特殊免疫グロブリン製剤

ある特定の抗体を多く含む免疫グロブリン製剤．抗HBs人免疫グロブリン製剤（B型肝炎発症予防や母子感染の予防），抗破傷風人免疫グロブリン製剤（破傷風の発症予防や治療），抗D人免疫グロブリン製剤（Rh血液型不適合妊娠による新生児溶血性黄疸の予防）の3種類の製剤が医療で使用されている．

① 抗HBs人免疫グロブリン製剤

二重構造を有するB型肝炎ウイルスに対してはウイルスの表面抗原に対する抗体がその中和抗体となる．したがってHBs抗体はB型肝炎ウイルス感染防御抗体として作用する．体内に侵入したB型肝炎ウイルスは血行性に肝臓に達し，そこで増殖する．そのためB型肝炎ウイルスの汚染後，抗HBs人免疫グロブリンをできるだけ速やかに投与することによりB型肝炎ウイルスが血中にあるうちに中和することができる．

② 抗破傷風人免疫グロブリン製剤

破傷風毒素に対するヒト由来の抗体を高濃度（250 単位 / 瓶）に含有するので，破傷風毒素と結合・中和し，破傷風の発症予防および発症後の症状を軽減する．また，抗破傷風人免疫グロブリン 250 単位を投与すると，破傷風発症予防に必要な血中抗毒素量の 0.01 単位 /mL 以上を約 4 週間保持できるといわれている．

③ 抗 D 人免疫グロブリン製剤

胎児または新生児の D（Rho）陽性赤血球抗原が D（Rho）陰性の母体に移行し，抗 D（Rho）抗体が産生される前に本剤を筋肉内投与することにより，D（Rho）陰性妊産婦の母体血中に移行した D（Rho）陽性赤血球を破壊し D（Rho）感作を防止する．これにより，次回妊娠時の新生児溶血性疾患の発症を防ぐことができる．

8-2　抗毒素

抗毒素は細菌（ボツリヌス菌，ガスえそ菌，ジフテリア菌）が産生する毒素またはトキソイドを少量ずつウマに投与して，毒素の病原性を中和する免疫抗体（抗毒素）を産生させ，十分な免疫抗体をもつウマ血清から調整されたウマ免疫グロブリン製剤である．毒素に曝露された場合に発病阻止，または治療（血清治療）の目的に使われている．細菌由来毒素によるボツリヌス中毒症，ガスえそ，ジフテリア，あるいは毒蛇（まむし，はぶ）による咬傷などの疾患は重篤かつ致命的であり，緊急の治療法としてはこの抗毒素の投与が唯一の方法である．

乾燥ガスえそウマ抗毒素，乾燥ジフテリア抗毒素，乾燥ボツリヌスウマ抗毒素，乾燥まむしウマ抗毒素，乾燥はぶウマ抗毒素

8-3　トキソイド

病原体が増殖する過程で産生される毒素（トキシン）をホルマリンで処理し免疫原性を失わせず無毒化したもの．トキソイドを注射すると毒素活性を中和する抗体が産生されるので，予防的に用いられる．

ジフテリアトキソイド，沈降破傷風トキソイド，ジフテリア破傷風混合トキソイド

8-4　ワクチン

生ワクチンは，病原性を弱めたウイルスや細菌等を接種して感染を起こさせ，抵抗力（免疫）をつくらせるワクチンである．接種後に得られる免疫は強く，通常 1 回の接種により感染を防ぐ

70 第1編 感染症治療薬

ための免疫を得ることができるが，感染症自体が減少した国では麻疹と風疹のように2回接種する必要がある．不活化ワクチンは，ウイルスや細菌等の病原性を消失または無毒化したものを抗原（ワクチン）として接種する．生ワクチンに比べて安全性は高いが，十分な免疫を得るためには数回接種する必要がある．

ワクチンの中には，同じ病原体のいくつかの種類（血清型）に対する抗原を含み，各種類に対する免疫をもたらすものもある．ポリオとインフルエンザのワクチンは，いずれも3種類のウイルスに対する免疫をもたらし，肺炎球菌ワクチンなど一部の細菌ワクチンは最大で23種類の異なる血清型の菌に対する免疫をもたらす．

一部のワクチンには，防腐剤に加えてアジュバントも含まれている．アジュバントはワクチン抗原の免疫効果を高めるが，それ自体が抗原として作用するわけではない．ワクチンのアジュバントとして最も多く使用されているのはアルミニウム塩である．アジュバント添加ワクチンは，注射部位の痛み，倦怠感，発熱を含む副反応の発生率が若干高くなることがある．

弱毒生ワクチン：乾燥BCGワクチン，経口生ポリオワクチン，乾燥弱毒生麻疹ワクチン，乾燥弱毒生風疹ワクチン，乾燥弱毒生麻疹風疹混合ワクチン，乾燥弱毒生おたふくかぜワクチン，乾燥弱毒生水痘ワクチン，弱毒ヒトロタウイルスワクチン，5価経口弱毒生ロタウイルスワクチン

不活化ワクチン：沈降精製百日せきジフテリア破傷風混合ワクチン，日本脳炎ワクチン，乾燥細胞培養日本脳炎ワクチン，インフルエンザHAワクチン，乾燥組織培養不活化A型肝炎ワクチン，組換え沈降B型肝炎ワクチン，乾燥組織培養不活化狂犬病ワクチン，ワイル病秋やみ混合ワクチン，肺炎球菌ワクチン，沈降7型肺炎球菌結合型ワクチン，インフルエンザ菌b型ワクチン，組換え沈降2型ヒトパピローマウイルス様粒子ワクチン，組換え沈降4価ヒトパピローマウイルス様粒子ワクチン，不活化ポリオワクチン

8-5 章末問題

次の文章の正誤を答えよ．

8.1 3種混合（DTP）ワクチンは弱毒生ワクチンである．

8.2 トキソイドは，化学処理などによる死菌体によるワクチンである．

8.3 ノロウイルスに対する予防のために弱毒生ワクチンが用いられる．

8.4 抗毒素は，十分な免疫抗体をもつウマ血清から調整されたウマ免疫グロブリン製剤である．

8.5 不活化ワクチンは，接種後に得られる免疫は強く，通常1回の接種により感染を防ぐための免疫を得ることができる．

第9章 抗原虫・寄生虫薬

　寄生虫は，世界中で約200種類，日本では約100種類記録されている．原虫と蠕虫（狭義：寄生虫）の2つに分類される．原虫は1つの細胞（単細胞）からできていて，非常に小さく顕微鏡でないと見ることができない．一方，蠕虫は多くの細胞（多細胞）からできている．人の眼で見ることができる寄生虫である．

原虫：光学顕微鏡を用いないと肉眼では見ることはできない．
　根足虫類　赤痢アメーバ：大腸・直腸・肝臓に膿瘍，いちごゼリー状の粘液血便
　鞭毛虫類　腟トリコモナス：性行為感染症．腟炎・子宮頸管炎・尿道炎
　胞子虫類　マラリア：熱帯病．高熱や頭痛，吐き気などの症状
　　　　　　クリプトスポリジウム：塩素耐性の病原体が水道水を汚染，集団下痢発生
　　　　　　トキソプラズマ：ネコに寄生，日和見感染
　有毛虫類　大腸バランチジウム：下痢，赤痢，貧血
蠕虫：成体は数ミリから数メートルの大きさまである．
　線虫類：回虫，鉤虫，蟯虫，鞭虫，糞線虫，糸状虫
　吸虫類：住血吸虫
　条虫類：サナダムシ，包虫（エキノコックス）

　寄生虫・原虫疾患の治療薬の中には日本国内で販売されていない薬剤も多く，こうした薬剤の一部はヒューマンサイエンス振興財団「熱帯病治療薬研究班」が保管している．

9-1　抗原虫薬

メトロニダゾール（フラジール®［内・外］）
・原虫または菌体内の酸化還元系によって還元を受け，ニトロソ化合物（R-NO）に変化する．この R-NO が抗原虫作用および抗菌作用を示す．また，反応の途中で生成したヒドロキシラジカルが DNA を切断し，DNA らせん構造の不安定化を招く．
・トリコモナス症（腟トリコモナスによる感染症），嫌気性菌感染症，感染性腸炎，細菌性腟炎，ヘリコバクター・ピロリ感染症，アメーバ赤痢，ランブル鞭毛虫感染症を適応とする．
・ヘリコバクター・ピロリ感染症に用いる場合，プロトンポンプインヒビター，アモキシシリン水和物およびクラリスロマイシン併用による除菌治療が不成功だった患者への適用が条件となる．

72 第1編 感染症治療薬

・経口投与により胎盤関門を通過して胎児へ移行することが報告されているので，妊娠3か月以内は投与してはならない．妊婦には経口投与を避け，腟錠が適用される．

・アルコールの代謝過程においてアルデヒド脱水素酵素を阻害し，血中アセトアルデヒド濃度を上昇させる．

チニダゾール（チニダゾール［内・外］）

・腟トリコモナスに対し，強い殺虫作用を有する．

・経口投与後，速やかに最高血中濃度に達し，メトロニダゾールに比べ，血中からの消失が遅く，48時間後も有効濃度を維持している．

・腟内移行が比較的高く，48時間以上にわたり十分な殺虫濃度が腟内分泌液中に認められる．

・メトロニダゾールに比べ，副作用発現率は低く，ほとんどの場合軽微である．

・メトロニダゾール同様，妊婦には腟錠が適用される．

スピラマイシン酢酸エステル（アセチルスピラマイシン［内］）

・先天性トキソプラズマ症に対する適応外使用．

・アセチルスピラマイシンを早期から服用することによって胎内感染率の約60％の低下が報告されているため，妊娠中のトキソプラズマ初感染が否定できない場合は極力早期に服用を開始する．

・胎盤に移行することによってトキソプラズマ原虫の胎児への感染を予防するため，羊水検査によって胎内感染の診断が確定した症例では効果がない．

・一般的に2 g/日を上限とし，作用時間が4～6時間とされているため分4～6で内服するが，妊娠中の処方例としては1,200 mg分4，21日間投与および14日間休薬を1コースとし，羊水検査にて胎内感染が成立していない限り分娩まで継続する．

キニーネ塩酸塩水和物（塩酸キニーネ［内］）

・キナ皮に含まれる天然アルカロイドであり，不整脈治療薬キニジンの光学異性体で，抗マラリア作用を有する．

・キニーネは原形質毒でジヒドロキニーネと共にキナアルカロイド中，抗マラリア作用が最も強く，ことに三日熱に対して効果が著しい．

・無性生殖体を撲滅するが有性生殖体gameteには全く効果がなく，胞子体または前赤芽球内発育期の組織型には致死作用がないので，予防効果はない．

・多剤耐性熱帯熱マラリアの可能性がある場合にドキシサイクリンとの併用で選択される．

グルコン酸キニーネ（未承認）

・注射用キニーネ製剤．

・重症熱帯熱マラリア（脳症，急性腎不全，肺水腫/ARDS，DIC様出血傾向，重症貧血，低血糖，代謝性アシドーシス）を適応とする．

スルファドキシン・ピリメタミン（ファンシダール®［内］：発売中止）

・マラリア原虫発育環のうち，とくに赤内型発育環に作用し，栄養体から分裂体への発育段階を阻害することによって抗マラリア作用を発揮する．

第9章　抗原虫・寄生虫薬　**73**

・スルファドキシンはパラアミノ安息香酸と競合して2水素葉酸の合成を阻害し，ピリメタミンは2水素葉酸から4水素葉酸への還元過程を阻害する．

・本剤の配合2成分はマラリア原虫の葉酸代謝経路の連続した2か所をそれぞれ阻害し，成分単独で作用させた場合に比べて相乗的な効果を発揮する．

塩酸メフロキン（メファキン［内］）

・熱帯熱マラリア原虫および四日熱マラリア原虫に対して，赤内型分裂体（シゾント）除去作用により予防および治療効果を示す．

・三日熱マラリア原虫および卵形マラリア原虫に対しても，赤内型シゾントを除去することによって効果を示すが，これら原虫は一部がヒプノゾイト（肝内休眠体）を形成し不定の潜伏期間後に分裂して再発する．

・赤外型（組織型）シゾントおよびヒプノゾイトには効果を示さないため，三日熱マラリア原虫および卵形マラリア原虫に対する根治効果は得られない．

・併用禁忌：キニジン，クロロキン等（併用投与により心臓に対して累積的に毒性を与える可能性がある）

リン酸クロロキン（未承認）

・熱帯熱マラリアでは薬剤耐性のために使用価値がほとんどなくなったが，三日熱マラリア，卵形マラリア，四日熱マラリアの急性期治療薬としては今でも第1選択薬剤である．

・三日熱マラリアで軽度ではあるがクロロキン耐性が出現している．

リン酸プリマキン（未承認）

・三日熱マラリア，卵形マラリアで，クロロキンなどの急性期治療薬を用いて血中の原虫殺滅を行った後，休眠原虫を殺滅することにより再発予防の目的に用いる．

アトバコン・プログアニル塩酸塩（マラロン®［内］）

・薬剤耐性株を含むマラリア原虫に対し，相乗的な抗マラリア原虫活性を示す．

・マラリア流行地に渡航する24〜48時間前から服用を開始し，流行地を離れた後は7日間投与を継続することで予防効果が認められる．

・マラリア原虫の休眠体には効果がないため，休眠体が形成される三日熱マラリアおよび卵形マラリアの治療に用いる場合は，再発に注意し，休眠体に対する活性を示す薬剤による治療を考慮する必要がある．

アーテスネート（未承認）

・中国では生薬として2000年以上の歴史を有する薬剤アーテミシニン（チンハオス）の誘導体であり，側鎖にコハク酸を結合させて水溶性にしたものである．

・注射製剤では原虫消失時間が他の抗マラリア薬よりも短く，重症熱帯熱マラリアで急速な改善を目的とする場合に価値があるとされる．

・坐剤でも重症熱帯熱マラリアに有効とする意見もある．

アーテメーター・ルメファントリン（未承認）

・アーテミシニン（チンハオス）誘導体の1つであるアーテメーターは，難溶性のアーテミシ

74 第1編 感染症治療薬

ニンの側鎖をメチル基で置換したものである.

・アーテミシニンおよびその誘導体に共通な特徴として，マラリア原虫殺滅作用が迅速であることが挙げられる.

・ルメファントリンはキニーネ，メフロキンなどと同じくアリル・アミノ・アルコール族に分類される遅効性の抗マラリア薬である.

・両者ともに中国で開発されたが，この合剤は患者の QOL の改善において，また薬剤耐性獲得を防止できる可能性において理想的な合剤と考えられる.

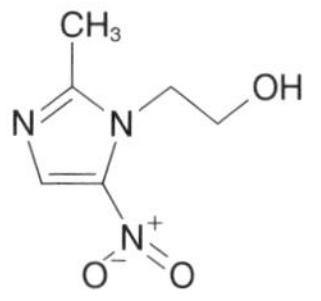

メトロニダゾール 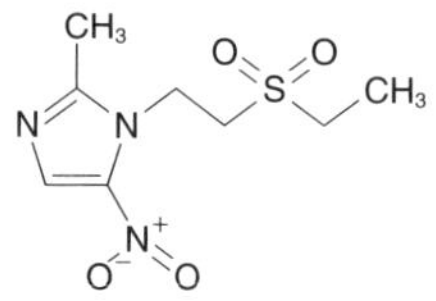 チニダゾール

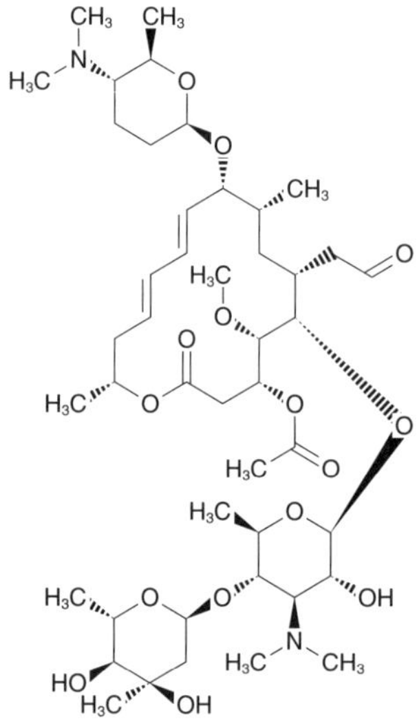

キニーネ メフロキン アセチルスピラマイシン

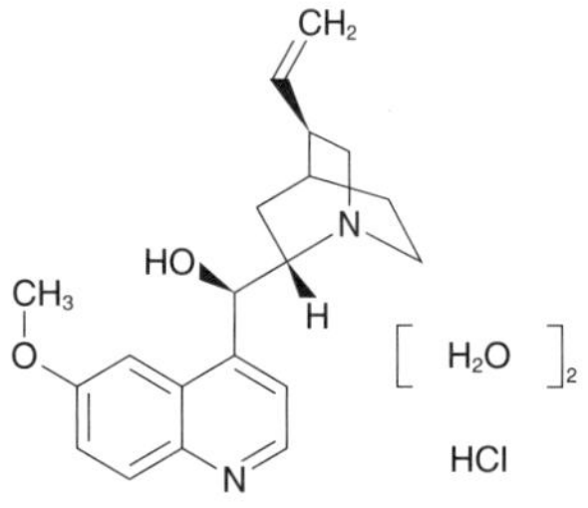

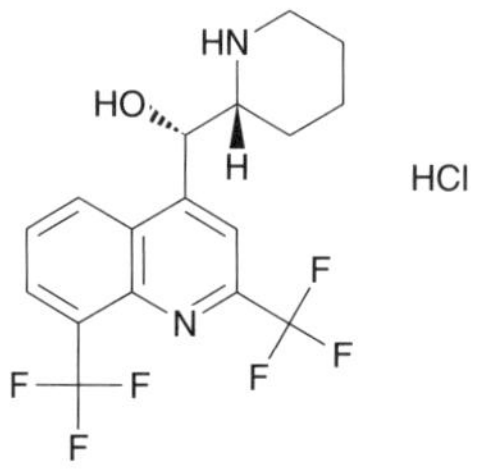

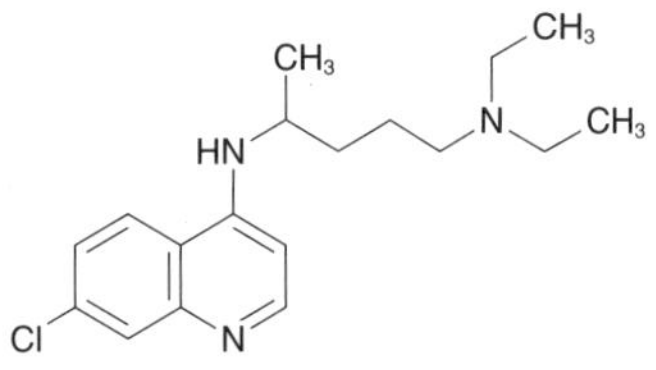

クロロキン 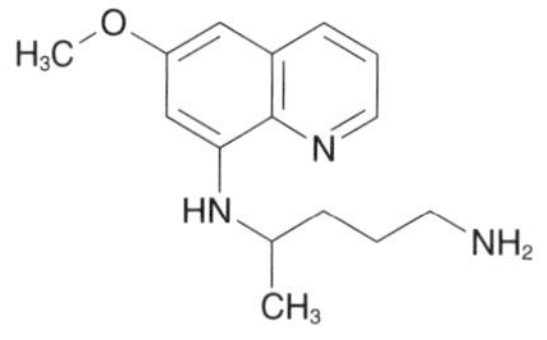 プリマキン

図 9-1 抗原虫薬の構造式

9-2 抗寄生虫薬

ピランテルパモ酸塩（コンバントリン® [内]）

・消化管から吸収されにくく，腸管全域の蟯虫，回虫，鉤虫，東洋毛様線虫のいずれに対しても高濃度に効果的に作用し，1 回の服用により優れた駆虫効果を示す.

・虫体の神経接合部位に作用し，脱分極神経遮断を起こし，けいれん性の麻痺を生じる.

・コリンエステラーゼ抑制作用を有し，本薬の共存下では 1/100 量のアセチルコリンにより回

虫は拘縮を示す.

・鞭虫には無効である.

サントニン（サントニン［内］）

・サントニンはヒトおよび動物の回虫に対して特効的に作用するが，蟯虫に対しては有効性が認められていない.

・回虫の自発運動が抑制され，作用部位は頭部神経とされ，それ以外の神経組織には著明な作用はない.

・ヒトの腸内で体の保持ないし運動能力を失い，腸管の蠕動運動により体外に排除されるものと考えられている.

・虫体のリン酸・糖代謝および酸化機能の阻害が考えられる.

メベンダゾール（メベンダゾール［内］）

・虫体のグルコース取り込み阻害作用，グリコーゲンの枯渇，ATP 合成抑制作用により鞭虫に対して駆虫作用を示す.

・1 日 2 回，3 日間投与で有効性を示す. 消化管からの吸収は極めて低く，虫体に直接作用する.

イベルメクチン（ストロメクトール®［内］）

・線虫の筋肉・神経に存在するリガンド作動性クロライドチャネルとの関連が強く示唆されている.

・無脊椎動物の神経・筋細胞に存在するグルタミン酸作動性クロライドチャネルに選択的かつ高い親和性を持って結合する. これにより，クロライドに対する細胞膜の透過性が上昇して神経または筋細胞の過分極が生じ，その結果，寄生虫を麻痺させ駆虫活性を発現するものと考えられている.

ジエチルカルバマジンクエン酸塩（スパトニン®［内］）

・糸状虫（フィラリア）成虫の酸素消費を抑制するとともに，宿主に対する抗体産生能，貪食能の亢進作用によってミクロフィラリアに殺虫作用を呈すると考えられている.

プラジカンテル（ビルトリシド®［内］）

・速やかに吸虫体に取り込まれ，外皮膜リン脂質との相互作用により吸虫の膜構造を不安定化し，吸虫への Ca^{2+} 流入を促進する.

・吸虫体内に流入した Ca^{2+} は吸虫の筋収縮および吸虫外皮の構造的損傷（空胞化等）を惹起し吸虫を致死させる.

・肝吸虫症，肺吸虫症，横川吸虫症に対し，1 日または 2 日の短期間投与で治療効果を示す.

・主に CYP3A4 によって代謝される

・併用禁忌：リファンピシン（CYP3A4 誘導）

アルベンダゾール（エスカゾール®［内］）

・微小管の形成を阻害することにより，グルコース取り込み阻害およびグリコーゲン枯渇を招き，エネルギー代謝を低下させる.

- 腸内寄生虫を対象としている一般の駆虫薬に比べ吸収がよく，またアルベンダゾール自体に抗寄生虫活性があるほか，主代謝物であるアルベンダゾールスルホキシドにも抗寄生虫活性があることから，比較的少量投与で組織内寄生虫の駆虫効果が期待できる．
- 包虫の増殖抑制もしくは発育遅延が期待できる．

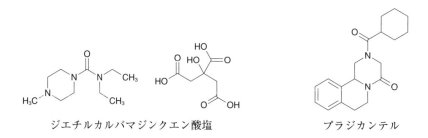

図9-2 抗寄生虫薬の構造式

9-3 章末問題

次の文章の正誤を答えよ.

9. 1 メトロニダゾールは, アルデヒド脱水素酵素を阻害するので, アルコールの摂取を避ける必要がある.

9. 2 アセチルスピラマイシンはトキソプラズマ感染に使用される.

9. 3 クロロキンは, 三日熱マラリアの根治治療薬として使用される.

9. 4 プリマキンは, 休眠原虫に対しても効果を示す.

9. 5 メフロキンは, クロロキン耐性の赤痢アメーバに効果を示す.

9. 6 チンハオス製剤は, 即効性に優れ重症マラリアに効果的である.

9. 7 ピランテルパモ酸塩は, ニコチン様アセチルコリン受容体を刺激することで線虫を麻痺させる.

9. 8 プラジカンテルは, CYP3A4 により代謝され, リファンピシンとの併用は禁忌である.

9. 9 エキノコックス症には微小管形成阻害作用を有するアルベンダゾールが補助的に用いられる.

9.10 抗原虫薬であるアルベンダゾールは, ヘリコバクターピロリ除菌療法にも用いられる.

第10章 抗ウイルス薬

ウイルスは，細胞内に寄生し，宿主細胞の代謝系を利用かつ依存して増殖することから，ウイルスにのみ選択毒性を発揮する薬剤の開発は難しく，抗菌薬に比べ抗ウイルス薬の種類はきわめて少ない．逆に言えば，抗ウイルス薬は，抗菌薬とは異なり抗ウイルススペクトルが狭く，その適応は一般に特定のウイルスに限定される．抗ウイルス薬の標的となるのは，ウイルスの増殖に必要な酵素やタンパク質である．ウイルスまたはウイルス感染細胞のみが産生する酵素によって活性体に変換されるという特徴をもつ薬剤も，選択毒性をもつ抗ウイルス薬となる．日本で使用可能な抗ウイルス薬の半数以上は HIV に対する薬物であり，その他は単純ヘルペスウイルス（HSV），ヒトサイトメガロウイルス（HCMV），インフルエンザウイルスなどに対するものがある．

10-1 抗ヘルペスウイルス薬

ヒトに病原性を示す代表的なヘルペスウイルスは5種あり，単純ヘルペスウイルス，水痘・帯状疱疹ウイルス，EB ウイルス，サイトメガロウイルス，ヒトヘルペスウイルス6型である．ヘルペスウイルスは，いずれも DNA ウイルスであり，2本鎖 DNA のゲノムと，正20面体のカプシド，宿主細胞核膜由来のエンベロープをもつ．ヘルペスウイルスの DNA にコードされたタンパク質の主なものは，DNA ポリメラーゼとチミジンキナーゼである．これらは，ウイルスのDNA 複製に必須のタンパク質であり，宿主細胞のものとは構造が異なるため，抗ウイルス薬の標的となりうる．抗ヘルペスウイルス薬は，ほぼすべてヌクレオシド類似体であり，ウイルスのDNA ポリメラーゼを阻害する．

10-1-1 抗単純ヘルペスウイルス薬，抗水痘・帯状疱疹ウイルス薬

ソリブジン：BV-araU（発売中止）
- 単純ヘルペスウイルス，水痘・帯状疱疹ウイルスおよび EB ウイルスに対して，経口投与または外用された．
- フルオロウラシル系抗腫瘍薬と併用すると，ソリブジンの代謝物であるブロモビニルウラシルがフルオロウラシルの代謝を阻害する．その結果，フルオロウラシルの血中濃度増大を引き起こしてその作用を増強させ，白血球減少や血小板現象などの重篤な副作用があらわれ，死亡する例も出た．

アシクロビル：ACV（ゾビラックス®［内・注・外]）
- 単純ヘルペスウイルス1型，同2型，水痘・帯状疱疹ウイルス感染細胞内に入ると，ウイ

ルス性のチミジンキナーゼにより一リン酸化された後，細胞性キナーゼによりリン酸化され，アシクロビル三リン酸（ACV-TP）となる．ACV-TP は正常基質であるデオキシグアノシン三リン酸（dGTP）と競合してウイルス DNA ポリメラーゼによりウイルス DNA の 3′末端に取り込まれると，ウイルス DNA 鎖の伸長を停止させ，ウイルス DNA の複製を阻害する．

・アシクロビルリン酸化の第 1 段階である一リン酸化は感染細胞内に存在するウイルス性チミジンキナーゼによるため，ウイルス非感染細胞に対する障害性は低いものと考えられる．

・軟膏製剤は単純疱疹に，眼軟膏製剤は単純ヘルペス角膜炎に用いる．

・経口製剤は，成人では 1 日 5 回（単純疱疹 1 回 200 mg，帯状疱疹 1 回 800 mg），小児では 1 日 4 回（20 mg/kg）投与である．

・主として腎臓から排泄されるため，腎障害のある患者または腎機能の低下している患者，高齢者では，血中濃度が持続する可能性があり，精神神経系の副作用があらわれやすいので，投与間隔を延長するなど注意する．

バラシクロビル塩酸塩：VACV（バルトレックス® ［内］）

・アシクロビルのプロドラッグであり，アシクロビルと同様，単純ヘルペスウイルスおよび水痘・帯状疱疹ヘルペス感染細胞に高い選択性を示す．

・アシクロビル経口剤に比べ高いバイオアベイラビリティを有し，少ない投与回数で単純疱疹，帯状疱疹および水痘の治療が可能である．

・帯状疱疹の治療において，アシクロビル経口剤に比べ皮疹の新生を抑制する．

・単純疱疹－1 回 500 mg，1 日 2 回　　　帯状疱疹－1 回 1,000 mg，1 日 3 回

・腎障害のある患者または腎機能の低下している患者，高齢者では，精神神経系の副作用があらわれやすいので，投与間隔を延長するなど注意が必要である．

ファムシクロビル：FCV（ファムビル® ［内］）

・プリン骨格を有する新規化合物であり，吸収後，肝臓でペンシクロビルに代謝され，抗ウイルス活性を示すプロドラッグである．

・ペンシクロビルは，単純ヘルペスウイルスおよび水痘・帯状疱疹ウイルスに対して増殖抑制作用を有することが認められているが，腸管からの吸収率が低いことから，その改善を目的としてジアセチル-6-デオキシ誘導体であるファムシクロビルが合成され，経口の抗ヘルペスウイルス薬として開発された．

・単純疱疹－1 回 250 mg，1 日 3 回　　　帯状疱疹－1 回 500 mg，1 日 3 回

・腎機能障害のある患者では投与間隔をあけて減量することが望ましい．

・高齢者では腎機能が低下していることが多く，高い血中濃度が持続するおそれがあるため，患者の状態を観察しながら慎重に投与する．

ビダラビン：Ara-A（アラセナ-A ［注・外］）

・アデノシンのアラビノース型ヌクレオシドである．

・単純ヘルペスウイルス，水痘・帯状疱疹ウイルスに対して良好な最小発育阻止濃度を示し，両ウイルスのチミジンキナーゼ欠損株や変異株に対しても有効．

第10章　抗ウイルス薬　*81*

- 単純ヘルペス脳炎，免疫抑制患者における帯状疱疹に1日1回の点滴静注により治療効果が得られる．
- 外用剤は，単純疱疹・帯状疱疹の患部に塗布する．

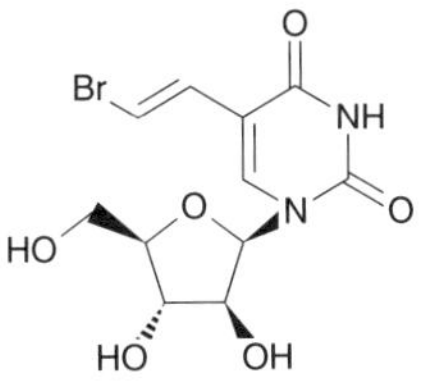

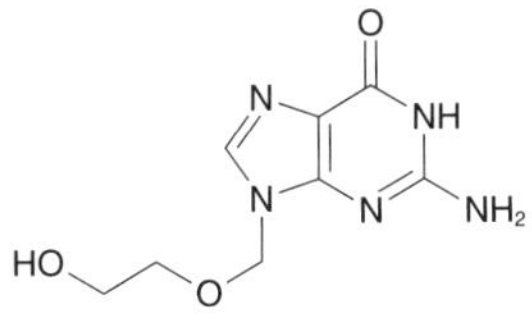

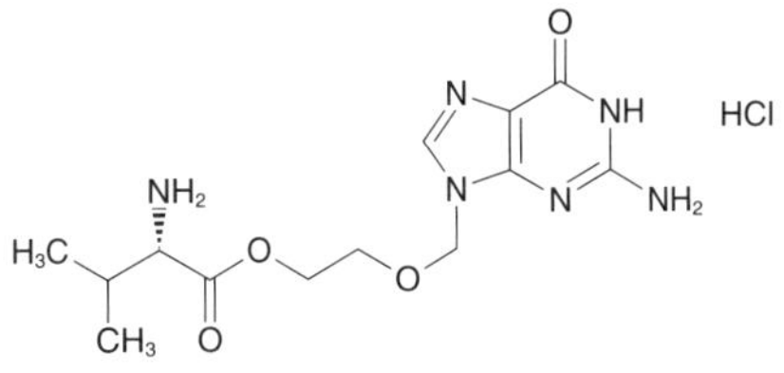

図 10-1　抗単純ヘルペスウイルス薬，抗水痘・帯状疱疹ウイルス薬の構造式

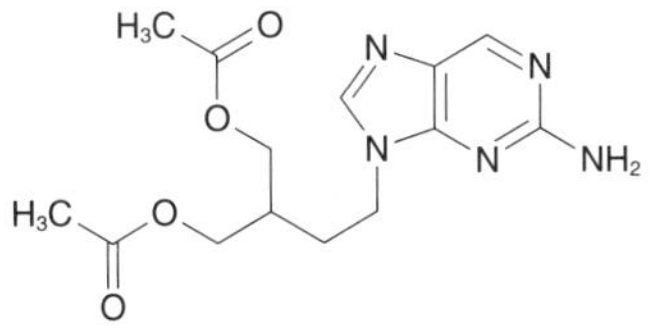

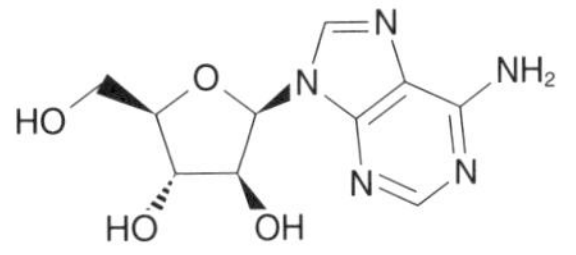

10-1-2　抗サイトメガロウイルス薬

ガンシクロビル：GCV（デノシン® [注]）

- プリン骨格を有するグアニン誘導体．
- 後天性免疫不全症候群，臓器移植（造血幹細胞移植も含む），悪性腫瘍時のサイトメガロウイルス感染症に用いられる．
- サイトメガロウイルス感染細胞内において，ウイルス由来のプロテインキナーゼにリン酸化されてガンシクロビル一リン酸になり，さらにウイルス感染細胞に存在するプロテインキナーゼにリン酸化されて活性型のガンシクロビル三リン酸になる．ガンシクロビル三リン酸はウイルス DNA ポリメラーゼの基質であるデオキシグアノシン三リン酸（dGTP）の取り込みを競合的に阻害し，ガンシクロビル三リン酸が DNA に取り込まれ，ウイルス DNA の延長を停止または制限することによって DNA 鎖の複製を阻害する．
- 重篤な白血球減少，好中球減少，貧血，血小板減少，汎血球減少，再生不良性貧血および骨髄抑制があらわれるので，頻回に血液学的検査を行うなど，患者の状態を十分に観察し，慎重に投与する．

バルガンシクロビル塩酸塩：VGCV（バリキサ® [内]）

- ガンシクロビルの経口吸収性を改善したプロドラッグ（L-バリンエステル体）である．
- 経口投与後に腸管および肝臓のエステラーゼにより速やかに加水分解され，ガンシクロビルに変換される．
- 生物学的利用率は約60％で，ガンシクロビル経口投与時の約10倍（AUC がガンシクロビ

82 第1編 感染症治療薬

ルの注射剤と同等）であることから，サイトメガロウイルス感染症の維持療法のみならず初
期治療としても使用可能である．

ホスカルネットナトリウム水和物（ホスカビル® [注]）

・無機ピロリン酸の構造類似体．

・後天性免疫不全症候群患者におけるサイトメガロウイルス網膜症，造血幹細胞移植患者にお
けるサイトメガロウイルス血症およびサイトメガロウイルス感染症に用いられる．

・ウイルスの DNA ポリメラーゼのピロリン酸結合部位に直接作用して，DNA ポリメラーゼ活
性を抑制し，サイトメガロウイルスの増殖を抑制する．

・腎障害があらわれるので，頻回に血清クレアチニン値等の腎機能検査を行い，腎機能に応じ
た用量調節を行う必要がある．

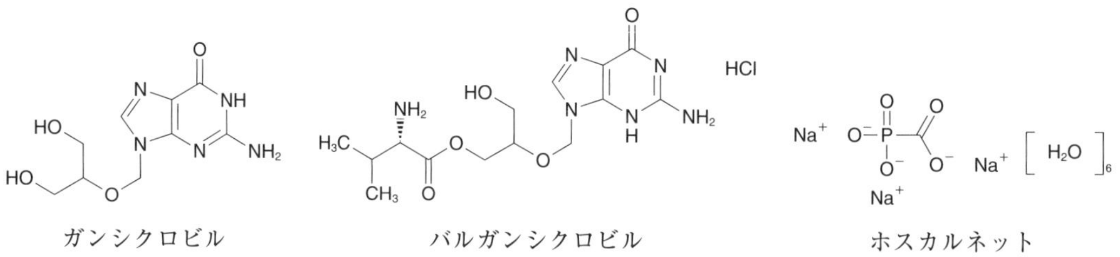

ガンシクロビル　　　　　　　バルガンシクロビル　　　　　　ホスカルネット

図 10-2　抗サイトメガロウイルス薬の構造式

10-2　抗インフルエンザウイルス薬

　インフルエンザウイルスそのものの増殖を抑えるインフルエンザ治療薬が登場し，インフルエ
ンザの治療は一変した．従来は，インフルエンザにかかったら安静が第1であったが，現在はな
るべく早くインフルエンザ治療薬を服用することが最も良い対処法となった．抗インフルエンザ
ウイルス薬は，大きく2種類あり，A 型のみに有効な M2 タンパク抑制薬と，A 型・B 型両方に
有効なノイラミニダーゼ阻害薬である．

アマンタジン塩酸塩（シンメトレル® [内]）

・A 型インフルエンザウイルスのイオンチャネルタンパク M2 の作用を阻害することにより，
エンベロープの融合・脱殻を阻害し，ウイルスの核酸の宿主細胞への輸送を妨げ，ウイルス
の増殖を阻害する．

・B 型インフルエンザウイルスには無効である．

・発症後は可能な限り速やかに投与を開始し（発症後48時間以降に開始しても十分な効果が
得られないとされている），耐性ウイルスの発現を防ぐため，必要最小限の期間（最長でも
1週間）の投与にとどめる必要がある．

・米疾病管理センター（CDC）は，2006年1月，2005～2006年のインフルエンザ流行期に，
米国では，インフルエンザの予防と治療にアマンタジンとリマンタジンを使用しないよう勧

告した．CDC が行った検査で，当時流行していた A（H3N2）型ウイルスの 91％が，これら薬剤に対する耐性を得ていることが明らかになったためである．

- ・因果関係は不明であるものの，本剤の服用後に異常行動等の精神神経症状を発現した例が報告されている．

ザナミビル水和物（リレンザ®［吸入］）

- ・A 型，B 型インフルエンザウイルスのノイラミニダーゼを特異的に阻害することで，ウイルスのヘマグルチニンと宿主細胞のシアル酸との結合の切断を妨げることにより，感染細胞からのウイルス粒子の遊離を阻害し，インフルエンザウイルスの感染の拡大を阻止する．
- ・ディスクヘラーを用いた吸入投与により，インフルエンザウイルスの感染・増殖部位である気道に直ちに薬剤を到達させ，全身への影響が少ない．
- ・発症後，可能な限り速やかに投与することにより，治療効果が期待できる．なお，症状発現から 2 日（48 時間）経過後に投与を開始した患者における有効性を裏付けるデータは得られていない．
- ・予防に用いる場合，インフルエンザウイルス感染症患者に接触後 1.5 日以内に投与を開始すること（接触後 36 時間経過後に投与を開始した患者における有効性を裏付けるデータは得られていない）．
- ・因果関係は不明であるものの，本剤の使用後に異常行動等の精神神経症状を発現した例が報告されている．

オセルタミビルリン酸塩（タミフル®［内］）

- ・エチルエステル型プロドラッグであるオセルタミビルリン酸塩は経口投与後，消化管から吸収され，肝エステラーゼにより活性体へと変換され，呼吸気道内に速やかに移行する．
- ・インフルエンザウイルスの増殖サイクルに必須の酵素であるノイラミニダーゼに結合し，その機能を抑制することによりウイルス増殖を阻止する．
- ・10 歳以上の未成年の患者においては，因果関係は不明であるものの，本剤の服用後に異常行動を発現し，転落等の事故に至った例が報告されている．このため，この年代の患者には，合併症，既往歴等からハイリスク患者と判断される場合を除いては，原則として本剤の使用を差し控える．
- ・治療に用いる場合，症状の発現から 2 日以内に投与を開始すること．
- ・予防に用いる場合，感染患者に接触後 2 日以内に投与を開始すること．
- ・腎排泄型薬剤であり，オセルタミビル活性体の薬物動態は，患者の腎機能に直接影響を受けることが確認されている．

ラニナミビルオクタン酸エステル水和物（イナビル®［吸入］）

- ・プロドラッグであり，吸入投与後，ラニナミビル（活性代謝物）に変換され，ウイルスの増殖部位である気道・肺に長時間にわたり貯留し，作用を示す．
- ・長時間作用型ノイラミニダーゼ阻害薬である．
- ・本剤の治療は 1 回で完結するため，症状改善による服薬中止や服薬忘れを懸念する必要がな

い．

- 症状発現後，可能な限り速やかに投与を開始することが望ましい（症状発現から48時間を経過後に投与を開始した患者における有効性を裏付けるデータは得られていない）．
- 因果関係は不明であるものの，本剤を含む抗インフルエンザウイルス薬投薬後に異常行動等の精神神経症状を発現した例が報告されている．

ペラミビル水和物（ラピアクタ®［注］）

- A型およびB型インフルエンザウイルスのノイラミニダーゼを選択的に阻害する．
- ノイラミニダーゼに結合した後，容易に解離することなく，長時間にわたってノイラミニダーゼ活性を阻害する．
- 点滴静注（15分以上かけて）することで確実に血中へ移行するため，内服や吸入が困難な患者にも投与が可能である．
- 症状発現後，可能な限り速やかに開始することが望ましい（症状発現から48時間経過後に投与を開始した患者における有効性を裏付けるデータは得られていない）．
- 腎機能障害のある患者では腎機能の低下に伴いペラミビルの血漿中からの消失が遅延し，高い血漿中濃度が持続することが報告されている．
- 因果関係は不明であるものの，本剤を含む抗インフルエンザウイルス薬投薬後に異常行動等の精神神経症状を発現した例が報告されている．

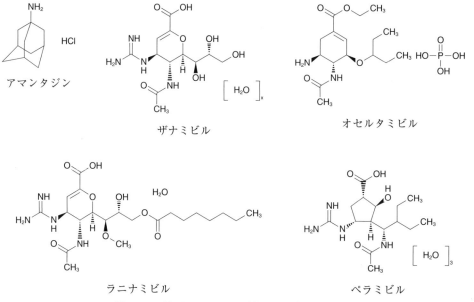

図10-3 抗インフルエンザウイルス薬の構造式

10-3 抗肝炎ウイルス薬

　ウイルス性肝炎は，半年以内に治る急性肝炎と長年にわたり持続する慢性肝炎とに分けられる．原因として B 型肝炎ウイルス（HBV）と C 型肝炎ウイルス（HCV）が 9 割を占める．HBV に小児期で感染すると持続感染となり，大部分は無症候性に経過するが，約 10％は慢性肝炎を発症する．成人の感染では 20〜30％が発症し，約 1％が劇症肝炎を発症する以外は急性肝炎で終わる．HCV では急性肝炎の 60〜70％が慢性肝炎へ移行し，多くが肝硬変に進展し，肝がんを併発することがわかっている．近年これらウイルス性肝炎に対する治療薬が開発され用いられるようになった．

10-3-1　B 型肝炎治療薬

ラミブジン（ゼフィックス® ［内］）

・B 型肝炎ウイルスの増殖を伴い肝機能の異常が確認された B 型慢性肝疾患における B 型肝炎ウイルスの増殖抑制をもたらす．

・細胞内でリン酸化され，活性体のラミブジン 5′-三リン酸に変換される．HBV の DNA 複製時，ラミブジン 5′-三リン酸は DNA ポリメラーゼによる DNA 鎖へのデオキシシチジン 5′-三リン酸（dCTP）の取り込みを競合的に阻害する．また，ラミブジン 5′-三リン酸は DNA ポリメラーゼの基質としてウイルス DNA 鎖に取り込まれるが，ラミブジン 5′-三リン酸は次のヌクレオチドとの結合に必要な 3′位の OH 基がないため DNA 鎖伸長が停止する．以上のことから，ラミブジンの抗 HBV 作用機序はウイルスの DNA ポリメラーゼに対する競合的拮抗作用と DNA 伸長停止作用の 2 つが考えられている．

・ラミブジンの HIV 感染症に対する用量が 300 mg/日であるのに対し，HBV 感染症に対する用量は 100 mg/日と，HIV 感染症に対する用量に比べ，低用量に設定されている．

アデホビル ピボキシル（ヘプセラ® ［内］）

・幅広い抗ウイルス活性を示すヌクレオチド系逆転写酵素阻害薬であるアデホビルの経口吸収率を改善するためにピボキシル基を導入したプロドラッグである．

・アデホビルは細胞内でアデホビル二リン酸にリン酸化され HBV-DNA ポリメラーゼを選択的に阻害することにより HBV-DNA の複製を阻害する．また，基質として DNA に取り込まれ，DAN 鎖を遮断することにより HBV-DNA の複製を阻害する．

・核酸アナログ製剤新規投与患者の B 型肝炎ウイルスに対して，ラミブジンと同等の抗ウイルス活性を示す．

・ラミブジンに対する感受性の低下した B 型肝炎ウイルス（YMDD 変異ウイルス）に対し，抗ウイルス活性を示す．

・アデホビルの抗ウイルス効果により，B 型慢性肝炎と B 型肝硬変患者の区別なく，ウイルス量（HBV-DNA）を減少させ，肝機能（ALT（GPT））などを改善する．

86　第1編　感染症治療薬

- アデホビルとして主に腎排泄されるため，高い血中濃度が持続し，腎機能障害が増悪する可能性があるので，腎機能障害のある患者では投与間隔の調節が必要である．
- アデホビルは有機アニオントランスポーター1（OAT1）の基質であることが報告されている．したがって，ヒト OAT1（hOAT1）による尿細管分泌においてアデホビルと競合する薬剤を併用する場合には，アデホビルあるいは併用薬の血中濃度が上昇する可能性がある．

エンテカビル水和物（バラクルード®［内］）

- グアノシンヌクレオシド類縁体であり，HBV-DNA ポリメラーゼに対して強力かつ選択的な阻害活性を有する．本剤は細胞内でリン酸化され，活性を有するエンテカビル三リン酸に変化する．エンテカビル三リン酸は，天然基質デオキシグアノシン三リン酸との競合により，HBV-DNA ポリメラーゼのプライミング，mRNA からマイナス鎖 DNA 合成時の逆転写，および HBV-DNA のプラス鎖合成の3種すべての機能活性を阻害する．
- B 型慢性肝疾患患者に対して優れた HBV-DNA 量減少作用，肝組織学的改善作用を示す．
- HBV に対し強力かつ選択的な阻害活性を示し，ラミブジン耐性 HBV に対しても抗ウイルス作用を有する．
- 食事の影響により吸収率が低下するので，空腹時（食後2時間以降かつ次の食事の2時間以上前）に投与する．
- 腎機能障害患者では，高い血中濃度が持続するおそれがあるので，投与間隔の調節が必要である．主に腎から排泄されるため，腎機能を低下させる薬剤や尿細管分泌により排泄される薬剤と併用した場合には，本剤または併用薬剤の血中濃度が上昇する可能性がある．

テノホビル　ジゾプロキシフマル酸塩（テノゼット®［内］）

- 体内でジエステルの加水分解によりテノホビルに代謝され，さらに細胞内でテノホビル二リ

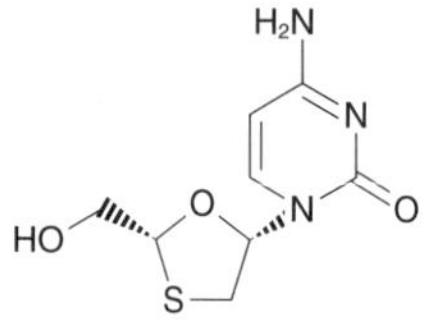

ラミブジン 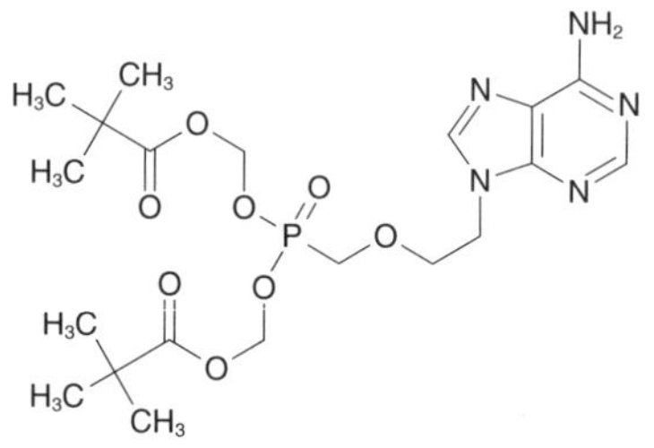　　　　　　　　　アデホビル　ピボキシル

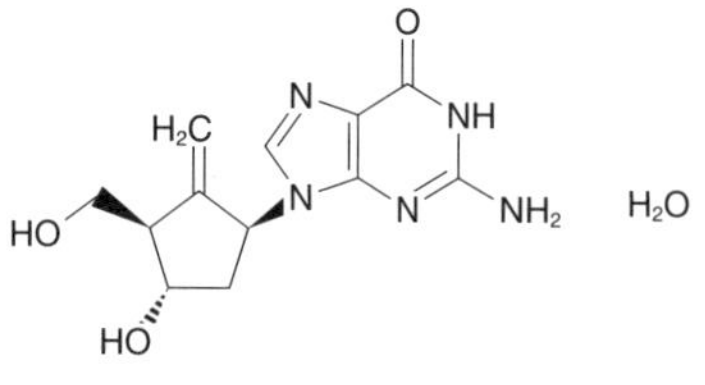

エンテカビル 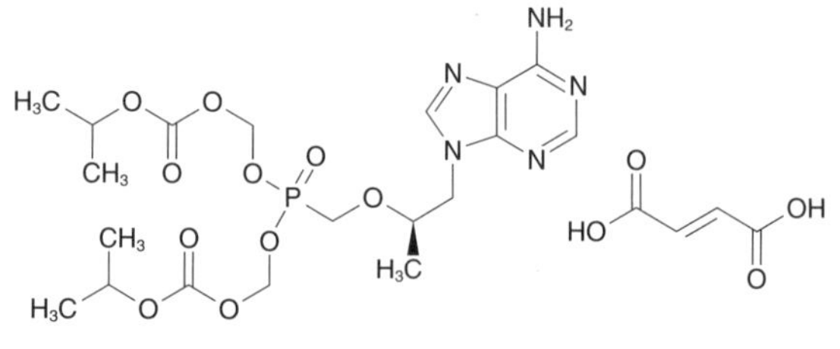　　　　　　　　テノホビル　ジゾプロキシフマル酸塩

図10-4　B 型肝炎治療薬の構造式

ン酸に代謝される．テノホビル二リン酸は天然基質であるデオキシアデノシン5′-三リン酸と競合的に働いてHBV-DNAポリメラーゼを阻害し，DNAに取り込まれた後は，チェーンターミネーターとしてHBV-DNA複製を阻害する．

・投与対象患者は，HBVの増殖を伴う肝機能の異常が確認されたB型慢性肝疾患患者である．本剤の投与を開始する前には，HBV-DNA定量によりHBVの増殖を確認することが必要とされる．

・本剤はテノホビルとして主に腎排泄されるため，腎機能障害患者では本剤の排泄が遅延し，血中濃度が上昇するおそれがある．したがって，本剤を腎機能障害のある患者へ投与する場合には，患者の腎機能（クレアチニンクリアランス）に応じ用法・用量を調節する．

10-3-2　C型肝炎治療薬

リバビリン（レベトール®，コペガス®［内］）

・HCV-RNA依存性RNAポリメラーゼによるグアノシン三リン酸のRNAへの取り込みを抑制する作用と，ヘルパーT細胞のバランスを変動させる免疫調節作用により抗HCV作用を示すと考えられている．

・Peg-IFNα-2a（遺伝子組換え）と併用して，C型慢性肝炎およびC型代償性肝硬変のウイルス血症を改善する．本剤の単独療法は無効である．

テラプレビル（テラビック®［内］）

・C型肝炎ウイルスNS3/4Aプロテアーゼに対して，可逆的で，かつ共有結合性の，強固で遅い結合様式を有する阻害薬である．

・Peg-IFNα-2b（遺伝子組換え）とリバビリンとの3剤併用による有効性と安全性が確認されている．

・空腹時に服用した場合は，十分な血中濃度が得られないため，必ず食後に服用する．

・Peg-IFNα-2b（遺伝子組換え）およびリバビリンとの併用により，中毒性表皮壊死融解症，

表10-1　テラプレビルとの併用禁忌薬

CYP3A 阻害	キニジン ベプリジル フレカイニド プロパフェノン アミオダロン ピモジド	これらの薬剤の代謝が阻害され血中濃度が上昇し，作用の増強や相加的なQT延長を起こすおそれがある．
	エルゴタミン，ジヒドロエルゴタミン，エルゴメトリン，メチルエルゴメトリン，トリアゾラム，ロバスタチン，シンバスタチン，アトルバスタチン，アルフゾシン，バルデナフィル，シルデナフィル，タダラフィル，ブロナンセリン，コルヒチン	これらの薬剤の代謝が阻害される．
CYP3A4 誘導	リファンピシン	本剤の代謝が促進される．

88　第1編　感染症治療薬

皮膚粘膜眼症候群（Stevens-Johnson 症候群），薬剤性過敏症症候群等の全身症状を伴う重篤な皮膚障害が発現するおそれがある．

・CYP3A4/5，P-gp，OATP1B1 の阻害作用を有する．
・CYP3A4 によって代謝される．

シメプレビルナトリウム（ソブリアード®［内］）

・第 2 世代の NS3/4A プロテアーゼ阻害薬．
・大環状構造を有し，HCV の複製に必須な NS3/4A セリンプロテアーゼへ非共有結合することにより，特異的にその活性を阻害して抗ウイルス作用を示す．
・ジェノタイプ 1 型かつ高ウイルス量の C 型慢性肝炎患者に対して，本剤と Peg-IFNα-2a または 2b とリバビリンの 3 剤併用療法により，優れた有効性を示す．
・1 日 1 回投与で食事の影響を受けず，Peg-IFNα ＋リバビリンとの 3 剤併用療法の治療期間は通常 24 週間である．
・主に CYP3A により代謝され，P-gp，OATP1B1 の基質であり，また，CYP3A，P-gp および OATP1B1 を阻害する．
・エファビレンツ，リファンピシン，リファブチンとの併用により，本剤の血漿中濃度が著しく低下し，効果が十分に得られない可能性があるので，本剤と併用は禁忌である．

アスナプレビル（スンベプラ®［内］）

・第 2 世代の NS3/4A プロテアーゼ阻害薬．
・HCV の複製に必須の酵素である NS3/4A プロテアーゼの活性部位において基質の結合を競合的に阻害し，抗ウイルス作用を示す．
・本剤は NS5A 複製複合体を阻害するダクラタスビル（ダクルインザ®）との併用で 24 週間使用する．
・ダクルインザ®・スンベプラ®併用療法は，日本初の経口剤のみによるセログループ 1（ジェノタイプ 1）の C 型慢性肝炎または C 型代償性肝硬変におけるウイルス血症を改善する治療法である．
・1 日 2 回投与で，空腹時投与に比べて吸収速度が上昇したが，本剤のバイオアベイラビリティに与える影響はない．
・本剤は主に CYP3A4 および CYP3A5 を介して代謝され，CYP3A，P-gp，OATP1B1 および OATP2B1 の基質である．
・併用禁忌薬が表 10-2 のように多数存在する．

ダクラタスビル（ダクルインザ®［内］）

・HCV の複製に必須のタンパク質である非構造タンパク質 5A（NS5A）の機能を阻害することにより，抗ウイルス作用を示す世界初の HCV-NS5A 複製複合体阻害薬である．
・NS3/4A プロテアーゼを阻害するアスナプレビル（スンベプラ®）との併用で 24 週間使用する．
・ダクルインザ®・スンベプラ®併用療法は，日本初の経口剤のみによるセログループ 1（ジェ

表 10-2 アスナプレビルとの併用禁忌薬

CYP3A 阻害	アゾール系抗真菌薬 HIV プロテアーゼ阻害薬 エリスロマイシン クラリスロマイシン ジルチアゼム ベラパミル コビシスタット含有製剤	本剤の代謝が阻害され，本剤の血中濃度が上昇するおそれがあり，肝臓に関連した有害事象が発現し，また重症化するおそれがある．
CYP3A 誘導	リファンピシン リファブチン フェノバルビタール カルバマゼピン フェニトイン 非ヌクレオシド系逆転写酵素阻害薬	本剤の代謝が促進され，本剤の血中濃度が低下するおそれがある．
OATP1B1 阻害	シクロスポリン	本剤の肝臓への取り込みが減少し，治療効果を減弱させるおそれがある．
CYP2D6 基質	フレカイニド プロパフェノン	本剤の CYP2D6 阻害作用により，これらの薬剤（治療域が狭い CYP2D6 の基質）の代謝が阻害される．

ノタイプ 1）の C 型慢性肝炎または C 型代償性肝硬変におけるウイルス血症を改善する治療法である．

・1 日 1 回投与で，高脂肪食摂取後により空腹時投与に比べて AUC および C_{max} は 2 割程度の減少が認められている．

・CYP3A4 および P-gp の基質であり，P-gp，OATP1B1，1B3 および BCRP の阻害作用を有する．

・リファンピシン，リファブチン，フェニトイン，カルバマゼピン，フェノバルビタール等の強力な CYP3A4 誘導作用をもつ薬剤との併用により，本剤の代謝が促進され本剤の血中濃度を低下させるおそれがあるため，併用禁忌である．

バニプレビル（バニヘップ® ［内］）

・NS3/4A プロテアーゼに可逆的に結合する大環状ペプチド構造の第 2 世代プロテアーゼ阻害薬である．Peg-IFNα-2b（遺伝子組換え）およびリバビリン（24 週間）と併用し，初回治療例および前治療再燃例には 12 週間，前治療無効例には 24 週間投与する．

・1 日 2 回投与で，食事の制限なく投与可能である．

・主に CYP3A によって代謝され，OATP1B1 および OATP1B3 の基質である．

・併用禁忌薬が表 10-3 のように多数存在する．

ソホスブビル（ソバルディ® ［内］）

・核酸型 NS5B ポリメラーゼ阻害薬である．

・ジェノタイプ 2 の C 型慢性肝炎または C 型代償性肝硬変に対して，リバビリンとの併用による 1 日 1 回，12 週間治療を可能にする薬剤である．

・ヌクレオチドプロドラッグであり，肝細胞内で加水分解およびヌクレオチドリン酸化反応の

90 第1編 感染症治療薬

表10-3 バニプレビルとの併用禁忌薬

CYP3A 阻害	アゾール系抗真菌薬 HIV プロテアーゼ阻害薬 クラリスロマイシン コビシスタット含有製剤	本剤の代謝が阻害され，本剤の血中濃度が上昇するおそれがあり，肝臓に関連した有害事象が発現し，また重症化するおそれがある．
CYP3A 誘導	リファンピシン リファブチン フェノバルビタール カルバマゼピン フェニトイン セイヨウオトギリソウ	本剤の代謝が促進され，本剤の血中濃度が低下するおそれがある．
OATP1B1, 1B3 阻害	シクロスポリン アタザナビル ロピナビル・リトナビル エルトロンボパグ	本剤の肝臓への取り込みが減少し，治療効果を減弱させるおそれがある．

連続的な細胞内活性化経路で活性化されて，ヌクレオシド誘導体三リン酸である活性代謝物へ代謝されると考えられる．
・トランスポーター（P-gp，BCRP）の基質であり，腸管内で P-gp を誘導する薬剤と併用した場合，本剤の血漿中濃度が低下し，本剤の効果が十分に得られない可能性がある．
・併用禁忌：リファンピシン，カルバマゼピン，フェニトイン，セイヨウオトギリソウ
レジパスビル アセトン付加物・ソホスブビル配合剤（ハーボニー® [内]）
・レジパスビル 90 mg およびソホスブビル 400 mg を含有する固定用量配合錠である．
・レジパスビルは，HCV の複製および HCV 粒子の形成に必須である非構造タンパク質（NS）5A を標的とする．
・セログループ1（ジェノタイプ1）の C 型慢性肝炎または C 型代償性肝硬変におけるウイルス血症を改善する．
・1日1回1錠を 12 週間経口投与する．
・レジパスビルおよびソホスブビルはトランスポーター（P-gp，乳がん耐性タンパク質（BCRP））の基質である．
・併用禁忌：リファンピシン，カルバマゼピン，フェニトイン，セイヨウオトギリソウ
・レジパスビルの溶解性は胃内 pH の上昇により低下することから，胃内 pH を上昇させる薬剤（制酸薬，H_2 受容体拮抗薬，プロトンポンプ阻害薬等）との併用ではレジパスビルの血漿中濃度が低下し，レジパスビルの効果が減弱するおそれがある．
・禁忌：重度の腎機能障害（eGFR ＜ 30 mL/ 分 /1.73 m^2）または透析を必要とする腎不全の患者．
オムビタスビル水和物・パリタプレビル水和物・リトナビル配合剤（ヴィキラックス® [内]）
・オムビタスビル，パリタプレビルおよびパリタプレビルの薬物動態学的ブースターであるリトナビルを配合した製剤である．

- オムビタスビルは，ウイルス複製に必須な HCV-NS5A 阻害薬である．パリタプレビルは，HCV 遺伝子にコードされる複合タンパク質のプロセシングをつかさどる HCV-NS3/4A プロテアーゼの阻害薬である．リトナビルは，パリタプレビルの代謝を抑制し血漿中濃度を上昇させる．
- セログループ 1（ジェノタイプ 1）の C 型慢性肝炎または C 型代償性肝硬変におけるウイルス血症を改善する．
- 1 日 1 回，2 錠を食後に 12 週間服用する．
- オムビタスビルはアミド加水分解を経由し酸化的に代謝され，P-gp の基質でもある．パリタプレビルは P-gp，乳がん耐性タンパク質（BCRP），有機アニオントランスポーター（OATP1B1/1B3）の基質であり阻害薬である．リトナビルは主に CYP3A4/5 で代謝され，P-gp の基質であり阻害薬である．また CYP3A4 および BCRP の阻害作用を有する．
- 併用禁忌薬が表 10-4 のように多数存在する．
- 禁忌：中等度以上（child-pugh 分類 B または C）の肝機能障害のある患者．
- 副作用：肝機能障害があらわれることがあるので，本剤投与中は定期的に肝機能検査を行う．肝機能障害は主に本剤投与開始 4 週以内にあらわれやすいので，投与開始初期は必要に応じてより頻回に肝機能検査を行う．

表 10-4 オムビタスビル水和物・パリタプレビル水和物・リトナビル配合剤との併用禁忌薬

リトナビルによる CYP3A 阻害	アゼルニジピン，トリアゾラム，ミダゾラム，ブロナンセリン，ピモジド，エルゴタミン，ジヒドロエルゴタミン，エルゴメトリン，メチルエルゴメトリン，シルデナフィル（レバチオ），タダラフィル（アドシルカ），リバーロキサバン，バルデナフィル	併用薬の血中濃度が上昇し，特に重篤な副作用を発現するおそれがある．
リトナビルによる CYP3A，P-gp，BCRP 阻害およびパリタプレビルの P-gp 阻害	リオシグアト	併用薬の血中濃度が大幅に上昇し，重篤な副作用を発現するおそれがある．
リトナビルによる CYP3A 阻害およびパリタプレビルの OATP 阻害	シンバスタチン アトルバスタチン	併用薬の血中濃度が上昇し，重篤な副作用を発現するおそれがある．
併用薬による CYP3A 誘導	カルバマゼピン，フェニトイン，フェノバルビタール，リファンピシン，エファビレンツ，セイヨウオトギリソウ	パリタプレビルおよびリトナビルの代謝が促進され，本剤の治療効果が減弱するおそれがある．
機序不明	エチニルエストラジオール含有製剤	ALT（GPT）上昇が高頻度に認められた．

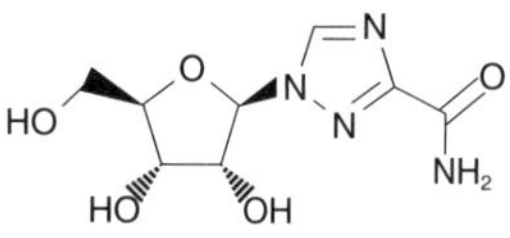

92 第1編 感染症治療薬

リバビリン

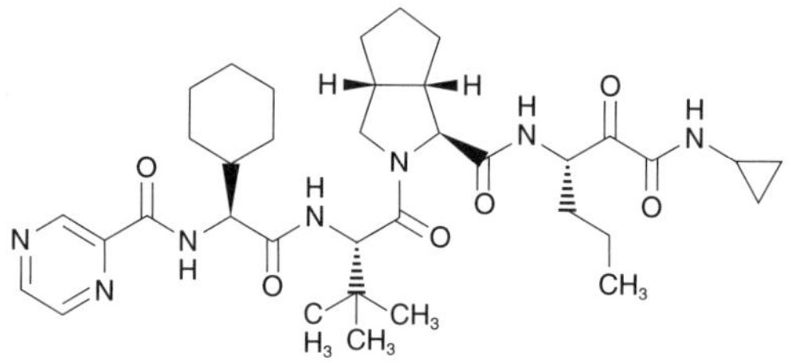

テラプレビル

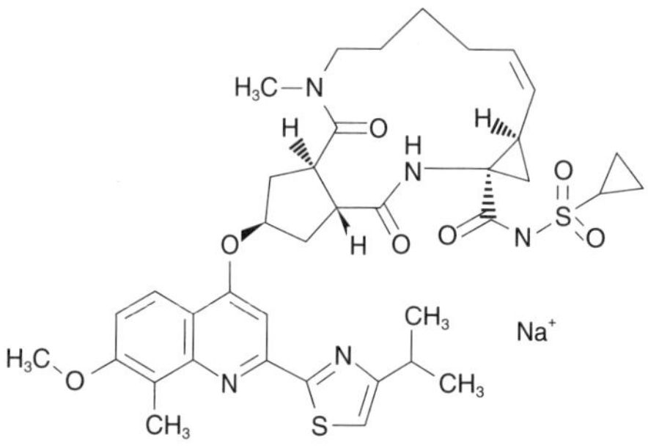

シメプレビル

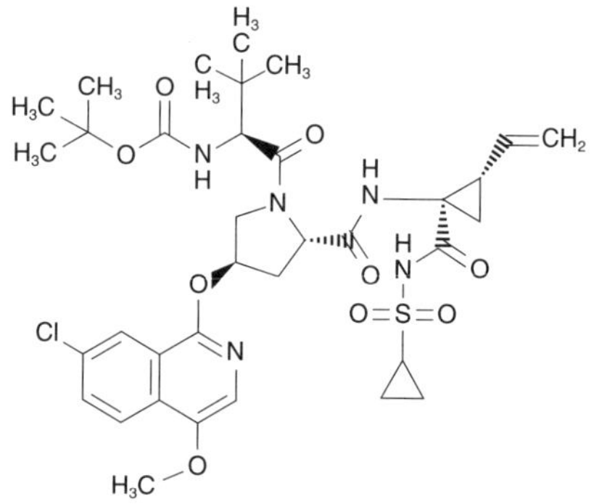

アスナプレビル

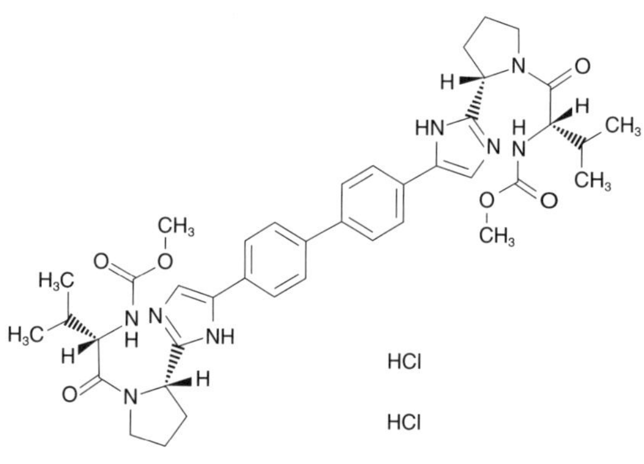

ダクラタスビル

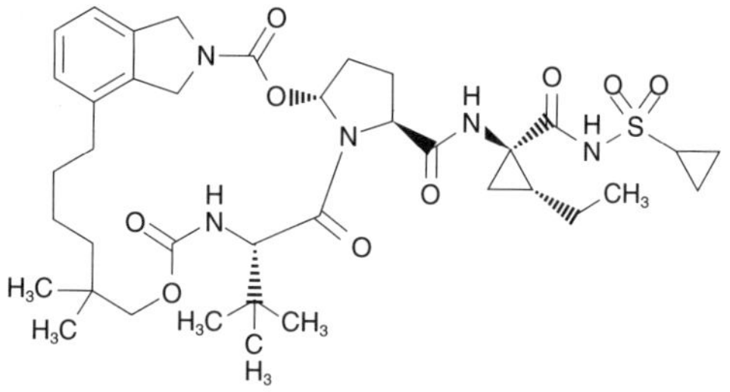

バニプレビル

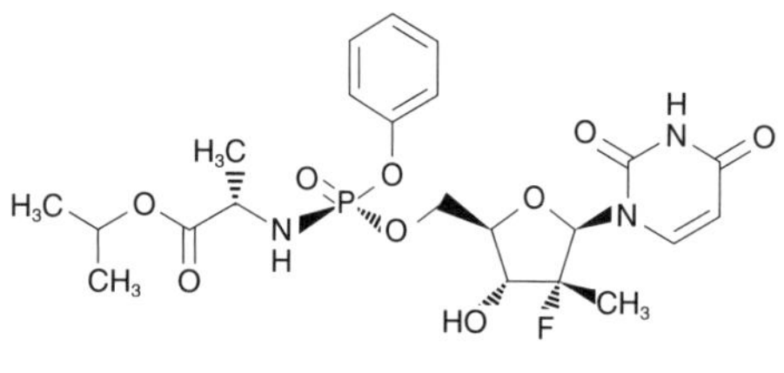

ソホスブビル

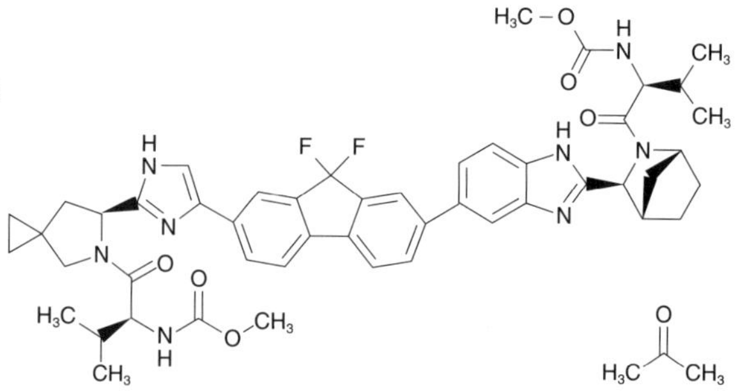

レジパスビル

図10-5 C型肝炎治療薬の構造式

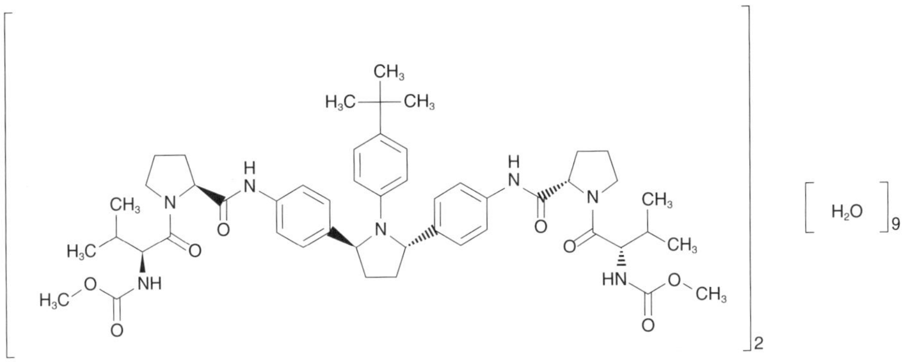

第 10 章　抗ウイルス薬　　**93**

オムビタスビル

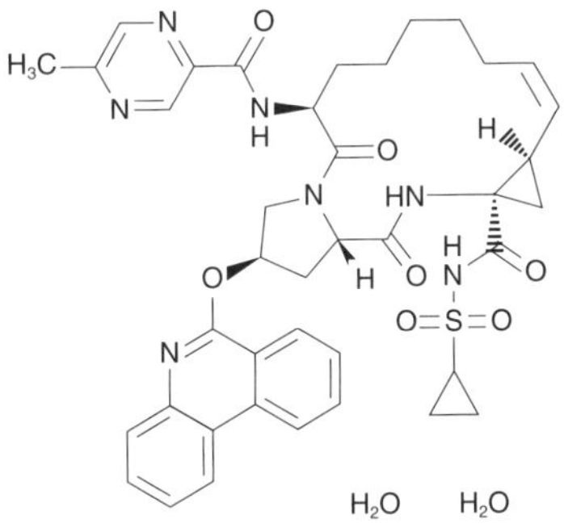

パリタプレビル

図 10-5　C 型肝炎治療薬の構造式（つづき）

10-4　抗ヒト免疫不全ウイルス薬

　ヒト免疫不全ウイルス（HIV）は，無症候期においても活発に増殖し，CD4 陽性 T リンパ球をはじめとする免疫系を破壊し続けている．現在標準的に行われる抗レトロウイルス療法（ART）は，強力に HIV の増殖を抑制し患者の免疫能を回復させることが出来る．そのおかげで HIV 感染者の生命予後は著しく改善されたが，現段階においても HIV を感染者の体内から完全に駆除することは容易ではない．HIV の駆逐のためには感染細胞が消滅するまで ART を継続する必要がある．このことは，ART を開始した HIV 感染者は事実上生涯治療を継続する必要があることを意味する．

　HIV の増殖サイクルを中断させる薬剤はすべて抗 HIV 作用を持つことになるが，正常細胞の増殖に必須の機能に影響を与える薬剤は治療薬として使用することは出来ない．HIV の増殖サイクル中で，阻害しても正常の細胞増殖に理論上影響を与えないものは，HIV 粒子と細胞表面レセプターとの結合・膜融合，逆転写，逆転写産物の宿主 DNA への組み込み，プロテアーゼによる切断があげられる．

94 第1編 感染症治療薬

10-4-1 ヌクレオシド系逆転写阻害薬

　ヌクレオシド系逆転写阻害薬（NRTI）は，細胞内でリン酸化酵素によりリン酸基が付加され活性型であるヌクレオチド型となる．これが逆転写酵素により伸張しつつある HIV の DNA 鎖内に正常のヌクレオチドの代わりに組み込まれるが，構造的に次に結合すべきヌクレオチドが結合できなくなり，ウイルス DNA はそれ以上伸張することが出来なくなる．

アジドチミジン：ジドブジン，AZT，ZDV（レトロビル®［内］）

- ・HIV 感染細胞内で，細胞性酵素によりリン酸化され，活性型の三リン酸化体（AZTTP）となる．AZTTP は HIV 逆転写酵素を競合的に阻害し，またデオキシチミジン三リン酸の代わりにウイルス DNA 中に取り込まれて，DNA 鎖伸長を停止することによりウイルスの増殖を阻害する．
- ・AZTTP の HIV 逆転写酵素に対する親和性は，正常細胞の DNA ポリメラーゼに比べて約100 倍強いので，選択性の高い抗ウイルス作用を示す．
- ・エイズに対して延命効果を示す．
- ・1 日 2〜6 回経口投与する．
- ・経口投与による吸収は良好であるが，半減期は約 1 時間と短く，尿中へ速やかに排泄される．
- ・主代謝物はグルクロン酸抱合体である．
- ・骨髄抑制があらわれるので，投与開始後 3 か月間は少なくとも 2 週間毎に血液学的検査を行い，その後は最低 1 か月毎の検査を行う．
- ・併用禁忌：イブプロフェン（出血傾向を増強）

ジダノシン：ddI（ヴァイデックス®［内］）

- ・細胞内において細胞性酵素により活性代謝物のジデオキシアデノシン 5-三リン酸に変換される．ジデオキシアデノシン 5-三リン酸は，天然基質のデオキシアデノシン 5-三リン酸との競合により，またウイルス DNA に取り込まれることによりウイルス DNA 鎖の伸長を停止させ，HIV-1 の逆転写酵素活性を阻害する．
- ・1 日 1 回経口投与する．
- ・活性代謝物の細胞内半減期は長く，8〜40 時間である．
- ・食事の影響により吸収率が約 20％低下するので，必ず食間に投与する．
- ・カプセルに腸溶性コーティングされた顆粒が入っているので，かまずに服用しなければならない．
- ・膵炎があらわれることがあるので，血清アミラーゼ，血清リパーゼ，トリグリセリド等の生化学的検査を行う．

サニルブジン：d4T（ゼリット®［内］）

- ・細胞のキナーゼによってサニルブジン三リン酸となり，抗ウイルス作用を発揮する．
- ・ジドブジンとの比較臨床試験において，HIV 関連疾患の進行までの期間および生存期間の延長ならびに CD4 リンパ球数の改善においてサニルブジンはジドブジンに比べて優った．

・1日2回経口投与する.

・急性の四肢の筋脱力,腱反射消失,歩行困難,呼吸困難等のギラン・バレー症候群に類似した経過および症状が認められており,これらの多くの症例は乳酸アシドーシス発現例に認められ,死亡例の報告もある.

・末梢神経障害により四肢のしびれ・刺痛感・疼痛等の症状があらわれることがある.

ラミブジン：3TC（エピビル®［内]）

・細胞内でリン酸化され,HIV感染細胞内での半減期が約12時間の5′-三リン酸化体に変換される.ラミブジン5′-三リン酸化体はHIVの逆転写酵素によりウイルスDNA鎖に取り込まれ,DNA鎖の伸長を停止することによりHIVの複製を阻害する.また,ラミブジン5′-三リン酸化体はHIVの逆転写酵素を競合的に阻害する.

・4種類の二重盲検比較試験において,CD4リンパ球数およびHIV-RNA量の推移を検討した結果,ラミブジンとジドブジンの併用療法は,ジドブジンまたはラミブジン単独療法に比し優れ,その効果は1年以上継続した.

・1日1回または2回に分けて経口投与する.

・B型慢性肝炎を合併している患者では,本剤の投与中止により,B型慢性肝炎が再燃するおそれがあるので,本剤の投与を中断する場合には十分注意する.

ジドブジン・ラミブジン配合剤（コンビビル®［内]）

・1回1錠（ジドブジンとして300 mgおよびラミブジンとして150 mg）を1日2回経口投与する.

アバカビル硫酸塩：ABC（ザイアジェン®［内]）

・細胞内で細胞性酵素によって活性代謝物のカルボビル三リン酸に変換される.カルボビル三リン酸は天然基質dGTPと競合し,ウイルスDNAに取り込まれることによって,HIV-1逆転写酵素の活性を阻害する.取り込まれたヌクレオシド誘導体には3′-OH基が存在しないため,DNA鎖の伸長に不可欠な5′-3′ホスホジエステル結合の形成が阻害され,ウイルスのDNA複製が停止する.

・1日1回または2回に分けて経口投与する.

・投与患者の約5%に過敏症の発現を認めており,まれに致死的となることが示されている.過敏症が疑われた時は本剤の投与を直ちに中止し,決してアバカビル製剤を再投与しないこと.

ラミブジン・アバカビル硫酸塩配合剤（エプジコム®［内]）

・1回1錠（ラミブジンとして300 mgおよびアバカビルとして600 mg）を1日1回経口投与する.

エムトリシタビン：FTC（エムトリバ®［内]）

・細胞内酵素によりリン酸化されエムトリシタビン5′-三リン酸となる.エムトリシタビン5′-三リン酸はHIV-1逆転写酵素の基質であるデオキシシチジン5′-三リン酸と競合すること,および新生ウイルスDNAに取り込まれた後に,DNA鎖伸長を停止させることにより,

HIV-1 逆転写酵素の活性を阻害する.

・1 日 1 回経口投与する.

・血漿中半減期は約 10 時間であり，活性型であるエムトリシタビン 5′-三リン酸の細胞内半減期は約 39 時間であった.

・B 型慢性肝炎を合併している患者では，本剤の投与中止により，B 型慢性肝炎が再燃するおそれがあるので，本剤の投与を中断する場合には十分注意する.

テノホビル ジソプロキシルフマル酸塩：TDF（ビリアード® ［内]）

・テノホビルのプロドラッグである.

・テノホビル ジソプロキシルフマル酸塩からテノホビルへの変換には，ジエステルの加水分解が必要であり，その後細胞内酵素によりリン酸化を受け，テノホビル二リン酸となる. テノホビル二リン酸は，HIV-1 逆転写酵素の基質であるデオキシアデノシン 5′-三リン酸と競合することおよび DNA に取り込まれた後に DNA 鎖伸長を停止させることにより，HIV-1 逆転写酵素の活性を阻害する.

・1 日 1 回経口投与する.

・テノホビル二リン酸の細胞内半減期は，休止期および活性化させたヒト末梢血単核球でそれぞれ約 50 時間，10 時間であった.

・血中半減期は約 17 時間である.

・B 型慢性肝炎を合併している患者では，本剤の投与中止により，B 型慢性肝炎が再燃するおそれがあるので，本剤の投与を中断する場合には十分注意する.

エムトリシタビン・テノホビル ジソプロキシルフマル酸塩配合剤（ツルバダ® ［内]）

・1 回 1 錠（エムトリシタビンとして 200 mg およびテノホビル ジソプロキシルフマル酸塩として 300 mg を含有）を 1 日 1 回経口投与する.

エルビテグラビル・コビシスタット・エムトリシタビン・テノホビル ジソプロキシルフマル酸塩配合錠（スタリビルド® ［内]）

・インテグラーゼ阻害薬であるエルビテグラビル，薬物動態学的増強因子（ブースター）のコビシスタット，シチジン誘導体のヌクレオシド系逆転写酵素阻害薬であるエムトリシタビンおよびアデノシン誘導体のヌクレオチド系逆転写酵素阻害薬であるテノホビル ジソプロキシルフマル酸塩の 4 成分の固定用量を含有する配合錠である.

・1 回 1 錠（エルビテグラビルとして 150 mg，コビシスタットとして 150 mg，エムトリシタビンとして 200 mg およびテノホビル ジソプロキシルフマル酸塩として 300 mg を含有）を 1 日 1 回経口投与する.

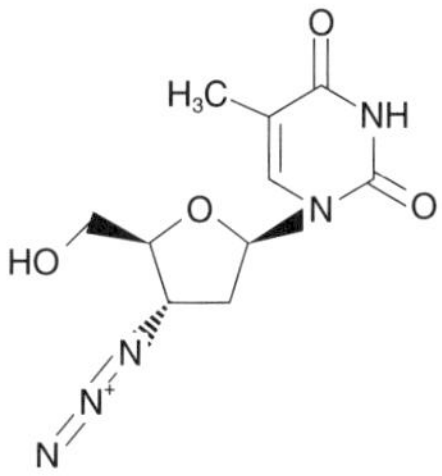

第10章　抗ウイルス薬　**97**

アジドチミジン 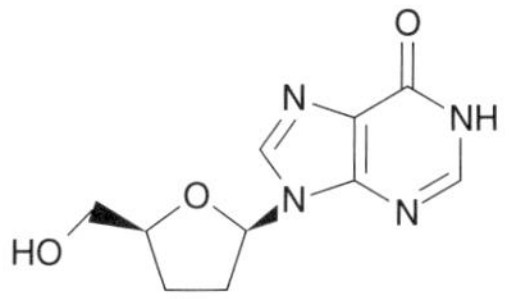　　　　　ジダノシン 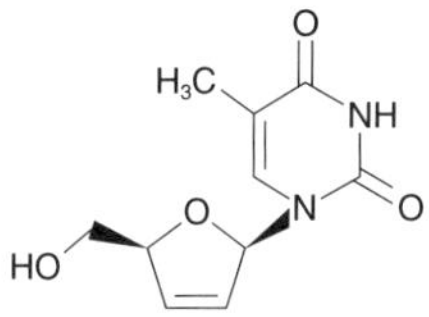　　　　　サニルブジン

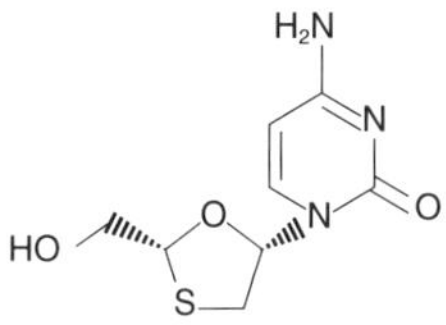

ラミブジン 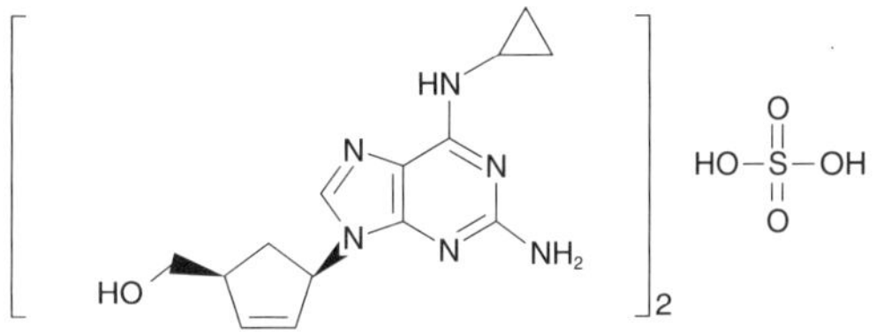　　　　　　　　アバカビル

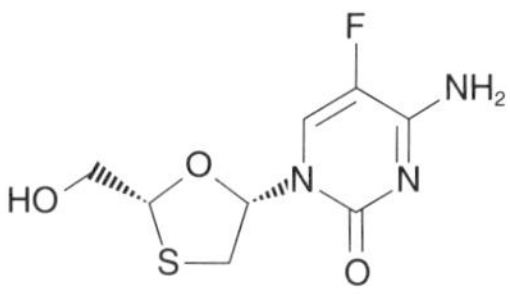

エムトリシタビン 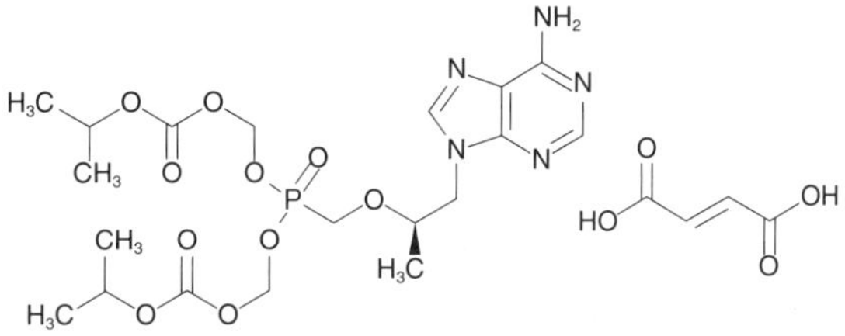　　　　テノホビル ジソプロキシルフマル酸塩

図 10-6　ヌクレオシド系逆転写阻害薬の構造式

10-4-2　非ヌクレオシド系逆転写阻害薬

　非ヌクレオシド系逆転写阻害薬（NNRTI）は，ヌクレオシドの基本骨格をもたず，細胞内で逆転写酵素に直接接着し，この酵素の立体構造を変える．この構造変化で逆転写が起こらず，結果として HIV の増殖を不可能にする．

エファビレンツ：EFV（ストックリン®［内］）

　・HIV-1 逆転写酵素のテンプレート，プライマーまたはヌクレオシド三リン酸に対する非拮抗的阻害薬であり，混合型非拮抗阻害形式を示し，拮抗的阻害作用をわずかに併せもつ．

　・1 日 1 回経口投与する．

　・食事の有無にかかわらず投与できる．

　・精神神経系症状の副作用対策のため，就寝前の投与が推奨される．

　・CYP3A4 酵素誘導薬であり CYP3A4 の基質である他の化合物は，本剤と併用して投与すると血漿中濃度が低下することがある．

　・併用禁忌：CYP3A4 に対する競合により代謝が阻害され，併用薬剤の血中濃度を上昇させ，

98　第1編　感染症治療薬

　　　生命に危険を及ぼすような事象（不整脈，持続的な鎮静や呼吸抑制）が起こる可能性がある．

　　　　　　トリアゾラム，ミダゾラム，エルゴタミン酒石酸塩・無水カフェイン，ジヒドロ
　　　　　　エルゴタミンメシル酸塩，メチルエルゴメトリンマレイン酸塩，エルゴメトリン
　　　　　　マレイン酸塩

　　　併用薬物の代謝酵素の誘導により作用減弱するおそれがある．

　　　　　　ボリコナゾール

ネビラピン：NVP（ビラミューン® ［内]）
- 核酸とは競合せず，逆転写酵素の疎水ポケット部分に結合し，逆転写酵素の触媒活性を阻害する．
- 1回200 mgを1日1回，14日間経口投与する．その後，維持量として1日400 mgを2回に分割して経口投与する．
- 主としてCYP3AおよびCYP2Bで代謝され，それ自身肝チトクローム P450の誘導薬である．
- 併用禁忌：併用薬物の血中濃度低下 – ケトコナゾール，経口避妊薬．
- 本剤の投与により，重篤で致死的な皮膚障害，肝機能障害が発現することがある．

エトラビリン：ETR（インテレンス® ［内]）
- 逆転写酵素と直接結合し，DNAポリメラーゼの触媒部位を失活させることでRNA依存性およびDNA依存性のDNAポリメラーゼ作用を阻害する．
- 1日2回経口投与する．
- 主にCYP3A4，CYP2C9およびCYP2C19によって代謝される．
- CYP3A4に対して弱い誘導作用を示し，CYP2C9およびCYP2C19ならびにP-gpに対して弱い阻害作用を示す．

リルピビリン塩酸塩：RPV（エジュラント® ［内]）
- HIV-1逆転写酵素を非競合的に阻害し，ヒトDNAポリメラーゼ α，β および γ を阻害しない．
- 1日1回食事中または食直後に投与する．
- 主にCYP3Aにより代謝される．
- 併用禁忌：CYP3A誘導により本剤の効果減弱するおそれがある．

　　　　　　リファブチン，リファンピシン，カルバマゼピン，フェノバルビタール，フェニ
　　　　　　トイン，デキサメタゾン，セイヨウオトギリソウ
　　　　　　胃内 pH上昇により吸収低下
　　　　　　プロトンポンプ阻害薬

リルピビリン塩酸塩・テノホビル ジソプロキシルフマル酸塩・エムトリシタビン配合錠（コムプレラ® ［内]）
- 1回1錠（リルピビリンとして25 mg，テノホビル ジソプロキシルフマル酸塩として300 mgおよびエムトリシタビンとして200 mgを含有）を1日1回食事中または食直後に経口投与する．

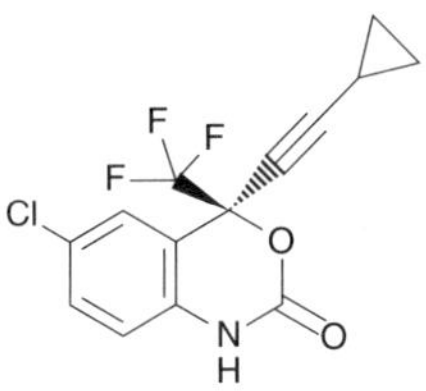

第10章 抗ウイルス薬 **99**

エファビレンツ

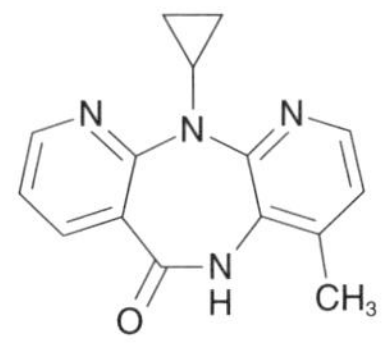

ネビラピン

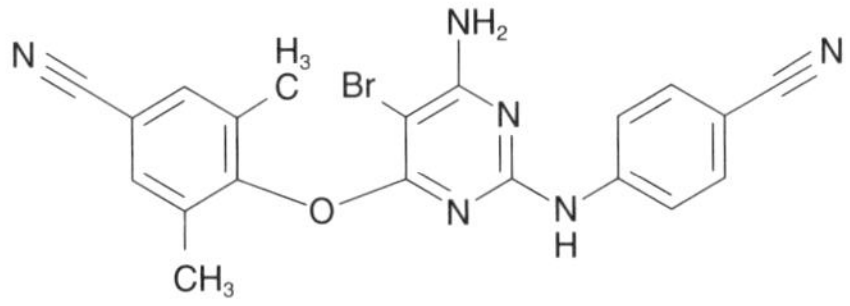

エトラビリン

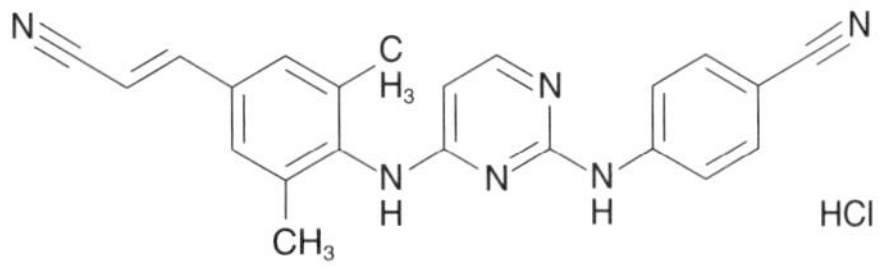

リルピビリン

図10-7 非ヌクレオシド系逆転写阻害薬の構造式

10-4-3 プロテアーゼ阻害薬

HIV は，成熟ウイルスを構成するタンパク質を合成するためプロテアーゼを産生する．このプロテアーゼを阻害することによって，HIV の形成を阻止して HIV の感染・増殖を防ぐ．この阻害薬は，HIV のプロウイルス DNA が染色体に組み込まれた状態の細胞にも有効であり，薬剤耐性を起こしにくい．また，プロテアーゼ阻害薬（PI）は NRTI や NNRTI とは異なる作用部位に働く．

サキナビルメシル酸塩：SQV（インビラーゼ® ［内］）

・HIV-1 および HIV-2 プロテアーゼの活性を阻害するペプチド様合成基質アナログであり，HIV プロテアーゼによる前駆体ポリタンパク質の切断を阻害することで感染性をもつウイルスの産生を阻害する．

・サキナビルの阻害作用は HIV プロテアーゼに選択的であり，ヒトのプロテアーゼ（レニン，カテプシン D，エラスターゼ，コラゲナーゼ等）活性には阻害作用を示さない．

・1 日 2 回，リトナビルと同時に食後 2 時間以内に服用する．

・絶食時投与の場合の AUC は，高脂肪食後投与の場合の AUC の 3 分の 1 程度であった．

・CYP3A4 によって代謝され，P-gp の基質でもある．これらと親和性のある薬剤の血中濃度に影響を与えることがある．

・併用禁忌：血中濃度上昇

アミオダロン，フレカイニド，プロパフェノン，ベプリジル，キニジントラゾドン，ピモジド，エルゴタミン製剤，シンバスタチン，ミタゾラム，トリアゾラム，バルデナフィル，アゼルニジピン製剤

本剤の AUC 低下－リファンピシン

リトナビル：RTV（ノービア® ［内］）

- HIV プロテアーゼの Asp-Thr-Gly に結合し，酵素作用を競合的に阻害する．
- 現在，リトナビルの使用は，もっぱら他のプロテアーゼ阻害薬と併用する方法（薬物動態学的増強因子（ブースター）として使用）がとられている．
- チトクローム P450 酵素の最強の抑制物質（強い親和性を有する）で，他の薬剤の代謝を競合的に阻害し，血中濃度を上昇させる可能性が高い．
- 1 日 2 回食後に経口投与する．
- リトナビルを高分子 / 界面活性マトリックスに溶解し，これを冷却して固溶体を形成している．リトナビルが非結晶体として高分子 / 界面活性マトリックス中に存在することで，溶解性が改善された．
- 内用液はエタノール 43% を含有する．1 日用量（15 mL）ではエタノール約 6.5 mL に相当するので，自動車の運転等危険を伴う作業をする際には注意する．
- 併用禁忌：血中濃度上昇

  キニジン，ベプリジル，フレカイニド，プロパフェノン，アミオダロン，ピモジド，ピロキシカム，アンピロキシカム，エルゴタミン製剤，エレトリプタン，バルデナフィル，シルデナフィル，タダラフィル，アゼルニジピン，リファブチン，ブロナンセリン，ジアゼパム，クロラゼプ酸，フルラゼパム，トリアゾラム

  血中濃度低下 - ボリコナゾール

ロピナビル・リトナビル配合剤：LPV/RTV（カレトラ® ［内]）

- ロピナビルとリトナビルの配合剤で，リトナビルが CYP3A によるロピナビルの代謝を競合的に阻害することでロピナビルの有効血中濃度が維持され，ロピナビルによる抗ウイルス作用を示す．
- ロピナビル・リトナビルを 4：1 の比率にすることにより，有用性 / 危険性の比が向上した．
- 錠剤と内服液剤があるので投与方法の選択が可能である．
- 1 日 2 回あるいは 1 日 1 回経口投与する．
- 配合錠は食事の有無にかかわらず投与可能であるが，配合内用液は食後に投与する．
- 併用禁忌に関しては，リトナビル単剤と同様．

インジナビル硫酸塩エタノール付加物：IDV（クリキシバン® ［内]）

- 他の HIV プロテアーゼ阻害薬（リトナビル，サキナビルなど）との間に交差耐性が認められる．
- 8 時間ごと，1 日 3 回空腹時（食事の 1 時間以上前または食後 2 時間以降）に経口投与する．
- 高カロリー，高脂肪，高タンパク食摂取後に投与すると吸収率が約 80% 減少する．
- 腎結石症の発現を防止する目的で，治療中は通常の生活で摂取する水分に加え，さらに 24 時間に少なくとも 1.5 リットルの水分を補給する．一般的に腎結石症は水分の補給および一時的（2〜3 日）な休薬で回復する．
- ジダノシン（カプセル剤を除く）と併用する場合には，2 時間以上の間隔をあけて空腹時（食事の 1 時間以上前または食後 2 時間以降）に投与すること．ジダノシンは酸により速や

かに分解されることから，pH を上げるために緩衝剤が処方されている．この緩衝剤により，本剤の吸収が抑制されるおそれがある．

・CYP3A4 に対する阻害作用を有し，リトナビルと同様の併用禁忌の薬剤が多数ある．

・併用禁忌：血中濃度上昇

アミオダロン塩酸塩，トリアゾラム，ミダゾラム，アルプラゾラム，ピモジド，エルゴタミン酒石酸塩・無水カフェイン，ジヒドロエルゴタミンメシル酸塩，メチルエルゴメトリンマレイン酸塩，エルゴメトリンマレイン酸塩，エレトリプタン臭化水素酸塩，アゼルニジピン，ブロナンセリン，シルデナフィル，タダラフィル，バルデナフィル

本剤の代謝亢進－リファンピシン

ともに高ビリルビン血症－アタザナビル

ネルフィナビルメシル酸塩：NFV（ビラセプト® ［内］）

・本剤に対する耐性 HIV の発現は，プロテアーゼ領域の 30 番目のアミノ酸の変異が最も頻度が高く，本剤に対する耐性化に最も重要であることがわかっている．本剤に対する感受性が低下した 30 番目のアミノ酸変異をもつ耐性ウイルスは，他のプロテアーゼ阻害薬に対する感受性を維持していることが確認されている．

・1 日 2 回または 3 回食後に経口投与する．

・空腹時に服用すると吸収が約 50％減少する．

・最も頻度の高い副作用は下痢である．下痢の発現機序については本剤の腸管運動亢進作用が示唆されている．

・主として CYP3A4 および一部 CYP2C19 で代謝され，また CYP3A4 の阻害作用をもつ．

・併用禁忌：血中濃度上昇

トリアゾラム，ミダゾラム，アルプラゾラム，ピモジド，麦角誘導体，アミオダロン，キニジン，エレトリプタン，エプレレノン

本剤の代謝亢進－リファンピシン

アタザナビル硫酸塩：ATV（レイアタッツ® ［内］）

・未治療患者において，主要な PI 関連アミノ酸置換を有さずに I50L の置換のみが発現したウイルス分離株は，ATV に対する表現型耐性を示したが，他の PI に対しては感受性の保持が観察された．

・HIV プロテアーゼ阻害薬で初めての 1 日 1 回投与であり，1 日服用カプセル数も 2 カプセルと少なく，高いアドヒアランスが期待されている．

・食事中または食直後に経口投与する．

・食事とともに投与すると，バイオアベイラビリティが増大し，薬物動態の変動が減少する．

・PI において問題となる脂質（コレステロール，トリグリセリド）に対する影響が少ないことが，臨床比較試験で示されている．

・CYP3A4 および UDP-グルクロニルトランスフェラーゼ（UGT）の阻害作用を有する．

102　第1編　感染症治療薬

・併用禁忌：血中濃度上昇

ミダゾラム，トリアゾラム，ベプリジル，エルゴタミン製剤，シサプリド，ピモジド，シンバスタチン，ロバスタチン，インジナビル，バルデナフィル，ブロナンセリン，イリノテカン

本剤の AUC 低下（CYP3A4 誘導）

リファンピシン，セイヨウオトギリソウ含有食品

本剤の AUC 低下 − PPI（胃酸分泌抑制による吸収阻害）

ホスアンプレナビルカルシウム水和物：FPV（レクシヴァ®［内］）

・アンプレナビルのプロドラッグである．

・経口投与後主に消化管上皮で速やかにアンプレナビルと無機リン酸に加水分解される．

・アンプレナビルによって発現する変異の組み合わせはアンプレナビルに特有であり，他の PI ではみられない．これらの変異 HIV はリトナビルに対しては多少の交差耐性を示すものの，サキナビル，インジナビルおよびネルフィナビルに対する感受性は変化しない．

・本剤単独もしくはリトナビルとの併用で，1日1回もしくは1日2回の服薬が可能であり，また，食事の影響も受けないために，服薬アドヒアランスの向上が期待できる．

・アンプレナビルは主に CYP3A4 により代謝され，また CYP3A4 阻害作用を有する．

・併用禁忌：血中濃度上昇

シサプリド，ピモジド，ベプリジル，エルゴタミン製剤，ミダゾラム，トリアゾラム，バルデナフィル

本剤の AUC 低下 − リファンピシン

ダルナビルエタノール付加物：DRV（プリジスタ®，プリジスタナイーブ®［内］）

・野生型 HIV および他の HIV プロテアーゼ阻害薬耐性ウイルスに対して，抗ウイルス活性を示す．

・プロテアーゼの2量体化阻止作用を有するとともに，プロテアーゼの主要な活性部位（主鎖）に作用するため高い抗ウイルス活性を示す．また，プロテアーゼへの結合が強く，HIV が長期にわたって変異を起こしにくいといわれている．

・1日1回または2回食事中または食直後に経口投与する．

・必ず薬物動態学的増強因子（ブースター）としてリトナビルを併用する．

・CYP3A4 阻害作用を有する．

・併用禁忌：血中濃度上昇

ミダゾラム，トリアゾラム，エルゴタミン製剤，バルデナフィル，ブロナンセリン，シルデナフィル，タダラフィル，アゼルニジピン

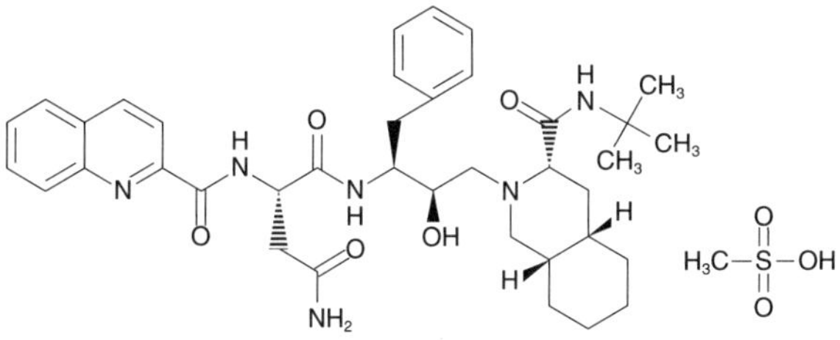

サキナビル

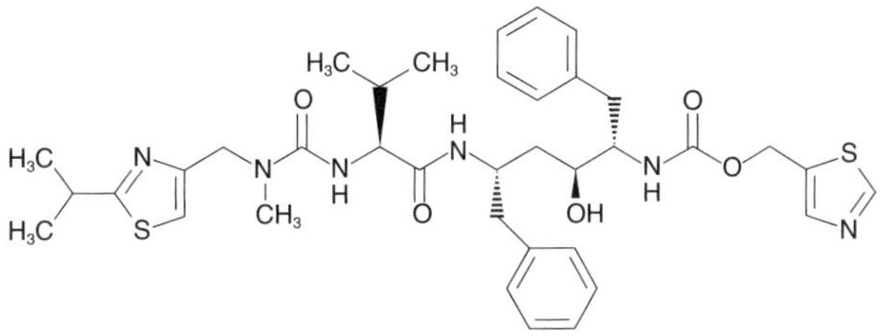

リトナビル

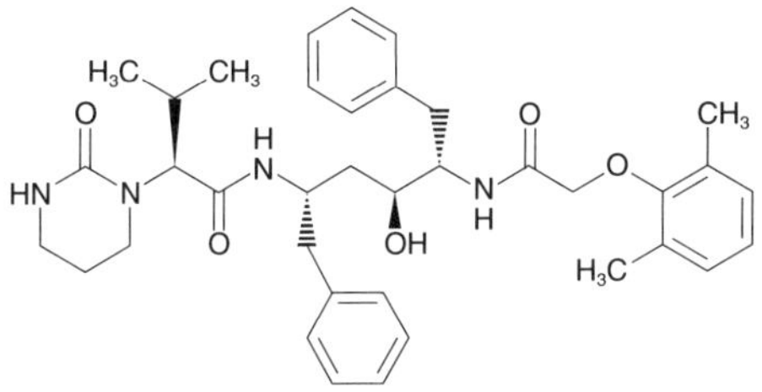

ロピナビル

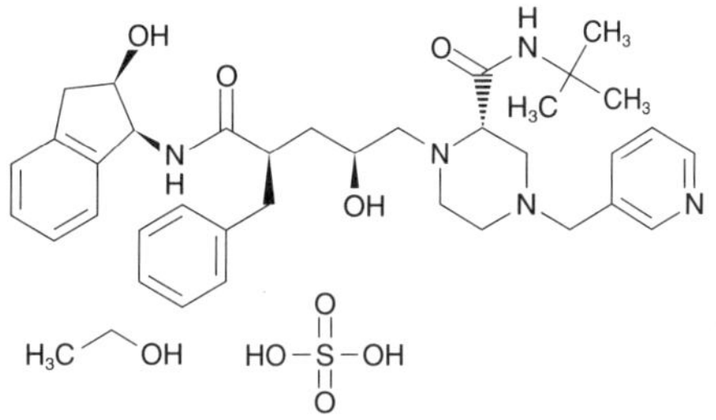

インジナビル

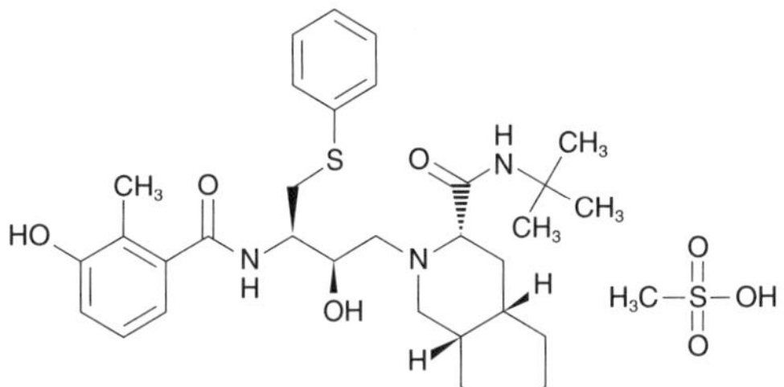

ネルフィナビル

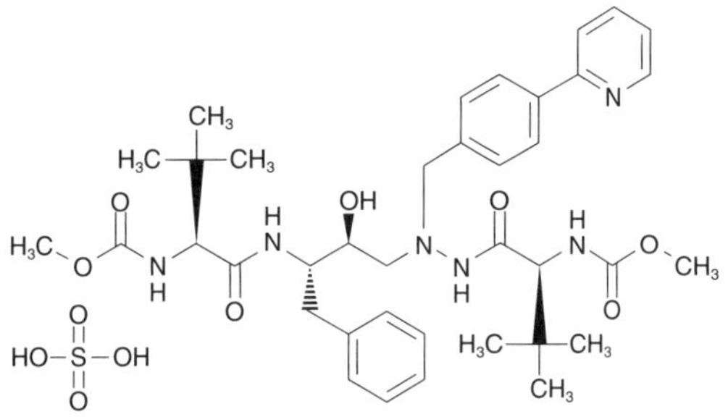

アタザナビル

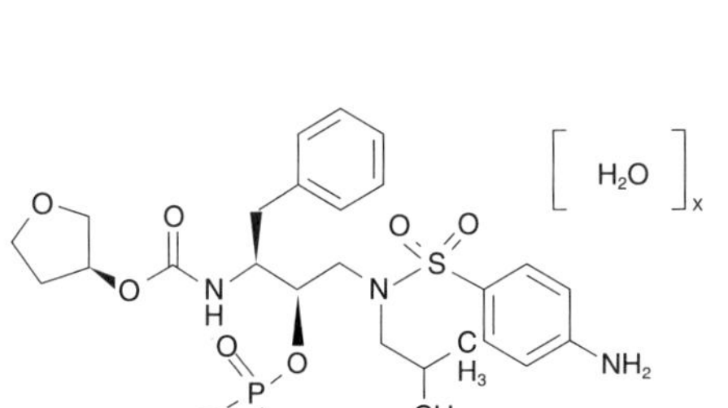

ホスアンプレナビル

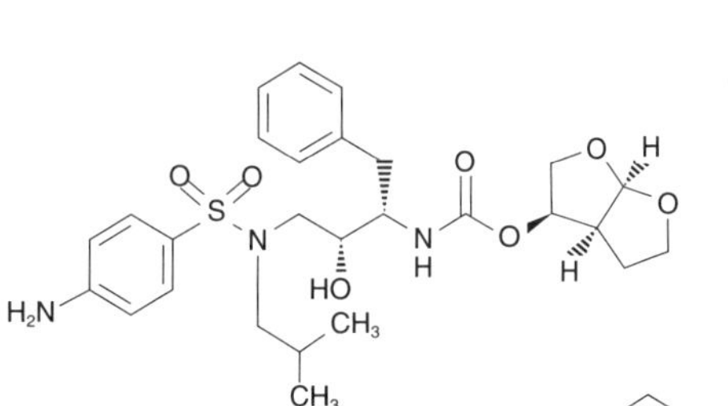

ダルナビル

図 10-8　プロテアーゼ阻害薬の構造式

104   第1編 感染症治療薬

10-4-4 インテグラーゼ阻害薬

　インテグラーゼは，HIV-1の複製に必要な3つの酵素のうちの1つであり，HIV-1のDNAを宿主細胞の遺伝子に組み込む過程を触媒する．インテグラーゼ阻害薬は，HIVインテグラーゼの触媒活性を阻害する．HIVインテグラーゼの阻害により，HIV感染初期において，HIVゲノムの宿主細胞ゲノムへの共有結合的挿入または組み込みが阻害される．組み込まれなかったHIVゲノムは，感染性ウイルス粒子を新たに産生することができないため，ウイルスの感染拡大が阻止される．

ラルテグラビルカリウム：RAL（アイセントレス®［内］）

・世界初のインテグラーゼ阻害薬である．

・他のクラスの抗HIV薬（NRTI，NNRTI，PI）に対する多剤耐性ウイルスにも効果が認められる．

・1日2回経口投与する．

・食事の有無にかかわらず投与できる．

・主にUGT1A1によるグルクロン酸抱合を介する代謝によって消失する．リファンピシンのような強力なUGT1A1誘導薬と併用すると，ラルテグラビルの血漿中濃度が低下するおそれがあるので，リファンピシンおよび他の強力なUGT1A1誘導薬と併用する場合は，注意が必要である．

・チトクロームP450の基質ではなく，CYP1A2，CYP2B6，CYP2C8，CYP2C9，CYP2C19，CYP2D6またはCYP3Aを阻害せず，CYP3A4を誘導しない．

ドルテグラビルナトリウム：DTG（テビケイ®［内］）

・抗HIV治療の有無やウイルス量に関わらず，良好なウイルス学的効果および忍容性が認められたHIVインテグラーゼ阻害薬である．

・既存のHIVインテグラーゼ阻害薬をはじめ，他の既存の抗HIV薬に耐性を示すHIVに対してもウイルス学的効果が期待できる．

・ブースターを用いる必要がなく，食事の有無にかかわらず1日1回の投与が可能である．

・主にUGT1A1の基質であり，CYP3A4でもわずかに代謝され，OCT2およびMATE1を阻害する．

ドルテグラビルナトリウム・アバカビル硫酸塩・ラミブジン配合錠（トリーメク®［内］）

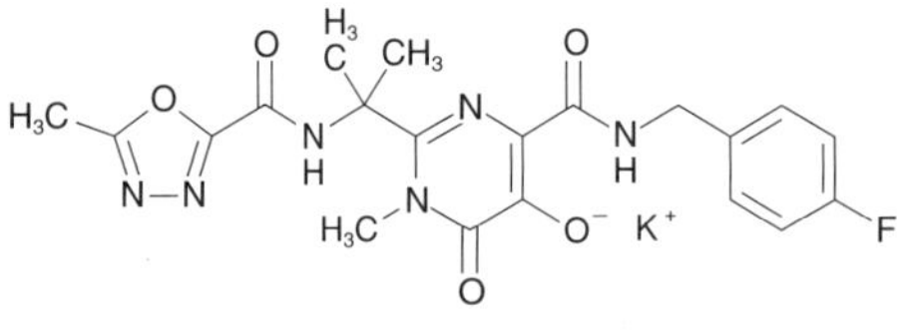

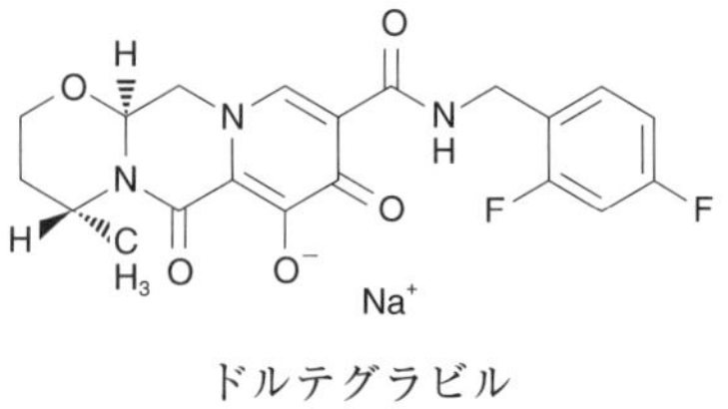

ラルテグラビル　　　　　　　　　　　ドルテグラビル

図10-9 インテグラーゼ阻害薬の構造式

・1回1錠（ドルテグラビルとして50 mg，アバカビルとして600 mgおよびラミブジンとして300 mgを含有）を食事の有無にかかわらず1日1回経口投与する．

10-4-5　CCR5阻害薬

HIVが細胞に侵入する際に利用する補受容体のC-Cケモカイン受容体5（CCR5）を阻害する薬剤である．CCR5に選択的に結合してその立体構造を変化させ，gp120-CD4複合体とCCR5の結合を阻害することで，CCR5指向性HIV-1の細胞内への侵入を阻害する．なお，感染早期（急性期および無症候期）に検出されるHIVのほとんどはCCR5指向性であるが，CD4陽性リンパ球数の減少に伴ってCXCR4指向性および二重/混合指向性HIVが検出される患者の割合が増加することが知られている．

マラビロク：MVC（シーエルセントリ®［内］）

- CCR5指向性のHIVにしか効果がないため，事前にウイルスの指向性検査を行って使用する患者を選別する必要がある．また，ウイルスの指向性が変化することがあるため，指向性検査後，直ちに治療を開始すること．
- 1日2回経口投与する．食事の有無にかかわらず投与できる．
- CYP3A4の基質となっているため，併用する薬剤との薬物相互作用を考慮し，用量を変更する必要がある．

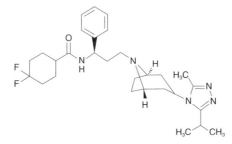

図10-10　マラビロクの構造式

10-5　章末問題

次の文章の正誤を答えよ．

10.1　アシクロビルは，ウイルスの酵素によりまずリン酸化を受け，続いて宿主の酵素でリン酸化されたものがDNAポリメラーゼを阻害する．

10.2　バルガンシクロビルは，ガンシクロビルのプロドラッグである．

10.3　バラシクロビルは，帯状疱疹に1日5回投与する．

10.4　ガンシクロビルは，サイトメガロウイルス感染細胞内のチミジンキナーゼでリン酸化され，DNAポリメラーゼを阻害する．

106 第1編 感染症治療薬

10. 5 アマンタジン塩酸塩は，ウイルスの宿主細胞への侵入や脱殻を阻害することにより，A型インフルエンザウイルスの複製を阻止する．

10. 6 オセルタミビルは，その代謝活性物がノイラミニダーゼを阻害することにより，A型およびB型のインフルエンザに効果をあらわす．

10. 7 ザナミビルは吸入で用いる．

10. 8 ペラミビルはRNAポリメラーゼ阻害薬であり，インフルエンザ感染が判明した際に，15分間の点滴により投与される．

10. 9 ラニナミビルは吸入で投与され，1回の投与で1週間効果が持続する．

10.10 ジダノシンは，酸に不安定であり，腸溶性コーティングを施した顆粒を充塡したカプセル剤である．

10.11 サニルブジンは，ミトコンドリア障害が強く，乳酸アシドーシスを起こす．

10.12 ラミブジンは，アジドチミジンと交差耐性を示さず，毒性が低い．

10.13 ジドブジン・ラミブジン配合剤は，妊婦HIV感染患者への投薬が推奨されている．

10.14 アバカビルは，過敏症の発現に注意が必要であり，テノホビルとの配合剤として汎用されている．

10.15 エムトリシタビンは，体内で安定であり，1日1回の投与が可能である．

10.16 エトラビリンは，NNRTIとして汎用されているが，精神神経系症状の発現が問題となり，就寝前の投与が推奨される．

10.17 サキナビルは，プロテアーゼ阻害薬であり，リトナビルと同時に食前に服用する．

10.18 リトナビルは，P450の最強の抑制物質であり，他のPIとの併用が基本となる．

10.19 ロピナビルは，リトナビルとの配合剤として錠剤および内用液がある．

10.20 インジナビルは，空腹時には吸収が減少するので，食直後に服用する．

10.21 ネルフィナビルによる腎結石を防ぐために24時間に1.5L程度の水分補給が必要である．

10.22 アタザナビルは，PIで問題となる脂質代謝異常を起こさない．

10.23 ホスアンプレナビルは，UGTを阻害するためイリノテカンと併用禁忌である．

10.24 ラルテグラビルは，インテグラーゼ阻害薬であり，既存薬に耐性を獲得したHIVに対しても効果が期待できる．

10.25 マラビロクは，CCR5阻害薬であり，事前にウイルスの指向性検査が必要である．

10.26 ドルテグラビルは，抗HIV薬治療の有無やウイルス量にかかわらず使用できるインテグラーゼ阻害薬である．

10.27 ラミブジンのB型肝炎治療用製剤は，HIV治療用製剤と同一である．

10.28 リバビリンは，単独でC型慢性肝炎の治療に用いられる．

10.29 アデホビルピボキシルは，HCV-DNAポリメラーゼを選択的に阻害する．

10.30 シメプレビルは，NS3/4プロテアーゼ阻害薬であり，Peg-IFNとリバビリンとの併用で投与される．

第11章 感染症の病態と治療

11-1 細菌性髄膜炎

(1) 病態生理

- 細菌性髄膜炎は細菌感染による髄膜炎の総称であり，化膿性髄膜炎ともよばれ，ウイルス感染が主体である無菌性髄膜炎と対照をなす．
- 細菌性髄膜炎は，原因となる病原性細菌がくも膜下腔に侵入し増殖することで発症する中枢神経系の炎症性疾患である．
- 細菌の侵入経路は，上気道あるいは呼吸器感染病巣を経由して血行性にくも膜下腔に達すると考えられる．その他に中耳炎や副鼻腔炎からの波及，腸管，脳室シャントやカテーテルからの侵入があげられる．
- 髄腔内に到達すると，補体，抗体，白血球などが少ない領域のため細菌の増殖は加速され，白血球の誘導，サイトカインの放出による炎症の悪化をもたらす．炎症による分泌物は特に脳底部に貯留し，脳神経を障害，髄液の流れを滞らせ，さらに血管炎，血栓症，脳虚血をもたらす．
- 発症すれば致死率は高く，また救命できても重篤な後遺症を残すことがあり，特に小児においては侮れない感染症である．迅速な診断と適切な治療の早期開始が鍵である．

表 11-1　細菌性髄膜炎の原因菌

年齢・病態	原因菌
新生児から生後4か月未満の乳児	B群レンサ球菌と大腸菌が多く，ほかに黄色ブドウ球菌，リステリア菌．
生後4か月以降の乳児から幼児	インフルエンザ菌（ほとんどがb型［Hib］）が大半を占め，その次に肺炎球菌が多く，黄色ブドウ球菌もみられる．
年長児から青年期	肺炎球菌とインフルエンザ菌が多く，髄膜炎菌もみられる．
成人	肺炎球菌が大半を占め，次に黄色ブドウ球菌．
高齢者（50歳以上）	肺炎球菌，グラム陰性桿菌，リステリア菌．
免疫能低下の状態	肺炎球菌，緑膿菌などのグラム陰性桿菌，リステリア菌，黄色ブドウ球菌（MRSA）．

(2) 症　状

- 多くは発熱，頭痛，嘔吐などを示し，進行すると意識障害，けいれんなどがみられる．

108 第1編 感染症治療薬

・新生児や乳児では，発熱以外の症状として不機嫌，食欲低下（哺乳不良）などが目立つこと
　もある．また，短時間でショックに至る重篤な症状から，あきらかな徴候がなくなんとなく
　普段と違うという印象しか認めない場合もあり，症状のスペクトラムがきわめて広い．
・高齢者では，典型的な症状を認めないことが多い．
・髄膜刺激症状として，項部硬直，Kernig 徴候，Brudzinski 徴候などがあり，髄膜炎の特異的
　所見として重要であるが，小児では必ずしも明瞭ではない（表 11-2）．
・大泉門が閉鎖していない乳児では，大泉門の膨隆がみられることがある．

表 11-2　髄膜刺激症状

項部硬直	仰向けの状態で項部（後頭部から首の後ろのあたり）に手を当てて頭部を持ち上げ，前屈させるようにすると，正常では下顎が前胸部につくが，項部の前屈に抵抗を示して頭部と胸部が一緒に持ち上がる．
Kernig 徴候	仰向けの状態で一方の膝を少し曲げて下肢を股関節で腹側に曲げ，直角位にまで持ってきたところで，膝関節を伸ばそうとするとき，抵抗があって十分伸びない．
Brudzinski 徴候	両下肢を伸ばした仰向けの状態で，頭部を持ち上げて項部を屈曲させたとき，股関節と膝関節に自動的な屈曲が起こり，膝が持ち上がる．

・一般血液生化学検査では，好中球優位の白血球増多，CRP 高値，赤沈値亢進などの非特異
　的な炎症所見を認めることが多い．
・髄液においては，多核球優位の細胞増加，髄液糖の低下，髄液タンパクの増加が認められる．

(3) 薬物治療

・基本的には，検出された菌の種類と抗生物質の感受性を参考に治療薬を選択するが，実際に
　は菌が判明しないうちに早急な経験的（エンピリック）治療をスタートする必要がある．
・患者の年齢，基礎疾患などの背景，髄液への薬剤の移行性，耐性菌の動向などを考慮しつつ，
　抗生物質を選択する．
・起因菌が判明した後には，その感受性に応じて抗生物質を変更する．
・頭痛，発熱などの中枢神経症状は，髄腔内に侵入した原因菌による直接障害と原因菌に由来
　する免疫反応に伴うサイトカイン産生が関与している．
・サイトカインは髄膜炎発症の数時間以内に放出されると考えられている．そのため，炎症性
　サイトカインを抑制する副腎皮質ステロイドを抗菌薬投与の 10～20 分前あるいは同時に投
　与することが推奨されている．
・抗菌薬の有効性は，投与開始 3 日以内に髄液検査を行い，原因菌の消失，髄液糖の回復，臨
　床症状の改善で判定する．症状の改善を認められない場合には，投与量，投与回数を最大量
　に増加させるか，抗菌薬を変更する．
・髄膜炎の予防の原則はワクチンであり，65 歳以上の高齢者や 2 歳以上の免疫力の低下した

患者では23価多糖体肺炎球菌ワクチンが接種可能である．小児に対しては，7価結合型肺炎球菌ワクチンおよびインフルエンザ菌b型（Hib）ワクチンが接種可能である．

表11-3　細菌性髄膜炎の経験的治療

年齢・病態	治療薬
4か月未満	第3世代セフェム系（セフォタキシムまたはセフトリアキソン）＋アンピシリン
4か月〜15歳	第3世代セフェム系（セフォタキシムまたはセフトリアキソン）＋カルバペネム系（パニペネム・ベタミプロン合剤あるいはメロペネム）
16歳〜49歳	カルバペネム系（パニペネム・ベタミプロン合剤あるいはメロペネム） 第3世代セフェム系（セフォタキシムまたはセフトリアキソン）＋バンコマイシン
50歳以上あるいは慢性消耗性疾患や免疫不全を伴う	第3世代セフェム系（セフォタキシムまたはセフトリアキソン）＋バンコマイシン＋アンピシリン
外傷・脳外科処置後	カルバペネム系（パニペネム・ベタミプロン合剤あるいはメロペネム）＋バンコマイシン 第3・4世代セフェム系（セフタチジムまたはセフォゾプラン）＋バンコマイシン

表11-4　細菌性髄膜炎の起因菌別治療

起因菌	治療薬	投与期間
B群レンサ球菌	第3世代セフェム系（セフォタキシムまたはセフトリアキソン） アンピシリン	14〜21日
大腸菌	第3・4世代セフェム系（セフォタキシムまたはセフトリアキソンまたはセフタチジムまたはセフォゾプラン） カルバペネム系（パニペネム・ベタミプロン合剤あるいはメロペネム）	14〜21日
インフルエンザ菌	第3世代セフェム系（セフォタキシムまたはセフトリアキソン） メロペネム 上記両者併用	7日
肺炎球菌	カルバペネム系（パニペネム・ベタミプロン合剤あるいはメロペネム） 第3世代セフェム系（セフォタキシムまたはセフトリアキソン）＋バンコマイシン	10〜14日
黄色ブドウ球菌	バンコマイシン 第3・4世代セフェム系（セフタチジムまたはセフォゾプラン） カルバペネム系（パニペネム・ベタミプロン合剤あるいはメロペネム）	
髄膜炎菌	第3世代セフェム系（セフォタキシムまたはセフトリアキソン）	7日
緑膿菌	第3世代セフェム系（セフォタキシムまたはセフトリアキソン） カルバペネム系（パニペネム・ベタミプロン合剤あるいはメロペネム）	

110 第1編 感染症治療薬

11-2 敗血症

(1) 病態生理

- 敗血症は，全身性炎症反応症候群（systemic inflammatory response syndrome: SIRS）と呼ばれる反応を伴う全身性感染である．
- SIRS は，数多くの内因性炎症メディエーターが血流へ放出されて起こる全身症状を伴う急性炎症反応である．SIRS は急性膵炎および熱傷を含む重度の外傷によっても起こる．以下の 4 項目のうち 2 項目以上が該当する場合と定義されている．
  ① 体温＞ 38℃以上または＜ 36℃
  ② 心拍数＞ 90 回 / 分
  ③ 呼吸数＞ 20 回 / 分または $PaCO_2$ ＜ 32 mmHg
  ④ 白血球数＞ 12,000/mm^3 または＜ 4,000/mm^3 または未熟顆粒球＞ 10%
- 血液培養で病原微生物が検出される（菌血症），あるいは血液中に病原微生物の毒素が検出される（エンドトキシン血症など）必要はない．
- 原因となる感染部位は，腹腔内，呼吸器，血流（カテーテル関連を含む），皮膚・軟部組織，尿路などが多い．
- 原因菌としては，黄色ブドウ球菌，大腸菌，肺炎桿菌，緑膿菌，エンテロバクター属などが多い．

(2) 症　状

- 典型例では発熱，頻脈，および頻呼吸を呈するが，血圧は正常のままである．
- 一般的に，原因となる感染による徴候がある．
- 重症度分類として，重症敗血症，敗血症性ショックを用いる．
- 重症敗血症は敗血症の中で，臓器障害や臓器灌流低下または低血圧を呈する状態であり，臓器灌流低下または灌流異常には，乳酸アシドーシス，乏尿，意識混濁などが含まれる．
- 敗血症性ショックは重症敗血症のなかで，十分な輸液負荷を行っても低血圧（収縮期血圧＜ 90 mmHg または通常よりも＞ 40 mmHg の低下）が持続するものとする．

(3) 薬物治療

- 敗血症治療において，初期抗菌薬治療は最も重要である．敗血症は救命が第 1 であり，診断後 1 時間以内に経験的治療を開始し，選択した抗菌薬が原因微生物を外さず適切にカバーすることが重要である．
- 初期には広域の抗菌薬を使用し，感受性試験の結果からターゲットとする病原体に絞って狭域の抗菌薬に変更する（de-escalation）．

11-3 肺炎

　肺炎とは，様々な病原菌の感染によって肺に炎症が起こった状態のことである．日本では，全死因別にみると年間約8万人が肺炎により死亡し，その死亡率は8.6%になる．死因順位は，最近20年間第4位を占めている．肺炎は，病変の形態，原因，罹患場所により分類される．病変の形態による分類として，肺胞性肺炎および間質性肺炎がある．原因による分類としては，感染性肺炎（細菌性肺炎，ウイルス性肺炎，非定型肺炎），機械的肺炎（誤嚥性肺炎など），薬剤性肺炎などがある．罹患場所による分類として，市中肺炎，院内肺炎，医療・介護関連肺炎がある．

表11-5　肺炎の経験的治療

原因疾患	想定される原因菌	推奨薬
市中肺炎	・緑膿菌リスクなし 肺炎球菌，インフルエンザ菌，レジオネラ，マイコプラズマ ・緑膿菌リスクあり 上記に加えて，緑膿菌	・緑膿菌リスクなし セフトリアキソン（セフォタキシム）またはスルバクタム・アンピシリン＋アジスロマイシン ・緑膿菌リスクあり セフェピム，タゾバクタム・ピペラシリン，メロペネム（ドリペネム，イミペネム・シラスタチン）＋アジスロマイシン
人工呼吸器関連肺炎，院内肺炎，医療行為関連肺炎	・緑膿菌リスクなし 肺炎球菌，インフルエンザ菌，MSSA，大腸菌，肺炎桿菌 ・緑膿菌リスクあり 上記に加えて，緑膿菌，MRSA	・緑膿菌リスクなし セフトリアキソン（セフォタキシム）またはアンピシリン・スルバクタム ・緑膿菌リスクあり セフェピム，タゾバクタム・ピペラシリン，メロペネム（ドリペネム，イミペネム・シラスタチン）±バンコマイシンまたはリネゾリド±アミカシン
市中尿路感染症	主に大腸菌	アンピシリン＋ゲンタマイシン またはセフトリアキソン（セフォタキシム）
カテーテルや医療行為関連尿路感染症	大腸菌，緑膿菌，腸球菌	タゾバクタム・ピペラシリン，メロペネム（ドリペネム，イミペネム・シラスタチ）またはセフェピム ±ゲンタマイシンまたはアミカシン
カテーテル関連血流感染症	表皮ブドウ球菌，黄色ブドウ球菌（MRSAも含む），緑膿菌	バンコマイシン ＋セフェピム，タゾバクタム・ピペラシリン，メロペネム（ドリペネム，イミペネム・シラスタチン） ±ゲンタマイシンまたはアミカシン ±ホスフルコナゾールまたはミカファンギン
市中発症髄膜炎	肺炎球菌，髄膜炎菌	高用量セフトリアキソン（2 g 12時間毎）（高用量セフォタキシム2 g 4時間毎） ＋高用量バンコマイシン（20 mg/kg12時間毎） ＋アシクロビル

112 第1編 感染症治療薬

表 11-5 肺炎の経験的治療（つづき）

脳神経外科術後髄膜炎	MRSA を含む黄色ブドウ球菌, 緑膿菌	高用量バンコマイシン（20 mg/kg 12 時間毎）+高用量セフェピム（2 g 8 時間毎）または高用量メロペネム（2 g 8 時間毎）
発熱性好中球減少症	MRSA を含む黄色ブドウ球菌, 緑膿菌	セフェピム, タゾバクタム・ピペラシリン, メロペネム（ドリペネム, イミペネム・シラスタチン）+バンコマイシン ±ゲンタマイシンまたはアミカシン
市中発症でフォーカスが不明	肺炎球菌, 髄膜炎菌および大腸菌などの感受性グラム陰性桿菌	（細菌性髄膜炎が否定できない）高用量セフトリアキソン（2 g 12 時間毎）（高用量セフォタキシム 2 g 4 時間毎）+高用量バンコマイシン（20 mg/kg 12 時間毎）+アシクロビル +ゲンタマイシン（7 mg/kg 1 回のみ）（細菌性髄膜炎は否定的）セフトリアキソン（セフォタキシム）+ゲンタマイシン（7 mg/kg 1 回のみ）
院内発症（または医療行為関連）でフォーカスが不明	MRSA を含む黄色ブドウ球菌, 緑膿菌	セフェピム, タゾバクタム・ピペラシリン, メロペネム（ドリペネム, イミペネム・シラスタチン）+バンコマイシン ±アミカシン

11-3-1　市中肺炎

(1) 病態生理

・市中肺炎は,「院内肺炎, 医療介護関連肺炎以外の一般に社会生活を営む健常人に発症する肺炎」と定義される.

・市中肺炎を治療する際に重要なことは, 患者の状態を的確に評価し, 迅速に原因微生物を推定し適切な抗菌薬を投与することである.

・① 約半数の症例で原因微生物が不明であり, 治療前に原因菌が推定される症例はきわめて少ない, ② 肺炎の治療は早く開始しなければ予後が悪いことから, 経験的治療が選択される場合が多い.

表 11-6 市中肺炎の分類

	原因菌
細菌性肺炎	肺炎球菌（最多）, インフルエンザ菌
非定型肺炎	マイコプラズマ, クラミジア・ニューモニエ, レジオネラ菌

・市中肺炎の原因菌は必ずしも単一の菌種だけでなく, 複数菌による感染の形をとる場合がある. 市中肺炎の原因菌診断に際しては, これら原因菌の特徴と頻度を念頭に置いて, 適切な

第 11 章　感染症の病態と治療　**113**

検査を行う必要がある.

(2) 症　状

- ・かぜの症状に続き, 発熱, 咳, 喀痰, 呼吸困難, 胸痛などの呼吸器症状が起こり, 白血球増加や CRP 値の上昇, 赤沈亢進などの炎症症状も認められる.
- ・咳は典型的に, 児童および成人では湿性で, 乳児, 幼児, および高齢者では乾性である.
- ・呼吸困難は通常, 軽度および労作性で, 安静時に認めることはまれである.
- ・胸痛は胸膜性で, 感染域に隣接している. 炎症が胸膜にまで及ぶと, 胸水, 膿胸が発生することがある. 胸部 X 線検査や CT 検査で異常陰影を呈する.

(3) 薬物治療

- ・成人市中肺炎診療ガイドラインを参考に重症度の判定 (A-DROP システム), 細菌性・非定型肺炎の鑑別を行い, 症例に応じた適切な抗菌薬選択を行う (表 11-7).

表 11-7　A-DROP システム

使用する指標	1. 男性 70 歳以上, 女性 75 歳以上 2. BUN 21 mg/dL 以上または脱水あり 3. SpO_2 95% 以下 (PaO_2 60 Torr 以下) 4. 意識障害あり 5. 血圧 (収縮期) 90 mmHg 以下
重症度	軽症　　：上記 5 項目のいずれも該当しないもの 中等症：上記項目の 1 つまたは 2 つ該当 重症　　：上記項目の 3 つ該当 超重症：上記項目の 4 つまたは 5 つ該当 ただし, ショックがあれば 1 項目のみでも超重症とする

(日本呼吸器学会編 (2011) 医療・介護関連肺炎 (NHCAP) 診療ガイドライン, p9, 表 3-1, メディカルレビュー社より改変)

表 11-8　細菌性肺炎と非定型肺炎の鑑別

使用する指標	1. 年齢 60 歳未満 2. 基礎疾患がない, あるいは軽微 3. 頑固な咳嗽がある 4. 胸部聴診上所見が乏しい 5. 喀痰がない, あるいは迅速診断で原因菌らしきものがない 6. 末梢血白血球が 10,000/μL 未満である
1〜5 の 5 項目中	3 項目以上陽性：非定型肺炎疑い 2 項目以下陽性：細菌性肺炎疑い
1〜6 の 6 項目中	4 項目以上陽性：非定型肺炎疑い 3 項目以下陽性：細菌性肺炎疑い

114   第1編   感染症治療薬

表11-9   細菌性肺炎疑いで外来治療の場合

状　態	薬　物
基礎疾患，危険因子がない	β-ラクタマーゼ阻害薬配合ペニシリン
65歳以上あるいは軽症基礎疾患	β-ラクタマーゼ阻害薬配合ペニシリン ±マクロライドまたはテトラサイクリン
慢性呼吸器疾患/最近抗菌薬を使用した/ペニシリンアレルギーの時	レスピラトリーキノロン
外来で注射を使う場合	セフトリアキソン

表11-10   細菌性肺炎疑いで入院治療の場合

状　態	薬　物
基礎疾患がない，あるいは若年成人	β-ラクタマーゼ阻害薬配合ペニシリン，ピペラシリン高用量
65歳以上あるいは軽症基礎疾患	上記に加えて，セフェム系注射薬
慢性呼吸器疾患	上記に加えて，カルバペネム系またはニューキノロン系注射薬

表11-11   非定型肺炎疑いで外来治療の場合

状　態	薬　物
基礎疾患がない，あるいはあっても軽い，または若年成人	マクロライド系経口薬 テトラサイクリン系経口薬
65歳以上，あるいは慢性心・肺疾患	上記または，レスピラトリーキノロン経口薬，ケトライド

表11-12   非定型肺炎疑いで入院治療の場合

薬物
テトラサイクリン系注射薬，マクロライド系注射薬，ニューキノロン系注射薬

表11-13   ICU治療が必要な場合（下記の1群と2群から薬剤を選択し併用する.）

1群	①　カルバペネム系注射薬 ②　第3，4世代セフェム系＋クリンダマイシン ③　モノバクタム＋クリンダマイシン ④　グリコペプチド系＋アミノグリコシド系
2群	①　ニューキノロン系注射薬 ②　テトラサイクリン系注射薬 ③　マクロライド系注射薬

・原因菌が判明した際には，できるだけ狭域スペクトラムの抗菌薬を選択することが望ましい.

・効果判定は，3日後（重症例は2日後），7日以内，14日以内に実施する. 3日後は初期抗菌薬の有効性を評価し，7日以内に有効性の評価および終了時期の決定を行い，14日以内に終了時期や薬剤変更の決定を行う.

第 11 章　感染症の病態と治療　　***115***

・抗菌薬終了時期の目安としては，① 解熱（37℃以下），② 末梢白血球数増加の改善，③
　CRP の改善（最高値の 30％以下への低下），④ 胸部 X 線陰影の明らかな改善，の 4 項目の
　うち，明らかな基礎疾患がなければ 3 項目以上を満たした場合，基礎疾患がある場合には 3
　項目以上を満たした 4 日後に投与を終了するとされている．

① 肺炎球菌

　肺炎球菌は呼吸器感染症特に市中肺炎においてもっとも高頻度に分離されるきわめて重要な原
因菌である．近年ペニシリン耐性肺炎球菌（PRSP）が急速に増加している．

表 11-14　肺炎球菌に対する抗菌薬の選択

外来治療をする時	①　アモキシシリン高用量 ②　ペネム系経口薬 ③　ペニシリン耐性肺炎球菌が疑われる時（＞ 65 歳，アルコール多飲，幼児と 　　同居，3 か月以内に β-ラクタム系の使用） 　　→レスピラトリーキノロン経口薬，ケトライド経口薬
入院治療をする時	①　ペニシリン系注射薬常用量の 2〜4 倍 ②　セフトリアキソン ③　第 4 世代セフェム系 ④　カルバペネム系 ⑤　バンコマイシン

② インフルエンザ菌

　インフルエンザ菌は，市中肺炎の原因菌として，肺炎球菌についで頻度が高い．

表 11-15　インフルエンザ菌に対する抗菌薬の選択

外来治療をする時	①　β-ラクタマーゼ阻害薬配合ペニシリン経口薬 ②　第 2 世代セフェム系経口薬 ③　第 3 世代セフェム系経口薬 ④　ニューキノロン系経口薬
入院治療をする時	①　ピペラシリン ②　β-ラクタマーゼ阻害薬配合ペニシリン ③　第 2，3，4 世代セフェム系注射薬 ④　ニューキノロン系注射薬

③ クレブシエラ・ニューモニエ

　本菌は β-ラクタマーゼ産生菌でありペニシリン系には自然耐性である．

116　第1編　感染症治療薬

表 11-16　クレブシエラ・ニューモニエに対する抗菌薬の選択

外来治療をする時	① β-ラクタマーゼ阻害薬配合ペニシリン経口薬
	② 第2世代セフェム系経口薬
	③ 第3世代セフェム系経口薬
	④ ニューキノロン系経口薬
入院治療をする時	① β-ラクタマーゼ阻害薬配合ペニシリン系注射薬
	② 第2, 3, 4世代セフェム系注射薬
	③ カルバペネム系
	④ ニューキノロン系注射薬

④ 黄色ブドウ球菌

表 11-17　黄色ブドウ球菌に対する抗菌薬の選択

外来治療をする時	① β-ラクタマーゼ阻害薬配合ペニシリン経口薬
入院治療をする時	① β-ラクタマーゼ阻害薬配合ペニシリン系注射薬
	② 第1, 2世代セフェム系注射薬
	③ 第4世代セフェム系注射薬
	④ カルバペネム系注射薬
	⑤ グリコペプチド系注射薬

⑤ レジオネラ

表 11-18　レジオネラ菌に対する抗菌薬の選択

外来治療をする時	① ニューキノロン系経口薬
	② マクロライド系経口薬
	③ リファンピシン
	④ ケトライド経口薬
入院治療をする時	① ニューキノロン系注射薬
	② マクロライド系注射薬

⑥ 嫌気性菌

　嫌気性菌は菌同定, 薬剤感受性試験が困難であることから治療は経験的治療になることが多い.

表 11-19　嫌気性菌に対する抗菌薬の選択

外来治療をする時	① ペニシリン系経口薬
	② β-ラクタマーゼ阻害薬配合ペニシリン系経口薬
	③ ペネム系経口薬
入院治療をする時	① ペニシリン系注射薬
	② クリンダマイシン系
	③ β-ラクタマーゼ阻害薬配合ペニシリン系注射薬

11-3-2 院内肺炎

(1) 病態生理

- 院内肺炎は,「入院(所)後48時間以上を経過して発症した肺炎を指し,入院(所)時には感染成立していない肺炎」と定義される.
- 潜伏期間が2～10日のレジオネラ肺炎などのように潜伏期間が長い肺炎では,この潜伏期間を超えて発症した場合に院内肺炎と診断される.
- 市中肺炎との大きな違いは,入院中で何らかの基礎疾患を有する患者に発症する肺炎であること,病院内という特殊な環境下に生息することで抗菌薬に耐性を高頻度に示す原因微生物による感染の可能性があることである.
- 院内肺炎の代表的な病原体として,黄色ブドウ球菌,緑膿菌,腸内細菌群などがあり,嫌気性菌の関与も市中肺炎と比べて大きい.
- 一般的に,入院早期の場合には市中肺炎と同様の菌が検出されるが,後期の発症になるにつれ,院内肺炎に特徴的な菌が検出されるようになる.

(2) 症 状

- 挿管されていない患者では,症状および徴候は,市中肺炎のものと全般的に同じである.
- 危篤状態で機械的に換気されている患者では,肺炎は通常,発熱ならびに呼吸および/または心拍数の増加を引き起こすか,化膿性分泌物の増加や低酸素血症の悪化などといった呼吸パラメータの変化を生じさせる.
- ガイドラインでは,胸部異常陰影に加え,発熱,白血球数異常,膿性分泌物のうちの2項目を満たす症例を院内肺炎と診断する.

(3) 薬物治療

- 院内肺炎は,患者の病態や病歴によって様相が複雑に変化する疾患であり,実際の臨床現場では適切な培養検体が得られないことも多く,適切な抗菌薬の選択が困難である.
- ガイドラインでは,生命予後予測因子と肺炎重症度規定因子の2つからなる重症度分類から初期投与選択を示している(図11-1).

表 11-20　院内肺炎の重症度分類

重症度分類	原因菌	抗菌薬
A群	肺炎球菌,インフルエンザ菌,クレブシエラ属菌	ペニシリン系やセフェム系,それと一部のカルバペネム系が推奨
B群	A群の原因菌に加えて緑膿菌やMRSA	広域β-ラクタム系,β-ラクタム系,クリンダマイシンやペニシリン系の併用
C群	B群と同様であるが,患者状態がより不良	B群の治療薬にアミノグリコシド系やニューキノロン系の併用

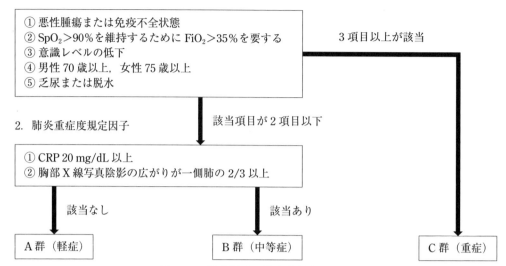

図 11-1 院内肺炎の重症度判定の流れ

(日本呼吸器学会編 (2011) 医療・介護関連肺炎 (NHCAP) 診療ガイドライン, p10, 図 3-2, メディカルレビュー社より改変)

- MRSA については A〜C 群のいずれにおいても関与の可能性があるので, MRSA 感染のリスク因子を別に定めている.
- MRSA 感染を考慮する場合として, グラム染色所見などで感染が疑われ, ① 長期 (2 週間を目安とする) の抗菌薬投与, ② 長期入院の既往, ③ MRSA 感染やコロニゼーションの既往をあげており, MRSA 感染のリスクがあれば当初より抗 MRSA 薬を併用することが望ましい.
- 治療効果の判定は, 体温, 炎症パラメータの肺炎に非特異的な指標と, 胸部 X 線所見, 膿性分泌物の状態, 細菌学的所見, 酸素化の肺炎に特異的な指標を総合して判断される.

表 11-21 院内肺炎の重症度別の推奨抗菌薬

重症度	推奨抗菌薬
A 群 (軽症)	セフトリアキソン
	スルバクタム・アンピシリン
	パニペネム・ベタミプロン
B 群 (中等症)	タゾバクタム・ピペラシリン
	イミペネム・シラスタチン or メロペネム
	セフェピム ± クリンダマイシン
	セフタジジム ± クリンダマイシン
	シプロフロキサシン + スルバクタム・アンピシリン
C 群 (重症)	B 群の抗菌薬 + アミカシン
	B 群の抗菌薬 + シプロフロキサシン

第11章　感染症の病態と治療　**119**

11-3-3　医療・介護関連肺炎

(1) 病態生理

- 近年増加している高齢者で予後が不良な肺炎や，医療行為に関連した耐性菌リスクの高い肺炎は，従来の市中肺炎，院内肺炎といった分類では捉えにくい臨床的特徴を有しており，このような肺炎を医療・介護関連肺炎として新しく提唱され，以下のいずれかの項目を満たす者に発症した肺炎と定義された．

  ① 長期療養型病床群もしくは介護施設に入所している．

  ② 90日以内に病院を退院した．

  ③ 介護を必要とする高齢者，身障者（限られた自分の身の回りのことしかできない，日中の50％以上をベッドか椅子で過ごす）．

  ④ 通院にて継続的に血管内治療（透析，抗菌薬，化学療法，免疫抑制薬）を受けている．

- 医療ケアとの関わりが強く，市中にいながら緑膿菌やMRSAなどの耐性菌が多く検出され，市中肺炎と同じ初期治療では予後不良となりやすい．

- 発症機序として，誤嚥性肺炎，インフルエンザ後の2次性細菌性肺炎，透析などの血管内治療による耐性菌性肺炎（MRSA肺炎など），免疫抑制薬や抗がん薬による治療中に発症した日和見感染症としての肺炎などがある．

- 原因菌は，肺炎球菌，黄色ブドウ球菌（MRSA含む），クレブシエラ属などの腸内細菌，緑膿菌などがあり，市中肺炎に比べ，緑膿菌，黄色ブドウ球菌の割合が多い．また，緑膿菌，MRSA，ESBL産生腸内細菌などの耐性菌は約20％の症例で分離されると報告されている．

(2) 薬物治療

- 医療・介護関連肺炎と診断された場合，ガイドラインのアルゴリズムに基づき，初期治療の区分を選択する．

表11-22　医療・介護関連肺炎の重症度別の推奨抗菌薬

分類	原因菌	抗菌薬
A群 外来治療が相当	肺炎球菌，インフルエンザ菌，黄色ブドウ球菌，クレブシエラ属，肺炎クラミドフィラ	β-ラクタマーゼ阻害薬配合ペニシリン系（スルバクタム・アンピシリン，クラブラン酸・アモキシシリン） レスピラトリーキノロン（ガレノキサシン，モキシフロキサシン，レボフロキサシン） マクロライド系（クラリスロマイシン，アジスロマイシン）
B群 入院治療が相当 薬剤耐性菌関与リスクなし	A群と同じ	β-ラクタマーゼ阻害薬配合ペニシリン系（スルバクタム・アンピシリン） セフェム系（セフトリアキソン） カルバペネム系（パニペネム・ベタミプロン） レスピラトリーキノロン（レボフロキサシン注射）

120 第1編 感染症治療薬

表11-22 医療・介護関連肺炎の重症度別の推奨抗菌薬 (つづき)

C群 入院治療が相当 薬剤耐性菌関与リスクあり	A群に加え, 緑膿菌, MRSA, アシネトバクター	タゾバクタム・ピペラシリン
		第4世代セフェム系
		カルバペネム系
		ニューキノロン系 (シプロフロキサシン, パズフロキサシン)
		バンコマイシン, テイコプラニン, リネゾリド
D群 ICUでの集中治療または人工呼吸器管理のいずれ, あるいは双方が必要	レジオネラ属や非定型病原体	ニューキノロン系 (シプロフロキサシン, パズフロキサシン)
		マクロライド系 (アジスロマイシン注射薬)

・耐性菌のリスクについて, 過去90日以内に抗菌薬の投与がなく, 経管栄養も施行されていない場合は耐性菌のリスクなし群と判断するが, 以前にMRSAが分離された既往がある場合にはMRSAのリスクありと判断する.

11-4　感染性心内膜炎

(1) 病態生理

・感染性心内膜炎は, 心内膜を中心とした弁や心室中隔欠損部などに生じ, 菌血症, 血管塞栓, 心障害など多彩な臨床症状を呈する全身性敗血症性疾患である.

・弁組織などの感染巣は, 血小板とフィブリンからなる厚い網目に囲まれた菌塊を形成している. そのため食菌作用を持つ白血球は侵入できず, 生体の防御機構が十分に働かない感染症であるという特徴がある.

・感染巣内では菌数の過剰発育に伴い細胞分裂が抑制されており, 抗菌薬が効きにくい. そのため抗菌薬は静菌性ではなく, 殺菌性のものを高濃度に長期間投与する必要がある.

・感染巣は肉眼的に疣贅とよばれ, 数mmから大きいものではまれに数cmになり, 機能的な弁狭窄をきたすこともある.

・感染の進展により, 弁穿孔・瘤形成, 腱索断裂, 乳頭筋障害, 弁輪部膿瘍, 大動脈根部膿瘍, 心室中隔・心房中隔膿瘍, 心膜炎などをきたすことがある.

・起炎菌としては, グラム陽性菌が主で, レンサ球菌, ブドウ球菌, 腸球菌などがある.

(2) 症　状

① 急性心内膜炎

・高熱で発症.

・数日以内の経過で急速に弁破壊が進行し, 1〜2日の診断の遅れが致命的になることがある.

② 亜急性心内膜炎

第 11 章　感染症の病態と治療　　*121*

・発熱, 倦怠感などの全身症状が数週間から数か月続くこともまれではない.

・発熱は最も頻度の高い症状（80〜85％）である. 診断基準では 38 度以上の発熱とされているが, 亜急性では微熱が長期にわたる場合があり, 高齢者ではみられないこともある.

・心雑音もほとんどの例で聴取される（80〜85％）.

・種々の末梢血管病変が見られるが, その中でも点状出血は最も頻度の高い所見であり, 眼瞼結膜・頬部粘膜・四肢にみられる微小血管塞栓により生じる.

・関節痛・筋肉痛, 全身性塞栓症, 神経学的症状, うっ血性心不全, 腎不全を呈することがある.

(3) 薬物治療

・経験的治療では, 抗菌薬は単剤では投与は行わず 2 剤以上を併用で開始し, 原因菌として頻度の高い代表的な菌種をカバーする抗菌薬を選択する.

・原因微生物が判明した場合は, 適切な抗菌薬を有効な血中濃度が得られる十分量, 必要期間投与する.

・治療は通常長期間となるため, 副作用に注意が必要で, 有効かつ安全な抗菌薬療法を行うため TDM を行う.

11-5　肝・胆道系感染症

11-5-1　肝膿瘍

(1) 病態生理

　肝に膿瘍が形成された感染性の病態をいう. 肝臓外から発生原因となる細菌や原虫などが肝内に進入, 増殖した結果と考えられ, その病原体により, アメーバ性と細菌性とに大別される.

① アメーバ性

・赤痢アメーバの腸管内感染から, これが門脈を経由して肝内に到達し膿瘍を形成する

・95％は地域流行性のある地域から帰国して 2〜5 か月経過して発症する. まれには何年も経過してから発症することもある.

・肝臓の右側に比較的大きな 1 個の膿瘍を形成することが特徴である.

② 細菌性

・総胆管結石や膵胆道系悪性腫瘍による胆管閉塞に伴い, 胆管内で胆汁うっ滞が起こり, そこに腸内細菌が感染, 胆管炎を引き起こし, 上行性に肝内に及んで膿瘍を形成する.

・膿瘍が多発することが特徴である.

・まれに虫垂炎, クローン病, 潰瘍性大腸炎などの腸管感染症に際し, 細菌が門脈を経由して肝内に到達し膿瘍を形成する場合もある.

122　第 1 編　感染症治療薬

・男性に多く，50 歳代にピークが認められ，高齢化の傾向がある．

・大腸菌群とクレブシエラ属が肝膿瘍の代表的な起炎菌である．腸管由来の感染では複数菌によることが多い．

(2) 症　状

・発熱，全身倦怠感，右上腹部痛などの炎症症状と，胆管炎を伴う場合は黄疸があらわれる．

・アメーバ性肝膿瘍では，前述の症状に加え，アメーバ性腸炎による血性下痢が認められることもある．

・血液検査では，白血球の増加，CRP の高値，胆道系酵素の上昇などが認められる．

(3) 薬物治療

① アメーバ性

・メトロニダゾールを 5〜10 日間投与する．

② 細菌性

・基本的に何らかのドレナージを行うことが理想である．

・胆道系へ移行のよい広域スペクトラムを有するセフェム系（セフメタゾール）や β-ラクタマーゼ阻害薬配合ペニシリン系（スルバクタム・アンピシリン，タゾバクタム・ピペラシリン）がよく使用される．

・投与期間は平均 2〜3 週間を静注で行い，残りは経口投与とし，静注・経口で合計 4〜6 週間の投与を行う．

11-5-2　急性胆管炎，急性胆嚢炎

(1) 病態生理

① 急性胆管炎

・胆管結石あるいは腫瘍による胆管の狭窄あるいは閉塞の結果，胆道内圧上昇に感染を合併し生じる胆管壁と胆管内腔の炎症である．

・診断，治療が遅れると胆管内圧の上昇から血中に汚染胆汁が逆流することによって敗血症を合併し多臓器不全に至る死亡率の高い疾患である．

② 急性胆嚢炎

・結石，浮腫，寄生虫などによる胆嚢管の閉塞が誘発因子となる．急性胆嚢炎の 90％には胆石による胆嚢管の狭窄あるいは閉塞があり，そのため濃縮した胆汁が胆嚢粘膜面を障害する．

・胆嚢内圧の上昇によって胆嚢管の血管は圧迫され，梗塞，壊死，急性炎症をきたす．この場合，早期には無菌であっても，72 時間以内には 80％に細菌感染が見られる．

・胆道感染症の起炎菌として多いのは肝膿瘍と同様，大腸菌群，クレブシエラ属のグラム陰性桿菌である．嫌気性菌ではバクテロイデス属がもっとも多くみられる．

(2) 症 状

① 急性胆管炎

・発熱，黄疸，疼痛があり，重篤化するとショック，意識障害が見られる.

・白血球数増加，ALP の上昇，直接型優位のビリルビン上昇があり，重篤化により BUN やクレアチニンの上昇が見られる.

② 急性胆嚢炎

・疲労や過食後の腹痛，右肩～右肩甲骨下方への放散痛，右季肋部の圧痛，筋性防御や筋硬直，浅く頻回の呼吸，悪心，嘔吐，悪寒戦慄が見られる.

・白血球数増加，ALP，GOT，GPT の上昇，直接型優位のビリルビン上昇を認める.

(3) 薬物治療

・急性胆管炎・胆嚢炎治療においては，感染源のコントロールのためにまずはドレナージが必要で，その適応とタイミングが非常に重要である.

・市中感染および医療関連感染に対する推奨抗菌薬が，ガイドラインにて指定されている.

・重症例では，カルバペネム系のような強力な抗菌薬が推奨されている.

・医療関連感染の急性胆管炎・胆嚢炎では「緑膿菌，嫌気性菌，MRSA 等の混合感染も考慮して，『重症』に準じた治療が必要」という考え方に基づき設定されている.

・推奨抗菌薬の投与期間の目安は，急性胆嚢炎の市中感染・軽症例については「胆摘術の後，24 時間以内に投与を中止してもよい」とされている.

・市中感染の他症例では，いずれの重症度においてもドレナージが行われるなど，感染源のコントロールができれば，4～7 日間の投与を推奨している.

・医療関連感染においてはグラム陽性菌による菌血症の場合には最低 2 週間の投与が必要である.

・いずれにしても，胆管結石や閉塞など物理的障害が残る場合には抗菌薬の投与を続るよう推奨している.

表 11-23　急性胆管炎・胆嚢炎の推奨抗菌薬（市中感染・Grade Ⅰ）

薬剤分類	推奨抗菌薬
ペニシリン系を基本として	スルバクタム・アンピシリン＋アミノグリコシド系
セファロスポリン系を基本として	セファゾリン or セフォチアム or セフォタキシム or セフトリアキソン ± メトロニダゾール セフメタゾール or フロモキセフ スルバクタム・セフォペラゾン
ニューキノロン系を基本として	シプロフロキサシン or レボフロキサシン or パズフロキサシン±メトロニダゾール モキシフロキサシン

124 第1編 感染症治療薬

表11-24 急性胆管炎・胆嚢炎の推奨抗菌薬（市中感染・Grade Ⅱ）

薬剤分類	推奨抗菌薬
ペニシリン系を基本として	タゾバクタム・ピペラシリン
セファロスポリン系を基本として	セフトリアキソン or セフォタキシム or セフェピム or セフォゾプラン or セフタジジム ± メトロニダゾール スルバクタム・セフォペラゾン
ニューキノロン系を基本として	シプロフロキサシン or レボフロキサシン or パズフロキサシン ± メトロニダゾール モキシフロキサシン

表11-25 急性胆管炎・胆嚢炎の推奨抗菌薬（市中感染・Grade Ⅲ）

薬剤分類	推奨抗菌薬
ペニシリン系を基本として	タゾバクタム・ピペラシリン
セファロスポリン系を基本として	セフェピム or セフタジジム or セフォゾプラン ± メトロニダゾール
カルバペネム系を基本として	イミペネム・シラスタチン or メロペネム or ドリペネム
モノバクタム系を基本として	アズトレオナム ± メトロニダゾール

表11-26 急性胆管炎・胆嚢炎の推奨抗菌薬（医療関連感染）

薬剤分類	推奨抗菌薬
ペニシリン系を基本として	タゾバクタム・ピペラシリン
セファロスポリン系を基本として	セフェピム or セフタジジム or セフォゾプラン ± メトロニダゾール
カルバペネム系を基本として	イミペネム・シラスタチン or メロペネム or ドリペネム
モノバクタム系を基本として	アズトレオナム ± メトロニダゾール

11-6 腹膜炎

(1) 病態生理

・腹膜炎は原発性と続発性がある.

・多くは続発性を示し，腹腔内の病巣または損傷に伴い，外傷，消化管穿孔，虫垂炎穿孔，術後などが原因で腹膜炎を起こす.

・急性腹膜炎は重篤な疾患であり，迅速な診断と早期の処置・治療が必要になる.

第 11 章　感染症の病態と治療　**125**

表 11-27　原発性腹膜炎の病態生理

特　徴	肝硬変・ネフローゼ症候群腹水患者や腹膜透析患者などに見られる消化管穿孔のない腹膜炎.
原因菌	主に大腸菌，クレブシエラ属といった腸内細菌，肺炎球菌やその他のレンサ球菌などの単独感染で，嫌気性菌はまれである. 腹膜透析に伴う腹膜炎の場合は，表皮ブドウ球菌が圧倒的に多く，黄色ブドウ球菌，レンサ球菌などのグラム陽性菌が 60〜80％を占める.
治　療	抗菌薬による保存的治療.

表 11-28　続発性腹膜炎の病態生理

特　徴	潰瘍，腫瘍，外傷等からの消化管穿孔，虫垂炎や憩室炎などの炎症巣からの波及などが原因として挙げられ，それぞれに基礎疾患をもつ.
原因菌	上部消化管穿孔では，口腔内細菌叢（レンサ球菌，口腔内嫌気性菌，ラクトバシラス属，カンジダ属など）の単独菌感染が多く，菌陰性例もみられる. 下部消化管穿孔では，ほぼ全例で菌陽性であり，大腸菌，クレブシエラ属など腸内細菌や嫌気性菌が原因菌となる.
治　療	手術療法と抗菌化学療法の組み合わせが原則.

（2）症　状

- ・たいていの場合は急な吐気・嘔吐を伴う腹痛が見られる.
- ・炎症の広がり具合で，痛みの範囲も異なるが，その範囲の広さにかかわらず，強い腹痛が持続する.
- ・その他の症状としては 38 度以上の高熱，寒気，頻脈などが挙げられる. また，口渇や震えというような症状も認められる.
- ・病状の進行により，脱水症状からショック状態に陥ってしまうことがある.

（3）薬物治療

表 11-29　原発性腹膜炎の薬物治療

第 1 選択薬	セフトリアキソン セフォタキシム スルバクタム・アンピシリン（腹水のグラム染色でグラム陽性球菌がみられた場合）
β-ラクタムアレルギーがある場合	シプロフロキサシン パズフロキサシン

表 11-30　CAPD 腹膜炎の薬物治療

第 1 選択薬	バンコマイシン＋セフタジジム
β-ラクタムアレルギーがある場合	バンコマイシン＋ゲンタマイシン

126　第１編　感染症治療薬

表 11-31　続発性腹膜炎の薬物治療

① 市中発症

軽症〜中等症	セフメタゾール スルバクタム・アンピシリン セフトリアキソン＋クリンダマイシン パニペネム・ベタミプロン
重症	タゾバクタム・ピペラシリン メロペネム，ドリペネム，ビアペネム
β-ラクタムアレルギーがある場合	シプロフロキサシン＋クリンダマイシン パズフロキサシン＋クリンダマイシン

② 院内発症

第１選択薬	タゾバクタム・ピペラシリン メロペネム，ドリペネム，ビアペネム
β-ラクタムアレルギーがある場合	シプロフロキサシン＋クリンダマイシン
塗抹検査で酵母様真菌が 優位に見られる場合	ホスフルコナゾール カスポファンギン ミカファンギン

・治療期間は適切な手術が行われれば通常は術後5〜7日間であり，臨床的反応や重症度，末梢血白血球数の正常化などが参考になる．

・虫垂炎や胆嚢炎など，感染臓器が切除され，腹腔内は無菌と判断した場合は24時間程度でよい．

11-7　腸管感染症

　消化管の感染症は，非常に多様な症状があり，原因も多岐にわたる．下痢を主訴とする疾患は多岐にわたり，それらの正確な診断により，治療が行われるべきであり，安易な止痢薬，抗菌薬の投与は望ましくないばかりか，症状の悪化を招く．初診時には病原体は不明なので，重症度ならびに易感染性要因，集団生活の有無，仕事内容，発展途上国への渡航歴などの社会的・疫学的条件などの患者背景に基づいた判断が重要である．感染性腸炎は，一般的に自然治癒傾向が強く，治療においては輸液，食事療法，対症療法を最優先する．経口摂取量の減少による脱水の補正が最も重要であり，経口補水液の使用がWHOにより推奨されている．なお，これら細菌による疾病で，食中毒が疑われる場合は，24時間以内に最寄りの保健所に届け出ることが求められている．

11-7-1　腸管出血性大腸菌感染症

（1）病態生理

・下痢原性大腸菌はその病原因子により，① 腸管病原性大腸菌（EPEC），② 腸管侵入性大腸菌（EIEC），③ 毒素原性大腸菌（ETEC），④ 腸管凝集性大腸菌（EAEC），⑤ 腸管出血性大

腸菌（EHEC）に分類される.

・EHEC は，ベロ毒素（志賀毒素）と呼ばれる毒素を産生する大腸菌である. わが国で EHEC は 1990 年代に爆発的な集団発生が見られ，その後，散発事例が報告されている. 特徴として EHEC の血清型は O157:H49 が最も多く，O26，O111 がそれに続く. 発症に必要な菌数は非常に少なく，2 次感染が非常に起きやすい.

・5 歳以下の小児または高齢者に好発し，汚染食品の摂取から 3〜5 日の潜伏期の後に発症する.

(2) 症　状

・潜伏期の後，頻回の水様便で発症し，続いて激しい腹痛と血便を呈する.

・発熱は軽度なことが多い.

・有症状者の 6〜7％で初発症状発現の数日から 2 週間以内に溶血性尿毒症症候群（HUS）や急性脳症の重症な合併症が発生する. HUS の三大徴候は，血小板減少，溶血性貧血，急性腎不全である.

(3) 薬物治療

・EHEC 感染症に対し，国内では抗菌薬を早期投与された者ほど HUS の発症率が低かったとの報告があるが，ST 合剤等を使用した場合に HUS が悪化したという症例や，使用の有無により臨床経過に有意な差がなかったという研究結果が諸外国で報告されている.

・「抗菌薬が菌を破壊することによって菌からのベロ毒素放出が増加した」という *in vitro* での実験結果から，「抗菌薬の使用は，腸管内で増殖した菌を破壊して症状を悪化させるのではないか」との懸念もあるが，臨床結果との関係は明確でない.

・現時点では，抗菌薬の使用については上記の内容等を念頭に置いて，実際の臨床現場の状況を踏まえながら判断して対応する.

・EHEC 感染症と診断し，抗菌薬を使用する場合には，できるだけ速やかに以下に例示する抗菌薬の経口投与を行う. なお，ST 合剤等は使用しない方がよい. また，経口投与を原則とし，投与期間は 3〜5 日間とし，漫然とした長期投与は避ける.

　　小児：ホスホマイシン，ノルフロキサシン，カナマイシン

　　成人：ニューキノロン，ホスホマイシン

11-7-2　サルモネラ感染症

(1) 病態生理

・サルモネラ属の多くの菌は食中毒の原因菌となり，急性胃腸炎を引き起こす.

・代表的なものにネズミチフス菌や腸炎菌がある.

・加熱不十分な食肉や鶏卵およびマヨネーズの摂取や保菌するペット（ミドリガメなど）との接触が原因となり，感染侵入型食中毒が成立する.

・感染後 1〜3 日で発症する.

128　第1編　感染症治療薬

(2) 症　状

- ・悪心・嘔吐で始まり，38℃以上の発熱，腹痛，下痢などがみられる．
- ・下痢は1日数回〜十数回で，3〜4日持続する．性状は様々で，緑色の水様性下痢や，ときに粘液，血液が混じることもある．

(3) 薬物治療

- ・サルモネラ腸炎に対する抗菌薬の使用は保菌期間を延長させる報告があるため軽症の患者には使用すべきではない．
- ・新生児，50歳以上の患者，免疫抑制状態の患者，人工弁・人工血管を持つ患者では菌血症をきたし重症化するため，抗菌薬投与の適応となる．
- ・治療薬は，ニューキノロン系（シプロフロキサシン，レボフロキサシン），ST合剤，アモキシシリンが推奨されているが，経口不能例ではセフトリアキソンも有効である．

11-7-3　カンピロバクター感染症

(1) 病態生理

- ・カンピロバクター属の菌はウシ，ヒツジ，野鳥およびニワトリなどの家禽類の腸管内に広く常在し，汚染された食肉や生乳の摂取，ペットとの接触などを介して人にも経口感染する．
- ・少数の菌で感染が成立し，小腸上皮細胞内に侵入・増殖し，細胞を破壊する．
- ・細胞内侵入型であり，感染後2〜7日で発症する．

(2) 症　状

- ・下痢，腹痛，発熱，嘔吐，頭痛，悪寒，倦怠感を認め，下痢ははじめ水様性であり，時に粘血便を呈する．
- ・合併症として，本菌感染後1〜3週間後を経て急性の四肢脱力を主徴とするギラン・バレー症候群を発症する事例が知られている．

(3) 薬物治療

- ・抗菌薬治療は重篤な症状を呈した患者で必要となり，第1選択薬としてはマクロライド系（エリスロマイシン・アジスロマイシン）が推奨される．ニューキノロン系に対する耐性菌の増加は現在世界的な問題になっている．

11-7-4　腸炎ビブリオ感染症

(1) 病態生理

- ・腸炎ビブリオに汚染された食品（魚介類：カキや2枚貝，寿司など）の摂取後に出現する夏季に多い急性腸管感染症である．
- ・海水中に生息する好塩性の菌であり，加熱により菌は死滅するため，食中毒予防に食前加熱

第 11 章　感染症の病態と治療　**129**

が有効である.

(2) 症　状

・腹痛，下痢が出現し，2〜3 日続く.

・発熱（38℃以下）や嘔吐を伴うこともある.

(3) 薬物治療

・ほとんどが数日で自然治癒するが，重症例にはテトラサイクリン系（ミノサイクリン）またはニューキノロン系（シプロフロキサシン）で治療する.

11-7-5　細菌性赤痢

(1) 病態生理

・赤痢菌が大腸上皮細胞に侵入・増殖して生じる化膿性炎症で，感染源はヒトであり，患者や保菌者の糞便，それらに汚染された手指，食品，水，ハエ，器物を介して直接，あるいは間接的に感染する.

・わずか 10〜100 個の菌量でも感染が成立するほど感染力が強く，家族内の 2 次感染も多い.

・現在では国外での感染例が多いが，国内での家族内感染，食中毒としての発生もある. 世界的にみれば患者の約 80％が 10 歳未満の小児である.

(2) 症　状

・通常，潜伏期 1〜3 日で発症し，全身の倦怠感，悪寒を伴う急激な発熱，水様性下痢を呈する.

・発熱は 1〜2 日続き，腹痛，しぶり腹（テネスムス），膿粘血便などの赤痢症状をみる.

・近年では重症例は少なく，数回の下痢や軽度の発熱で経過する事例が多い.

(3) 薬物治療

・対症療法としては，強力な止瀉薬は使用せずに，乳酸菌，ビフィズス菌などの生菌整腸薬を併用する. 脱水が強い場合には，静脈内あるいは経口輸液（スポーツ飲料）を行う.

・抗菌薬療法としては，成人ではニューキノロン系，適用のある小児にはノルフロキサシン，適応のない 5 歳未満の小児にはホスホマイシンを選択し，常用量 5 日間の内服投与を行う.

11-7-6　ノロウイルス感染症

(1) 病態生理

・ノロウイルスはヒトに対して嘔吐，下痢などの急性胃腸炎症状を起こすが，その多くは数日の経過で自然に回復する.

・季節的には秋口から春先に発症者が多くなる冬型の胃腸炎，食中毒の原因ウイルスとして知

130　第1編　感染症治療薬

られている.

・ヒトへの感染経路は,主に経口感染(食品,糞口)である.

・感染者の糞便・吐物およびこれらに直接または間接的に汚染された物品類,そして食中毒としての食品類(汚染されたカキあるいはその他の2枚貝類の生,あるいは加熱不十分な調理での喫食,感染者によって汚染された食品の喫食,その他)が感染源の代表的なものとしてあげられる.

・ヒトからヒトへの感染として,ノロウイルスが飛沫感染,あるいは比較的狭い空間などでの空気感染によって感染拡大したとの報告もある.

・ノロウイルスに対する免疫は短期間しか持続しないと考えられており,何度も再感染を起こすので,1度かかったとしても注意が必要である.

(2) 症　状

・潜伏期は1〜2日であり,嘔気,嘔吐,下痢が主症状であるが,腹痛,頭痛,発熱,悪寒,筋痛,咽頭痛,倦怠感などを伴うこともある.

・特別な治療を必要とせずに軽快するが,乳幼児や高齢者およびその他,体力の弱っている者での嘔吐,下痢による脱水や窒息には注意をする必要がある.

・ウイルスは,症状が消失した後も3〜7日間ほど患者の便中に排出されるため,2次感染に注意が必要である.

(3) 薬物治療

・治療としてはノロウイルスの増殖を抑える薬剤はなく,整腸剤や痛み止めなどの対症療法のみである.

11-7-7　ディフィシル菌感染症

(1) 病態生理

・ディフィシル菌(クロストリジウム・ディフィシル)はグラム陽性の偏性嫌気性菌であり,トキシンA,トキシンB,バイナリートキシンなどの種々の毒素を産生する.

・感染症治療の際に抗菌薬が投与され,腸内フローラが撹乱されることにより,ディフィシル菌の異常増殖とトキシンの産生により,抗菌薬関連下痢症や偽膜性大腸炎などのディフィシル菌関連下痢症を引き起こす.

・感染した人の便中にディフィシル菌は出てくるため,汚染された器物や手などを介して,人の口や粘膜に到達して,他の人も感染していく可能性がある.病院・老人施設等において,医療従事者や介護者が,ディフィシル菌で汚染された器物や手などを介して,入院患者・入居者の感染を広げて行く可能性もある.

(2) 症　状

- 下痢症は通常，水様の下痢あるいは泥状便で，発熱，食欲不振，吐き気，腹痛，脱水などが見られることもある．下痢便に血液が混じる場合もある．
- 偽膜性大腸炎では大腸内視鏡検査により，結腸の部分にほぼ円形に隆起した白色あるいは黄白色の偽膜が認められる．軽い下痢症状に留まる場合もあれば，重症となり，腸閉塞・消化管穿孔・敗血症を起こしたり，死亡する場合もある．
- 血液の検査では，白血球数増加や低アルブミン血症を認めることもある．

(3) 薬物治療

- 治療としては，誘因となっていると思われる抗生物質や抗がん薬等の使用を中止する．
- 抗生物質の中止後2，3日以内に23％の患者でディフィシル菌感染症の症状が改善するとされている．
- 中止後2，3日で下痢等の症状が改善しない場合や重篤な場合は，メトロニダゾールやバンコマイシンによる内服治療を行う．バンコマイシンの使用は他の腸内の細菌の耐性を強めてしまう恐れもあるとしてメトロニダゾールの使用を推奨する考え方もある．
- メトロニダゾールには神経毒性があり，再発時に繰り返し使用することや長期に使用することは避ける必要がある．
- 腸の蠕動運動を抑制するような薬物の使用は控える必要がある．

11-8　尿路感染症

　腎臓から膀胱に至る尿路は，結腸の細菌による遠位尿道の頻回の汚染にもかかわらず，正常では無菌的で細菌のコロニー形成に対する抵抗力がある．尿路感染症は尿路に起こった非特異的炎症を指し，主に尿路を上行性に侵入した細菌が膀胱や腎に達して発症する尿路感染症は感染部位により膀胱炎と腎盂腎炎に大別される．また，基礎疾患の有無により単純性と複雑性に，臨床経過により急性と慢性に分類される．

11-8-1　単純性尿路感染症

　尿路に基礎疾患の存在しない単純性尿路感染症は解剖学的特徴から女性に多い．単純性尿路感染症は，特徴的な急性症状を伴うので，症状および検尿で有意な膿尿と細菌尿を証明することにより比較的容易に診断できる．

　単純性尿路感染症における原因菌は大腸菌が圧倒的に多く約8割を占める．女性の急性単純性膀胱炎では，大腸菌の次に表皮ブドウ球菌が多い．また，単純性尿路感染症の原因菌はほとんどが単独菌感染で，その多くが良好な薬剤感受性を示す．

132 第1編　感染症治療薬

(1) 急性単純性膀胱炎

1) 病態生理

- 膀胱内腔への細菌付着に伴う感染症であり，起因菌としては大腸菌が最も多く，その次にブドウ球菌が多い．
- 発症には性差があり，女性に多く，性活動期の成人女性の罹患率は成人男性の約50倍多い．
- 尿路上皮への細菌の定着がなければ，排尿によって除菌が行われてしまうため，尿路感染症を起こしうる大腸菌は尿路上皮の糖脂質に結合できる性質を持つ菌のみである．
- 細菌の定着は，粘膜の表層に限局するので，初発症状として排尿時の違和感と頻尿，および尿意切迫感がある．
- 組織内に侵入することはまれであり，全身性の感染を示唆する発熱や倦怠感は伴わない．

2) 症　状

- 急性単純性膀胱炎の三徴は，排尿時痛，頻尿，膿尿（白血球尿）もしくは血尿による尿混濁の3つである．
- 膀胱炎では発熱，白血球増加などの全身症状を認めない．
- 所見としては，尿検査により細菌尿，白血球尿が認められる．腎臓は正常なので白血球円柱は認められない．

3) 薬物治療

- 抗菌薬の多くは腎排泄型であり，尿中濃度も高くなるので，膀胱炎をはじめとする尿路感染症の治療においては薬剤感受性と安全性が抗菌薬選択の基準となる．
- 全身症状を伴わないので，経口薬による外来治療が基本である．
- 症状の消失，および膿尿と細菌尿の消失を投薬終了の目安とする．
    - 第1選択薬：経口キノロン系3日間投与
    - 第2選択薬：経口セフェム系3～7日間投与
    - 妊婦の場合：安全性の高い経口セフェム系

(2) 急性単純性腎盂腎炎

1) 病態生理

- 腎実質は，血行性感染が起こりにくいと考えられており，腎盂腎炎は膀胱炎に引き続き，尿管－腎盂－腎実質へと感染が進展する上行性感染であることが多い．
- 膀胱炎の起因菌として多い大腸菌が，急性腎盂腎炎でも起因菌となることが多い．
- 初発病変は，腎間質の浮腫と好中球の浸潤である．
- 血行性の腎盂腎炎では，ネフロンの髄質セグメントに侵入し好中球が集合管内に集積する．このような集積は尿検査で白血球円柱として認められる．
- 重症感染症や薬物治療の遅れにより，腎実質は破壊されて不整形の膿瘍を形成し，やがて瘢

第11章　感染症の病態と治療　*133*

痕を形成する．糸球体は通常変化を受けない．

2）症　状

- ・膀胱炎と対照的に腎盂腎炎では腎実質の炎症反応がある．
- ・患者は感染した側の腎臓の部位の痛みを訴え，背中側からたたくと痛みを訴える（叩打痛）．
- ・発熱と悪寒戦慄を伴う．
- ・尿路の完全閉塞がなければ細菌尿と膿尿が認められる．
- ・血液検査では，全身の感染症を反映して CRP の上昇や末梢白血球数の増加が認められる．
- ・画像検査では，感染した側の腎臓は腫大している．

3）薬物治療

- ・急性単純性腎盂腎炎の急性期は入院にて注射薬による抗菌化学療法が基本である．
- ・投薬終了の目安は症状の消失，膿尿と細菌尿の消失，末梢血白血球の正常化，および CRP 値の低下とする．

　　　第1選択薬：注射用セフェム系3～5日間投与

　　　　　　　　　解熱後，経口セフェム系，または経口キノロン系に切り替え，全体で14日間投与

11-8-2　複雑性尿路感染症

（1）病態生理

- ・尿路に基礎疾患の存在する複雑性尿路感染症は小児と中高年以降の成人に多くみられる．
- ・尿路における基礎疾患としては前立腺肥大症や神経因性膀胱などの尿路局所の解剖学的異常や機能低下のほか，糖尿病や妊娠，ステロイドの使用といった免疫抑制状態も含まれる．
- ・基礎疾患により尿流の停滞や尿路粘膜の傷害など尿路の感染防御機構の破綻をきたし，易感染状態となる．
- ・複雑性尿路感染症の治療においてはまず基礎疾患の治療を第1に考えることが重要で，抗菌化学療法のみでは完治せず，再発を繰り返す．
- ・複雑性尿路感染症の原因菌においては大腸菌の頻度は低下し，緑膿菌クレブシエラ，シトロバクター，エンテロバクター，セラチア，プロテウス，アシネトバクター，ブドウ球菌，腸球菌など多種類の菌種が分離される．また複数菌感染のことが少なくなく，薬剤耐性を示すことも多い．

（2）複雑性膀胱炎

1）症　状

- ・一般的には，目に見えるような特異的な症状は乏しく，慢性的な経過を示す．
- ・自覚症状（排尿痛，頻尿，残尿感）は軽いことが多く，慢性的に膿尿と細菌尿の症状がみら

134 第1編　感染症治療薬

れるだけの場合が多い.

・基礎疾患が悪化した場合，急性の腎盂腎炎などを併発して重篤になることもある.

2）薬物治療

・抗菌化学療法を行う場合は多種類の菌種が原因菌となり，しかも複数菌感染のことが少なくないので，初回治療前に細菌培養同定および薬剤感受性検査を行う.

　　薬剤：単純性膀胱炎と同じ

　　投与期間：7～14日間を一応の目安

・初回治療が無効の場合，細菌培養同定および薬剤感受性検査の結果を参考にして薬剤を変更する.

・同一抗菌薬は原則として14日間以上投与しない.

・投薬終了は症状と尿所見の改善による.

(3) 複雑性腎盂腎炎

1）症　状

・複雑性腎盂腎炎では腎臓部の軽い疼痛，微熱，軽度の全身倦怠感，漠然とした胃腸症状など，不定で多彩な臨床症状を呈することが多い.

・時に増悪し，急性腎盂腎炎の症状を呈する.

・特に尿路結石などによる尿路閉塞をともなう場合，尿路敗血症となり重篤な経過をとる場合があるので注意する.

・発熱，腰痛などの症状を認める場合に抗菌化学療法を行う.

2）薬物治療

・抗菌化学療法を行う場合は，初回治療前に細菌培養同定および薬剤感受性検査を行う.

・病態や推定される原因菌の種類により，経験的治療を行う.

・投薬終了は症状と尿所見の改善による.

　　38℃以上の発熱例

　　　　注射用セフェム系3～5日間投与（入院）

　　　　解熱後，経口キノロン系，または経口セフェム系に切り替え，全体で14日間投与

　　38℃未満

　　　　初回治療として経口薬14日間を一応の目安として投与

　　　　初回治療が無効の場合，細菌培養同定および薬剤感受性検査の結果を参考にして薬剤を変更する.

第 11 章　感染症の病態と治療　　**135**

11-9　眼科感染症

　眼科感染症は，2つの区域に分けて考える必要がある．1つは眼瞼角膜・眼球結膜・眼瞼結膜で，常に常在菌叢と共存している部分（外眼部）であり，もう1つは本来無菌状態である眼球内（内眼部）である．内眼部へは手術や外傷により直接微生物が侵入する場合（外因性）と肝膿瘍などの多臓器感染病巣から血行性に転移（内因性）する2つのルートで感染が成立する．

11-9-1　細菌性結膜炎

(1) 病態生理
- ・結膜とは眼球の表面を覆う薄い膜であり，眼瞼と眼球を結びつけている．
- ・細菌感染による結膜炎の原因としては，肺炎球菌，黄色ブドウ球菌，インフルエンザ菌，淋菌などがあげられる．
- ・細菌感染による結膜炎では，乳幼児や学童期に多く，原因菌にはインフルエンザ菌が最も多い．
- ・発症時期は冬期が多く，感冒にかかった時に起こりやすい．
- ・肺炎球菌の場合は，インフルエンザ菌に比べて罹患年齢はやや高い傾向にある．
- ・黄色ブドウ球菌による結膜炎は，高齢者の慢性細菌性結膜炎の代表的な病気である．
- ・淋菌性結膜炎は性行為感染症（STD）の1つである．

(2) 症　状
- ・インフルエンザ菌や肺炎球菌の場合は，結膜の充血と粘液膿性の眼脂があらわれる．
- ・肺炎球菌の場合は，時に小点状の出血斑や軽度の結膜浮腫もあらわれる．
- ・黄色ブドウ球菌の場合は，成人では眼瞼結膜炎の形で慢性的にみられることが多く，角膜にも病変が存在することもある．
- ・淋菌の場合には，大部分が両眼性で，化膿度が非常に強く，大量の膿性クリーム状眼脂が特徴で，うみが閉じた目からあふれ出てくることが多い．極度の結膜充血や結膜浮腫もあらわれ，時に，角膜穿孔を起こす角膜潰瘍を合併することがあり，最も重い結膜炎の1つである．

(3) 薬物治療
- ・顕微鏡検査や目やにの培養検査などを行い，原因となる細菌を特定する．
- ・第1選択薬としてニューキノロン点眼薬を選択する．
- ・多くは予後良好で1週間以内に治癒することがほとんどである．
- ・長引く時，再発する時は，さかさまつげ（睫毛内反）や涙嚢炎などの疾患の存在を疑う．
- ・長期入院している高齢者を中心にMRSA等の多剤耐性菌が蔓延しており，この多くがキノロン薬にも耐性となっている．

136　第1編　感染症治療薬

・市販の抗菌点眼薬のうちクロラムフェニコールを含んだものは一定の効果を発揮するため有用である.

11-9-2　感染性角膜炎

(1) 病態生理

・誘因として，角膜異物や突き眼などの外傷，コンタクトレンズ装用，既存の角結膜疾患（水疱性角膜症，兎眼，ドライアイなど），眼瞼や涙道疾患（慢性涙嚢炎など），副腎皮質ステロイド薬などがある.

・細菌が角膜内に侵入し，増殖することによって炎症反応が生じ，角膜に化膿性病変をきたす.周囲の結膜や前房にも2次的に炎症反応（結膜充血，結膜浮腫，前房蓄膿など）を生じる.

・主たる起炎菌は，肺炎球菌，黄色ブドウ球菌，緑膿菌である.

・地域によって頻度の違いがみられるが，寒冷地では黄色ブドウ球菌の頻度が増加し，一方，温暖地では緑膿菌の頻度が増加する傾向にある.

・コンタクトレンズ装用者で，高度の充血，眼痛が続く場合はアカントアメーバ角膜炎を疑う.

(2) 症　状

・細菌性角膜炎では，膿瘍を伴う角膜炎を呈しており，粘液膿性の眼脂を伴っていることが多い.

・緑膿菌の場合は初期を除き，輪状膿瘍を伴っており，病変の周囲角膜はすりガラス状混濁を呈している.

・均一の限局性膿瘍の場合は肺炎球菌や黄色ブドウ球菌などのグラム陽性菌による場合が多い.

・アカントアメーバ角膜炎では，角膜所見において放射状角膜神経炎，偽樹枝状角膜上皮病変，上皮下混濁などがみられ，進行とともに輪状浸潤（潰瘍）や円板状潰瘍がみられるようになる.

(3) 薬物治療

・起炎菌を同定できるまで，あるいは同定できないときには，患者背景，発症誘因および角膜所見に基づいて経験的治療を行う.

・初期治療薬としては，軽症では1剤，重症ではフルオロキノロン系，セフェム系，アミノグリコシド系から2剤の抗菌点眼薬を組み合わせる.

・緑膿菌などのグラム陰性桿菌を疑う場合はフルオロキノロン系＋アミノグリコシド系，黄色ブドウ球菌や肺炎球菌を疑う場合はフルオロキノロン系＋セフェム系を選択するなどである.

・アカントアメーバ角膜炎の場合は，クロルヘキシジン点眼薬の1時間ごと点眼を中心に抗真菌薬であるフルコナゾール点眼薬やボリコナゾール点眼薬を併用する.

第 11 章　感染症の病態と治療　**137**

11-9-3　感染性眼内炎

(1) 病態生理

- 感染性眼内炎とは，病原微生物の眼内感染により生じる虹彩毛様体炎，網脈絡膜炎の総称である．
- 感染性眼内炎は内因性と外因性に分けて考える．
- 内因性眼内炎は，多臓器の感染病巣から血行性に病原微生物が転移したものである．
- 細菌性眼内炎では心内膜炎，肝胆道系感染症，尿路感染症，髄膜炎などが主な疾患で，真菌性眼内炎は中心静脈栄養患者に多い．
- 外因性眼内炎は，内眼手術後あるいは穿孔性眼外傷後に続発し，細菌性がほとんどである．

(2) 症　状

- ひどい目の痛み，眩しさ，充血，急な視力低下，視力の部分的または完全な欠損を起こすこともある．
- 内因性眼内炎の場合，目の症状が出る前に発熱があることが多い．その後に虫が飛んでいるように見える飛蚊症や，霧がかかるように見える霧視などの症状が出る．

(3) 薬物治療

- 外因性眼内炎には，速やかに抗菌薬の硝子体注射，あるいは抗菌薬添加灌流液を用いた硝子体手術＋硝子体注射を行い，同時に補助療法も行う．
- 内因性眼内炎では，まず全身的に抗菌薬を投与し，可能であれば速やかに硝子体手術を行うが，多くの場合で全身状態が不良であり，その場合には硝子体注射を行う．
- 硝子体注射で使用する薬剤としてバンコマイシンとセフタジジムを選択するのが通例である．バンコマイシンは分子量が大きいこともあり，いったん硝子体に入れると 48～72 時間有効濃度を保つことができるためきわめて有用である．緑膿菌の場合にはセフタジジムが選択される．

11-10　耳鼻咽喉科感染症

耳鼻咽喉科領域の多くは外界に直接接した生体防御の第一線に存在することから，さまざまな外来性病原体にたえず曝露されており感染症の好発部位となる．なかでも，急性中耳炎，急性鼻副鼻腔炎，および急性咽頭・扁桃炎は耳鼻咽喉科領域における代表的な感染症である．

11-10-1 急性中耳炎

(1) 病態生理
- 急性中耳炎は幼小児期における代表的な感染症であり，生後3歳までに約70%の小児が少なくとも1回の急性中耳炎に罹患する，非常に頻度の高い疾患である．
- 発症は，ウイルスおよび細菌の経耳管感染による．
- ウイルス性の場合は，多くが3日以内に治癒する軽症例であり，治癒しない例や重症例では細菌感染あるいは細菌とウイルスの混合感染である場合が多い．
- 起炎菌としては，肺炎球菌，インフルエンザ菌およびモラクセラ・カタラーリスが主要菌であるが，いずれも耐性菌が増えており難治例が増加している．

(2) 症　状
- 主症状のなかでも耳痛，発熱，耳漏はもっとも特徴的な症状の1つで，特に耳痛は急性中耳炎の約70%に認められ急性中耳炎を診断するうえで重要な症状である．
- 鼓膜所見としては，発赤，光錐減弱，膨隆肥厚可動性の低下，穿孔などが重要である．

(3) 薬物治療
- 臨床症状，鼓膜所見をスコア化し，スコアの合計により重症度分類（軽症，中等症，重症）を行い，治療アルゴリズムに従って治療を行う（図11-2，図11-3，図11-4）．
- 抗菌薬の投与期間は5日間として，3～4日目に効果判定を行う．

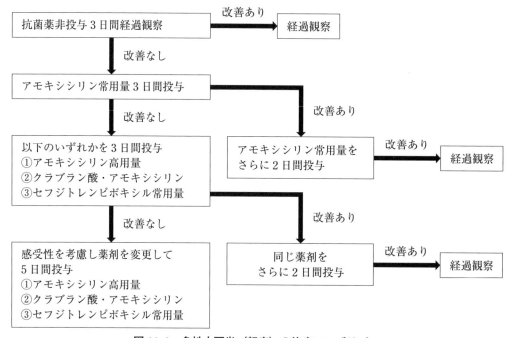

図 11-2　急性中耳炎（軽症）の治療アルゴリズム

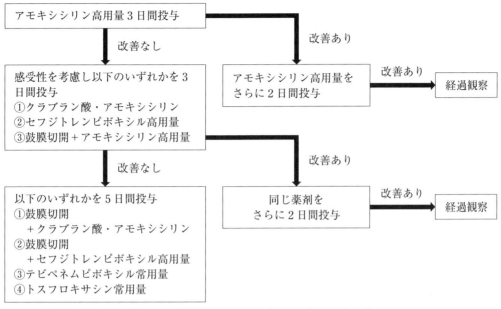

図11-3 急性中耳炎（中等症）の治療アルゴリズム

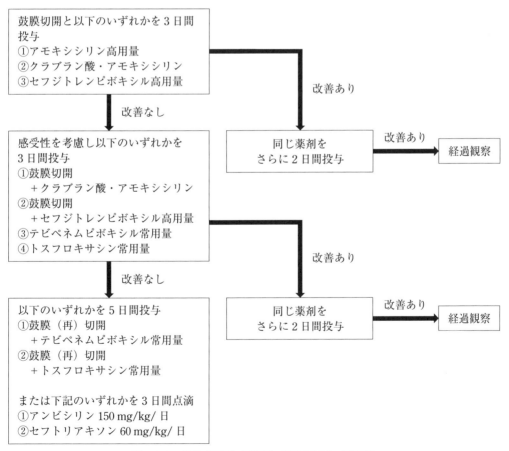

図11-4 急性中耳炎（重症）の治療アルゴリズム

140 第1編 感染症治療薬

11-10-2 急性鼻副鼻腔炎

(1) 病態生理

・急性鼻副鼻腔炎は，急性鼻炎や急性上気道炎に続発して発症することが多い．

・多くの症例がウイルス性感冒に合併したウイルス性鼻副鼻腔炎であり，5〜7日後にも症状が改善しない場合は細菌性鼻副鼻腔炎と診断される．

・小児鼻副鼻腔炎の起炎菌としては，肺炎球菌およびインフルエンザ菌が主を占める．

・成人の急性鼻副鼻腔炎は，育児中の20〜30歳代の女性に好発する．成人の場合は，子供から感染して発症する可能性が高く，起炎菌の約半数は薬剤耐性菌である．

(2) 症 状

・主な症状は痛みと鼻汁である．

・かぜ症状が先行し，続いて膿性の悪臭を伴う鼻汁がみられる．

・上顎洞に炎症を起こした時には頬部の痛み，篩骨洞に炎症を起こした時には眼の内側の痛み，前頭洞に炎症を起こした時にはおでこの痛み，蝶形骨洞の炎症では頭痛や頭重感が特徴である．

・一般に片側にだけ発症し，発熱は軽微である．

・まれに副鼻腔の炎症が眼や脳に進むことがあり，眼に及ぶとまぶたがはれたり，視力が落ち，脳に及ぶと強い頭痛や意識障害が起こる．

(3) 薬物治療

・臨床症状，鼻腔所見をスコア化し，スコアの合計により重症度分類（軽症，中等症，重症）を行い，治療アルゴリズムに従って治療を行う（図11-5〜10）．

・中等症以上は抗菌薬を7〜10日間投与し，5日目に改善が見られない場合には起炎菌の薬剤感受性に応じた抗菌薬を選択する．

第11章 感染症の病態と治療

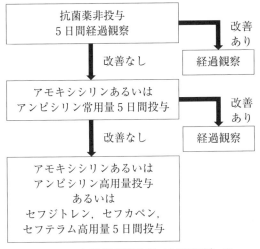

図11-5 急性鼻副鼻腔炎（小児軽症）の治療アルゴリズム

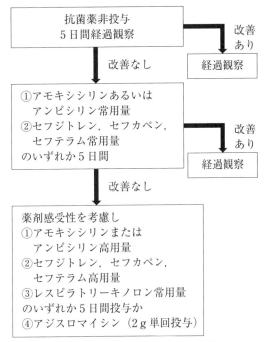

図11-6 急性鼻副鼻腔炎（成人軽症）の治療アルゴリズム

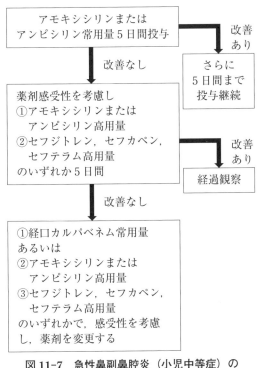

図11-7 急性鼻副鼻腔炎（小児中等症）の治療アルゴリズム

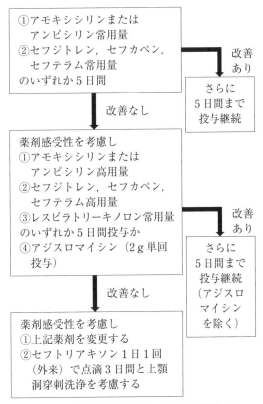

図11-8 急性鼻副鼻腔炎（成人中等症）の治療アルゴリズム

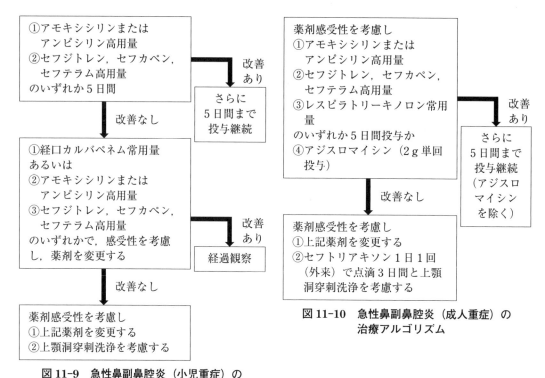

図 11-9 急性鼻副鼻腔炎（小児重症）の治療アルゴリズム

図 11-10 急性鼻副鼻腔炎（成人重症）の治療アルゴリズム

11-10-3　急性咽頭・扁桃炎

(1) 病態生理

- かぜをひくと，喉が痛かったり，喉の奥の辺りが腫れて赤くなったりする．このような症状は，かぜの原因であるウイルスや細菌などが，咽頭や扁桃などのいわゆる喉に感染して，炎症が起こるために生じる．喉に炎症が起き，こうした症状が起こる病気を急性咽頭炎や急性扁桃炎という．
- 急性咽頭炎や急性扁桃炎の多くは，インフルエンザウイルスなど，ウイルスによる感染を発端として，細菌感染を合併して発生する．
- 扁桃は咽頭の一部なので，急性咽頭炎と急性扁桃炎を明確に区別することはできない．このため，主に扁桃に急性の炎症が起きている場合を急性扁桃炎，扁桃以外の咽頭の炎症が主な場合を急性咽頭炎として分けている．
- ウイルス感染に続発する細菌感染としては，A群β溶血性レンサ球菌がもっとも重要視されている．
- 急性咽頭・扁桃炎の治療においては，①A群β溶血性レンサ球菌性か，ウイルス性かを判断し，②重症度にあった治療選択を行うことが重要となる．

第 11 章　感染症の病態と治療　**143**

(2) 症　状

1) 急性咽頭炎

・初期では，口を開けた時に見える咽頭後壁に炎症が起こり，喉に異物感や乾燥感を感じる程度で，喉の痛みや熱はさほどない．

・症状が悪化すると，炎症が起きている部分に赤い顆粒状の発疹ができる．

・さらに悪化すると，口蓋扁桃のすぐ内側にある咽頭側索が腫れたり，白い膿（白苔）がついたりする．こうなると，喉に強い痛みを感じたり，嚥下痛を感じるようになる．

2) 急性扁桃炎

・初期では，口蓋扁桃が赤くなり，腫れてくる．

・大きな特徴としては，悪寒を伴う 38～40℃の高熱が出て，食欲不振や全身倦怠感が生じる．関節痛や頭痛が起こることがある．

・症状が悪化すると，扁桃が真っ赤になり，腫れて肥大し，陰窩に白っぽい斑点状の膿栓ができる．

・さらに悪化すると，白い膿（白苔）が扁桃炎全体に広がる．

(3) 薬物治療

・急性咽頭・扁桃炎を症状と局所所見からスコア化し重症度を定量的に判定し，その重症度に応じた治療選択することを提唱されている．

1) 軽症の場合

・抗菌薬を投与せず，原則的には非ステロイド系鎮痛薬（NSAIDs）や消炎薬などの対症療法や咽頭処置，ネブライザー吸入や含嗽などの局所療法のみ行う．

・乳幼児ではアセトアミノフェンの使用が好ましい．

2) 中等症の場合

・中等症以上の症例に対しては抗菌薬を投与する．

・軽症でも A 群 β 溶連菌迅速抗原検出キットで陽性である症例に対しては，β 溶連菌による扁桃咽頭炎は重症化しやすく，治癒も遷延化しやすいことを考慮して抗菌薬を投与する．

・使用する抗菌薬としてアモキシシリンを第 1 選択薬とする．または β-ラクタマーゼ産生菌の重複感染も考慮して第 1 世代セフェム系であるセファドロキシルやクラブラン酸・アモキシシリン，スルバクタム・アンピシリンも適応となる．

3) 重症の場合

・重症例に対する経口抗菌薬としては，ニューキノロン系，クリンダマイシン，第 3 世代セフェム系が候補としてあげられる．

・重症でかつ頸部リンパ節腫脹を伴う症例や日常生活が困難な症例に関しては，半減期の長いセフトリアキソンなどを用いた静注抗菌薬治療も考慮する．抗菌薬としてはペニシリン系，セフェム系，さらに嫌気性菌を考慮してクリンダマイシンが適応となる．

144 第1編 感染症治療薬

11-11 産婦人科感染症

11-11-1 骨盤内感染症

(1) 病態生理

・骨盤内感染症は，女性の生殖器である子宮や卵管，卵巣などの女性性器，あるいはその周囲にある腹膜や結合組織などに起こる感染症の総称であり，英語では PID と呼ばれている疾患群である．

・感染源となる微生物が腟を経由し子宮入り口から子宮内に侵入し，卵管を通り腹部内部へと広がり起こる感染症である．

・起炎菌は腟，頸管に常在する好気性，嫌気性の細菌で，これらの上行による混合感染がしばしばであり，近年ではクラミジアをはじめとする性感染症特有の微生物が原因となる場合が非常に多くなっている．

・感染の原因は，大部分は性行為によるものだが，分娩や流産に伴う治療により感染する場合もある．

(2) 症　状

・発熱や悪寒を伴いながら，下腹部を中心にした急激な腹痛が起こり，おりものがでる．

・痛みの発生する部位は，下腹部中心部や右下腹部，左下腹部と様々である．短期間の中で右上腹部に広がることもある．

・症状が慢性化することがあり，腹痛や腰痛の他，卵管閉鎖や癒着が起こり不妊症や子宮外妊娠の原因ともなる．

(3) 薬物治療

1) 軽症の場合

・抗菌薬の投与は軽症例では内服も可能である．

・軽症，中等症では，セフェム系やペニシリン系（β-ラクタマーゼ阻害薬配合），ニューキノロン系の抗菌薬の経口投与を考慮する．

・中等症では，セフェム系（第2世代まで）の点滴静注を選択することもできる．

・淋菌の治療にはセフトリキアソンを用い，クラミジアとの重複感染を考慮してアジスロマイシンを併用するなどの対策を行う．

2) 重症の場合

・下腹部痛や下腹部圧痛が強く，骨盤腹膜炎まで進展している場合は重症と判断し，注射薬による治療を行う．

・注射薬としては，第3世代以降のセフェム系やカルバペネム系を点滴静注する．

第 11 章　感染症の病態と治療　*145*

・クラミジアへの対応のために追加でアジスロマイシンやミノサイクリンの点滴静注を併用することや，嫌気性菌への効果を期待してクリンダマイシンの併用を考慮する．

11-11-2　腟炎

(1) 病態生理

・腟炎は，腟粘膜に，およびときに外陰部にも生じる感染性または非感染性の炎症であり，最も一般的な婦人科疾患の1つである．

・原因により，外陰部が単独で，または腟と併せて侵されることがある．

・最も一般的な原因は患者の年齢によって異なる．

・小児において，腟炎は通常腸管内細菌叢による感染症に伴って生じる．2～6歳の女児における一般的な寄与因子として，会陰部の不衛生が挙げられる．小児の外陰腟炎は，特異的病原体（レンサ球菌，ブドウ球菌，カンジダ）の感染によることがある．

・出産年齢では，腟炎は通常感染によるものである．最も多くみられる種類は，性行為によって伝播されるトリコモナス腟炎，および細菌性腟症，カンジダ腟炎である．

・閉経後では，エストロゲンが著明に低下することにより腟は薄くなり，感染および炎症への脆弱性が高まる．不衛生は，尿もしくは糞便による化学刺激または非特異的感染症により，慢性的な外陰部の炎症を引き起こしうる．

・非特異性および特異性に分類され，非特異性には一般細菌の増殖による細菌性腟炎，接触性腟炎，萎縮性腟炎などが挙げられ，特異性にはカンジダ腟炎，トリコモナス腟炎，淋菌感染症，クラミジア感染症，梅毒，性器ヘルペス症などが挙げられる．

(2) 症　状

・細菌性腟炎は，灰色で魚のような臭いの帯下，しばしばそう痒および刺激を伴うが，性交疼痛はない．

・カンジダ腟炎は，粘度が高く白色の帯下，腟およびときに外陰のそう痒があり，灼熱感，刺激，性交疼痛は伴ったり，伴わなかったりする．

・トリコモナス腟炎は，しばしば大量の悪臭のある黄緑色の帯下，排尿障害，性交疼痛，紅斑を伴う．

(3) 薬物治療

・細菌性腟炎の治療の基本は局所療法であり，腟洗浄と抗菌薬の使用である．

・抗菌薬は，クロラムフェニコールまたはメトロニダゾールを使用する．

・カンジダ腟炎の治療は，一般には連日通院とし，腟内を洗浄後にアゾール系腟坐薬や軟膏を使用する．

・トリコモナス腟炎の治療に使用される薬剤は，メトロニダゾールとチニダゾールがあるが，前者が一般的であり，経口剤による全身投与が選択される．腟剤による局所投与を併用する

146 第1編　感染症治療薬

ことにより再発率の低下が期待できる.

11-12　MRSA 感染症

(1) 病態生理

・MRSA 感染症は今日でも最も代表的な院内感染症の1つであり，その予防，診断，治療は
それぞれ院内感染防止対策の重要な項目の1つとも考えられる.

・MRSA とは，メチシリン耐性黄色ブドウ球菌を表わす英語の頭文字をとった略称である. 現
在ではメチシリンだけでなく，ほとんどすべての β-ラクタム系，ニューキノロン系，マク
ロライド系，アミノグリコシド系などに対する高度耐性化が完成している.

・MRSA は医療関連感染を起こす代表的な菌であり，院内で分離される耐性菌として最も分
離頻度が高い.

・MRSA が分離された症例の疾患別割合は，VAP（人工呼吸器関連肺炎）等を含む肺炎が40%，
菌血症が20%，皮膚・軟部組織感染症が10%，手術創感染症が10%，尿路感染症が5%と
なっている.

・MRSA は従来から院内感染型として知られている HA-MRSA と別に，市中感染型として
CA-MRSA が存在している.

・一般的に CA-MRSA は，臨床的には入院歴や透析，カテーテル挿入，抗菌薬の使用など院
内感染に関連するリスクがない人から分離される MRSA としてとらえられている.

・CA-MRSA は主に小児や若年層の健常人が感染し，学校などでの流行が認められる.

・CA-MRSA による主な疾患として，皮膚・軟部組織感染症が挙げられその予後は良好である
が，肺炎を起こすと致死率が高い.

(2) 薬物治療

・抗 MRSA 薬の使用については，他菌でなく本当に MRSA による感染か，単なる定着（保菌）
かを鑑別して決定しなければならない. すなわち，血液，腹水，胸水，心嚢液，髄液，骨髄
など，本来無菌的であるべき臨床検体から検出された場合にはただちに感染症と診断し，積
極的に抗 MRSA 薬を投与開始すべきである.

・わが国で認可されている抗 MRSA 薬は，5種類（バンコマイシン，テイコプラニン，アル
ベカシン，リネゾリド，ダプトマイシン）である. わが国における抗 MRSA 薬は概して幅
広い適応症を有しているが，アルベカシンの適応症は敗血症・肺炎に限定されており，ダプ
トマイシンは肺炎に適応はない.

・濃度依存性に臨床効果が得られるアルベカシンとダプトマイシンは強い殺菌力を示す.

・時間依存性と濃度依存性の両方の性質を有すバンコマイシンとテイコプラニンの殺菌力は弱
く，リネゾリドは静菌的作用を示す.

第11章　感染症の病態と治療　*147*

・バンコマイシン，テイコプラニンの治療効果と相関の認められている PK-PD パラメータは AUC/MIC，アルベカシンでは C_{peak}（投与終了 30〜60 分後の血中濃度）/MIC，リネゾリドでは AUC/MIC，ダプトマイシンでは C_{max}（投与終了直後の血中濃度）/MIC および AUC/MIC と考えられている．

・臨床で TDM が実施可能な抗 MRSA 薬はバンコマイシン，テイコプラニンそれにアルベカシンの 3 剤である．

・リネゾリドでは腎機能障害時にも用量調節は不要とされており，ダプトマイシンでは高度の腎あるいは肝機能障害時のみ調整が必要とされ，各々通常は TDM も実施されないが，一部の副作用は濃度依存的に出現する可能性があるので，臓器障害がある場合や循環動態が不安定な患者での使用時には注意を要する．

・抗 MRSA 薬の組織移行性については抗菌薬によって様々である．比較的移行性が制限される臓器や感染巣，例えば髄液や骨・関節あるいは喀痰などでは，薬剤の移行性が治療効果を左右する場合もあるので，慎重な薬剤選択が求められる．

・CA-MRSA は β-ラクタム薬に感性を示す事があるが，容易に高度耐性化するので使用しない．CA-MRSA は抗 MRSA 薬以外に，クリンダマイシン，ミノサイクリン，キノロン系，アミノグリコシド系に感性を有す場合が多い．

(3) 抗 MRSA 薬の留意点

1) バンコマイシン

・腎機能が正常な成人には通常 1 回 15〜20 mg/kg（実測体重）を 12 時間毎に投与する．

・腎機能が正常な成人では，2 日間投与後 3 日目（4〜5 回投与直前）に TDM を行う．血中濃度の指標としてはトラフ値を評価する．

・トラフ値 20 μg/mL 以上で腎毒性は増加する傾向があるため，目標トラフ値は，10〜20 μg/mL に設定する．重症例や複雑性の感染症では目標トラフ値を 15〜20 μg/mL とする．腎機能低下例には投与間隔を調整することにより目標トラフ値を達成する．

・組織移行として，腹水には移行性が良く血中濃度の約 50％，肺組織，骨髄血，心膜液，感染患者の髄液等には血中濃度の約 20〜50％，喀痰・骨組織等には血中濃度の約 10〜15％が移行するとの報告がある．

・急速に投与するとヒスタミン遊離による red neck（red man）症候群，血圧低下等の副作用が発現することがあるので，60 分以上かけて点滴静注をすること．

2) テイコプラニン

・十分な治療効果を発揮させるためには，初回投与時は負荷投与（ローディングドーズ）が必須である．

・目標トラフ値は 10〜30 μg/mL に設定する．重症例や複雑性感染症では目標トラフ値を 20 μg/mL 以上に設定する．

・バンコマイシンと比べて脂溶性が高く，分布容積が大きいため，良好な組織移行が期待でき

148 第1編 感染症治療薬

るが，髄液への移行は不良である．

・血中半減期から維持用量として1日1回の投与で十分な治療効果が期待できる．

・複数の比較試験のメタアナリシスの結果，バンコマイシンより有意に腎障害の発現率が低い
ことが，報告されている．

・ヒスタミン遊離作用がバンコマイシンより少ないことが報告されており，red neck 症候群の
リスクが低いとされている．

・トラフ値と副作用は関連がある．

3）アルベカシン

・最高血中濃度は薬効と関係している．標準的な目安は9〜20 μg/mL と考えられている．

・C_{max}/MIC が8以上で期待する臨床効果が得られるものと考えられている．

・腎機能正常者における重症感染症では，目標濃度を達成するために300 mg（5.5〜6.0 mg/
kg）が必要という報告がある．

・最低血中濃度2 μg/mL 以上が繰り返されると，第8脳神経障害や腎障害発生の危険性が大
きくなる可能性がある．

4）リネゾリド

・経口剤の生物学的利用率はほぼ100％であり，半減期は約6時間である．

・タンパク結合率は31％と低く，良好な組織移行性を示す．

・薬物動態は腎機能に影響されず，腎機能障害者においても用量調節を必要としない．

・点滴静注用剤と経口剤の2剤形を有し，投与量はともに1回600 mg の1日2回投与である．
現在，経口投与可能な抗MRSA薬はリネゾリドのみである．

・副作用として，血小板減少，貧血などが報告されており，投与期間が14日間を超えると血
小板減少の頻度が増加することが報告されている．

5）ダプトマイシン

・血中半減期は約7〜10時間である．

・皮膚や骨への組織移行は良好である．

・ダプトマイシンは，肺サーファクタントと結合する性質があるため，肺炎に対して有効性を
期待できない．

・TDM は不要である．

・腎機能への安全性は高く，全般的に良好な安全性プロファイルを有する．

・骨格筋への影響が知られているため，治療中は週1回以上のCPK のモニタリングを行う．

11-13　抗酸菌感染症

抗酸菌とは，マイコバクテリウム属の細菌を染色の特徴から呼んだ名称である．マイコバクテ
リム属は細胞壁に脂質が多いため，グラム染色では染まりにくい．しかし，一度抗酸菌染色で染

第11章　感染症の病態と治療　**149**

まると，酸やアルコールで脱色されにくくなる．このような酸の脱色作用に抵抗する性質から抗酸菌と呼ばれる．抗酸菌の代表的な菌に，結核菌，非結核性抗酸菌，らい菌がある．抗酸菌は特有の細胞壁構造を持つ好気性の菌であり，細胞内寄生性がある．

11-13-1　結核

(1) 病態生理

- 結核は結核菌によって生じる慢性ないし亜急性の感染症であり，さまざまな臓器に感染する可能性があるが，なかでも肺は最も頻度の高い罹患部位である．
- 肺結核はわが国では今もなお重要な感染症の1つであり，感染症法によって届け出が義務づけられている．
- 結核の感染源は排菌陽性の結核患者であり，飛沫核を介してヒト・ヒト感染によって広がる感染症であり，この点が非結核性抗酸菌の場合と異なる．
- 結核菌の初感染とそれに伴う早期の病巣では，通常そのまま結核菌が封じ込められて自然に治癒に至ることが多いが，少数例では進展・悪化し発症に至ることがある．このような初感染に引き続いて早期に進展する結核症を1次結核症という．また，初感染後，結核免疫の成立によっていったん発病が阻止されていた状態から，一定期間を経て何らかの理由で結核菌が再び増殖を始め，発病に至る場合を2次結核症という．

(2) 症　状

- 肺結核の一般的な症状は，咳，痰，発熱，血痰・喀血，胸痛，呼吸困難，やせなどであり，一過性でなく長期間にわたって寛解憎悪を繰り返す．
- 結核患者の約8割は，これらの自覚症状のいずれかを訴えて受診する．
- 結核患者のうち約2割を占める無症状患者では，健康診断時の胸部X線写真や他疾患で治療・精査中に撮った胸部X線写真や胸部CTの異常所見が結核診断の端緒となる．

(3) 薬物治療

- 肺結核治療を行う際は，いずれの抗結核薬に対しても存在する自然耐性菌の選択的増殖を防ぐため第1選択薬（イソニアジド，リファンピシン，ピラジナミド，ストレプトマイシン，エタンブトール）を主体として多剤併用療法を行うのが基本である．
- 治療の目的は病巣内の結核菌を根絶することであり，再発例や治療失敗例を極力少なくするために，初回治療に最も強力な併用療法を行う．
- 肺結核の初回治療時における標準的治療法は2008年に日本結核病学会から提言された．抗結核薬のなかで最も抗菌作用の強いリファンピシンとイソニアジドの併用を主軸として以下の2つの選択肢が用意されている．
    A法：イソニアジド，リファンピシンおよびピラジナミドにストレプトマイシン（またはエタンブトール）を加えた4剤併用療法を2か月間行い，その後イソニアジドおよ

150　第1編　感染症治療薬

　　　びリファンピシンの2剤併用療法を4か月間行う.
　　B法：ピラジナミドを使用できない場合には，イソニアジドおよびリファンピシンにスト
　　　レプトマイシン（またはエタンブトール）を加えた3剤併用療法を2か月間行い，
　　　その後イソニアジドおよびリファンピシンの2剤併用療法を7か月間行う.
・肝硬変やC型肝炎などの肝障害合併患者，80歳以上の高齢者では重篤な薬剤性肝障害が惹
　起される可能性が高くなるため，当初からB法を選択することを検討する.
・リファンピシンを使用するときには，薬物相互作用を確認する.
・抗HIV薬の併用に関しては禁忌の有無を確認する.
・エタンブトールの副作用は視神経炎であるので，視力の低下などが起きた場合，直ちに眼科
　に相談する.
・結核の治療は最低でも6か月を要するが，治療中断が起こりやすく，これが治療の失敗，と
　りわけ薬剤耐性結核の増加の最大の原因となっている.
・「確実な服薬」ということは多くの疾患で重要なことであるが，結核においては特に大き
　な課題である. 確実な服薬により治療成功率を上げるために世界で行われている治療法が
　directly observed treatment, short course（DOTS，ドッツ）で，日本では直接服薬確認療法
　と呼ばれている方法である.
・WHOが提唱するDOTSは，患者発見のための菌検査から，薬剤の供給，治療成績の評価，
　さらにこれらに必要な財政的措置までを含む総合的な治療戦略である. 日本においても，服
　薬確認と患者支援を結核治療の必須の要素としてその体制作りが行われている.

11-13-2　ハンセン病

(1) 病態生理

・らい菌によって皮膚と末梢神経が主に侵される.
・菌に毒力はなく，発病に繋がる感染源は，菌を多くもっている未治療患者からのヒト対ヒト
　の飛沫感染といわれている.
・感染成立に重要なのは乳幼児期で，その時期の濃厚で頻回な感染を受けた者以外ではほとん
　ど発病につながらない.
・感染から発病までには，その人の免疫能，栄養状態，衛生状態，経済状態，菌量，環境要因
　など種々の要因が関与するため，長期間（数年～数10年）を要し，万一感染しても，発病
　せずに一生を終えることがほとんどであり，遺伝病ではない.

(2) 症　状

・万一発症した場合の主な症状は，多様な皮疹と知覚麻痺を中心とする末梢神経障害である.
・他の疾患と異なり，らい菌に対する宿主（ヒト）の反応によって多様な病変（皮疹，神経症
　状など）を示す. 多様性はハンセン病の大きな特徴で，その両極では，全く異なる疾患と見
　紛う程である.

・治療中，あるいは治療前後，らい菌の菌体成分に対する免疫反応が生じ，急速な末梢神経の障害（疼痛，運動障害など）や皮疹の再燃，新生，発熱等が起こることがある（らい反応）．らい反応では重い神経症状を起こし，後遺症を残すことがあるので早期の対処が必要である．

(3) 薬物治療

・治療の基本は，不可逆的な後遺症となる神経症状（神経炎，らい反応，後遺症などで起こる）を起こさず，らい菌を生体から排除することである．

・ハンセン病の多発地域で，効率よく治療し，感染源を抑えて新患発生を減らしていくという構想から生まれたのが WHO の多剤併用療法である．

・殺菌効果の強いリファンピシンと，静菌作用をもつジアフェニルスルホン（レクチゾール®［内］）を組み合わせ，反応性病変や耐性が生じやすい型の患者にはさらにクロファジミン（ランプレン®［内］）が併用される．

・月に 1 回，直接保健担当者等の面前で服用する分と，毎日自分で服用する分がある．1 か月分の薬を日付入りでパックした製剤（blister pack，ブリスターパック）が用いられるが，日本では発売されていない．

11-14 真菌感染症

11-14-1 カンジダ症

(1) 病態生理

・カンジダ属による真菌感染症である．カンジダ属は通常，酵母の形態をとり，感染すると出芽し仮性菌糸を伸ばす．

・カンジダ症の原因菌の約 50% を占める *Candida albicans* は，ヒトや動物の消化管から検出され，生殖器，尿路，排泄物や分泌物などの汚染物を通し環境に生存することが知られている．

・主な原因として，その感染防御を担う好中球が長期間減少する状態や，強力な免疫抑制薬やステロイドによる免疫力低下があげられる．

・重症熱傷やがん化学療法による皮膚や腸管粘膜バリアの障害による侵襲，ならびに長期間の抗菌薬使用による菌交代症によるカンジダ属の増殖，さらには中心静脈カテーテルや人工弁，ペースメーカーなどの体内留置物がリスクファクターとなる．

・宿主の状況により，患者自身の体内に定着しているカンジダ属が内因性感染としてカンジダ症を発症させる．

・カンジダ症は，表在性の口腔咽頭カンジダ症，食道カンジダ症と深在性のカンジダ血症や播種性カンジダ症などの病型に分類される

152　第1編　感染症治療薬

(2) 症　状

1) 口腔咽頭カンジダ症

・経口もしくは吸入で，ステロイドを長期間使用している患者やAIDS患者に高率に発症する．

・口腔粘膜や舌粘膜に白色病変（白苔）を形成し，時に潰瘍を生じる．

・食物等の経口摂取ができなかったり，口腔内の清掃が十分に行えていない場合もリスクファクターとなる．

2) 食道カンジダ症

・*Candida albicans* の日和見感染によって起こる食道炎である．

・嚥下障害や胸痛を訴えることが多い．

・食道造影で，コロニー状白苔に由来する網目状陰影や潰瘍形成を認める．食道内視鏡では，白色調の偽膜および潰瘍形成，出血を認める．

3) カンジダ血症

・広域抗菌薬に反応しない発熱が持続する場合に，静脈カテーテル留置例ではカンジダ血症が疑われる．

・血液培養やカテーテル培養を行うが，合併症としてカンジダ眼内炎を伴うため，視力低下や霧視などが出現するので，眼底検査を行い，早期発見に努める．

4) 播種性カンジダ症

・好中球減少状態からの回復期に右季肋部痛や発熱が出現し，肝機能検査ではアルカリホスファターゼ値の上昇を認める場合には，カンジダ肝脾膿瘍が疑われる．

・腹部CTやエコーにて，肝・脾に多発性の低吸収域を認める．

(3) 薬物治療

1) 口腔咽頭カンジダ症

・初期治療：フルコナゾールやイトラコナゾール内用液

・初期治療が奏功しない場合：アムホテリシンBシロップや経口ボリコナゾール

・経口薬による治療が無効な場合：キャンディン系注射薬

2) 食道カンジダ症

・抗真菌薬の選択は口腔粘膜カンジダ症に準ずるが，外用薬は推奨されない．

　　推奨：ポリエン系注射薬

3) カンジダ血症・播種性カンジダ症

・非好中球減少症を対象とした経験的治療のエビデンスは乏しいため，好中球減少患者における成績を元に，患者の重篤度や安全性などを参考にして任意に行われる．

・カテーテルが留置されていれば可能な限り抜去する．

・非好中球減少患者における抗真菌薬療法の原則は，予防は行わず臨床診断例と確定診断例に対する標準治療である．

　　第1選択薬：フルコナゾールあるいはミカファンギン，カスポファンギン

第 11 章　感染症の病態と治療　**153**

ミカファンギンやカスポファンギンは，中等症以上と考えられる場合やアゾール系が予防等の前治療で使用されていたときに推奨

アムホテリシン B リポソーム：他の抗真菌薬に不耐の場合や無効な場合に推奨

11-14-2　クリプトコッカス症

(1) 病態生理

- 原因菌種である *Cryptococcus neoformans* は，ハトやニワトリなど鳥類の糞や巣などに生息し，空中に飛散し経気道的に吸入され，肺炎や髄膜炎などを起こすと考えられている．
- 経気道的に吸入されたクリプトコッカス菌体は，肺胞腔内に到達すると肺胞マクロファージによって貪食・殺菌されるが，一部はマクロファージの殺菌を回避して増殖する．
- 宿主は肺胞マクロファージや NK 細胞，ヘルパー T 細胞などによる免疫応答により，肉芽腫性炎症反応を誘導して健常者では不顕性感染に終わることが多いが，HIV 感染などの免疫不全患者では容易に発症する．

(2) 症　状

1）肺クリプトコッカス症

- 咳嗽，喀痰，胸痛，発熱などがみられることあるが，無症状で検診発見例が最も多い．
- 胸部画像所見としては，胸膜直下の孤立性もしくは多発性の境界明瞭な結節影が典型的である．その他，空洞影や浸潤影としてみられることもあるが，石灰化はまれである．
- 免疫不全患者では一般的に有症状で肺外病変を有する場合が多いため，診断や治療に際しての細心の注意が必要である．
- HIV 陽性の場合，胸部画像所見は間質性陰影や肺胞性陰影，リンパ節腫脹，塊状影，胸水など多彩であり，高率に中枢神経感染を合併して重症化することが多い．

2）クリプトコッカス脳髄膜炎

- *Cryptococcus neoformans* が血行性に散布され脳髄膜炎をきたした病態である．
- 発熱，頭痛，嘔吐，項部硬直，Kernig 徴候，精神症状を起こす．

(3) 薬物治療

1）肺クリプトコッカス症

- アゾール系を投与する．
- 基礎疾患のない患者では 3 か月の投与を目安とするが，何らかの基礎疾患があれば 6 か月を目安にする．
- フルコナゾールやイトラコナゾールによる治療に抵抗性の場合は，フルシトシンを併用する．または，ボリコナゾールやアムホテリシン B 製剤で治療を行う．

2）クリプトコッカス脳髄膜炎

- 初期治療には 2 週間以上のアムホテリシン B リポソーム製剤使用が推奨される．

154 第1編 感染症治療薬

・アムホテリシンBリポソーム製剤の長期にわたる治療が困難な場合，ホスフルコナゾール
あるいはフルコナゾールにスイッチして治療を継続する．

11-14-3 アスペルギルス症

(1) 病態生理

・アスペルギルス属は一般環境に多く存在している真菌で，呼吸器感染症を引き起こす．その
中で *Aspergillus fumigatus* の検出頻度が高い．
・腐敗した植物や土壌・たい肥・動物の糞などから分離されることが多い．
・空気中に浮遊するアスペルギルス菌体を経気道的に吸入することにより感染する．
・好発臓器は肺であるが，時に副鼻腔にも感染巣を形成する．
・アスペルギルス症は宿主の状態に応じた病型を呈する．
・造血幹細胞移植後の宿主など免疫不全宿主では急速に進展し重篤化しやすい侵襲性肺アスペ
ルギルス症（IPA）の病態をとる．
・全身の免疫は保たれているが肺内に空洞性病変のある宿主では，病変が単一の空洞内に形成
される非侵襲性の単純性肺アスペルギローマ，あるいは緩徐に進行し炎症反応の亢進がみら
れる慢性進行性肺アスペルギルス症（CPPA）を呈する．

(2) 症　状

1）侵襲性肺アスペルギルス症

広域抗菌薬不応の発熱，咳嗽，喀痰，血痰・喀血，呼吸困難など．

2）単純性肺アスペルギローマ

無症状のことも多いが，喀血を呈する場合もある．

3）慢性進行性肺アスペルギルス症

発熱，咳嗽，喀痰，血痰・喀血など．

(3) 薬物治療

1）侵襲性肺アスペルギルス症

・ボリコナゾールとアムホテリシンBリポソーム製剤が第1選択薬である．
・ミカファンギンやカスポファンギンなどのキャンディン系とそれ以外の薬剤との併用が期待
されているが，エビデンスは乏しい．

2）単純性肺アスペルギローマ

・内科的に確立した治療法はなく，根治のためには肺切除が第1選択の治療法である．
・有効性の確立している抗真菌薬はないが，注射薬ではキャンディン系あるいはボリコナゾー
ル，経口薬ではボリコナゾールやイトラコナゾールもエビデンスに乏しいが外来で使用可能
である．

3）慢性進行性肺アスペルギルス症

第 11 章　感染症の病態と治療　**155**

・重症例で入院加療が必要な場合は，初期治療として注射薬を選択し，必要に応じて経口薬に
　よる維持療法を行う．

・症状が軽快するまで 2 週間以上の治療が必要なる場合が多い．

・注射薬はミカファンギンを第 1 選択薬とする．軽症の場合は，アゾール系の経口薬による外
　来治療を行う．

11-14-4　ニューモシスチス肺炎

(1) 病態生理

・*Pneumocystis jirovecii* による肺感染症で，健常者では発症することはないが，免疫不全の状
　態で重篤な肺炎を起こす．

・がんの末期，先天性および後天性免疫不全，臓器移植や自己免疫疾患に対する免疫療法の際
　などに日和見感染症として発症する．

・HIV 感染者が高頻度に併発する疾患であり，AIDS 患者の 40％は本症で発症するため，HIV
　感染者において最も重要な真菌感染症である．

(2) 症　状

・乾性咳嗽，進行性の呼吸困難，発熱が三大症状である．

・自然気胸を起こす例やチアノーゼを呈する例もある．

・症状に比べ聴診所見などの身体所見は乏しい．

・胸部 X 線や CT では早期より肺門部から末梢に向かう微細な索状ないし網状陰影があらわれ
　て，進展して非定型肺炎で典型的なすりガラス状陰影を呈する．

・肺胞におけるガス交換が著しく妨げられるため，動脈血酸素分圧は著明に低下する．

(3) 薬物治療

・ニューモシスチス肺炎の治療は薬剤の副作用が高頻度に認められる．

・治療は ST 合剤が第 1 選択薬であるが，発疹や発熱などの副作用発現が高率であり，多くの
　症例で治療終了まで継続できないため，ペンタミジンやアトバコンなどへ治療を変更しなが
　ら，合計 21 日間の治療を行う．

・第 2 選択薬のペンタミジンも副作用発現率が高く，しかも低血圧や低血糖など重篤なものが
　多い．

・アトバコンは認容性の高い薬剤であるが，吸収率が高くないため，食後内服とすることが重
　要である．

11-14-5　白癬

(1) 病態生理

・白癬は皮膚糸状菌（白癬菌）の表皮の角質層，毛包，毛髪，爪などへの感染による疾患であ

156　第1編　感染症治療薬

る.
・人や動物から人への直接接種，スリッパ，絨毯，床などを介しての間接接種によって感染する.
・主に感染部位により，頭部白癬，体部白癬，股部白癬，足白癬，爪白癬，手白癬等に分ける.
　成人ではその70%が足白癬であるが，小児では頭部白癬が最もよくみられる.

1）頭部白癬
・小児に多くみられ，年齢が関係する.
・白癬菌のなかでもイヌ小胞子菌，トンズランス菌など毛に侵入しやすい菌で起こる.

2）体部白癬
・体や手足にできる浅在性白癬で，頭部，手のひら，足の裏，陰嚢，陰股部を除く部位の白癬をいう.
・ステロイド薬を外用している人に多い.
・原因菌は猩紅色菌であることが多いが，近年，犬猫に寄生しているイヌ小胞子菌による感染が増えている.

3）股部白癬
・陰股部にできる浅在性白癬である.
・夏季に，男性に多くみられ，時に集団発生することもある.
・原因菌は，大部分が猩紅色菌で，まれに有毛表皮糸状菌によることもある.

4）足白癬
・足にできる浅在性白癬で，最も頻度の高い真菌症である.
・主に，足底に小水疱ができる小水疱型（汗疱型），足の指の間にできる趾間型，足底全体に角化のみられる角質増殖型に分類される.

5）爪白癬
・足白癬の放置により白癬菌が爪を侵し，爪白癬になる.
・足白癬をもつ人の半分が爪白癬ももっていることが報告されている. 高齢者に多くみられる.

6）手白癬
・本人の足白癬から移ることが多く，足白癬の放置が最も問題になる.

(2) 症　状

1）頭部白癬
・頭部に鱗屑が付着した比較的境界のはっきりした不完全な脱毛局面としてみられる.

2）体部白癬
・比較的強いかゆみを伴う輪状に配列する発疹で，小水疱，紅色丘疹からなる.
・股部白癬ほど皮膚が硬く厚くなく，色素沈着も強くない.
・イヌ小胞子菌の場合は感染力が強く，露出部に小型の輪状の発疹が多発する.

3）股部白癬

・境界鮮明な輪状の湿疹様の発疹で，激しいかゆみがある．

・中心部の皮膚は厚く硬くなり，色素沈着がみられ，辺縁は紅色丘疹が輪状に配列，融合して，堤防状の隆起を形成する．

・陰股部，臀部に生じやすく，まれに下腹部にまで及ぶ．

4）足白癬

小水疱型：足底や足縁に小水疱や紅色丘疹か，または皮がむけ，強いかゆみがある．

趾間型：足の指の間の皮がむけ，白くふやけたようになる．

角質増殖型：足底全体の角質が厚くなり，皮がむけ，あかぎれも生じる．

5）爪白癬

・爪の甲の肥厚と白濁を主な症状とし，自覚症状はない．

・陥入爪の原因の1つにもなるが，一般にカンジダ症と異なり，爪の周りが赤くなることはまれ．

6）手白癬

・片手だけに生じることが多く，鱗屑を伴う角化傾向のある紅斑を示す．

・小水疱を伴うこともあり，かゆみは軽度．

(3) 薬物治療

1）頭部白癬

・菌が毛包内深くの毛髪に寄生するので，経口抗真菌薬を使用する必要がある．

・経口抗真菌薬での治療期間は，毛髪が毛包より排出される2〜3か月が目安となる．

2）体部白癬・股部白癬

・角質細胞の脱落に要する時間（約2週間）を目安として，その3〜4倍の期間外用剤を用いる．

3）足白癬・手白癬

・皮膚症状に応じた軟膏療法が必要である．

・治療期間は，軽症例では1〜2か月程度でよいが，多くの通常の足白癬では足底部の角質層は厚く，そのturnoverには約3か月要することから，3か月を最短の目安とする．

・角質増殖型の足白癬では，外用剤単独では難治で，角質軟化剤，内用剤の併用が必要である．

4）爪白癬

・手の爪のturnoverは4〜6か月，足の爪では12〜18か月とされているが，イトラコナゾールおよびテルビナフィンの内服治療では，3〜6か月の服用により効果が認められる．

・イトラコナゾールはパルス療法で使用する事が多く1日2回の内服を1週間継続し，3週間内服休止を1コースとし，これを3コース行う．

・テルビナフィンは通常1日1回1錠で約6か月内服を継続する．

158 第1編 感染症治療薬

11-15 原虫感染症

11-15-1 マラリア

(1) 病態生理

- ハマダラカによって媒介されたマラリア原虫がヒトに感染して発症する.
- ヒトの病原体となるマラリア原虫として4種類（三日熱，四日熱，卵形，熱帯熱）が知られ，単独または混合感染に起因する疾患である.
- 頻度が高いのは三日熱および熱帯熱マラリアである.
- 熱帯熱マラリアは，重症化や死亡する危険性があるうえ，原虫の薬剤耐性も増加しており，臨床上最も重要である.
- マラリア原虫を保有する蚊にヒトが吸血されると，蚊の唾液腺に存在する感染性の胞子小体がヒト体内に入り，半時間ほどで肝に到達する．肝細胞内で増殖した後，分裂小体は血中に出て赤血球内に入るが，三日熱マラリア原虫と卵形マラリア原虫の一部は肝に休眠体として残り，再発の原因となる．赤血球内で，環状体，栄養体，分裂体へと形態を変えながら発育し，分裂体が赤血球を破壊したときに熱発作が起こる.

(2) 症 状

- 潜伏期は7〜21日であり（熱帯熱が最も短く7〜10日，四日熱が最も長く15〜21日），発熱・貧血・肝脾腫を主徴として発症する.
- 熱発作が特徴的で通常39〜40℃の発熱があり，悪寒・戦慄，頭痛，全身倦怠感を伴う.
- 熱発作の間隔は，三日熱マラリアおよび卵形マラリアでは48時間ごとに，四日熱マラリアでは72時間ごとであり，熱帯熱マラリアでは36〜48時間，あるいは不規則となる.
- 発熱期は悪寒を伴って体温が上昇する悪寒期（1〜2時間）と，悪寒がとれて熱感を覚える灼熱期（4〜5時間）があり，その後に発汗・解熱し，無熱期に移行することが特徴的な所見とされているが，必ずしもこの通りではなく，いずれのマラリアも病初期には連日発熱する.
- 血小板減少は高頻度に認められる.
- 貧血の頻度も高いが，病初期には血液濃縮のため認められないことが多い.
- 通常，肝脾腫が認められ，脾はマラリア色素の沈着で黒褐色に腫大する.
- 熱帯熱マラリアは早期に適切な治療を実施しない場合に重症化することがあり（重症マラリア），脳症，腎不全，肺水腫，呼吸麻痺，肝障害，黄疸，神経症状，播種性血管内凝固，重症貧血，代謝性アシドーシスなどの症状を呈する．熱帯熱マラリア原虫により赤血球の表面タンパクが変化し毛細血管内皮細胞に固着する性質をもつことで，感染赤血球が毛細血管を閉塞することで種々の合併症をきたすと考えられている.

(3) 薬物治療

- ・熱帯熱マラリアは緊急対応を要する疾患であり，初診時に重症マラリアでなくても，短時間で重症化することを念頭におく必要がある．
- ・末梢血原虫数は少なくても，脳などの細小血管には感染赤血球が多数沈着していることがあり，軽視してはならない．
- ・通常，合併症がなくて原虫数が少なければ（10 万 /μL 以下）経口薬を用い，重症マラリアあるいは原虫数が多い場合（10 万 /μL 以上）には注射薬を選択する．後者の場合，最近ではアーテミシニン（チンハオス）系の評価も高まってきている．
- ・治療薬の選択は，合併症のない熱帯熱マラリア，重症マラリア，非熱帯熱マラリアに分けて考えるのが一般的である．

1）熱帯熱マラリア（合併症がない場合）

- ・血中に熱帯熱マラリア原虫を認めれば，他のマラリア原虫との混合感染でも，熱帯熱マラリアとして対処する．
- ・主な治療薬として，アトバコン・プログアニル塩酸塩錠（承認薬），キニーネ塩酸塩水和物（承認薬），メフロキン塩酸塩錠（承認薬），アーテメーター・ルメファントリン合剤（未承認薬）を用いる．

2）非熱帯熱マラリアの急性期治療

- ・クロロキンが第 1 選択薬であるが，本邦未承認のため，入手できる環境によりクロロキン塩基（未承認薬），キニーネ塩酸塩水和物（承認薬），アトバコン・プログアニル塩酸塩錠（承認薬），メフロキン塩酸塩錠（承認薬）の中から選択する．
- ・パプアニューギニア，インドネシアからの帰国者ではクロロキン耐性三日熱マラリアに感染している可能性が高く，塩酸キニーネ（ドキシサイクリン併用），アトバコン・プログアニル合剤，メフロキンが適応となる．

3）三日熱，卵形マラリアの根治療法（再発予防）

- ・三日熱と卵形マラリアでは急性期治療の終了後，再発の元となる休眠原虫を殺滅するため，特殊な抗マラリア薬であるリン酸プリマキン（未承認薬）を用いる．
- ・プリマキン抵抗性の三日熱マラリアが出現しており，そのためプリマキン総投与量を増量する傾向にある．

4）重症マラリア

- ・グルコン酸キニーネ注射薬（未承認薬）とドキシサイクリン（マラリア治療薬として未承認）またはクリンダマイシン（マラリア治療薬として未承認）の併用，あるいはアーテスネート坐薬（未承認薬）が用いられる．
- ・抗マラリア薬療法以外に，病態に応じた適切な支持療法が必要である．

- ・治療の効果判定は，原虫消失，および発熱などの臨床症状の改善をもって行う．
- ・原虫消失は，末梢血塗抹標本により判定する．治療開始後 24〜36 時間以内では，原虫寄生

160　第1編　感染症治療薬

率が一過性に増加することがあるため，効果判定は一般に困難である．あらゆるステージの原虫に効果があるアーテミシニン系において，最も原虫消失時間が短い．

・小児では，体重から使用量を算定する．わが国では小児用製剤は承認されておらず，熱帯病治療薬研究班でも保管していない．

・妊婦で安全性が確かめられているのは，キニーネ，クロロキンであり，妊娠初期から使用できる．わが国では禁忌とされているが，メフロキンが安全であることを示すエビデンスも近年蓄積されつつある．

11-15-2　赤痢アメーバ症

(1) 病態生理

・赤痢アメーバ症は，腸管寄生性の原虫である赤痢アメーバ *Entamoeba histolytica* を病原体とする感染症である．

・赤痢アメーバは，その生活環において，嚢子（シスト）と栄養体の2つの形態をとる．

・嚢子は感染者の糞便とともに排出され，長期にわたり環境中に生存しうる．ヒトに経口摂取された嚢子は，小腸にて脱嚢を経て栄養体となる．

・栄養体は，偽足により腸管内での活動が可能であり，タンパク分解酵素により組織を融解し，腸管に潰瘍性病変を形成する．また，組織に侵入した栄養体は血行性に移行し，腸管外病変を形成することがある．栄養体は便中にも認められるが，体外に排出されると短時間で死滅する．

・臨床像としては，大腸炎と肝膿瘍が大部分を占めるが，まれに肺および脳への膿瘍形成も認められる．

・すべての感染者が発病するのではなく，実際に発症する者は感染者の10％程度とされる．

・感染経路として，汚染された飲食物の経口摂取，性交渉による糞口感染などがある．

・本症は，感染症法上，5類感染症に指定されており，診断した医師は保健所への届出義務を有する．

(2) 症　状

1）アメーバ性大腸炎（アメーバ赤痢）

・自覚症状がない症例から，急性腹症に該当する重症例までみられる．

・イチゴゼリー状の粘血便およびしぶり腹が本症の特徴であるが，軟便や水様便を呈する場合も少なくない．

・数日から数週の間隔で憎悪と寛解を繰り返すことが多い．

・細菌性赤痢に比べ発症は緩徐であり，発熱も軽度である．

2）アメーバ性肝膿瘍

・赤痢アメーバの栄養体は，腸管粘膜を障害した後に，門脈系を介して肝臓へ移行し，肝膿瘍を形成する．

第11章　感染症の病態と治療　**161**

- ・発熱，右季肋部痛，倦怠感，体重減少などを認める．
- ・膿瘍が肝被膜より離れている場合は，右季肋部痛を生じないことがある．
- ・肝叩打痛が診断の契機となることがある．
- ・アメーバ性肝膿瘍は細菌性肝膿瘍と比較して，全身状態が良好であることが多い．

(3) 薬物治療

- ・抗アメーバ薬は，病変の治療に用いる薬剤と，便中への嚢子の排出を止める薬剤に大別される．
- ・前者には，メトロニダゾール，チニダゾール，オルニダゾール等のニトロイミダゾール系の他，デヒドロエメチン，クロロキン等がある．後者には，パロモマイシン，ジヨードキノール，ジロキサニド等がある．
- ・前者は組織移行性に優れているのに対し，後者は体内に吸収されず，腸管内で高い薬剤濃度を保つ特性がある．
- ・現在，国内承認薬としてメトロニダゾール，チニダゾール，パロモマイシンが使用可能である．
- ・研究班が保有する未承認薬として，内服困難な重症例に使用される静注用メトロニダゾールがある．クロロキンは抗マラリア薬として保管しているが，現在アメーバ症に使用する機会は極めて限られている．

1）アメーバ性大腸炎

- ・メトロニダゾールが第1選択薬である．
- ・壊死性大腸炎や大腸穿孔が疑われる場合，静注用メトロニダゾールの投与および開腹手術の適応を検討する．
- ・アレルギー等の理由でメトロニダゾールが使えない場合にはチニダゾールを検討する．

2）アメーバ性肝膿瘍

- ・大腸炎と同様，メトロニダゾール経口薬が第1選択薬である．
- ・経口投与が困難な症例にはメトロニダゾール注射薬を使用する．
- ・メトロニダゾール経口薬による急性期の治療が終了した後に，パロモマイシンによる後療法が推奨されている．

11-15-3　トキソプラズマ症

(1) 病態生理

- ・トキソプラズマ原虫 *Toxoplasma gondii* はネコを終宿主とする細胞内寄生原虫で，ヒトを含む哺乳類，鳥類などの恒温動物を中間宿主とする．
- ・ヒトへの感染経路は，① ネコの糞便中に排泄されたオーシストの経口摂取，② トキソプラズマ原虫に感染した中間宿主（ブタ，ヒツジ，ウマ，ウシなど）の筋肉を生あるいは調理不完全な状態で経口摂取，③ 経胎盤感染（妊婦が ① または ② の経路で感染し，胎児に感染

162　第1編　感染症治療薬

する），④ 臓器移植（トキソプラズマ原虫に感染したドナーから提供された臓器を介して），が知られている．

・多くの患者は ② の経路でトキソプラズマ原虫に感染していると考えられている．

・病型は先天性トキソプラズマ症と後天性トキソプラズマ症に分けられる．

(2) 症　状

1）先天性トキソプラズマ症

・妊娠中に妊婦がトキソプラズマ原虫に感染すると，経胎盤的に胎児に感染して先天性トキソプラズマ症を生じることがある．

・妊娠初期の感染では胎児への感染率は低いものの，感染が成立した場合には重篤な症状を示す．

・妊娠後期の感染では胎児への感染率が高いが，症状は無症状〜軽微であることが知られている．

・症状は，水頭症，脈絡網膜炎，脳内石灰化の古典的 3 徴が知られているが，精神運動障害，リンパ節腫脹，肝機能障害，黄疸，貧血，血小板減少など様々である．

・妊娠後期に感染した場合，症状の発現時期は新生児期だけでなく，小児期以降に顕在化することもある．

2）後天性トキソプラズマ症

・免疫能が正常な子供や成人（妊婦を含む）がトキソプラズマ原虫に初感染した場合，大多数は無症状で経過するが，約 10％ が伝染性単核球症様症状（発熱，倦怠感，リンパ節腫脹，肝酵素の上昇など）を示す．

・免疫正常者でも，まれに心筋炎，多発筋炎，肺炎，脳炎などの臓器障害を呈する．

・免疫不全者では体内に潜伏感染していたトキソプラズマが再活性化し，臓器障害を引き起こす．

・トキソプラズマ脳炎の症状は意識変容・意識障害，けいれん，神経巣症状，視力障害などである．髄膜刺激症状はまれで，脳内に単発あるいは多発性膿瘍を形成する．

・HIV 感染症以外で免疫不全状態にある患者が脈絡網膜炎，肺炎，ARDS やショックを伴う多臓器障害を示すこともある．

(3) 薬物治療

・ピリメタミントとスルファジアジンの併用（ロイコボリンもピリメタミンによる骨抑制対策として併用）が標準的な治療法である．

・妊娠中に初感染を受けた場合はスピラマイシンを用いる．

・妊娠前の検査で抗体が陰性であれば，妊娠中はネコの糞便やブタ，ヒツジなどの生肉との接触に注意を払うことが大切であり，手洗いの励行や肉類の十分な加熱に留意すべきである．

11-15-4　トリコモナス症

(1) 病態生理
- 腟トリコモナス原虫 *Trichomonas vaginalis* による感染症は，最もポピュラーな性感染症として古くから知られているものの１つである．
- 腟トリコモナスは，患者自身の腟ばかりでなく，子宮頸管，下部尿路やパートナーの尿路，前立腺などにも侵入し，ピンポン感染をきたす．
- 感染者の年齢層が他の性感染症と異なり非常に幅広く，中高年者でもしばしばみられるのが特徴である．これは，無症状のパートナーからの感染によるものが多いことを示している．
- 性交経験のない女性や幼児でも感染者が見られることから，他の感染経路，すなわち身につける下着やタオルなどからの感染や，検診台，便器や浴槽を通じた感染などが知られている．

(2) 症　状
- 男性では，尿道炎症状を起こすが，一般に無症状なことが多い．
- 長期間の観察では，無症状であっても尿道分泌物や炎症像が，非感染者に比べて多いといわれている．
- 男性に比べると，女性トリコモナス感染症の臨床像は非常に多様である．おおむね20～50％は無症状性感染者といわれるが，症状所見としてその３分の１は６か月以内に症候性になるといわれ，泡状の悪臭の強い帯下増加と外陰，腟の刺激感，強い掻痒感を訴える．

(3) 薬物治療
- トリコモナス感染症の治療には，現在，5-ニトロイミダゾール系のメトロニダゾールが一般的である．
- 男性では腟トリコモナスは前立腺などにもいるため，洗浄は効果がなく，経口薬を用いる．
- 女性でも尿路への感染の可能性があり，経口薬が必須である．坐剤や経口投与が困難な例では，腟錠単独療法を行う．なお，難治例や再発例では経口，腟錠による併用療法を行う．メトロニダゾールは，胎盤を通過し胎児へ移行するので，原則として妊婦への経口投与は避ける．

11-16　寄生虫感染症

11-16-1　鉤虫症

(1) 病態生理
- アメリカ鉤虫とズビニ鉤虫が小腸に寄生して起こる．

164 第1編 感染症治療薬

・鉤虫の幼虫は土壌中に生息し，露出した皮膚から侵入する．
・肺に到達したあと，幼虫は気管から咽頭へと移動し嚥下される．
・ズビニ鉤虫の幼虫では経口感染が多いが，一部は肺に移行する時期を経てから消化管に戻る．
・2か月程度で，長さ1cmくらいの成虫になって空腸粘膜に咬着し，宿主の血液を養分にして寄生し産卵する．

(2) 症　状

・鉤虫感染初期にみられる症状や徴候の出現は，鉤虫のヒトへの侵入・体内移動と関連している．
・幼虫の経皮感染に伴い点状皮膚炎がみられ，経口感染では咽頭の掻痒感や咳嗽がみられることがある．
・肺を通過する時期には，好酸球性肺炎を起こす．
・成虫が空腸粘膜に咬着してからは鉄欠乏性貧血が主症状となり，少数感染では無症状のまま経過することもあるが，小児では慢性的な大量感染が栄養障害や成長障害の原因となることがある．
・経口感染例が多いズビニ鉤虫では咽頭から気管支に直接幼虫が刺入するためか，喘息様発作などの呼吸器症状の頻度も高くなる傾向がある．
・下痢や腹痛といった腸炎様症状は重篤になることは少なく，腹部膨満感・不快感といった不定愁訴にとどまることが多い．

(3) 薬物治療

・日本国内で鉤虫症に保険適用があるのはパモ酸ピランテルであるが，国際的にはベンズイミダゾール系の薬剤が使われることが多い．
・メベンダゾールも使用されるが，単回投与で治療する場合，国際的には，アルベンダゾールが鉤虫症治療に第1選択薬とされる．
・日本で唯一保険適用が認められているパモ酸ピランテルの効果は，回虫症や蟯虫症に比べて鉤虫症ではやや劣り，アメリカ鉤虫の濃厚感染では反復投与が必要になる．
・貧血が重症な場合は補助的に鉄剤の投与も行う．

11-16-2　鞭虫症

(1) 病態生理

・鞭虫の腸管寄生により，腸炎症状を起こす疾患である．
・虫卵に汚染された生野菜などの経口摂取で感染する．
・嚥下された虫卵は小腸で孵化して幼虫になる．その後，小腸粘膜内で発育してから成虫（3〜5cmの紐状）になり，最終的に頭部を結腸と盲腸の表層粘膜に埋め込み，そこで7〜10年間生存しうる．

第 11 章　感染症の病態と治療　**165**

・最近の日本での感染率は 0.01％以下まで減少しているが，重症心身障害者施設などで時に集団感染が発生する．

(2) 症　状

・鞭虫は多数寄生すると下痢，腹痛，下血などの腸炎症状を起こす．
・盲腸付近での炎症が強い場合は虫垂炎様の症状を呈する．
・最近の国内での感染例は少数寄生が多いため，ほとんどが無症状である．このため国内の事例の多くは，人間ドックなどの際に検便検査で偶発的に虫卵が確認されたものである．

(3) 薬物治療

・鞭虫の感染者は無症状であっても治療を行うのが原則である．
・治療薬にはメベンダゾールを用い，70〜90％の治療効果がある．
・治療して 1 か月後に糞便検査を行い，効果を判定する．
・アルベンダゾールも有効である（保険適用外）．
・なお鞭虫は粘膜内に寄生するため，パモ酸ピランテルは無効である．

11-16-3　糞線虫症

(1) 病態生理

・糞線虫による消化管寄生虫感染症である．
・感染型幼虫であるフィラリア（F）型幼虫は汚染された土壌より経皮感染後，血管やリンパ管に入り，心臓を経由して肺に達し，気管をさかのぼり嚥下され，食道・胃を経由して最終的に十二指腸に達して成虫となる．そこで産卵し，孵化したラブジチス（R）型幼虫は便とともに体外に排出される．
・糞線虫には自家感染という特殊な経路がある．これは，R 型幼虫が体外に排泄される前に F 型幼虫となり，腸管もしくは肛門周囲の皮膚より再感染するという経路である．この自家感染のため，感染者は長期にわたり糞線虫に感染した状態となる．

(2) 症　状

・初感染の場合には侵入部位の皮膚に発赤を認め，肺や咽頭通過の際には咳嗽や咽頭痛などを訴える場合があるが，気付かない場合が多い．
・慢性化して少数寄生の場合は無症状に経過する．
・自家感染により感染虫体が多くなると，過剰感染状態となり，腹鳴，腹痛，腹部膨満感，下痢，吸収不良などの消化器症状を呈してくる．
・HTLV-1 との重複感染者やステロイド薬使用者では糞線虫の過剰感染をきたし，大量の腸管内の細菌が虫体とともに血中に移行し，敗血症，化膿性髄膜炎，細菌性肺炎などの重篤な合併症がみられる場合がある（播種性糞線虫症）．

166 第1編 感染症治療薬

(3) 薬物治療

・イベルメクチンが第1選択薬である.

・駆虫率は98％と高い.

・副作用は重篤なものはなく，時に悪心・嘔吐，軽度の肝障害を認める場合がある.

・アルベンダゾールもある程度効果があるが，安全性，有効性ともにイベルメクチンに明らかに劣る.

11-16-4　回虫症

(1) 病態生理

・回虫の腸管寄生により，腸炎症状などを起こす疾患である.

・虫卵に汚染された野菜などの経口摂取で感染する.

・嚥下された虫卵は小腸で孵化し，幼虫となる．幼虫は肝臓や肺を移行しながら成長し，幼虫は嚥下されて小腸に戻り，感染後2～3か月で成虫になる．成虫は20～30 cmの紐状で，その寿命は1～2年である.

・感染者は虫卵を便の中に排出するが，この卵は感染性をもつまでに土壌中で一定期間発育する必要がある．このため，感染者から直接，感染する危険性はない.

(2) 症　状

・多数の虫卵が感染した場合は，幼虫移行による肺炎（咳，喘鳴，ときとして喀血など），成虫寄生による腸炎症状（下痢や腹痛）が起こる.

・多数の成虫が腸管内で塊状となり，腸閉塞を起こすこともある.

・成虫は時に胆管や膵管に迷入し，急性腹症様の症状を呈する.

・近年は少数感染が多いため無症状で経過し，排便時に成虫を排出したり，人間ドックの際に検便で虫卵が検出されたりして，感染が明らかになる症例が多い．また，消化管の造影検査で偶然発見されることもある.

(3) 薬物治療

・回虫の感染者は無症状であっても治療を行う.

・薬剤としてはパモ酸ピランテルが第1選択薬で，90％以上の治療効果がある.

・メベンダゾールやアルベンダゾールも有効である（保険適用外）.

・胆管や膵管に迷入した症例では，内視鏡的摘出術や外科処置を併用する.

・糞便検査で虫卵を確認した症例については，治療して1か月後に再検査を行い，効果を判定する.

・国内ではサントニンが回虫治療薬として販売されているが，駆虫効果は約70％とパモ酸ピランテルなどに比べて低い．しかし，胆管や膵管への迷入例の薬物治療には本剤が適するとされている.

第11章　感染症の病態と治療　**167**

11-16-5　蟯虫症

(1) 病態生理

- 蟯虫は熱帯温帯を問わず，全世界に分布している．体長は雄で2～5 mmで，雌は雄より大きく8～13 mmである．線虫の1種で，寄生部位は盲腸である．
- 蟯虫の生活史には中間宿主が存在せず，宿主特異性が高く，ヒトの蟯虫はヒト-ヒト感染である．
- 虫卵を経口摂取すると約3週間で成虫となり，30～50日で産卵を開始する．1日の産卵数は1万とも言われ，早朝に雌が肛門周囲まで出てきて産卵する．朝，起床時に痒みのために肛門周囲を掻破することで，手指や爪の間，下着，寝具などに付着し，生活環境に散布される．虫卵は比較的乾燥に強く，数週間から場合によっては数か月間にわたって感染性をもつと考えられている．
- 指をなめる行為や爪咬みで感染することが多く，感染者は主として小児であるが，児童から家族への粉じんなどを介した感染もみられる．集団生活をしている場合，その集団内に蔓延することも多い．

(2) 症　状

- 一般に無症状のことが多いが，肛門での産卵により，肛門周囲に痒みが起こり，不眠，注意力散漫，精神不安定などの症状がみられることがある．
- 肛門を掻くことによる細菌の2次感染や，女子では腟への侵入による腟炎や子宮附属器の炎症も報告されている．
- 全身症状は少ないが，多数寄生で腹痛，吐き気などの消化器症状があらわれることがある．

(3) 薬物治療

- 蟯虫は容易に再感染することが知られており，駆虫薬のみの対処では不十分と考えられる．
- 虫卵陽性者への投薬と同時に，同居者の蟯虫検査ならびに治療を行う必要がある．
- 虫卵は通常の環境で生存し，長期にわたって感染能力を維持することも想定されるため，衣服やリネン類の日干しを行うことや，施設あるいは家庭内の清掃を徹底し，感染の機会を減少させる必要がある．
- 通常，再感染を考慮し，1回目の治療後2週間後に再度駆虫薬を投与して治療する場合が多い．
- 駆虫薬としては，パモ酸ピランテルあるいはメベンダゾールを用いる．

11-16-6　糸状虫症

(1) 病態生理

- ヒトに糸状虫症（フィラリア症）を起こす糸状虫には，バンクロフト糸状虫，マレー糸状虫

168 第1編 感染症治療薬

（アフリカ，中南米など），ロア糸状虫（アフリカ）があるが，日本ではバンクロフト糸状虫がみられる．

- バンクロフト糸状虫は蚊によって伝播され，成虫の大きさは雄で2～5 cm，雌で6～10 cmにもなる．この幼虫がリンパ系に寄生して慢性化すると，リンパ管がつまって皮膚がゾウの皮膚のように厚くなるため，象皮病とも呼ばれている．
- この寄生虫は広く熱帯，亜熱帯，温帯の一部に分布し，まれに九州南部や沖縄，八丈島などでみられるマレー糸状虫症も同じような症状があらわれる．

(2) 症　状

- リンパ管の拡張によるリンパ液の灌流障害が引き起こされ，結果としてリンパ系が障害される．
- 成虫の寄生部位が異なるなどの理由で，バンクロフト糸状虫症とマレー糸状虫症では異なった病像を呈する．前者の特徴的症状は熱発作，リンパ浮腫/象皮病，陰嚢水腫，および乳糜尿である．後者では膝から上は正常であることが多く，下肢のリンパ浮腫/象皮病は通常下腿部に限局し，陰嚢水腫と乳糜尿が見られない．

(3) 薬物治療

- 駆虫にはジエチルカルバマジンを用いる．
- 一般に寄生虫数が多いほど副作用は強い．マレー糸状虫感染では，バンクロフト糸状虫感染よりも副作用が強くあらわれる．
- 副作用としては，軽度の腹部不快感，嘔気，腹痛，眠気のほか，抗寄生虫作用の結果として，発熱，リンパ管・リンパ節炎，睾丸・副睾丸や精索の急性炎症などがみられる．
- 副作用を軽減するためには，少量から開始して漸増させる方法が用いられる．
- 従来，リンパ浮腫/象皮病は治療法が無いとされ放置されていた．ところが，象皮病の進展・維持に細菌感染が重要であることが認識されるようになり，WHOは石鹸と水を用いた患部皮膚の洗浄，感染巣の発見と抗菌薬軟膏の塗布，適切な運動，睡眠時に患足を高位に保持するなどのリンパ浮腫/象皮病ケアを世界的に進めている．

11-16-7　日本住血吸虫症

(1) 病態生理

- 日本住血吸虫症は，日本住血吸虫が門脈系血管内に寄生して起こる．
- 日本住血吸虫は他の吸虫類と同様に，中間宿主に淡水産巻貝を必要とするが，中間宿主貝で発育したセルカリアが直接ヒトに経皮感染することが他の吸虫類と異なる特徴である．
- 経皮感染した後，血行性に門脈系血管に達して約5週間で成虫に発育し，腸管壁細血管に下降して産卵する．患者の糞便とともに外界に出た虫卵は，水中で孵化する．
- 日本ではかつて，甲府盆地，広島・岡山県境の備後地方，九州・筑後川流域などに日本住血

第11章　感染症の病態と治療　*169*

吸虫症の流行が見られた.

・1977年以降は国内感染事例がなく，1996年に正式に流行根絶が宣言された.

(2) 症　状

・セルカリアが経皮的に侵入する際に湿疹様皮膚病変（セルカリア皮膚炎）がみられる.

・強い掻痒感を伴う湿疹が数日から2週間持続する.

・感染後5週前後で成虫に発育して血管内で産卵を開始し，毛細血管に塞栓した虫卵に対する急性/慢性の肉芽腫性炎症が起こり，発熱，下痢，下血，全身倦怠，体重減少，黄疸などを伴う.

・慢性期には肝線維症，門脈圧亢進，脾腫などがみられ，進行すると腹水貯留や食道静脈瘤などを合併する.

・虫卵による脳や肺の血管塞栓や脳寄生により，頭痛，てんかん様発作，視力障害，運動麻痺や肺性心をみることがある.

(3) 薬物治療

・検便や検尿で虫卵が確認された場合は駆虫薬を投与する.

・プラジカンテルによりほぼ完全な駆虫効果が得られる.

・慢性の合併症状には対症療法を行う.

11-16-8　肺吸虫症

(1) 病態生理

・肺吸虫は日本のほか，世界の熱帯～温帯域に広く分布する寄生虫である.

・本来は野生のイヌ科・ネコ科の動物を終宿主とする寄生虫であるが，ヒトに感染すると主に肺を標的臓器として肺吸虫症を引き起こす（人獣共通寄生虫症）.

・日本で本症の原因となるのはウエステルマン肺吸虫と宮崎肺吸虫であり，いずれも中間宿主の淡水産カニ（前者はモクズガニ，後者はサワガニ），あるいは待機宿主のイノシシの生肉を摂取することで感染する（食品媒介性寄生虫症）.

(2) 症　状

・肺吸虫症の症状は寄生虫のヒト体内移行経路と密接な関係がある.

・ヒト体内に摂取された感染幼虫は，小腸上部→腹腔内→腹筋内→腹腔内→胸腔内→肺へと移行する.腹腔内を幼虫が出入りする時期（感染から3週間ほど）は無症状のことが多いが，腹痛・下痢などの消化器症状を呈する場合がある.

・胸腔内に肺吸虫が侵入して間もなくは，胸膜炎による胸水貯留や気胸のため，胸痛や呼吸困難が主な症状である.感染後3～4週間ほどで肺実質に達して虫嚢が形成され，さらに4～8週間を経て産卵を開始する.この頃に咳・痰などの呼吸器症状が出現し，成熟した肺吸虫が

170　第1編　感染症治療薬

存在する虫嚢と気管支が交通すると血痰（チョコレート色）が認められ，虫卵が検出される
ようになる．

・肺で成熟した虫体が脳内に侵入した場合，発熱，頭痛，嘔吐，けいれん，麻痺など髄膜炎，
脳腫瘍・脳膿瘍に似た症状を呈する．

(3) 薬物治療

・プラジカンテルが第1選択薬である．

11-16-9　肝吸虫症

(1) 病態生理

・肝吸虫は，コイ科の淡水魚，特にモツゴなどの小型の雑魚の鱗の下の筋肉内に感染型の幼虫
（メタセルカリア）が寄生しており，これらの魚類を刺身ないし，あまり加熱しない調理法
で喫食して感染する．

・幼虫は胆管系に定着して25日ほどで成虫に発育する．極東から東南アジアに広く分布し，
かつてはわが国でも広い地域で感染がみられたが，最近では国内感染は激減している．

(2) 症　状

・基本的に胆管内に寄生して胆汁うっ滞を起こすので，無症状から重篤な肝障害，肝硬変まで，
感染の程度と時間経過に応じた臨床像を呈する．

・虫体からは種々の活性を持つ抗原が分泌されるが，病態の本体は慢性炎症による組織破壊と
考えてよい．

(3) 薬物治療

・肝硬変あるいは胆管細胞がんのリスクがあることを考え，早期に診断し早期に治療する必要
がある．

・治療にはプラジカンテルがきわめて有効である．

11-16-10　横川吸虫症

(1) 病態生理

・横川吸虫は日本を含むアジア諸国（中国，韓国，インドネシアなど）に分布する．

・最近のわが国の検診センターの検便で検出される虫卵の第1位は横川吸虫卵であるとの報告
がある．

・横川吸虫の感染幼虫（メタセルカリア）はアユ，シラウオ，ウグイ，コイなどの鱗の下に感
染している．ヒトはこれらの淡水産魚類を生あるいは加熱不十分な状態で摂取することで感
染する．

・感染幼虫がヒトに摂取されると，小腸上部で成長し約1週間で1〜1.5 mmの成虫となって

産卵を始める.

(2) 症　状

・いずれの吸虫も少数感染では無症状のことが多い. 小腸粘膜に寄生し産卵するため, 大量に感染すると持続的な下痢や腹痛の原因となり, まれにタンパク漏出性腸症を呈することもある.

(3) 薬物治療

・プラジカンテルの頓用で容易に駆虫される.

11-16-11　日本海裂頭条虫症

(1) 病態生理

・日本海裂頭条虫は日本, シベリア, アラスカ, カナダなどに分布し, 第2中間宿主であるサクラマス, カラフトマス, シロザケなどの生食により感染する.
・虫卵は 66～75 × 45～52 μm の淡褐色楕円形で小蓋を有し, 1個の卵細胞と多数の卵黄細胞がある. 成虫は 2～9 m, 幅 1.5～2.0 cm で頭部, 頸部, 未熟体節, 成熟体節, 受胎体節からなる. 体節は灰白色で中央部に褐色の子宮が見られる. 頭節は 2～3 mm の棍棒状で, 吸溝が縦に 2 条ある. 各体節には産卵門があり, ヒトの腸管内で産卵する.

(2) 症　状

・悪心, 嘔吐, 腹痛, 下痢, 腹部膨満感などの消化器系不定症状である. 患者が感染を自覚する最も多い症状が, 排便時肛門より垂れ下がる成熟体節の連鎖による.

(3) 薬物治療

・駆虫にはプラジカンテルを頓用し, 2時間後に塩類下剤を投与する.

11-16-12　無鉤条虫症

(1) 病態生理

・無鉤条虫は beef tapeworm ともいわれ, ウシが中間宿主で, 牛肉から感染する.
・成虫はヒトの小腸上部に寄生する. 虫体は蒼白色で全長 3～10 m, 体節数は 1,000 以上である. 頭部方形で, 大きさは 1.5～2.0 mm であり, 4個の吸盤を持つ. その中央部には痕跡的な額嘴があり, 小鉤はない. 有鉤条虫と比較すると, 成熟体節はより大きく, 子宮が中央主管と両側 20～30 条の側枝 (有鉤条虫の約 2 倍) からなる. 筋層は発達し肉厚である.

(2) 症　状

・腹部膨満感, 食欲低下または亢進, 下痢・便秘の繰り返し, 全身倦怠感などを示す.
・体節の自然排泄があり, 肛門部の不快感がある.

172 第1編 感染症治療薬

・潜伏期は牛肉中の無鉤嚢虫摂取後，成虫が体節を排出するまで8〜12週間を要する．
・虫体の寿命は20〜30年といわれる．

(3) 薬物治療
・駆虫にはプラジカンテルを頓用し，2時間後に塩類下剤を投与する．

11-16-13　有鉤条虫症・有鉤嚢虫症

(1) 病態生理
・有鉤条虫症は有鉤条虫の成虫感染症である．
・有鉤条虫の成虫はヒトの腸管に寄生する大型の条虫で，その幼虫は有鉤嚢虫と呼ばれ，通常はブタに寄生する．ヒトがこの有鉤嚢虫を保有している豚肉を生，あるいは加熱不十分な状態で食べると，有鉤嚢虫はヒトの小腸腔内で有鉤条虫の成虫に発育する．
・最近，わが国では有鉤条虫の国内感染例の報告はないが，世界的には豚肉を食べる習慣のある地域で発生が続いている．
・通常，ヒトは有鉤条虫の終宿主，豚が中間宿主である．しかし，ヒトは豚と同じく中間宿主となり，有鉤嚢虫が感染することもある．
・ヒトが有鉤条虫の成熟卵を飲食物などとともに経口的に摂取すると，腸管腔内で六鉤幼虫が虫卵から出て腸管壁に侵入し，血流によって身体の各部に運ばれ有鉤嚢虫に発育する．また，ヒトの小腸腔内に寄生している有鉤条虫から虫卵が小腸腔内に出て，上記と同様の経路で有鉤嚢虫となる経路もある．
・有鉤嚢虫症は世界的には重要な寄生虫症の1つで，わが国でも少数ながら海外で感染した患者や，まれに国内で感染したと推測される患者が存在する．

(2) 症　状
・有鉤条虫は大型の条虫であるが，症状は軽微である．
・下痢，軽度の腹痛，食欲不振などの症状がみられることがあるが，片節が排出される際の不快感や片節が排泄されたことによる精神的恐怖感以外に症状がないことも多い．
・有鉤嚢虫形成部位として，脳，筋肉，皮下組織が代表的であるが，心，眼など様々な部位に嚢虫を形成する．嚢虫が形成される部位により，様々な症状がみられる．
・脳に嚢虫を形成すればけいれん，意識障害，四肢麻痺，視野障害などの症状がみられ，筋肉や皮下組織に嚢虫を形成すれば局所の小腫瘤として触知することがある．

(3) 薬物治療
・有鉤条虫症の治療ではこの自家感染を防止するために，虫体を破壊せずに駆虫することが望ましいと推測されているが，それを裏付ける証拠はない．
・虫体を破壊せずに駆虫する方法として，ガストログラフィンを使用する方法がある．

第 11 章　感染症の病態と治療　**173**

・欧米をはじめ海外ではプラジカンテルの経口投与を勧めている．プラジカンテルを使用した場合は，虫体を破壊する可能性がある．

・有鉤嚢虫症の治療は陳旧性と非陳旧性病巣によって異なる．陳旧性病巣では虫体が死滅していることから，抗寄生虫薬投与の適応はないと考えられる．非陳旧性病巣を有する患者に対し，抗寄生虫薬の投与を勧める考えと，抗寄生虫薬は不要とする考えがある．抗寄生虫薬を使用する場合は，アルベンダゾールやプラジカンテルが使用されている．

11-16-14　包虫症（エキノコックス症）

(1) 病態生理

・わが国の北日本で発生する多包性エキノコックス症は，多包条虫の幼虫（多包虫）の感染による疾患である．

・多包性エキノコックスの生活環は，自然界ではキツネと野ネズミの間で成立しているが，ヒトはキツネ，イヌの小腸に寄生する多包条虫が糞便とともに排泄した虫卵を，偶然に経口摂取し，中間宿主として発症する．したがって，キツネの生息地域で酪農家，野外作業者などの第 1 次産業従事者に好発する．

・幼虫が経門脈的に肝臓に到達して生着し，ときに充実性であり，一部微小囊胞を形成してサボテン状に連続性に増殖し，腫瘍様，蜂巣状の硬い幼虫の病巣を形成する．

・本症は症状出現後に放置すると 5 年で 70%，10 年で 94% が死亡する．

・北海道では 1936 年以降に礼文島，1965 年以降に道東地方に多発したが，今日では，北海道ほぼ全域で感染キツネ（保虫率：約 50%）が確認されている．患者も北海道のほぼ全域で，年間平均で約 20〜30 名の患者が発生し，今も漸増の傾向にある．最近では北欧地方と同様にキツネの都市への侵入が見られることから，いわゆる都市型の伝播が危惧されている．

(2) 症　状

・約 5〜15 年間の無症状期を経て，肝腫大，腹痛，閉塞性黄疸が出現し，肝肺瘻や病巣感染，重症胆管炎を併発する．

・転移は肺に約 10%，脳・脾に約 1% の頻度で認められる．肺・脾転移では症状が乏しく，薬剤で抑止が可能なことが多いが，脳転移では急速な脳圧亢進をきたし，緊急摘出を要する．

・末期には腹水や下肢の浮腫などが出現する．

(3) 薬物治療

・早期診断による肝切除が唯一の根本的療法である．

・病巣を完全摘除すれば永久治癒となる．

・病巣の境界はときに火炎状で不整であり，肝切除線は病巣から 10 mm 以上離して，浸潤部位は可能な限り合併切除を行う．

・薬物療法は，遺残病巣や肺転移巣に対して補助的に行われ，アルベンダゾールが投与される．

174 第1編 感染症治療薬

11-17 ウイルス感染症

11-17-1 インフルエンザ

(1) 病態生理

・インフルエンザウイルスによる感染症で，かぜ症候群のうちで最も重症となる病型である．わが国では毎年冬から春先にかけて流行する．

・普通感冒に比べて急速に発症し，全身症状も強い．小児，高齢者では合併症により死亡することもある．

・感染様式は飛沫感染が主な感染経路であるが，空気感染，接触感染もありうる．感染力が強く，集団生活グループで小児間の流行があり，そこから感染が拡大していく．

・インフルエンザウイルスはオルソミクソウイルス科に属する RNA ウイルスであり，ウイルス粒子内の核タンパク複合体の違いから，A 型，B 型，C 型に分類される．

・A 型，B 型の表面には生体内での感染・増殖に必要な構造物であるヘマルグルチニン（HA）とノイラミニダーゼ（NA）の 2 種類の糖タンパクがある．前者の作用はウイルスがヒト細胞に吸着するために必要なタンパクであり，後者は増殖したウイルスが細胞外に遊離するために必要な酵素である．

・A 型では，HA に 16 種，NA に 9 種が存在し，その組み合わせにより感染性が変化する．インフルエンザの特徴の 1 つは，抗原変異を起こしやすいことである．近年流行している株は A 型では A ソ連型（A/H1N1），A アジア型（A/H2N2），A 香港型（A/H3N2）の 3 亜型および B 型であるが，毎年多少の抗原変異が起こり，ワクチンによる予防を困難にしている．

(2) 症　状

・呼吸器系のみならず全身症状が強く，時には髄膜炎，脳症，小脳失調症，肝障害，腎障害なども認める．

・典型的な経過は，1〜2 日の潜伏期をおいて急激な全身症状で発症し，発熱（38〜40℃の高熱），悪寒，頭痛，筋肉痛，全身倦怠感，食欲不振などが出現する．

・乾性咳嗽，鼻汁，鼻閉，嗄声もみられ，炎症は上気道から下気道へと波及していく．

・消化器症状としては腹痛，悪心・嘔吐，下痢などがみられる．

・眼症状の頻度は高くはないが，羞明，流涙，眼痛などがみられる．

・通常は 1 週間程度で治癒する．

　　※ Reye 症候群：インフルエンザや水痘などのウイルス感染後にみられる急性脳症であり，肝の脂肪変性，脳浮腫を特徴とする．けいれん，意識障害，高アンモニア血症，低血糖などがみられるが，総ビリルビンは正常のため黄疸はきたさない．アスピリン投与が誘因の 1 つと考えられており，インフルエンザ罹患の小児に対しては，アスピリンや非ス

テロイド性抗炎症薬の使用は禁忌とされている.

(3) 薬物治療

- ・抗インフルエンザウイルス薬として，現在5種類の薬剤が用いられている.
- ・M2タンパクの阻害薬であるアマンタジンはA型にのみ有効である.
- ・ノイラミニダーゼ阻害薬として，オセルタミビル（内服），ザナミビル（吸入），ペラミビル（注射）およびラニナミビル（吸入）の4剤がある．それぞれの使用法に特徴があり，いずれもA型，B型両者に有効である.
- ・いずれの薬剤も効果の面から発症後48時間以内に投与する必要がある.
- ・アマンタジンは，耐性ウイルスの出現率が高いことや中枢神経症状がまれにみられることから使用頻度は減少している.
- ・オセルタミビルを服用した後の異常行動（自殺企図など）による死亡例が報告されているため，厚生労働省は因果関係は明確でないとしながらも，医療関係者に注意喚起をはかり，10歳代若年者への投薬を控えるように呼びかけている.
- ・発症予防法としては，ワクチン接種と抗ウイルス薬の予防投与がある.
- ・ワクチンの主成分はHAタンパクであり，HAの抗原変異は毎年起こっているので，ワクチン株の選定は慎重になされる.
- ・オセルタミビル，ザナミビル，ラニナミビルは予防的使用が可能である．原則としてインフルエンザウイルス感染症を発症している患者の同居家族または共同生活者である以下のものが対象となる．すなわち，① 高齢者（65歳以上），② 慢性呼吸器疾患または慢性心疾患患者，③ 代謝性疾患患者（糖尿病など），④ 腎機能障害患者などには予防的投与が勧められる.

11-17-2　ウイルス性下痢症

(1) 病態生理

- ・ウイルスの中には主に下痢症の原因となるものがある.
- ・下痢症を起こすウイルスには，ロタウイルス，ノロウイルス，サポウイルス，アデノウイルス，アストロウイルスなどがある.
- ・成人の食中毒の原因としてはノロウイルスが最も多く，乳児の下痢症の大半はロタウイルスによるものである.
- ・これらの原因ウイルスは飲食物とともに経口的に摂取され，腸管へ至り病原性を発揮する．感染者の糞便や吐物中のウイルスが空中に舞い上がり，それを吸入し感染する経路もある.

(2) 症　状

- ・ウイルス性下痢症の主症状は下痢，悪心，嘔吐，腹痛，発熱で潜伏期は0.5〜3日が多い.
- ・下痢は水様で血便はまれである.
- ・細菌性下痢症に比較して，悪心，嘔吐を訴える患者が多い.

176 第1編 感染症治療薬

・通常，ウイルス性下痢症は自然治癒し，無治療の細菌性下痢症に比べて有症期間が短い傾向がある．
・ノロウイルスとロタウイルスの感染症を比較すれば，ロタウイルス感染症のほうが重症化する傾向がある．ウイルスによる下痢症は絨毛突起先端の吸収上皮細胞の障害が原因である．それに加え，ロタウイルス感染では，腸管毒素活性をもつNSP4により腸管粘膜の分泌の異常亢進も起こる．

(3) 薬物治療
・ウイルス性下痢症に有効な抗ウイルス薬はなく対症療法を行う．
・脱水に注意が必要であり，特に高齢者では脱水から腎前性腎不全となりやすいので要注意である．

11-17-3　麻疹

(1) 病態生理
・パラミクソウイルス科に属するRNAウイルスである麻疹ウイルスの感染により生ずる「はしか」である．
・ヒトからヒトへの空気感染，飛沫感染，接触感染により伝播し，感染力は非常に強い．
・不顕性感染は極めて少なく95％以上が発症する．
・生後6か月までは母体からの受動免疫により罹患しない．
・感染後はリンパ節，脾臓，胸腺など全身のリンパ組織を中心に増殖する．
・感染症法に基づく5類感染症全数把握疾患である．

(2) 症　状
・約10日間の潜伏期間を経て発症する．
・一相目の発熱と同時にカタル症状（咳嗽，鼻汁，目脂など）が出現する．
・カタル期の終わり（発症3日目）頃，両側頬粘膜に米粒大の白色粘膜疹（Koplik斑）が出現する．
・発症4，5日頃，いったん解熱した後，再び40℃近い高熱がでて（二相目の発熱），同時に特徴的な融合性発疹が耳後部より出現し全身に広がる．カタル症状はさらに激しくなるが，Koplik斑は急速に消退する．
・3〜4日間高熱が続いた後解熱し，色素沈着を残して発疹は消退する．
・亜急性硬化性全脳炎は，麻疹罹患後または麻疹ワクチン接種後5〜6年してから発症し，致命的な経過をとる疾患である．2歳未満で麻疹に罹患した患者の脳細胞に麻疹ウイルスが潜伏持続感染することが原因とされている．自然麻疹罹患者の10万人に1人の頻度で認められる．

第 11 章　感染症の病態と治療　*177*

(3) 薬物治療

・麻疹に対する特異的治療法はない.

・肺炎, 中耳炎などの合併症に対しては, 抗菌薬の投与が必要となる.

・弱毒生ワクチン摂取による予防は大切であり, 世界的にもその有効性は証明されている.

・母体由来の麻疹特異 IgG 抗体があると, 接種した麻疹ワクチンウイルスの増殖が十分でないため, 母体由来の抗体がほぼ消失したと考えられる生後 1 歳以降に接種を行う国が多い.

11-17-4　風疹

(1) 病態生理

・RNA ウイルスである風疹ウイルスの飛沫感染により生じる急性の発疹性感染症である.

・通常発熱と発疹は 3 日ほどで消失するため, 3 日ばしかともいわれる.

・春から初夏にかけて多く発生する.

・妊娠中, 母体が風疹ウイルスに感染し, 経胎盤感染によって胎児にも感染が成立すると, 先天異常 (心疾患, 難聴, 白内障, 精神発達遅延等) を生じる場合がある. これを先天性風疹症候群 (CRS) とよぶ.

(2) 症　状

・2～3 週間の潜伏期の後発症する.

・後頭部を中心とした頸部リンパ節腫脹が出現し, さらに発熱 (37～38℃) と同時に, 顔面, 体幹を中心に発疹 (バラ紅色の斑状丘疹) が出現する.

・発疹は色素沈着を残さず, 3 日程度で消退する.

・まれに血小板減少性紫斑病, 急性脳炎, 関節炎などの合併症を認めることがある.

(3) 薬物治療

・特異的治療法はなく, 対症療法が主体となる.

・麻疹含有ワクチン (主に接種されているのは, 麻疹風疹混合ワクチン) を接種することによって, 95% 以上の人が麻疹ウイルスに対する免疫を獲得することができると言われている. また, 2 回の接種を受けることで 1 回の接種では免疫が付かなかった 5% 未満の人に免疫をつけることができる.

・接種後年数の経過と共に, 免疫が低下してきた人に対しては, 2 回目のワクチンを受けることで免疫を増強させる効果がある.

11-17-5　流行性耳下腺炎

(1) 病態生理

・ムンプスウイルスによる全身感染症であり「おたふくかぜ」である.

・耳下腺腫脹を特徴とするが, 種々の臓器に感染し, 様々な合併症を引き起こす.

178 第1編 感染症治療薬

- 主として，春から夏にかけて流行する．
- 好発年齢は 4〜6 歳である．
- 感染経路としては，唾液中に排泄されるウイルスの飛沫感染が主体である．

(2) 症　状

- 2〜3 週間の潜伏期の後発症する．
- 発熱と急速な耳下腺腫脹で発症する．腫脹は片側から始まり両側性に進行する．顎下腺腫脹をきたすこともまれではない．一般に腫脹期間は 7〜10 日である．
- 主な合併症は，無菌性髄膜炎，難聴，精巣炎などがある．

(3) 薬物治療

- 特異的な治療法はない．
- 耳下腺の疼痛が強い場合には，鎮痛薬を投与する．
- ムンプスワクチンは弱毒生ワクチンで，抗体陽性になる率は 80〜100％と言われている．単独で接種する方が抗体陽性率は上がるが，多く行われている麻疹，風疹，おたふくかぜを混合した MMR ワクチンでも抗体陽性になる率は 73％，2 回接種で 86％になると言われている．

11-17-6　単純ヘルペスウイルス感染症

(1) 病態生理

- DNA ウイルスである単純ヘルペスウイルス（HSV）の感染症である．
- HSV には 1 型（HSV-1）と 2 型（HSV-2）がある．HSV-1 および HSV-2 は，口腔感染または性器感染を引き起こしうる．
- ほとんどの場合，HSV-1 は歯肉口内炎，口唇ヘルペスおよびヘルペス角膜炎を引き起こす．
- HSV-2 は通常，性器病変を引き起こす．
- HSV の感染は，HSV を含む体液との直接的あるいは間接的な接触でおこる．HSV-1 は小児期に唾液などで感染する例が多く，HSV-2 は性行為で感染する例が多い．
- 最初の感染後，HSV は神経節に潜伏感染し，そこから周期的に出現して症状を引き起こす．
- 再発性のヘルペス発疹は，日光への過度の曝露，熱性疾患，身体的または感情的ストレス，免疫抑制，または不明の刺激に誘発される．再発した発疹は一般的にそれほど重度ではなく，時間の経過とともに発現頻度が減ることが多い．

(2) 症　状

- 口の初回感染の場合，通常，口の内側にびらん（ヘルペス性歯肉口内炎）が発生する．さらに，全身倦怠感，発熱，頭痛，全身の痛みが生じる．口内炎は 10〜14 日ほど続き，飲食が非常に辛くなるほど，症状はかなり重くなる．
- 口の HSV 感染症の再発は口唇ヘルペスと呼ばれ，かぜがきっかけとなってあらわれること

が多い．発疹は唇に発生するが，まず，唇にピリピリした痛みが生じ，数分から数時間すると赤く腫脹する．そして，水疱ができて破れ，びらんとなるが，すぐにかさぶたになり，1週間ほどで治る．また，びらんの小集団が歯肉や口蓋にできることもあり，これも1週間ほどで治る．

- HSVによる陰部の初回感染症では症状が重くなり，痛みを伴った水疱が多くできる．発熱および全身の倦怠感があり，排尿時に焼けるような痛みを伴うこともある．
- 性器ヘルペスの再発症状では，水疱ができる数時間前から2〜3日前に，鼠径部にピリピリした感覚や不快感，かゆみ，疼痛などが発生し，痛みのある水疱が陰部の皮膚や粘膜にでき，すぐに破れてびらんになる．水疱が太もも，尻，肛門周辺にできることもある．
- HSV-1が眼の角膜に感染することもある（角膜ヘルペス）．角膜ヘルペスになると，痛みのあるびらんができ，視力障害が起こる．やがて角膜が濁り，視力がひどく損なわれ，角膜移植が必要となる．

(3) 薬物治療

- 口や陰部のヘルペス感染症では，初回感染のときに治療しても，神経への慢性感染を予防することはできないが，治療を施すことで，再発時の不快感をある程度緩和し，病気の期間を1〜2日短縮することは可能である．
- アシクロビル，バラシクロビル，またはファムシクロビルの数日間内服，アシクロビルやビダラビンの外用剤が用いられる．
- 重症のHSV感染症は，アシクロビル点滴投与が用いられる．
- 角膜ヘルペスには局所治療としてアシクロビル眼軟膏を用いる．

11-17-7　水痘・帯状疱疹

(1) 病態生理

- 水痘は水痘帯状疱疹ウイルス（VZV）の初感染としてあらわれる疾患であり，発熱と全身性の発疹が出る．
- VZVはDNAウイルスであり，毎年冬場から初夏にかけて流行する特徴をもっている．
- 唾液あるいは水疱の内容液から飛沫もしくは接触感染する．
- 潜伏期間は2〜3週間で，多くは14〜16日である．
- 初感染後のVZVは，脊髄後根神経節に潜伏感染し，宿主は長期間，無症状に過ごす．
- 宿主の加齢，免疫低下に伴い，潜伏感染していたVZVが再活性化し，神経の支配領域に限局して疾患を起こしたものが帯状疱疹である．帯状疱疹も，家族や同室など濃厚な接触があれば感染する．
- 発症のピークは20歳代と50歳代である．20歳代に多い理由は，子どものころにかかった水ぼうそうやワクチンの接種による免疫の効果が徐々に弱まる時期にあたることと，日常的なストレスが重なることが原因と考えられる．また，50歳代に発症が多い理由は，免疫力

180 第1編 感染症治療薬

が弱まる年代であると同時に，水ぼうそうにかかっている子どもに接する機会が多いためと
考えられる．

(2) 症　状

1）水痘

- 突然38〜39℃の発熱があり，半日〜1日くらい遅れて発疹があらわれる．
- 発疹はかゆみを伴う丘疹で，紅斑で始まり，2〜3日のうちに水疱，膿疱，痂皮の順に急速に進行する．発疹は体幹に多く，四肢には少なく，頭髪部にもあらわれることと，同時期に新旧・大小不同の発疹が混在するのが特徴である．
- 口内炎，角膜潰瘍をつくることもある．
- 乳幼児期〜幼少期にかけ多く発症する傾向があり，成人の水痘は重症になりやすく，肺炎を合併する．

2）帯状疱疹

- 水痘の2分の1〜4分の1程度の大きさの小水疱を伴う丘疹が，背，胸，腹，四肢，あるいは顔などの片側に帯状に集まってあらわれる．
- 成人では発疹の部位に痛みを伴うことが多いが，小児では一般に痛みがない．
- 白血病などの治療中や免疫不全があると水疱が大きく重症になり，水痘と同様，全身性に出現することもある．
- 帯状疱疹の皮膚の症状が消えた後も，痛みだけが長期間にわたり残ることがある．これを帯状疱疹後神経痛（PHN）といい，通常帯状疱疹になってから3か月たっても痛みが残っている場合にPHNとされる．PHNは，皮膚の表面の痛みと奥のほうの痛み，持続的な痛みと一定の時間をおいて出たり消えたりする痛みが混じったものと表現される．

(3) 薬物治療

1）水痘

- 自然治癒するが，アシクロビルあるいはバラシクロビルが有効で，発疹数の軽減，発熱期間の短縮が認められる．
- 問題になる副作用はほとんどないが，3日以内に開始しないと効果が低下する．
- かゆみに対しては抗ヒスタミン薬を内服する．
- フェノール亜鉛華軟膏（カチリ）の塗布が水疱の乾燥を早める．
- アスピリンは重症の脳症・肝障害を誘発するため禁忌で，解熱薬を使用する時にはアセトアミノフェンを用いる．

2）帯状疱疹

- バラシクロビルあるいはアシクロビル内服，ビダラビン軟膏の塗布，疼痛の強い場合は神経ブロックも行う．

第 11 章　感染症の病態と治療　**181**

11-17-8　アデノウイルス感染症

(1) 病態生理

- DNA ウイルスであるアデノウイルスは，上気道炎・咽頭炎のような呼吸器疾患や角結膜炎などの眼疾患をはじめとして血清型（41 種類）により様々な疾患を引き起こす.
- あらゆる季節に，あらゆる年齢層にみられる.
- 唾液などの飛沫，直接接触，糞便などが主な感染経路となる.
- ほとんどは自然治癒し，半数は無症候性である.
- 呼吸器疾患は冬期と春期，プールに関連した咽頭結膜炎（プール熱）は夏期に流行し，流行性角結膜炎は通年性にみられる.

(2) 症　状

1) 咽頭結膜炎
- 急な発熱で発症し，頭痛，食欲不振，全身倦怠感とともに咽頭炎，結膜炎，眼痛，流涙，羞明，眼脂を伴う.

2) 流行性結膜炎
- 感染力が強く，昔から一般に「はやり目」と呼ばれている.
- 結膜が充血し眼脂，流涙，眼痛を伴うことがある.
- アレルギー性結膜炎と違って，かゆみはほとんどない.
- 耳の前や顎の下にあるリンパ節が腫れることもある.
- 症状の強い人では，結膜表面に白い炎症性の偽膜ができることがある.

(3) 薬物治療

- ウイルスに対する原因療法はない. 対症療法が中心である.

11-17-9　エンテロウイルス感染症

(1) 病態生理

- エンテロウイルス属は腸管内で増殖する RNA ウイルスであり，コクサッキーウイルス，ポリオウイルス，エコーウイルス，エンテロウイルスからなる.
- エンテロウイルス属は日本では夏期を中心に流行し，乳幼児では夏かぜ症候群，無菌性髄膜炎，発疹症，ヘルパンギーナ，手足口病を，年長児や成人では流行性筋痛症，心筋炎などを発症しやすい.
- 感染経路は，主として糞口感染または飛沫感染であり，感染が腸管内にとどまれば不顕性感染となる. エンテロウイルス属では約 50% が不顕性感染となる.

182 第1編 感染症治療薬

(2) 症　状

1) 無菌性髄膜炎

・髄膜刺激症状があり，髄液中に細胞増加を認めるが，細菌感染が証明されない病態である．

・細菌性髄膜炎より症状は軽症である．

2) ヘルパンギーナ

・突然39℃以上の高熱が出現し，口腔粘膜にのみ水疱疹をきたす．咽頭痛で食欲減退，流涎を認め脱水症状を呈することがある．

・一般的には軽症で数日の経過で軽快するが，熱性けいれんを併発することがある．

3) 手足口病

・約30％の症例で38℃前後の発熱を認め，手および足に水疱疹，口腔粘膜に水疱疹，びらん，潰瘍が出現する．

4) 急性灰白髄炎

・発熱が数日間持続した後や解熱する頃に急に筋力が低下する．ポリオウイルスは腰髄を侵す頻度が高いため，下肢の麻痺が多い．

・非対称性で，急速に進行し数日で完了する麻痺が特徴である．

(3) 薬物治療

・エンテロウイルス感染症に対しては，特異的な治療法はなく，対症療法が主体となる．

11-17-10　ウイルス性脳炎

(1) 病態生理

・感染などを原因とする脳実質の急性炎症性疾患を急性脳炎と呼ぶが，その大半にはウイルスが関与する．中でもウイルスの脳への直接感染により，急性の経過をたどるものはウイルス性脳炎と呼ばれる．

・急性脳炎は1次性脳炎と2次性脳炎とに分類される．

・1次性脳炎ではウイルスの直接侵襲（脳内への侵入，定着，増殖）が主たる病態である．脳内にウイルスが存在し，時にウイルス封入体を形成する．脳実質細胞の壊死，血管の破壊（出血）を伴う強い炎症を生じやすい．単純ヘルペス脳炎，日本脳炎，ウエストナイル脳炎などがある．

・2次性脳炎の誘因としては，インフルエンザなどのウイルスやマイコプラズマの感染，ワクチン接種が多い．かつては麻疹，風疹などウイルス性発疹症が多かったが，近年は減少した．2次性脳炎ではアレルギー・自己免疫が主たる病態で，その典型は急性散在性脳脊髄炎（ADEM）である．主に脳の白質，神経細胞の髄鞘を障害して脱髄性炎症を起こすことが多い．

(2) 症　状

・症状には，発熱，頭痛，精神状態の変化などがあり，しばしばてんかん発作および局所神経

障害を伴う.

- ・先行して，胃腸または呼吸性の前駆症状がみられる場合がある.
- ・髄膜刺激徴候は典型的に軽度で他の症状よりも顕著ではない.
- ・てんかん重積状態，特にけいれん性てんかん重積状態，または昏睡は，重度の脳の炎症および予後不良を示唆する.

(3) 薬物治療

- ・いずれにおいても，症例の重症度に応じた支持療法（全身管理，けいれんの抑制と再発予防，頭蓋内圧降下療法）を行う.
- ・1次性脳炎で病原ウイルスに対する原因療法の有効性が確立しているのは，単純ヘルペス脳炎のみである．したがって単純ヘルペス脳炎の疑いが少しでもあれば，抗ヘルペス薬（アシクロビル）の投与を開始する．単純ヘルペス脳炎の診断が確定した場合，抗ヘルペス薬を十分長期間投与することが重要である．これは小児の単純ヘルペス脳炎の20〜30％に再発が見られるからである.
- ・2次性脳炎であるADEMでは，中等症以上の症例に対してメチルプレドニゾロン・パルス療法が施行され，多くの場合，有効である．パルス無効例，重症例の一部に対して，免疫グロブリン大量療法，血漿交換療法が選択される.

11-17-11　ウイルス性出血熱

(1) 病態生理

- ・ウイルス性出血熱は発熱と出血を主症状とするウイルス感染症で，重症例では多臓器不全，ショック状態に陥り死亡する重篤な感染症である．中でも5大出血熱（エボラ出血熱，マールブルク出血熱，ラッサ熱，南米出血熱，クリミア・コンゴ出血熱）の致死率は高い.
- ・わが国ではほとんど発症報告はないが，海外渡航者の増加に伴い，輸入感染症として重要視されている.

(2) 症　状

1）エボラ出血熱
- ・潜伏期間は2〜21日とされている.
- ・発熱が主症状で頭痛，筋肉痛，胸痛，腹痛などを伴う．2〜3日で悪化し，口腔，歯肉，鼻腔，皮膚，消化管などから出血する.
- ・重症例では約1週間程度で死に至る.

2）マールブルク出血熱
- ・潜伏期間は3〜10日とされている.
- ・発熱を主症状とし，頭痛，筋肉痛，皮膚粘膜疹，咽頭粘膜痛を伴う．1〜2日後に激しい嘔吐，水様性下痢，吐・下血がみられる．発症後5〜7日で臀部，上肢外側等に境界明瞭な暗赤色

184 第1編 感染症治療薬

丘疹があらわれる.

・重症化すると，ショック状態となり死亡する.

3）ラッサ熱

・潜伏期は5～21日である.

・発熱，頭痛，筋肉痛，悪心，嘔吐，下痢，結膜充血，紫斑が見られる.

・重症化すると顔面浮腫，消化管出血，心嚢炎，胸膜炎などを発症し，ショック状態となり死亡する.

4）南米出血熱

・潜伏期間は7～14日である.

・発熱，筋肉痛，頭痛，眼窩後痛など非特異的な症状をきたす．また結膜の充血，紅斑，紫斑，全身のリンパ節腫大をきたすこともある.

・びまん性出血や血管外への漏出性ショックにより突然死することもあるが，中枢神経の障害が死亡の主因となる.

5）クリミア・コンゴ出血熱

・潜伏期間は2～9日である.

・発熱を主症状とし頭痛，悪寒，筋肉痛，関節痛，腹痛，嘔吐が見られる．その後，結膜炎，黄疸，出血症状があらわれる.

・重症化するとさらに全身出血をきたし，肝不全や腎不全となり死亡する.

(3) 薬物治療

1）エボラ出血熱

特異的な抗ウイルス薬は実用化されておらず，対症療法を行う.

2）マールブルク出血熱

特異的な抗ウイルス薬は実用化されておらず，対症療法を行う.

3）ラッサ熱

抗ウイルス薬としてリバビリンが有効である.

4）南米出血熱

特異的な抗ウイルス薬は実用化されておらず，対症療法を行う.

5）クリミア・コンゴ出血熱

リバビリンが有効とする報告がある．対症療法を行う.

11-17-12　ウイルス性肝炎

(1) 病態生理

・ウイルスの感染によって起こる肝炎の総称である．原因となるウイルスには，A，B，C，D，E，F，GおよびTT型ウイルスの8種類がある.

・B，FおよびTT型はDNAウイルスであり，そのほかはRNAウイルスであり，それぞれの

ウイルスの性質や病原性，および感染による症状には多様性がある．

1）A型肝炎

・急性肝炎の原因として頻度が最も高い．

・ウイルスは感染者の便中に排泄され，これに汚染された水・食物が感染源になる．

・経口感染によって発症するが，一過性感染のみであり慢性肝炎となることはない．

・一度感染すると免疫を獲得して，基本的には再感染はない．

・日本では若者の既感染は非常に少ないため，井戸水・給食・弁当などが一旦汚染されると，集団発生の原因となる．

・流行時期は3〜4月をピークとして，冬から春先に発生が集中している．

2）B型肝炎

・血液を介して感染する場合と，性行為によって感染する場合がある．

・成人後に感染した場合は，ほとんどが一過性感染で，慢性化することはまれである．

・乳児期までに感染が成立した場合には，免疫の働きが完成されていないため，肝炎が起こることはまれで，思春期頃から肝炎が見られるようになる．この後の経過は大きく2つに分かれる．1つは，思春期頃に起こる肝炎を境に，seroconversion というウイルスの遺伝子変化が起こり，肝炎が沈静化する．もう1つは，B型慢性肝炎と呼ばれるもので，免疫による肝細胞の破壊が持続し，肝炎を沈静化させることができなければ，最終的には肝硬変に至る．

3）C型肝炎

・感染力は，HBV と比較すると非常に弱い

・感染経路は主に血液であり，夫婦間感染は数％で，母子感染はそれよりも多い．

・現在の日本では，成人の新たな感染例の多くは，刺青や麻薬の回しうちが原因である．

・2〜14週間の潜伏期間を経て急性肝炎を起こすことがあるが，急性肝炎を起こすことは比較的稀である．多くは不顕性感染となり，60〜80％の症例が慢性化する．

・慢性肝炎は約20年の経過で約30〜40％が肝硬変に進行し，さらに年率約7％の頻度で肝がんが合併する．

(2) 症　状

1）A型急性肝炎

・感染後約4週間の潜伏期を経て発症する．

・不顕性感染の場合もあるが，他の急性肝炎と比べて38度以上の発熱を伴う頻度が高く（80％以上），感冒様症状に続いて，食欲不振・全身倦怠感が出現する．

・一般に小児では不顕性感染が多く，成人では症状が強くなる．

2）B型急性肝炎

・感染後の潜伏期は6週間以内とされている．

・不顕性感染もあるが，典型的には食欲不振，全身倦怠感，さらに重症になると黄疸が出現する．A型肝炎のような発熱の頻度は低いが，黄疸の消失までの期間はA型肝炎に比べ数週

間長い.

3) B 型慢性肝炎

・肝炎の活動性が高い場合に倦怠感を感じる程度で，肝硬変に進行するまでは，特徴的な症状
はない.

4) C 型慢性肝炎

・B 型慢性肝炎と同様に，倦怠感以外には特徴的な症状はない.

(3) 薬物治療

1) A 型急性肝炎

・まれに劇症化することもあるが，基本的には自然経過にて予後良好である.

・特別な治療は必要なく対症療法を行う.

2) B 型急性肝炎

・ほとんどのケースでは，自然治癒する.

・肝炎の程度が激しい場合には，入院安静を必要とする場合もある.

・急性肝炎の中でも，劇症肝炎と呼ばれる非常に強い肝炎が起こり放置すれば死に至ると予想
される例には，核酸アナログ製剤の投与や血漿交換，血液透析などを必要とする場合もある.

3) B 型慢性肝炎

・慢性 B 型肝炎患者に持続感染している HBV は基本的に完全排除することはできない.

・HBV に対する有効な抗ウイルス薬は，IFN と核酸アナログ製剤の 2 剤に大きく分けられる.

・IFN は一般に年齢が 35 才程度までの若年者で，肝炎の程度の軽い（肝硬変になっていない）
人，核酸アナログ製剤は 35 才以上の非若年者，35 才以下であっても肝炎の進行した人に対
して投与を行う.

・IFN 療法は自然経過で HBe 抗原陽性が HBe 抗体陽性にならずに，慢性肝炎の状態にある比
較的若年者が治療の対象になる. IFN によって自己の免疫の力を強めて，激しい肝炎を起こ
しやすい HBe 抗原陽性の HBV を，比較的おとなしい HBe 抗体陽性の HBV に変えることが
治療の主な目的となる.

・核酸アナログ製剤は，直接薬の力で HBV の増殖を抑えて肝炎を沈静化させる. 服薬期間中
は HBV のウイルス量は低下し，肝炎は起こらないが，IFN と異なり，薬を中止するとほと
んどの症例で肝炎は再燃する. 一旦服薬を開始してから勝手に核酸アナログ製剤を自己中止
すると，時に肝炎の急性増悪を起こし，最悪の場合肝不全で死に至る場合があるため，絶対
に核酸アナログ製剤を自己中止してはならない.

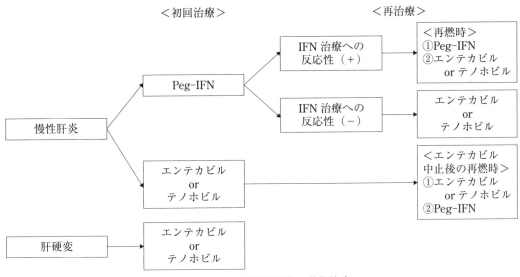

図 11-11　B 型慢性肝炎の薬物治療

4）C 型慢性肝炎
- HCV は，IFN を用いた治療によって，完全に排除できる可能性がある．
- IFN が奏功するかどうかを規定する因子は，血液中のウイルス量・HCV のサブタイプ・肝硬変への進行の度合い，の 3 つがある．
- 血液中のウイルス量は，低いほど治療効果が高くなる．
- サブタイプは，1a・1b・2a・2b の 4 型に大別される．日本人に多いのは 1b 型で約 70％，2a 型，2b 型がそれぞれ 20％，10％程度で，1a 型はほとんどみられない．1a・1b 型が IFN 抵抗性になる．
- 肝硬変への進行度については，肝硬変に近いほど IFN の奏功率は低くなる．
- 発がんリスクの高さと IFN 適格・不適格の 2 項目をベースに患者を分類し，それぞれ治療方針を示している．
- 発がんリスクについては，66 歳以上の高齢者かつ線維化進展例は高発がんリスク群，高齢者または線維化進展例は中発がんリスク群，65 歳以下の非高齢者かつ線維化軽度例は低発がんリスク群に分類する．
- 副作用や合併症のため IFN が使用できない，または IFN による治療が無効だった患者を IFN 不適格例と定めている．
- 例えばゲノタイプ 1b 型・高ウイルス量症例に対する初回治療の場合，IFN 適格例では IFN をベースとした治療を，IFN 不適格例では IFN を用いない直接作用型抗ウイルス薬（DAAs）による治療を原則行うとしている．
- IFN をベースとした治療の第 1 選択薬はシメプレビルあるいはバニプレビル＋ペグ IFN＋リバビリン 3 剤併用療法であり，IFN フリーの治療はアスナプレビル＋ダクラタスビル 2 剤併用療法を唯一の選択肢とする．

- IFN適格例では，発がんリスクにかかわらずシメプレビルあるいはバニプレビル＋ペグIFN＋リバビリン3剤併用療法を推奨する．
- IFN不適格例では，アスナプレビルとダクラタスビルによる治療前にY93/L31変異を測定し，変異があれば原則としてこの2剤による併用療法は使わないとしている．ただし高発がんリスク群であれば，治療待機中の発がんリスクと治療した際の著効率，多剤耐性獲得リスクを勘案した上で治療方針を決定し，患者に十分な説明を行うことを求めている．低発がんリスク群では早期治療導入の必要性は低いが，どちらの変異もない場合に限りIFNフリー治療を行ってもよいとしている．

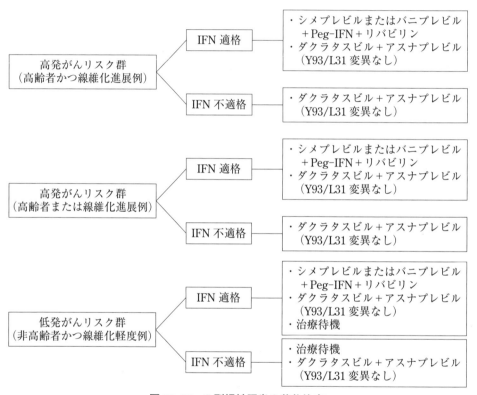

図11-12 C型慢性肝炎の薬物治療

11-17-13 HIV感染症

(1) 病態生理

- ヒト免疫不全ウイルス（HIV）はRNAウイルスであり，主としてCD4陽性Tリンパ球とマクロファージ系の細胞に感染するレトロウイルスである．
- 後天性免疫不全症候群（AIDS）はHIV感染の結果，免疫不全に基づく合併症を発症している症候群である．
- HIVには全世界で広がっているHIV-1と，アフリカ西海岸で流行しているHIV-2の2種類がある．HIV-2の塩基配列はHIV-1よりもサル免疫不全ウイルスにより近く，病状も

HIV-1 より軽い.

- HIV の感染経路は，性交渉，HIV 汚染血液や血液製剤を介するもの，母子感染の３つである．いずれも HIV 感染者の多量のウイルスを含む体液が粘膜や皮膚の傷口から血中に侵入して感染する．
- HIV が CD4 タンパクとコレセプターに結合すると，HIV の RNA 遺伝子はリンパ球の中に入り，ここで HIV のもつ逆転写酵素で DNA に逆転写される．このようにしてできた provital DNA はインテグラーゼの作用でリンパ球の遺伝子に組み込まれる．$CD4^+$ T 細胞が免疫学的刺激を受けると遺伝子が活性化されて mRNA，次いでウイルスタンパクがつくられ，ウイルス粒子に組み立てられてリンパ球から放出されるが，その過程でプロテアーゼによるプロセシングを受ける．
- 臨床経過の進行速度を予知する指標は血中 HIV RNA コピー数で，1 万 /mL 以下なら進行が遅く，1 万〜10 万 /mL なら中程度，10 万 /mL 以上なら進行が速い．
- HIV 感染のステージを判断するには $CD4^+$ T 細胞数がよい指標となる．$CD4^+$ T 細胞は平均して $50〜75/\mu L/$ 年の割合で減少し，無治療の場合は平均 10 年前後で AIDS を発症するが，速い例では感染後 2〜3 年で発症し，少数ではあるがほとんど進行しない例もある．

(2) 症　状

- 感染した HIV はリンパ組織の中で急速に増殖し，感染後 1〜2 週の間に 100 万 /mL を越えるウイルス血症を呈する．約半数の患者は，この時期に発熱，発疹，リンパ節腫脹などの急性感染症状を呈する．
- HIV に対する特異的な免疫反応が立ち上がってくるとウイルスは減少するが，完全には排除されない．やがて活発に増殖するウイルスとそれを押さえ込もうとする免疫系が拮抗し，慢性感染状態へと移行する．この状態は平均 10 年くらい持続し，感染者はほとんど症状なく経過する（無症候期）．無症候期の間も HIV は増殖し続け，HIV の主要な標的細胞である $CD4^+$ T 細胞はほとんどの感染者で減少していくが，減少の速度は個人差が大きい．
- $CD4^+$ T 細胞数が $200/\mu L$ を下回るようになると細胞性免疫不全の状態を呈し，種々の日和見感染症（ニューモシスチス肺炎，カンジダ症，クリプトコッカス症，トキソプラズマ脳症，サイトメガロウイルス感染症，単純ヘルペスウイルス感染症，結核等），日和見腫瘍（カポジ肉腫，非ホジキンリンパ腫）を併発しやすくなる．この状態が AIDS であり，抗 HIV 療法が行われない場合，AIDS 発症後死亡に至るまでの期間は約 2 年程度であるとされている．

(3) 薬物治療

- 現在の抗 HIV 薬による治療では HIV を駆逐するためには数十年間治療を継続する必要があると考えられており，それ以前に治療を中断すれば HIV は再増殖し治療前の状態に戻ってしまう．このことは，治療開始が必要な段階に至った場合，患者はほぼ生涯にわたって治療を継続する必要があることを意味する．

190   第1編　感染症治療薬

- 慢性期の無症候性 HIV 感染症患者に対する治療開始基準としては CD4 数がより重要視されている.
- AIDS 発症している症例では，条件が整い次第，なるべく早期に抗 HIV 治療を開始するとされているが，HIV 感染症診断時に $CD4^+$ T 細胞数が $350/\mu L$ 以下の症例でも同様に早期に治療を開始するとされている．また，$CD4^+$ T 細胞数が $351\sim500/\mu L$ の症例では，経過観察するよりも積極的な治療開始が勧められ，$CD4^+$ T 細胞数が $500/\mu L$ より多い症例では，2 次感染を防ぐ観点から治療を開始してもよいとされている.
- B 型肝炎合併例で HBV の抗ウイルス療法が必要な症例，HIV 関連腎症合併例および妊婦に対しては，$CD4^+$ T 細胞数に関わらず抗 HIV 治療の開始の適応がある.
- 抗 HIV 薬として，ヌクレオシド系逆転写酵素阻害薬（NRTI），非ヌクレオシド系逆転写酵素阻害薬（NNRTI），プロテアーゼ阻害薬（PI），インテグラーゼ阻害薬（INSTI）および進入阻害薬が承認されている.
- 現在ではこれらの抗 HIV 薬を 3～4 剤組み合わせて併用する抗レトロウイルス療法（ART）が治療の標準になっている．抗 HIV 薬の中で HIV を抑制する効果がより強力な薬剤をキードラッグ，キードラッグを補足しウイルス抑制効果を高める役割を持つ薬剤をバックボーンとよぶ．現在はバックボーンを NRTI 2 剤とし，キードラッグを NNRTI 1 剤，PI 1 剤（リトナビル併用）あるいは INSTI 1 剤のいずれかを組み合わせるのが一般的である.
- 具体的な薬剤の選択に際しては，副作用，食事との関連，錠剤数，薬剤の大きさなどの点から患者に最も適したものを選び，服薬率 100％ を目指す．服薬率を維持するためには，1 日 1 回投与の処方が有利であり，今後新規に治療を開始する症例には積極的に選択すべきである.

表 11-32　初回治療として選択すべき抗 HIV 薬の組み合わせ

キードラッグ			バックボーン	
NNRTI か PI か INSTI 1 剤			NRTI 2 剤	
推奨	NNRTI	エファビレンツ	推奨	エムトリシタビン・テノホビル アバカビル・ラミブジン
	PI	アタザナビル＋リトナビル ダルナビル＋リトナビル		
	INSTI	ラルテグラビル エルビテグラビル配合錠 ドルテグラビル		
代替	PI	ロピナビル・リトナビル ホスアンプレナビル＋リトナビル		
	NNRTI	リルピビリン		

妊婦ではロピナビル・リトナビル＋ジドブジン・ラミブジンが推奨される.

- 抗 HIV 療法によって予後が改善してきた一方で，様々な長期合併症が新たな問題となってきた．心血管疾患，慢性腎臓病，骨関連疾患などは，抗 HIV 薬による副作用の影響を受け

第 11 章　感染症の病態と治療　*191*

る可能性があり，必要に応じて薬剤変更なども考慮する必要がある．

11-18　小児感染症

　成長期にある小児では，細菌感染症の種類，診断，治療といった点で成人ではみられない様々な問題点がある．小児の細菌感染症は急性症が多いのが特徴であるが，敗血症，髄膜炎，肺炎などの疾患では年齢により頻度の高い原因菌が異なるので，抗菌薬を選択する際に留意する必要がある．

(1) 小児感染症の特殊性

・成長期にある小児では細菌感染症の種類，診断，治療の面で成人ではみられない，いくつかの問題点があるため，小児，新生児の感染症に対する化学療法を考える場合，これらの点を十分に考慮して抗菌薬を選択する必要がある．以下の 2 点は重要で，常に意識しておく必要がある．

　　① 年齢や疾患により頻度の高い原因菌が異なる傾向がある．

　　② 原則として小児，新生児に対する体内動態，有効性，安全性が判明している抗菌薬を使用しなくてはならない．

・新生児期には，局所における感染防御機構が未熟なために，気道，消化管，皮膚などの局所での細菌の増殖から容易に全身感染症に発展する傾向が強いので注意が必要である．

・新生児や乳児では自ら症状を訴えることはまれである．とくに新生児では感染病巣にかかわらず，元気がない，無呼吸，チアノーゼ，黄疸など，非特異的な症状のみあらわれる．いつもと違うという家族の訴えも重要な所見である．

・通常，新生児に感染徴候が認められた場合には，速やかに細菌学的検査を行ったうえで，結果が判明する前に早めに治療を開始することが望ましい．

・一般に生後 3〜4 か月以内の新生児乳児の感染症は重症化することが少なくないので，抗菌薬の投与が必要であると判断された症例に対しては，微生物検査血液生化学的検査，尿検査などを実施し，感染症の種類，重症度を適切に判断したうえで使用するべきである．

(2) 小児感染症の原因菌

・小児，新生児領域において，年齢により頻度の高い原因菌が異なる傾向を示すのは肺炎，敗血症，髄膜炎の各疾患で，特に新生児期の原因菌は乳児期以降の小児とはかなり異なっている．

　　肺炎　新生児期：腸内細菌と B 群レンサ球菌が多い

　　　　　〜4 歳まで：ウイルス，インフルエンザ菌，肺炎球菌が主流

　　　　　5 歳以降：肺炎マイコプラズマ，肺炎クラミジア，肺炎球菌，インフルエンザ菌

192　第1編　感染症治療薬

　　　　　　　5歳以降の主要原因微生物は成人と同じ

・化膿性髄膜炎，膿胸，膿痂疹，猩紅熱などは小児期に多くみられる．

・インフルエンザウイルスやRSウイルスをはじめとする気道ウイルス感染症，ロタウイルス
　などの腸管ウイルス感染症，さらにムンプス，水痘なども小児期に多い．

・従来，百日咳，麻疹は小児期に多い感染症であったが，近年，成人例が増加している．

(3) 小児感染症に対して抗菌薬を選択する際の注意点

① 小児では，出生後から生理的，解剖学的に発達するために薬物の体内動態が変化する．

・半減期は成長とともに短縮し，学童で成人と同様の薬物動態となる．

・新生児期は腎機能や肝機能が日々変化するため，出生体重ばかりでなく日齢を考慮して投与
　量，投与回数を決定する．

・抗菌薬の選択に関しては，薬物の体内動態や有効性，安全性が判明していて，用法・用量の
　明らかな薬剤を選択するのが原則である．

・一般に小児では体重当たりの投与量が成人の常用量に比して多くなるが，この場合，成人で
　の最大投与量を超えないのが原則である．

・なかには小児への適応を持たない薬剤もあるので注意が必要である．

② 経口小児用製剤においては服用性についても配慮する必要がある．

・細粒，ドライシロップなど小児用剤形も味や風味は一様ではなく，それぞれの服用しやすさ
　を熟知する必要がある．

・特にマクロライド系は原体の苦味が強く，小児用製剤では甘味を付けたコーティングで苦味
　をマスクしてはいるが，服用時に口腔内でコーティングが溶けると，患児が強い苦味を感じ
　てしまい，服薬を拒否される場合があるので注意が必要である．

・服用に際しては，水に懸濁するのが基本であるが，アイスクリーム，市販の服用補助剤など
　を利用してもよい．

③ 抗菌薬投与に伴う下痢は，特に3歳未満の小児において頻度が高くなる傾向があるので，
　下痢を起こす頻度の高い抗菌薬を使用する際には，あらかじめ生菌剤を併用するとよい．

④ 成人では問題とならない副作用があるため，小児では使用できないあるいは慎重に投与し
　なければならない抗菌薬がある．クロラムフェニコール，サルファ薬，テトラサイクリン系，
　ニューキノロン系である．これ以外に，セフジニルは粉ミルクと一緒に飲むと便が赤色にな
　り下血と間違えられることがある．ピボキシル基を有する抗菌薬（セフカペンピボキシル，
　セフジトレンピボキシル，セフテラムピボキシル，テビペネムピボキシル）は連用すると低
　カルニチン血症に伴う低血糖があらわれることがあるので注意を要する．

第11章　感染症の病態と治療　**193**

11-19　高齢者感染症

　高齢者は，生理機能，臓器予備能も低下しているため感染症に罹患しやすく，かつ難治性あるいは重症化しやすい．さらに，感染症で一般的に認められる発熱などの症状が明確でないことも多い．このように高齢者では感染症の診断の遅れと，基礎疾患の存在などによって，軽度の感染症であっても致死的な感染症に発展することも少なくない．そのため，いつもより元気がない，食欲がない，おかしいことを言う，というような高齢者からのわずかなサインを見逃さず，感染症の早期診断，早期治療に生かすこと重要である．

　高齢者の感染症として呼吸器感染症，尿路感染症，皮膚感染症（褥瘡など）の3つが重要である．さらに，高齢者の呼吸器感染症のうち最も重要な疾患は肺炎である．肺炎による死亡者を年齢別に見ると，65歳以上の高齢者の全体に占める割合は約95%ときわめて高く，このことから肺炎に罹患して問題となるのは高齢者である．

(1) 高齢者肺炎の特徴

　高齢者肺炎は，肺炎症状が乏しく，症状が非定型的であるため診断・治療が遅れやすいこと，高齢者肺炎には肺結核が混在していること，すでに糖尿病や心疾患など別疾患に罹っている人が多いので，潜在的な肺炎発症因子や増悪因子を持っているため肺炎が急速に重症化すること，原因として気付かない誤嚥性肺炎が多いこと，などが特徴として挙げられる．

(2) 高齢者肺炎の臨床像

　高齢者肺炎では，発熱，咳，痰など肺炎に随伴する症状がないか，あっても軽微なものに止まる症例が40%程度に見られる．また，食欲不振や意識障害など一見肺炎と関係のない症状で見つかることがある．肺炎の初発症状としての咳・痰の頻度は高齢者では一般成人に比べ約20%程度低いと言われている．

- ・65歳以上の肺炎患者では初発症状としての咳は約40%の症例で認められない．
- ・無熱肺炎が高齢者では57%でみられたとの報告もあり，高齢者感染症において発熱の頻度が低い．
- ・高齢者肺炎患者では食思不振，全身倦怠感，意識障害が前面に出ることがある．
- ・意識障害は，高齢者の場合，高熱の持続がなくても食思不振，飲水低下による脱水が高度となりやすく，これに低酸素血症が重なり中枢神経異常をきたす．高齢者肺炎の初発症状として意識障害を呈する症例は約25%程度に見られ，これらの症例は約70%以上に脱水所見が認められることが明らかにされている．脱水は肺炎重症化の重要な要因である．
- ・痰は高齢者肺炎の初発症状として約55%に認められる．
- ・喀痰で重要なことは，肺炎と全く同じ症状で喀痰に結核菌を排出している患者がいることである．そしてこの喀痰中の結核菌が空中に飛散して感染を拡大させることが問題となる．結

194 第1編 感染症治療薬

核に高齢者が多いのは数年来の傾向である．70歳以上の患者が全体の3分の1以上を占め，60歳以上が過半数を占めている．

市中肺炎では，検出頻度の多い順から肺炎球菌（20～30%），クラミジア（10%），マイコプラズマ（10%），インフルエンザ菌（5%），ウイルス（パラインフルエンザウイルス，RSウイルス，アデノウイルス，インフルエンザウイルス）（10%）が肺炎を引き起こすといわれているが，近年，高齢者肺炎でのレジオネラの検出率が約10%に及ぶとの報告もある．レジオネラ肺炎は一般に臨床像が激しい傾向があり注意を要する．背景にステロイドの使用など免疫不全状態であることが多い．

一方，高齢者介護施設に入所中の高齢者の肺炎では，院内肺炎に近似しており，肺炎球菌，グラム陰性桿菌，MRSAを含む黄色ブドウ球菌などが起炎菌として検出頻度が高い．

(3) 高齢者肺炎の治療

・症状が非定型的であることより，迅速な診断および治療が重要である．

・外来患者および日常生活動作の軽度障害患者では，市中肺炎の起炎菌である肺炎球菌やインフルエンザ桿菌の分離頻度が高く，慢性閉塞性肺疾患などの種々の呼吸器疾患を有する患者では，緑膿菌，肺炎桿菌などのグラム陰性菌や黄色ブドウ球菌の分離頻度が高く，誤嚥性肺炎では嫌気性菌も重要である点をふまえた経験的治療を行う．

・高齢者では適切な喀痰を得ることが難しいことも多く，これらの菌をカバーするために広域の抗菌薬による治療が推奨されることが多い．

・一方では耐性菌に対する不適切な抗菌薬使用は患者の生命予後に影響せず，むしろ誤嚥といった宿主因子が最も予後に影響するとされている．すなわち耐性菌が分離されたとしても原因菌とはみなせない場合も多く，必ずしも当初から広域抗菌薬で治療する必要はない場合もある．

・抗菌薬の投与に際しては，高齢者は潜在性の腎機能障害を有しかつ低栄養状態による低アルブミン血症を有することも多く，薬物の血中濃度が上昇し副作用も出現しやすいので投与量に注意が必要である．具体的には，抗菌薬の投与量はそれぞれの高齢患者の年齢，体重，クレアチニンクリアランス値に応じて調節するが，概ね65歳から75歳までは成人量の3/4を，75歳以上は1/2を投与量の目安とする．

11-20 章末問題

次の文章の正誤を答えよ．

11. 1　細菌性髄膜炎の初期治療で重要なことは，早期に診断し，NSAIDsと適切な抗菌薬を早急に投与することである．

11. 2　髄膜刺激症状として，項部硬直，Kernig徴候，Brudzuinski徴候などがあり，小児ほど明

瞭に見られる.

11.3 髄膜炎治療にカルバペネム系を用いる場合，イミペネムは適用できない.

11.4 敗血症は，局所性炎症性症候群の1つとして捉えられる.

11.5 SIRS は，体温，脈拍，呼吸数，白血球数の4項目の規定のうち2項目を満たす場合に確定する.

11.6 敗血症治療は，診断後1時間以内に広域の抗菌薬を用いた治療を開始することが重要である.

11.7 市中肺炎の治療は，A-DROP システムによる重症度の判定，細菌性・非定型肺炎の鑑別を行い，適切な抗菌薬選択を行う.

11.8 院内肺炎の治療は，入院治療の必要性，耐性菌関与の可能性，集中治療・人工呼吸管理の必要性により区分され選択される.

11.9 院内肺炎は，入院後72時間以上を経過して発症した肺炎を指し，入院時には感染成立していない肺炎と定義される.

11.10 感染性心内膜炎は，心内膜を中心とした弁や心室中隔欠損部などに生じる局所性感染症である.

11.11 感染性心内膜炎の起因菌はグラム陰性菌が主で，グラム陰性菌をカバーする抗菌薬を2剤以上併用で治療を開始する.

11.12 アメーバ性肝膿瘍には，メトロニダゾールが用いられる.

11.13 細菌性肝膿瘍は，マイコプラズマ，クラミジアが起炎菌であり，セフタジジム，スルバクタム・セフォペラゾンが用いられる.

11.14 腹膜炎は，消化管穿孔のない原発性と，消化管穿孔や炎症巣からの波及がある続発性に分けられる.

11.15 下部消化管穿孔による腹膜炎では，ほぼ全例で菌陽性で有り，腸内細菌や嫌気性菌が原因菌となる.

11.16 鶏卵が感染源となるカンピロバクター感染症は，新生児，高齢者では重症化をきたすため，シプロフロキサシンやホスホマイシンの投与が推奨されている.

11.17 ベロ毒素を産生する腸管病原性大腸菌により，溶血性尿毒症症候群が発症する場合がある.

11.18 偽膜性大腸炎は，抗菌薬等による腸内細菌叢の変化により生じ，バンコマイシンの経口投与がなされる.

11.19 尿路感染症は，起炎菌，基礎疾患の有無，臨床経過により分類される.

11.20 単純性膀胱炎では，排尿時痛，頻尿，膿尿を認め，発熱，白血球増多などの全身症状を認めない.

11.21 複雑性尿路感染症では，まず感染症の治療を第1に考え，感染症状が落ち着いた後に，基礎疾患の治療を行う.

11.22 細菌性結膜炎は，乳幼児から学童期にかけ好発し，インフルエンザ菌や肺炎球菌が起因菌となる.

196 第1編 感染症治療薬

11.23 ソフトコンタクトレンズ装用者の角膜炎の起因菌は，黄色ブドウ球菌であり，ニューキノロンとセフェム系の点眼薬を併用する．

11.24 細菌性眼内炎には，フルコナゾールの硝子体注射が適用される．

11.25 急性中耳炎は，肺炎球菌，インフルエンザ菌，モラクセラ・カタラーリスを起因菌とする．

11.26 急性副鼻腔炎は，A群β溶血性レンサ球菌が起因菌であり，アモキシシリンが第1選択薬となる．

11.27 A群β溶血性レンサ球菌感染に対して，リウマチ熱予防の観点からアモキシシリン10日間投与が行われる．

11.28 骨盤内感染症は，クラミジア，淋菌，腸内細菌，嫌気性菌が起因となり，治療薬は嫌気性菌にも有効なものを選択する必要がある．

11.29 クラミジア性骨盤内感染症の治療には，アジスロマイシンの併用が有用である．

11.30 細菌性腟炎には，アゾール系の経口剤や腟錠が用いられる．

11.31 抗MRSA薬使用は，臨床検体からの菌の検出とともに発症を確認した後に開始する．

11.32 アルベカシンは，肺炎に適応をもたないため，それ以外のMRSA感染症に用いられる．

11.33 バンコマイシンは，腎機能に応じた投与量調節を必要としない．

11.34 テイコプラニンは血中半減期が長いため，速やかな定常状態の到達のためにローディングドーズを必要とする．

11.35 ダプトマイシンの適応症は敗血症・肺炎に限定されるが，腎機能への安全性は高い．

11.36 2次結核症とは，免疫機能の機能不全状態で，結核に感染した場合をいう．

11.37 結核治療の基本は，結核菌の早期排除，完全除菌，耐性菌発生の防止である．

11.38 結核治療において，肝障害がありピラジナミドが使用できない場合は，9か月間に及ぶB法を用いる．

11.39 ハンセン病には，リファンピシンとジアフェニルスルホンの併用が用いられる．

11.40 カンジダ感染症の主な原因は，免疫力の低下や長期間の抗菌薬使用による菌交代症などがある．

11.41 アスペルギルス症は，菌体を経気道的に吸入することによる肺炎や髄膜炎を起こす．

11.42 ニューモシスチス肺炎は，HIV感染者に高頻度に併発する感染症であり，ST合剤が第1選択薬である．

11.43 マラリアは，熱発作が特徴的であり，39〜40℃の発熱があり，マラリアの種類により熱発作の間隔が異なる．

11.44 三日熱と卵形マラリアでは急性期治療の後，休眠原虫を殺滅するためにプリマキンを用いる．

11.45 アメーバ性肝膿瘍は，イチゴゼリー状の粘血便としぶり腹が特徴である．

11.46 妊婦がトキソプラズマ原虫に感染すると，胎児に感染して水頭症等を症状とする先天性トキソプラズマ症を生じることがある．

11.47 トリコモナス症は最もポピュラーな性感染症で，性行為のみで感染する感染症である．

第 11 章　感染症の病態と治療　*197*

11.48　インフルエンザのワクチンの主成分は，ノイラミニダーゼである．

11.49　B 型慢性肝炎の治療には，35 歳程度までの若年者で，肝炎の程度が軽い人には Peg-IFN を用いる．

11.50　C 型慢性肝炎では，IFN フリーの治療はシメプレビル＋リバビリン 2 剤併用療法が唯一の選択肢である．

11.51　HIV 感染症では，CD4$^+$細胞が 500/μL を下回ると免疫不全状態となり，AIDS 発症となる．

11.52　HIV に対する ART では，バックボーンに NRTI2 剤とキードラッグに NNRTI，PI，INSTI のいずれか 1 剤を組み合わせる．

11.53　小児感染症では，年齢や疾患により頻度の高い原因菌が異なる傾向がある．

11.54　一般に，小児では体重当たりの抗菌薬投与量が成人の常用量に比して多くなり，成人の最大投与量を超える場合がある．

11.55　クロラムフェニコールおよびサルファ薬は新生児に禁忌である．

11.56　ニューキノロン系はすべて，小児に用いることはできない．

11.57　肺炎による死亡者は，年齢別では小児の全体に占める割合は約 95％ときわめて高い．

11.58　高齢者肺炎では，症状の重いレジオネラ菌の検出率が約 10％に及ぶ．

11.59　誤嚥性肺炎では，嫌気性菌が起因となり，クリンダマイシン等が用いられる．

11.60　高齢者の抗菌薬投与量は，年齢，体重，クレアチニンクリアランス値に応じて調節する．

第 2 編

抗悪性腫瘍薬

第12章 抗悪性腫瘍薬の概要

2013年にがんで亡くなった人は36万4,872人で，死亡総数の28.8%を占めている．1981年に脳卒中を抜いて死因のトップとなって以来，増え続けている．死因のトップは男が肺がん，女が大腸がんである．肺がんは男では1993年に胃がんを抜いて，死因のトップになった．女の肺がんも大腸がんと同様，死者が増え続けている．

抗がん薬治療は，がんの治療において重要な位置を占めるようになっている．例えば，早期の段階で発見され，狭い範囲にとどまっているがんであれば，手術によって切除する治療が効果的である．放射線治療も，がんがある範囲に限局している場合に効果を発揮する．ところが，がんは，進行すると全身に転移していく．発見されたときからがんが全身に転移している患者もいるし，手術や放射線治療を受けた後，再発して転移が起こる患者もいる．こうした患者に対しては，局所的な治療ではなく，抗がん薬治療のように，全身に効果を発揮する治療法が必要になる．

抗がん薬治療は，進行がんの患者の生存期間を延ばすことに成功しただけでなく，がんの種類によっては，治癒を達成することができるようになった．特に治療成績が優れているのが血液系のがんで，白血病なら治癒率50%を超えている．血液系のがんに効果を発揮するようになっても，固形がんに対しては延命効果が期待できるだけで，治癒まではなかなか困難だった．しかし，最近では，がんの種類によっては，固形がん（食道がんなど）でも治癒が期待できるようになっている．

抗がん薬の効果は，がんの種類でまったく異なっている．抗がん薬治療がよく効くがんもあれば，ほとんど効かないがんもある．効果の程度によって，「治癒が期待できるがん」，「延命効果が期待できるがん」，「効果が期待できないがん」という3つのグループに分けることができる．治癒が期待できるがんには，急性骨髄性白血病や悪性リンパ腫が該当する．これらのがんには抗がん薬治療が効果的で，抗がん薬治療を行わなければ助からないし，抗がん薬治療を行えば，50%ほどの確率で治癒することがわかっている．延命効果が期待できるがんには，胃がん，大腸がん，子宮がん，前立腺がん，膀胱がんなどが該当する．効果が期待できないがんとは，抗がん薬に対する感受性が低く，抗がん薬治療を行っても，縮小するのもまれながんのことで，スキルス性胃がん，悪性黒色腫，膵臓がんなどが該当する．

抗がん薬の効果は，抗がん薬の使い方によっても違いが出る．単独で使った場合には十分な効果が期待できない抗がん薬でも，複数の抗がん薬を併用することで，明らかな効果が現れることがある．増殖したがんは，いろいろな種類のがん細胞が混在していることが多い．そのため，1種類の抗がん剤では，ある種のがん細胞には効果を示すが，ほかのがん細胞には効果がないということが起こる．ところが，数種類の抗がん薬を併用すると，ある抗がん薬の効果が出ない部分にも，別の抗がん薬の効果が現れる可能性がある．このため，1種類の抗がん薬で治療するより，多剤併用療法のほうが高い治療効果が期待できる．副作用が異なり，効果の優れた抗がん薬を組

202　第2編　抗悪性腫瘍薬

み合わせれば，副作用を許容範囲内に抑えながら，大きな効果を得ることができる．多剤併用療法は，抗がん薬の効果を最大限に利用するための利用法といえる．

12-1　抗がん薬の種類

　がんに対する薬は現在100種類以上あり，その中には経口薬もあれば，注射薬もある．また，その投与期間や作用機序も様々である．抗がん薬はその作用機序により，"細胞障害性抗がん薬"，"分子標的療法薬"および"生物学的応答調節薬"に分類される．

　細胞障害性抗がん薬は，DNAの複製を抑制するタイプであり，さらに，アルキル化薬，代謝拮抗薬，抗腫瘍性抗生物質，微小管阻害薬，トポイソメラーゼ阻害薬，白金製剤などに分類される．このタイプの抗がん薬は，殺細胞作用様式から，濃度依存性と時間依存性にも分類される．アルキル化薬，抗腫瘍性抗生物質および白金製剤は，濃度（あるいはAUC）依存性の抗がん薬といわれ，がん細胞との接触時間は短くても，濃度が一定以上あれば効力が得られる．そのため，1回大量投与法または中等量間欠投与法が有効である．一方，代謝拮抗薬，微小管作用薬やトポイソメラーゼ阻害薬は，時間依存性の抗がん薬といわれ，細胞分裂周期の特定の時期に効果を発揮するため，薬剤を長時間体内に存在させることが重要になる．そのため，長期頻回分割投与法，持続点滴投与法または間欠投与法が有効である．

　分子標的療法薬は，がん細胞の増殖に必要な要素に働きかけるタイプであり，ホルモン薬もこのタイプに含まれる．特定の増殖因子（タンパク質）を標的にするため，正常細胞へのダメージを小さくすることができ，血液がんを中心に医療の現場で使用されるようになっており，格段に高い有効性と安全性が大きく評価されている．

　生物学的応答調節薬は，がん細胞への免疫による攻撃を強化するタイプであり，インターフェロンや免疫賦活薬のことである．患者の免疫系をはじめとして，身体全体のはたらきを調節することにより，治療効果を得ようとする薬物である．

12-2　抗がん薬の特徴

(1) アルキル化薬

　もともとは，毒ガスの研究から開発された薬である．DNA塩基と共有結合できるアルキル基部位を複数もち，2本のDNA鎖を結びつける（鎖間クロスリンク）ことによりDNAの複製を妨げる．DNAの塩基，特にグアニンは求核性があり，一般的に求核置換反応でDNA塩基とアルキル基が共有結合する．これによりDNAの遺伝情報が障害され，またDNAそのものも損傷を受ける．細胞が分裂増殖する際には，アルキル化薬が結合した場所でDNAは切断され，がん細胞は死滅する．

(2) 代謝拮抗薬

　代謝拮抗薬は，がん細胞が分裂・増殖する際に，核酸の材料（プリン塩基，ピリミジン塩基，葉酸など）となる物質と科学的構造が似ている物質でDNAの合成を妨げ，がん細胞の代謝を阻害して，増殖を抑制する．本来の抗腫瘍効果を発揮する前のプロドラッグとして投与され，これががん細胞の中にある酵素のはたらきを受け活性化され，抗がん薬としての効果を発揮するようにつくられているのが一般的である．しかし，この酵素は正常細胞の中にも存在するので，ある程度の副作用は避けられない．この薬はがん細胞が分裂するときに効果を発揮するため，個々のがん細胞が分裂するときをねらって，長時間，持続的に薬を投与する必要がある．

(3) 抗腫瘍性抗生物質

　細菌に対する抗生物質と同様に，がん細胞に対しても選択的にはたらく抗生物質があるのではないかという想定のもとに開発された薬剤である．ある種の抗生物質と同様に，土壌に含まれる微生物からつくられたものが原型になっている．もともと細菌や真菌に効く構造をもった抗生物質の化学構造を変化させたりすることにより，がん細胞を死滅させる効果を発揮するようになったものもある．DNAへの架橋形成，DNA切断，塩基対間への挿入などによってDNA・RNA合成を阻害する．

(4) 微小管作用薬

　細胞の有糸分裂などにはたらく微小管の主構成物質チューブリンに作用する抗がん薬で，アルカロイド系抗がん薬とも呼ばれる．微小管への作用点の違いから，ビンカアルカロイドとタキサンの2種類に大別される．異常な形のチューブリンは微小管形成時に取り込まれ，異常な微小管が形成され，細胞分裂のM期を停止させアポトーシスを起こすことで抗腫瘍活性を示す．また，微小管は神経細胞のはたらきにも重要な役割を果たしているため，これらの抗がん薬によって，手足のしびれなど神経障害が出ることがある．

(5) トポイソメラーゼ阻害薬

　トポイソメラーゼとは，DNAの複製の際にDNAに一時的に切れ目を入れる酵素であり，トポイソメラーゼIは環状DNAの片方の鎖に切れ目を入れるのに対し，トポイソメラーゼIIは環状DNAの両方の鎖に切れ目を入れる．トポイソメラーゼ阻害薬は，トポイソメラーゼのはたらきを阻害し薬剤が切断部位に入り込み再結合を阻止するため，DNAが切断されたままの状態となり，がん細胞が死滅する．細胞周期のS期〜G2期に作用し，時間依存性である．

(6) 白金製剤

　プラチナの電極を使って細菌の培養を行っているときに，電極に使われているプラチナが培養液に溶け，殺菌作用をもつ化合物に変化していることがわかり，抗がん薬としても使われるようになり，現在では欠かすことのできない重要な役割を果たしている．白金製剤はがん細胞の

204　第2編　抗悪性腫瘍薬

DNAと結合することで，DNAの複製を防ぎ，分裂できなくなったがん細胞を死滅させる．ほか
の抗がん薬では効かない場合や薬剤耐性をもったがん細胞に対して効果を発揮する．白金製剤は，
細胞分裂期により高い効果を示すだけでなく，細胞が分裂していないときでも細胞中のDNAに
作用し，効果を示すという特徴がある．

（7）ホルモン薬

　乳がんや前立腺がんなど，これら生殖器系に関わるがんでは女性ホルモンや男性ホルモンのバ
ランスががんの進行に大きく関わっている．がんの治療に投与されるホルモン薬は基本的に，が
ん細胞の増殖を促進させる性ホルモンのはたらきを抑制することによって，がん病巣を縮小さ
せるはたらきをもっている．ホルモン薬は反対の性ホルモンを投与する性ホルモン薬，がん細胞
のホルモンレセプターと結びつく抗ホルモン薬，性ホルモンの産生を止めるホルモン生成阻害薬，
ホルモン分泌阻害薬などがある．

（8）分子標的薬

　細胞の増殖や浸潤，転移などに関わるがん細胞特有の分子をターゲットとするという考えに基
づいて創生されたのが分子標的薬である．分子標的薬は，標的分子がわかっているだけに，その
分子を調べれば，効くかどうかを投与前にある程度予測できる場合もある．分子標的薬はがん細
胞のみを標的としているため，正常細胞への影響を出来るだけ少なくするように設計されている．
そのため，「髪が抜ける」など抗がん薬の典型的な副作用が認められなくなった代わりに，分子
標的薬特有の副作用が出現する．分子標的薬には，低分子化合物とモノクローナル抗体の2種類
がある．分子標的薬の作用機序としては，主にシグナル伝達阻害，血管新生阻害および細胞周期
調節の3つに分けられる．

第13章 アルキル化薬

アルキル化薬は1つまたは2つの反応性に富む部位（-CH₂Clなど）をもっていて，DNAなどの生体分子の電子過剰な求核性部位と共有結合しうる．アルキル化薬は，肝臓の代謝酵素などで電子親和性の強い活性代謝物となり，DNAの求核的な置換基をアルキル化することによって，DNA鎖の切断や架橋を起こし致死的毒性をもたらす．DNA中のグアニン7位の窒素原子および6位の酸素原子などがその代表的な部位である．

DNAが複製を行っているときに最も大きな損傷を与え，さらに，複製された娘細胞にDNAの致命的な異常を伝えるので，がん細胞のように活発に分裂・増殖する細胞に対して，効果的にはたらく．この薬剤は投与量を増やせば増やすほど殺細胞効果が増す性質（濃度依存性）があるため，大量投与もよく行われる．

アルキル化薬の原型であるナイトロジェンマスタード類は，非ホルモン薬としてはがん化学療法史上最も初期から使用されている抗悪性腫瘍薬であり，また基本骨格を変えた多様なアルキル化薬が合成され臨床応用されてきた．その化学構造上の特徴によってアルキル化薬は，ナイトロジェンマスタード類，ニトロソウレア類，スルホン酸アルキル類，トリアゼン類などに分類されている．

アルキル化薬は，抗がん薬の中でも特に副作用が強いとされている．これはアルキル化薬が，細胞やその内部のDNAの状態に関わらず作用するため，そのものに発がん性が認められているためである．よくあらわれる副作用としては，骨髄のはたらきが抑制されて，血球や血小板が十分に産生されなくなる骨髄抑制が挙げられる．また，嘔吐や胸のむかつきも投与直後からみられる場合がある．最も使用されているシクロホスファミドでは，心不全や出血性膀胱炎など重い副作用を起こす場合がある．

13-1 ナイトロジェンマスタード類

戦時中に毒ガスとして使用されたマスタードガスの誘導体として世界初の抗がん薬であるナイトロジェンマスタードが開発された．現在ではナイトロジェンマスタードが改良され，シクロホスファミド等が使用されている．ナイトロジェンマスタード類は抗がん薬としての作用の他に，免疫抑制薬としても用いられることがある．

シクロホスファミド（エンドキサン® [内・注]）
- アルキル化薬の代表的薬剤．
- 生体内で活性化された後，腫瘍細胞のDNA合成を阻害し，抗腫瘍作用をあらわすことが認められている．

- 主に肝代謝酵素 CYP2B6 で代謝され，活性化される．また，CYP2C8，2C9，3A4，2A6 も代謝に関与していることが報告されている．代謝され，活性化された代謝物質が抗腫瘍効果を発揮する．
- 適応：肺がん，乳がん（CMF, AC, EC, CAF, FEC, DAC, TC 療法），卵巣がん，睾丸腫瘍，悪性リンパ腫（R-CHOP, EPOCH 療法），骨肉腫，リンパ性白血病，多発性骨髄腫，造血幹細胞移植の前治療（[注] のみ）
- 禁忌：ペントスタチン（造血幹細胞移植の患者で，本剤投与中にペントスタチンを単回投与したところ，錯乱，呼吸困難，低血圧，肺水腫等が認められ，心毒性により死亡したとの報告がある）．
- 副作用：骨髄抑制（汎血球減少，貧血，白血球減少，血小板減少，出血があらわれることがある），出血性膀胱炎（頻回に臨床検査（尿検査等）を行う必要がある．泌尿器系障害の原因とされるシクロホスファミドの代謝物（アクロレイン）を膀胱内から速やかに排泄するため，投与終了後 24 時間は 150 mL/ 時間以上の尿量を保つように，1 日 3 L 以上の輸液を投与するとともにメスナを併用する必要がある）．

イホスファミド（注射用イホマイド® [注]）

- 生体内で活性化された後，腫瘍細胞の DNA 合成を阻害し，抗腫瘍作用をあらわすことが認められている．
- 主に肝代謝酵素 CYP3A4 で代謝され，活性化された代謝物質が抗腫瘍効果を発揮する．
- 適応：肺小細胞がん，前立腺がん，子宮頸がん，骨肉腫，胚細胞腫（VIP, VeIP 療法），悪性骨・軟部腫瘍，小児悪性固形腫瘍，悪性リンパ腫（ICE 療法）
- 禁忌：ペントスタチン（動物試験においてペントスタチンと本剤を同時期に単回投与したとき，単独投与したときに比べて死亡率の増加が認められた）．
- 副作用：主な用量規制因子（DLF）は骨髄抑制，出血性膀胱炎とされており，腎または膀胱に重篤な障害のある患者には投与禁忌である．

メルファラン（アルケラン® [内・注]）

- ナイトロジェンマスタードに生体構成物質であるフェニルアラニンを化学結合させることにより腫瘍に対する親和性をより高めた抗悪性腫瘍薬．
- 非酵素的な加水分解により，モノヒドロキシ体，ジヒドロキシ体に不活化され，血漿中から消失する．
- 適応：多発性骨髄腫（MP 療法），造血幹細胞移植時の前処置（[注] のみ）

ベンダムスチン塩酸塩（トレアキシン® [注]）

- ナイトロジェンマスタードのアルキル化作用とベンゾイミダゾールのプリン代謝拮抗作用を期待して創製された化合物．
- アルキル化作用により DNA を損傷し，p53 依存性および非依存性のアポトーシス誘導，ならびに有糸分裂期のチェックポイント阻害による分裂期崩壊誘導といった複数の機序を介して，殺細胞作用を示す．

・適応：低悪性度 B 細胞性非ホジキンリンパ腫，マントル細胞リンパ腫

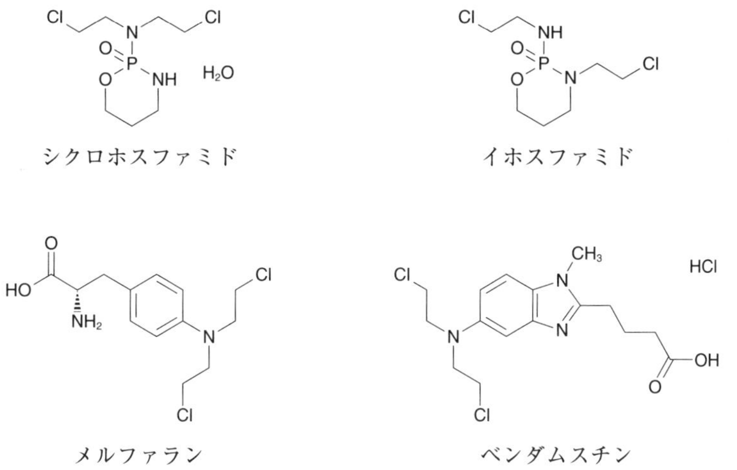

シクロホスファミド

イホスファミド

メルファラン

ベンダムスチン

図 13-1　ナイトロジェンマスタード類の構造式

13-2　ニトロソウレア類

　DNA 分子をアルキル化し，分解産物イソシアネート（R-N=C=O）によりタンパク質をカルバモイル化する．高い脂質溶解性を持つため血液-脳関門を通過するものが多く脳腫瘍の治療に用いられる．

ニムスチン塩酸塩（ACNU，ニドラン®［注］）

・水溶性のニトロソウレア誘導体であり，主として細胞内の DNA アルキル化による DNA の低分子化，DNA 合成阻害により抗腫瘍効果をあらわすものと考えられている．

・生体内では適度な脂溶性を有する遊離塩基となり，血液-脳関門を通過する．

・投与 5 分後より髄液（脳室）への移行が認められ，髄液中濃度は投与後 30 分でピークに達する．

・適応：脳腫瘍，消化器がん（胃がん，肝臓がん，結腸・直腸がん），肺がん，悪性リンパ腫，慢性白血病

・副作用：骨髄機能の抑制は遅発性で，白血球数や血小板数の減少が最も著しい時期は 1 回投与 4〜6 週間後である．

ラニムスチン（MCNU，注射用サイメリン®［注］）

・グルコース骨格を有するニトロソウレア誘導体．投与後 40 分で最高髄液中濃度に達する．

・適応：膠芽腫，骨髄腫，悪性リンパ腫，慢性骨髄性白血病

・副作用：遅延性の骨髄機能抑制等の重篤な副作用が起こることがある．

カルムスチン（BCNU，ギリアデル®［脳内留置］）

・ニトロソウレア系アルキル化薬であるカルムスチンを生体内分解性ポリマー基材に含んだ，

208 第2編 抗悪性腫瘍薬

唯一の脳内留置用の徐放性製剤である.

・悪性神経膠腫の摘出術後に本剤を留置することで, 手術後の標準療法 (放射線療法, 化学療法など) 開始までの治療空白期の治療が可能となる.

・適応:悪性神経膠腫

・用法:腫瘍切除腔の大きさや形状に応じて本剤8枚または適宜減じた枚数を脳腫瘍切除時の切除面を被覆するように留置する.

・取扱:皮膚に接触すると, 重度の熱傷と色素沈着あり.

ストレプトゾシン (ザノサー® [注])

・ニトロソウレア系薬剤であり, グルコーストランスポーターGLUT2を介し細胞に取り込まれた後, DNAをアルキル化し, DNAの合成を阻害することにより, 腫瘍増殖を抑制すると考えられている.

・適応:膵・消化管神経内分泌腫瘍

・副作用:重篤な腎障害があらわれることがある.

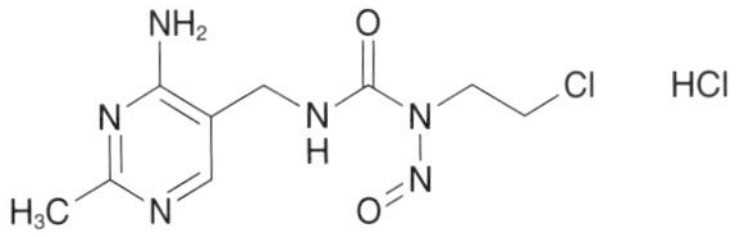

ニムスチン

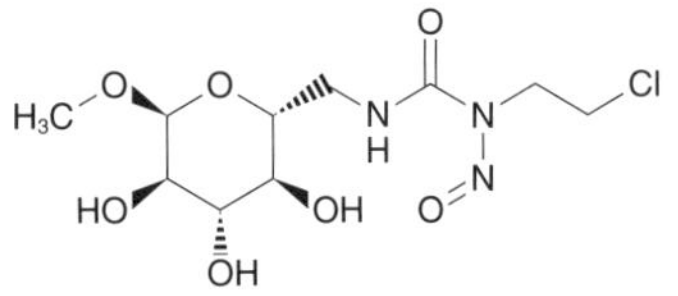

ラニムスチン

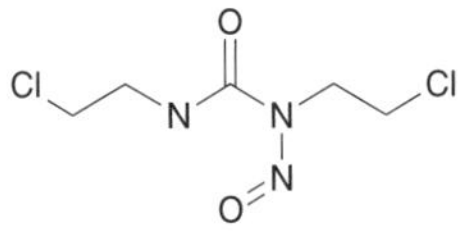

カルムスチン

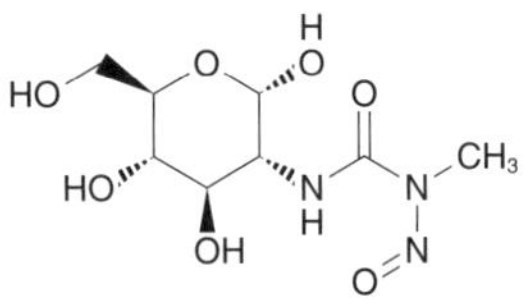

ストレプトゾシン

図13-2 ニトロソウレア類の構造式

13-3 スルホン酸アルキル類

ブスルファン (マブリン® [内], ブスルフェクス® [注])

・スルホン酸エステルとして2つのアルキル基が生体内でアルキル化作用を示す.

・核酸より細胞内のタンパクのSH基に強く反応するとされている.

・マブリン®経口投与では, 血中濃度に個体差があり, 同量でも効果・副作用に違いが出たが, ブスルフェクス®点滴静注投与では血中濃度の個体差が少なく, 安定した治療効果を安全に得ることが可能である.

・適応:慢性骨髄性白血病 (マブリン®), 同種造血幹細胞移植の前治療 (ブスルフェクス®)

・副作用：骨髄抑制，肺線維症等の重篤な副作用が起こることがある．

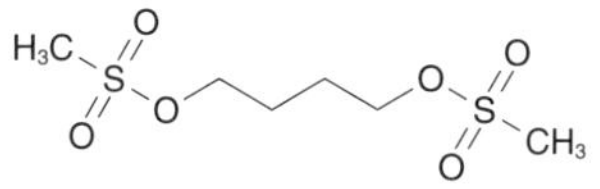

図 13-3　ブスルファンの構造式

13-4　トリアゼン類

$H_2N-N=N-H$ と表される窒素化合物であり，アゾ基とアミノ基が結びついた構造をもつことから，ジアゾアミノ化合物とも呼ばれる．

ダカルバジン（ダカルバジン［注］）

・生体内で生じるジアゾメタンを介して，アルキル化作用により抗腫瘍効果を発現する．
・適応：悪性黒色腫，ホジキンリンパ腫（ABVD療法），褐色細胞腫
・副作用：アナフィラキシーショック，骨髄機能抑制，肝・腎機能障害等の重篤な副作用が起こることがある．
・静注により，血管痛，静脈炎を起こす可能性あり．

テモゾロミド（テモダール®［内・注］）

・体内で非酵素的に活性本体のメチルジアゾニウムイオンに分解され，アルキル化薬として作用し，腫瘍細胞の増殖を抑制する．
・未変化体として，血液-脳関門を通過することが確認されており，脳内での抗腫瘍効果が発揮される．
・適応：悪性神経膠腫
・副作用：骨髄機能抑制，ニューモシスチス肺炎．

プロカルバジン塩酸塩（塩酸プロカルバジン［内］）

・メチルヒドラジン誘導体として核酸およびタンパク合成阻害作用を示す．血液-脳関門を通過することから，脳腫瘍の治療に用いられる．
・適応：悪性リンパ腫，悪性星細胞腫，乏突起膠腫成分を有する神経膠腫
・禁忌：アルコール（飲酒）を摂取中の患者（ジスルフィラム様作用）．

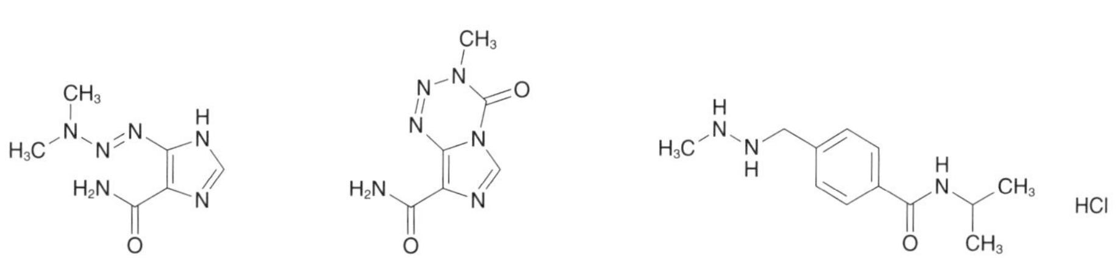

ダカルバジン　　　　　テモゾロミド　　　　　プロカルバジン

図 13-4　トリアゼン類の構造式

・副作用：骨髄機能抑制等の重篤な副作用が起こることがある．

13-5 その他

トラベクテジン（ヨンデリス®［注］）
- カリブ海産のホヤの1種から単離された3つのテトラヒドロイソキノリン環を有するアルカロイド化合物．
- DNAの副溝部分に結合し，DNAを主溝側へ屈曲させる．DNAに結合することにより，転写と共役したヌクレオチド除去修復や相同組換えのようなDNA修復機構に影響を及ぼす．更にトラベクテジンによる細胞増殖に関わる遺伝子群の転写制御，サイトカイン類の産生抑制および腫瘍中に含まれる単核食細胞系に作用し，アポトーシスを誘導することが報告されており，これらが抗腫瘍効果に寄与している．
- 適応：悪性軟部腫瘍
- 投与：24時間かけて点滴静注し，少なくとも20日間休薬する．
- 副作用：
  - 骨髄機能が抑制され，敗血症性ショック等の好中球減少に伴う感染等があらわれることがある．
  - 肝機能障害，横紋筋融解症があらわれることがある．

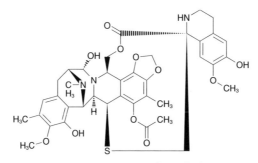

図13-5 トラベクテジンの構造式

13-6 章末問題

次の文章の正誤を答えよ．
13.1 アルキル化薬は，細胞周期特異性に作用する．
13.2 イホスファミドは非ホジキンリンパ腫に対するR-CHOP療法に用いられる．
13.3 シクロホスファミドは，その代謝物（アクロレイン）が出血性膀胱炎を起こすことがある．

13. 4　メルファランは，ナイトロジェンマスタードにフェニルアラニンを化学的に結合させた構造を有する．

13. 5　ニトロソウレア類にはニムスチン，ラニムスチン，カルムスチンがあり，いずれも注射薬であり，髄液中へ速やかに分布する．

13. 6　ダカルバジンは肝臓での代謝によって活性化する薬物で，ABVD療法に用いられる．

13. 7　ブスルファンは，血液-脳関門を通過することで，脳腫瘍に対し使用される．

13. 8　テモゾロミドは，血液-脳関門を通過することから，脳腫瘍の治療にPAV療法として用いられる．

13. 9　アルキル化薬はすべて，グアニン残基のN-7位にアルキル化する．

13.10　プロカルバジンは，血液-脳関門を通過することから，脳腫瘍の治療に用いられる．

第14章　白金錯体

14-1　白金錯体

　1960年代に始まった抗腫瘍性白金錯体化合物の探索により高い抗腫瘍活性を示したシスプラチンが報告され，1978年にはFDAに承認された．切れ味が鋭く，最も有効性の高い抗がん薬の1つであり，いまだにいくつかのがんに対する第1選択薬の地位を保っている．さらに，シスプラチンの副作用軽減や薬物耐性問題の解決を目的とした誘導体が合成された．いずれも固形がんを中心に広く使用されており，がんの化学療法において中心的な役割を果たしている．

　いずれの白金錯体もアルキル化薬などと同様にDNAと架橋（白金-DNA付加体）を形成するが，そのままではDNAと結合せず，活性化が必要である．シスプラチンの場合，塩素イオン濃度の高い血漿中（103 mM）では安定で電気的に中性のままであるが，塩素イオン濃度の低い細胞内（4 mM）では，塩素イオンが水分子と置き換わり，陽性に荷電したシスプラチンの水和分子種が生成される．このシスプラチン水和生成物中の水分子がさらにDNA中のプリン塩基あるいは，ピリミジン塩基と置き換わり，その結果，シスプラチンがDNAに結合すると推定されている．他の白金錯体も，細胞内で同様の分子種に変化しDNAなどと結合する．白金-DNA付加体の形成は主にグアニンのN-7位に起こり，同一DNA鎖上の隣接するグアニン間での架橋が最も形成されやすい．連続したアデニン・グアニン配列も比較的架橋が形成されやすいことが示されている．

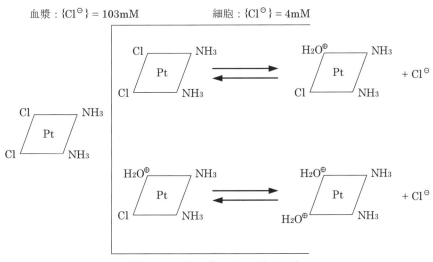

図14-1　シスプラチンの水和反応

（ブリプラチン®注（ブリストル・マイヤーズスクイブ）インタビューフォームより）

a. 1つのDNA塩基とタンパクとの結合　　b. 1本のDNA鎖の2つの塩基に結合

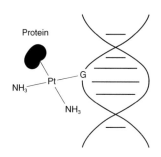 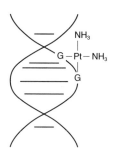

c. 2本のDNA鎖のそれぞれの塩基に結合

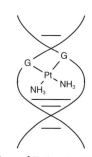

図14-2　シスプラチンのDNA結合様式
(ランダ®注(日本化薬)インタビューフォームより)

　シスプラチンの代表的な副作用は，腎障害である．他の抗がん薬で多くみられる骨髄抑制は，それほど強く現れない．シスプラチンを使用する際には大量の水分を補給して，腎臓を保護することが重要となる．また，DNAに直接作用するため，アルキル化薬と同様に発がん性がある．他の白金錯体は，シスプラチンに比べ腎障害は軽度とされ，逆に骨髄抑制や末梢神経障害が強くあらわれる．

シスプラチン（ブリプラチン®，ランダ®[注]，アイエーコール®[動注]）
・水溶性の2価の無機白金含有複合体で，白金電極間の放電時に生成される大腸菌発育抑制物質として発見された．
・抗腫瘍活性には，白金原子を中心に塩素とアンモニアがシスに配位することが重要で，トランス異性体であるトランスプラチンには抗腫瘍活性は認められない．
・殺細胞作用は濃度依存性および時間依存性を示す．
・アイエーコール®は，シスプラチン原薬を微粉末化することにより生理食塩液に対する溶解速度を速め，高濃度の薬液を容易に調製可能な用時溶解型の肝動注用シスプラチン製剤である．
・血中濃度曲線は2相性を示し長時間かけて尿中に排出される．
・血中において，血漿タンパク，特にアルブミンと結合する．
・適応：睾丸腫瘍，膀胱（M-VAC, GC療法），腎盂・尿管腫瘍，前立腺がん，卵巣がん，頭

頸部がん，非小細胞肺がん（IP, GP, DC, NP療法），食道がん（FP療法），子宮頸がん（CT,
TP療法），神経芽細胞腫，胃がん，小細胞肺がん（IP, PE療法），骨肉腫，胚細胞腫（BEP,
EP, VIP, VeIP療法），悪性胸膜中皮腫，胆道がん（GC療法），悪性骨腫瘍，子宮体がん（AP,
TAP療法），悪性リンパ腫（ESHAP療法），小児悪性固形腫瘍，尿路上皮がん，肝臓がん
（アイエーコール®のみ）

・禁忌：重篤な腎障害のある患者

・副作用：悪心・嘔吐，食欲不振等の消化器症状がほとんど全例に起こる．急性腎不全等の腎
障害，骨髄抑制等の重篤な副作用が起こることがある．

・併用注意：シスプラチンをパクリタキセルの前に投与した場合，パクリタキセルのクリアラ
ンスが低下し，パクリタキセルの血中濃度が上昇する．逆の順序で投与した場合より骨髄抑
制が増強するおそれがある．

・注意事項：点滴静注時塩素濃度が低い輸液を用いると活性が低下する．Alと反応して沈殿
物を形成し活性が低下する．光により分解されるので直射日光を避け，遮光保存する．

カルボプラチン（パラプラチン®［注］）

・構造上シスプラチンとは脱離配位子のみが異なり，活性化反応においては，シスプラチンと
類似の変換（aquation）をすると考えられている．

・シスプラチンと比較して催吐作用と腎への副作用は少ないが，骨髄抑制作用（用量規定因
子）は強く，感染症，出血を伴い，重篤化する恐れがある．

・治療効果は同等とされる．

・適応：頭頸部がん，肺小細胞がん，睾丸腫瘍，卵巣がん（TC, DC療法），子宮頸がん，悪性
リンパ腫（ICE療法），非小細胞肺がん（TC療法），乳がん，小児悪性固形腫瘍

・副作用：骨髄抑制等の重篤な副作用が起こることがある．また，血小板減少が白血球減少よ
りやや先行して発現し，高度となる傾向がある．

・カルボプラチンの主たる排泄経路は尿中であり，排泄量は糸球体ろ過値（GFR）に相関する．
タンパク非結合型カルボプラチンの全身クリアランスは主にGFRによって決定される．タ
ンパク非結合型カルボプラチンの血中濃度時間曲線下面積（AUC）と血小板減少には正の相
関がある．以上の薬物動態学的特徴から骨髄抑制を予測し，安全で有効な投与量をカルバー
トの計算式〔投与量（mg/body）＝目標AUC値×（GFR＋25）〕から算出することが可能
である．

ネダプラチン（アクプラ®［注］）

・わが国で開発された薬剤で，シスプラチンとカルボプラチンの中間の特徴をもつ．

・アルコール結合を分子内に有し，生体内において加水分解され活性型アコ錯体を生成し，が
ん細胞のDNAと結合して抗腫瘍効果を発揮する白金錯体である．

・血漿中において，ほとんどがタンパク非結合型（遊離型）白金化合物として存在する．

・適応：頭頸部がん，肺小細胞がん，肺非小細胞がん，食道がん，膀胱がん，精巣（睾丸）腫
瘍，卵巣がん，子宮頸がん

216　第2編　抗悪性腫瘍薬

・副作用：強い骨髄抑制作用，腎機能抑制作用等を有する薬剤であり，早期死亡例が認められている．血小板減少および白血球減少により，致命的な出血および感染症等を引き起こすことがある．

オキサリプラチン（エルプラット®［注］）

・日本の喜谷らによって合成された白金錯体系抗がん薬である．

・既存の白金錯体とは構造的に異なり，キャリアリガンドに 1,2-ジアミノシクロヘキサンを有し，脱離基にオキサレート基を有する．

・作用機序は他の白金錯体と同様，DNA 塩基との架橋形成による DNA 合成阻害と考えられている．

・他の白金錯体とは異なり大腸がん細胞株に対し強い抗腫瘍活性を示す．シスプラチンやカルボプラチンと異なり大腸がんに有効性が認められる．

・適応：結腸・直腸がん（FOLFOX, XELOX 療法），治癒切除不能な膵がん

・副作用：手，足や口唇周囲部等の感覚異常または知覚不全（末梢神経症状）が，本剤の投与直後からほとんど全例にあらわれる．また，咽頭喉頭の絞扼感（咽頭喉頭感覚異常）があらわれることがある．症状は，寒冷（飲食物，あるいは氷などの物体を含む）との接触により誘発または増悪する．投与前後にカルシウムとマグネシウムの補充を行うことが推奨される．

・気管支けいれん，呼吸困難，血圧低下等の重篤な過敏症状があらわれることがあり，重篤な過敏症状は本剤を複数回投与した後に発現する場合や，本剤の投与から数時間後に発現する場合がある．

ミリプラチン水和物（ミリプラ®［動注］）

・担体配位子に 1,2-ジアミノシクロヘキサン，脱離基としてミリスチン酸を配位している．

・ヨード化ケシ油脂肪酸エチルエステルへの親和性が高く，ヨード化ケシ油脂肪酸エチルエステルに懸濁して肝動脈内投与することで，腫瘍局所に滞留し，白金成分を徐放する特徴をもつ．

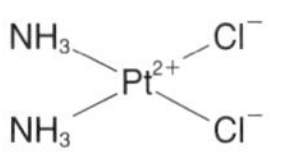

シスプラチン 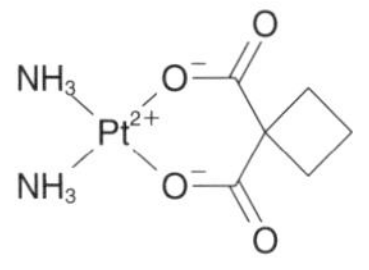　　　カルボプラチン 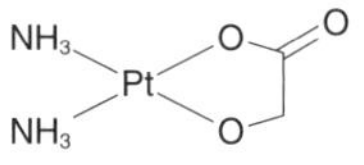　　　ネダプラチン

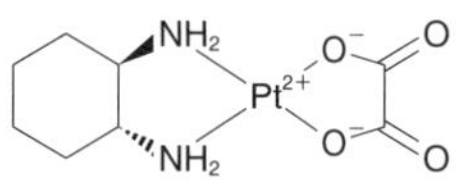

オキサリプラチン 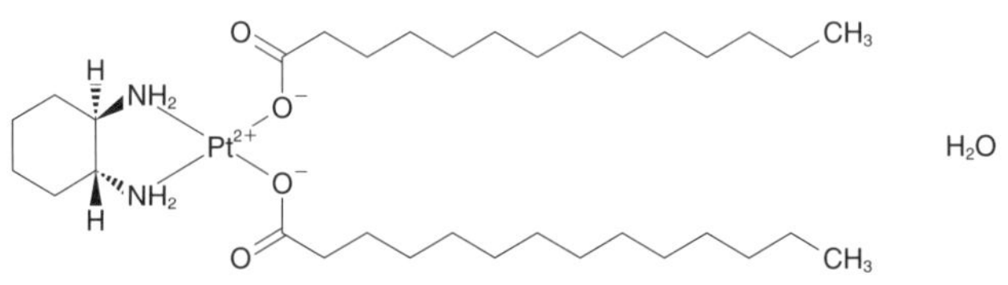　　　　　　　ミリプラチン

図 14-3　白金錯体の構造式

第14章 白金錯体 **217**

・生体内で脱離基が主に塩素イオンに置換されたジクロロ 1,2-ジアミノシクロヘキサン白金に変換され，がん細胞内の DNA 鎖と共有結合した白金-DNA 架橋を形成し，アポトーシスを誘導すると考えられた．

・適応：肝細胞がん

・副作用：発熱がほとんど全例にあらわれる．

14-2 章末問題

次の文章の正誤を答えよ．

14.1 シスプラチンを使用する際には，大量の水分を補給して腎臓を保護することが重要となる．

14.2 シスプラチンは高音域の聴力障害を起こすことがある．

14.3 カルボプラチンの用量規定因子は腎毒性である．

14.4 オキサリプラチンは大腸がんに用いられる．

14.5 ネダプラチンは，高頻度に末梢神経障害をもたらす．

14.6 ミリプラチンは，小細胞肺がんに対する動注療法に用いられる．

第15章　代謝拮抗薬

　がん細胞は増殖するために活発な DNA 合成を行う．この DNA 合成には材料としては核酸（プリン塩基，ピリミジン塩基）や葉酸などがある．代謝拮抗薬は細胞周期の S 期に作用し，核酸合成，特に分裂に必要な DNA 合成を阻害する．代謝拮抗薬の多くは，核酸前駆体のプリンまたはピリミジンの類似薬であり，がん細胞へ核酸として間違って取り込ませることで正常ヌクレオチドの形成を阻害し，正常な細胞分裂を阻害する（6-メルカプトプリン，5-フルオロウラシル，シタラビンなど）．葉酸代謝拮抗薬は，DNA 合成に必要な還元型葉酸の生成を阻害する（メトトレキサートなど）．

　代謝拮抗薬はがん細胞が DNA を合成しているときにのみ有効となる．この点が，がん細胞の状態に関わらず効果を発揮する（その分，副作用も大きいが）アルキル化薬との大きな違いとなる．そのため，がん細胞が DNA を合成する期間まで，代謝拮抗薬をより長時間あるいは反復的に投与することで，殺細胞効果が高まる時間依存性の特徴を示す．

　抗がん薬の中では副作用は少ない部類に入る．代表的な副作用は，むかつき，嘔吐，下痢，脱毛，口内炎が挙げられる．骨髄抑制を起こして，血球や血小板の数が減少する場合もある．

15-1　葉酸類似薬

　葉酸は体内で合成することができないため，食物から摂取する必要がある．腸管から吸収された葉酸は核酸合成に使用するために代謝を受ける．まず葉酸に対して葉酸レダクターゼが作用することでジヒドロ葉酸となる．さらに，ジヒドロ葉酸にジヒドロ葉酸レダクターゼ（DHFR）が作用することでテトラヒドロ葉酸となる．テトラヒドロ葉酸は補酵素として核酸合成に寄与する．ここでジヒドロ葉酸レダクターゼを阻害すると，テトラヒドロ葉酸をつくることが出来なくなってしまう．これにより，プリン合成やチミジル酸合成が阻害され，細胞増殖が抑制されてしまう．

メトトレキサート（メソトレキセート® ［内・注］）

・がん細胞において，核酸合成等に必須な酵素であるジヒドロ葉酸レダクターゼの活性を抑制し，還元型葉酸（テトラヒドロ葉酸）を枯渇させる作用を有する葉酸代謝拮抗薬である．

・ロイコボリンは生体細胞内に存在している還元型葉酸であり，メトトレキサートの作用により枯渇している還元型葉酸を補充する作用をもち，抑制されていた細胞増殖を正常に戻す効果，すなわちメトトレキサートの作用を消去する作用をもっている．

・メトトレキサート・ロイコボリン救援療法はメトトレキサートとロイコボリンの特徴を最大限利用することにより，これまで低用量のメトトレキサート投与では効果のみられなかったがんに対しても，高用量のメトトレキサートを投与することにより高い抗腫瘍効果を得られ，

かつロイコボリン投与により正常細胞を救援する療法として完成された．
- ジヒドロ葉酸レダクターゼの遺伝子の増幅や転写活性の亢進により，ジヒドロ葉酸の還元能が増大し，メトトレキサート耐性が生じることがある．
- 適応：急性白血病，慢性リンパ性白血病，慢性骨髄性白血病，絨毛性疾患，肉腫，悪性リンパ腫，乳がん（CMF療法），胃がん，尿路上皮がん（M-VAC療法）
- 禁忌：メトトレキサートが第3スペース（胸水，腹水，浮腫など）に移行し，メトトレキサートの排泄が遅延することにより重大な副作用を招くことがあるので，明らかに第3スペースが存在する患者に対しては投与禁忌となる．
- 副作用：骨髄機能抑制，肝・腎機能障害等の重篤な副作用が起こることがある．
- 重篤な副作用を未然に防ぐためにメトトレキサート投与後の一定時間は経時的にメトトレキサートの血中濃度をモニターし，値が危険限界値を越えて，高値を示すときにはロイコボリンの増量投与・救援投与の延長等の処置が必要である．
- メトトレキサート・ロイコボリン救援療法においては，尿が酸性側に傾くと，メトトレキサートの結晶が尿細管に沈着するおそれがあるので，尿のアルカリ化と同時に，十分な水分の補給を行い，メトトレキサートの尿への排泄を促すよう考慮する．なお，利尿薬の選択にあたっては，尿を酸性化する薬剤（例えば，フロセミド，エタクリン酸，チアジド系利尿薬等）の使用を避ける．

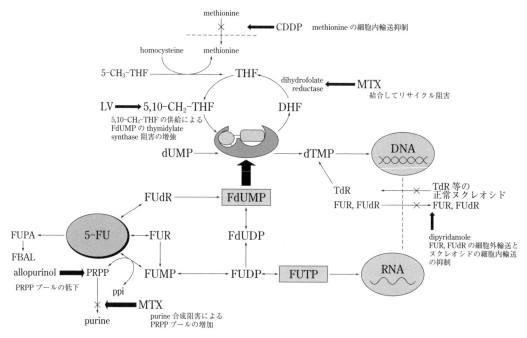

図15-1　メトトレキサートおよびフルオロウラシルの作用機序
（5-FU錠（協和発酵キリン）インタビューフォームより）

第15章 代謝拮抗薬 **221**

ペメトレキセドナトリウム水和物（アリムタ® ［注］）

- ペメトレキセドは主に還元型葉酸キャリアによって細胞内に取り込まれ，ホリルポリグルタミン酸シンターゼによりポリグルタミン酸化を受ける．ポリグルタミン酸化を受けると，細胞内での滞留性が上がると同時に，いくつかの葉酸代謝酵素に対する親和性が増大する．

- ペメトレキセドおよびそのポリグルタミン酸塩はチミジル酸シンターゼ（TS），ジヒドロ葉酸レダクターゼ（DHFR），グリシンアミドリボヌクレオチドホルミルトランスフェラーゼ（GARFT）などのチミンおよびプリンヌクレオチド生合成経路に関わる複数の葉酸代謝酵素を阻害することにより，細胞内のヌクレオチドプールのバランスを崩してDNA，RNAの合成を阻害し，増殖阻害や細胞死を誘発すると考えられている．

- 適応：悪性胸膜中皮腫（CDDPとの併用），切除不能な進行・再発の非小細胞肺がん

- 葉酸とビタミンB_{12}の補給を投与開始1週間前より行うことで副作用の危険が減じる．

- 副作用：発疹が高頻度に起こるので，発疹の発現および重症化を軽減するため，副腎皮質ホルモン薬の併用投与を考慮する．骨髄抑制等の重篤な副作用が起こることがあるので，G-CSF製剤の適切な使用に関しても考慮する．間質性肺炎等の重篤な肺毒性が起こることがある．

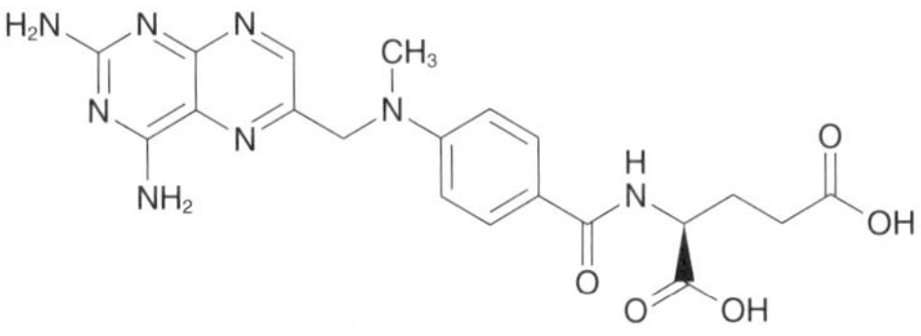

メトトレキサート 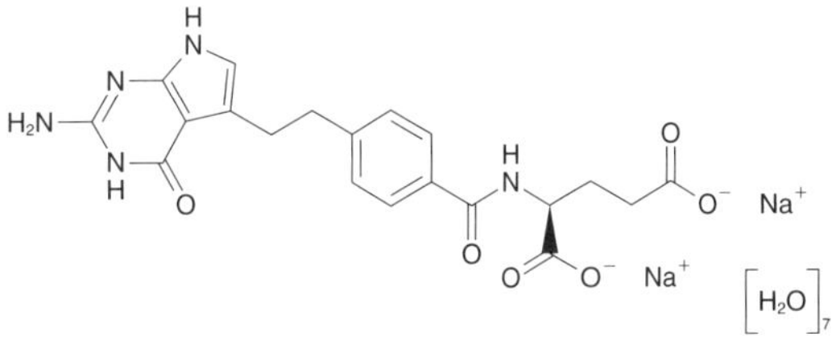　　　　　　　ペメトレキセド

図15-2　メトトレキサートとペメトレキセドの構造式

15-2　ピリミジン類似薬

　ピリミジン類似薬には，フルオロウラシル（5-FU）およびその誘導体を含むフッ化ピリミジン薬と非フッ化ピリミジン薬としてシタラビン（Ara-C）およびゲムシタビンに代表されるシチジン類似薬がある．

15-2-1　フッ化ピリミジン薬

　フッ化ピリミジン薬とは，フルオロウラシル（5-FU）に代表される代謝拮抗薬である．1970年代以降，国内では抗がん薬の5-FUを経口化する研究が活発に行われ，5-FUのプロドラッグであるテガフールを基に，ドキシフルリジンやテガフール・ウラシル配合剤が開発された．その

222　第2編　抗悪性腫瘍薬

後，カペシタビンやテガフールにギメラシルおよびオテラシルを配合した TS-1 など，抗腫瘍効果の向上や副作用の軽減を狙った経口のフッ化ピリミジン薬が相次いで創製された．

フルオロウラシル（5-FU［内・注・外］）

- 5-FU の抗腫瘍効果は主として DNA の合成阻害に基づくと考えられており，がん細胞内に取り込まれた 5-FU がウラシルと同じ経路で代謝を受けて生じる F-デオキシ UMP（FdUMP）がチミジル酸合成酵素上で，デオキシ UMP（dUMP）と拮抗してチミジル酸の合成を抑制することにより，DNA の合成が阻害されると考えられている．
- FdUMP はチミジル酸合成酵素（TS），活性型葉酸（$5,10\text{-}CH_2\text{-}THF$）と共有結合三重複合体を形成する．すなわち，FdUMP の 5 位の炭素にコファクターである活性型葉酸のメチレン基が結合し，FdUMP の 6 位の炭素に TS の求核群が結合する．この結果，TS は不活性化され，チミジンモノホスフェート（dTMP）が不足して DNA 合成が阻害されると考えられている．
- 5-FU はウラシルと同じ経路を経て RNA にも組み込まれて F-RNA を生成することや，リボソーム RNA の形成を阻害することも知られており，これらのことも本剤の抗腫瘍効果発現に関与すると考えられている．
- 投与量の 80～90％が主に肝臓の DPD 酵素により異化代謝される．
- チミジル酸合成酵素および DPD の活性上昇により 5-FU 耐性が生じる場合がある．
- 適応：胃がん，肝がん，結腸・直腸がん（FOLFOX, FOLFIRI 療法），乳がん（CMF, CAF, FEC 療法），膵がん，子宮頸がん，子宮体がん，卵巣がん，食道がん（FP 療法），肺がん，頭頸部腫瘍（FP 療法），皮膚悪性腫瘍（外用）
- 副作用：骨髄機能抑制，激しい下痢等が起こることがある．口内炎は持続注入投与時の用量規制因子（DLF）ともなる．
- 併用禁忌：テガフール・ギメラシル・オテラシルカリウム配合剤（配合剤投与中止後，本剤の投与を行う場合は，少なくとも 7 日以上の間隔をあける）

テガフール（フトラフール®［内（腸溶）・注・坐剤］）

- 5-FU のプロドラッグで，生体内において徐々に 5-FU に変換され，さらに FdUMP および FUTP に変換されて DNA の合成阻害および RNA の機能障害を示す．
- 経口投与によりテガフールが速やかに消化管より吸収され，血中・リンパ液中および組織内濃度が長時間持続する（静注・坐剤でも同様）．
- 吸収されたテガフールは主に肝臓で 5-FU に変換され，5-FU の血中および組織内濃度が長時間持続する．
- 適応：頭頸部がん，消化器がん（胃がん，結腸・直腸がん等），乳がん，膀胱がん
- 副作用：骨髄抑制，劇症肝炎等の肝障害，重篤な腸炎等による脱水症状等があらわれることがある．
- 併用禁忌：テガフール・ギメラシル・オテラシルカリウム配合剤（配合剤投与中止後，本剤の投与を行う場合は，少なくとも 7 日以上の間隔をあける）

テガフール・ウラシル（ユーエフティ®［内］）

- ユーエフティ®はテガフールとウラシルを1:4のモル比で配合した抗がん薬である.
- フッ化ピリミジンとピリミジンの併用による抗腫瘍効果の増強については既に1960年代より検討がなされているが，テガフールの抗腫瘍効果をウラシルが最も増強し，しかも，その併用比率によっては毒性を強めることなく抗腫瘍効果を高め得ることを見出し，基礎実験においてテガフールとウラシルの併用比率はモル比で1:4が最適であることが見いだされた.
- 開発されたユーエフティ®はテガフールにウラシルを配合することにより，腫瘍内5-FUおよびその活性代謝物の高濃度維持を可能にした薬剤であり，テガフールあるいは5-FU単独投与では得られない特性を有する.
- 適応：頭頸部がん，胃がん，結腸・直腸がん，肝臓がん，胆管・胆嚢がん，膵臓がん，肺がん，乳がん，膀胱がん，前立腺がん，子宮頸がん
- 副作用：骨髄抑制，重篤な下痢・腸炎，劇症肝炎等が起こることがある.
- 併用禁忌：テガフール・ギメラシル・オテラシルカリウム配合剤（配合剤投与中止後，本剤の投与を行う場合は，少なくとも7日以上の間隔をあける）

テガフール・ギメラシル・オテラシルカリウム（ティーエスワン®［内］）

- 血中5-FU濃度を上げて抗腫瘍効果を高め，付随して増大する消化器毒性を軽減するという目的を達成するために，2つのモジュレーターを用いた製剤.
- ギメラシル（CDHP）は5-FUの分解経路における律速酵素DPDの可逆的な拮抗阻害薬である.
- オテラシルカリウム（Oxo）は消化管に高濃度に分布し，5-FUのリン酸化酵素OPRTを可逆的に拮抗阻害して消化器毒性を抑制する.
- 本剤は5-FUのプロドラッグであるテガフールに，これら2つのモジュレーターをモル比でFT:CDHP:Oxo = 1:0.4:1にて配合した.
- 基礎的検討（ラット）において空腹時投与ではオテラシルカリウムのバイオアベイラビリティが変化し，フルオロウラシルのリン酸化が抑制されて抗腫瘍効果の減弱が起こることが予想されるので食後投与とすること.
- 適応：胃がん，結腸・直腸がん，頭頸部がん，非小細胞肺がん，手術不能または再発乳がん，膵がん，胆道がん
- 副作用：骨髄機能抑制，間質性肺炎の発現または増悪，劇症肝炎等の重篤な肝障害が発現することがある．重篤な腎障害のある患者では，フルオロウラシルの異化代謝酵素阻害薬ギメラシルの腎排泄が著しく低下し，血中フルオロウラシル濃度が上昇し，骨髄抑制等の副作用が強くあらわれるおそれがある.
- 併用禁忌：フッ化ピリミジン薬，フルシトシン（本剤の配合成分であるギメラシルにより，併用されたフッ化ピリミジン薬から生成された5-FUの異化代謝が阻害され，血中5-FU濃度が著しく上昇し，重篤な副作用を引き起こす可能性があるため，7日間以上の休薬期間を設ける必要がある）.

ドキシフルリジン（フルツロン® ［内]）

- 従来のフッ化ピリミジン薬が服薬後，主に肝臓の薬物代謝酵素あるいは自然分解により5-FU に変換されるのに対し，ドキシフルリジンは，腫瘍組織で高い活性を示すピリミジンヌクレオシドホスホリラーゼによって 5-FU に変換される．したがって，ドキシフルリジンは選択的に抗腫瘍効果を発揮するとされている．
- 適応：胃がん，結腸・直腸がん等，乳がん，子宮頸がん，膀胱がん
- 副作用：骨髄機能抑制，重篤な腸炎が発現し脱水症状が現れることがある．
- 併用禁忌：テガフール・ギメラシル・オテラシルカリウム配合剤（配合剤投与中止後，本剤の投与を行う場合は，少なくとも 7 日以上の間隔をあける）

カペシタビン（ゼローダ® ［内]）

- 代謝酵素の分布に着目し段階的に 5-FU に変換されることにより，骨髄細胞や消化管では活性体になりにくく，全身の曝露を最小限に抑え，高用量の 5-FU を腫瘍選択的に供給することを目的としてデザインされた経口の抗がん薬である．
- 消化管より未変化体のまま吸収され，肝臓でカルボキシルエステラーゼにより 5′-DFCR に代謝される．次に主として肝臓や腫瘍組織に存在するシチジンデアミナーゼにより 5′-DFUR に変換される．更に，腫瘍組織に高レベルで存在するチミジンホスホリラーゼにより活性体である 5-FU に変換され抗腫瘍効果を発揮する．
- 適応：乳がん，結腸・直腸がん（XELOX 療法），胃がん
- 副作用：骨髄機能抑制，重篤な腸炎が発現し脱水症状，手足症候群を起こすことがある．
- 併用禁忌：テガフール・ギメラシル・オテラシルカリウム配合剤（配合剤投与中止後，本剤の投与を行う場合は，少なくとも 7 日以上の間隔をあける）

トリフルリジン・チピラシル塩酸塩（ロンサーフ® ［内]）

- 有効成分としてトリフルリジン（FTD）とチピラシル塩酸塩（TPI）を 1：0.5 のモル比で配合した新規経口ヌクレオシド系抗がん薬である．
- FTD が抗がん活性成分であり，経口投与することで直接 DNA に取り込まれて DNA 機能障害を起こすことで抗腫瘍効果を示すと考えられている．
- TPI は FTD の分解酵素であるチミジンホスホリラーゼを特異的に阻害することにより，FTD のバイオアベイラビリティを高める．
- 空腹時に投与した場合，食後投与に比べて FTD の C_{max} が上昇し，骨髄抑制の発現が高くなる可能性があるため，患者またはその家族へ，空腹時の投与を避けるよう指導する．
- 適応：治癒切除不能な進行・再発の結腸・直腸がん（標準的な治療が困難な場合に限る）
- 副作用：フッ化ピリミジン薬，これらの薬剤との併用療法（ホリナート・テガフール・ウラシル療法等），抗真菌薬フルシトシンまたは葉酸代謝拮抗薬（メトトレキサートおよびペメトレキセドナトリウム水和物）との併用により，重篤な骨髄抑制等の副作用が発現するおそれがあるので注意する．

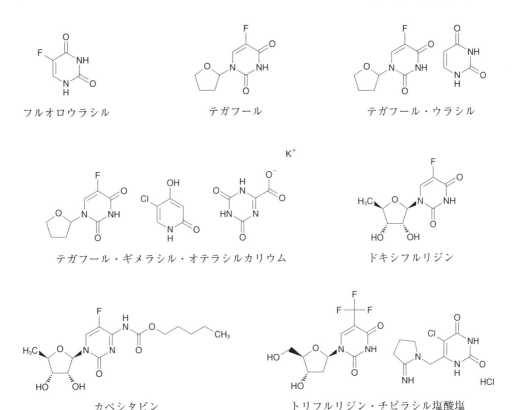

図 15-3 フッ化ピリミジン薬の構造式

15-2-2 シチジン類似薬

　シチジンやデオキシシチジンと構造が類似しており，生体内でリン酸化を受け活性型の三リン酸体となり，DNA 合成を直接的あるいは間接的に阻害する．

シタラビン（Ara-C：キロサイド®［注］）
- 生体内でデオキシシチジンキナーゼ（dCK）によりリン酸化された Ara-CMP を経て Ara-CTP となる．
- Ara-CTP はデオキシシチジントリホスフェート（dCTP）に拮抗して DNA ポリメラーゼを阻害するとともに，それ自体 DNA に組み込まれて DNA 伸長を阻害する．
- この阻害作用は細胞周期の S 期（合成期）の細胞に顕著に生じる．
- Ara-C はシチジンデアミナーゼ（CDD）により速やかに脱アミノ化され，ウラシルアラビノシド（Ara-U）となる．
- 通常量シタラビンに対し不応性の患者は CDD の活性が上昇し，dCK 活性が低下していると考えられている．
- 適応：急性白血病（急性骨髄性白血病，急性リンパ性白血病），悪性リンパ腫
- 副作用：大量療法では強い骨髄機能抑制作用を示す（白血球数減少および免疫能が低下し，易感染状態になるので，感染予防として無菌状態に近い状況下で治療を行う）．また，60 歳

以上の高齢者には，中枢神経系障害があらわれやすい．

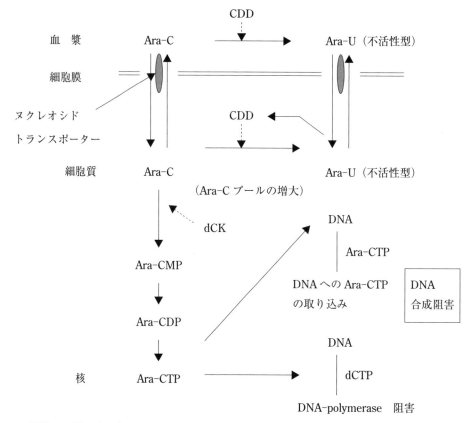

図 15-4　シタラビンの作用機序
（キロサイド®N 注（日本新薬）インタビューフォームより）

シタラビンオクホスファート水和物（スタラシド® [内]）
- シタラビンは不活化酵素の作用を受けやすく，半減期が短いため，経口投与で最も優れた抗腫瘍効果を示すステアリル基を有するプロドラッグとして開発された．
- 自身では抗腫瘍活性をほとんど示さないプロドラッグであり，生体内に投与すると主に肝臓で ω および β-酸化を受けて活性中間体 C-C3PCA として蓄積する．
- 肝臓中の C-C3PCA は徐々にシタラビンとなり，初めて血中に移行し，抗腫瘍活性を発揮する．
- 適応：成人急性非リンパ性白血病
- 副作用：骨髄抑制等の重篤な副作用が起こることがある．

ゲムシタビン塩酸塩（ジェムザール® [注]）
- デオキシシチジンの糖鎖の 2' 位の水素をフッ素に置換したヌクレオシド誘導体であり，シタラビンにはない新規の作用機序と，それに基づく代謝特性を有する．

- 細胞内で，デオキシシチジンキナーゼ（dCK）によって活性型ヌクレオチドである二リン酸化物（dFdCDP）および三リン酸化物（dFdCTP）に代謝され，直接的および間接的に DNA 合成を阻害すると考えられている．
- dCK によるリン酸化の良質な基質であり，シタラビンよりも約 5 倍活性化されやすい．
- dFdCTP は，DNA ポリメラーゼに対してデオキシシチジン三リン酸（dCTP）と競合して DNA 鎖に取り込まれ，DNA の合成を阻害すると考えられる．
- dFdCDP は，DNA 合成のためのデオキシヌクレオチド三リン酸の産生反応を触媒するリボヌクレオチドリダクターゼを抑制し，デオキシヌクレオチド全般の濃度，特に dCTP 濃度を減少させると考えられている．
- 適応：非小細胞肺がん（GP 療法），膵がん，胆道がん（GC 療法），尿路上皮がん（GC 療法），手術不能または再発乳がん，がん化学療法後に増悪した卵巣がん，再発または難治性の悪性リンパ腫
- 副作用：骨髄抑制，間質性肺炎等の重篤な副作用が起こることがある．

エノシタビン（サンラビン® ［注］）

- シタラビンの N4 位にベヘノイル基を結合させたもので，シチジンデアミナーゼに対する抵抗性と高い脂質親和性を有しており，血球および組織内に高濃度に長時間分布して，シタラビンへの変換が徐々に行われるために，効果が持続する．
- 適応：急性白血病
- 副作用：骨髄機能抑制等の重篤な副作用が起こることがある．本剤の添加物であるポリオキシエチレン硬化ヒマシ油（HCO-60）を含有する医薬品でショックの発現が報告されている．

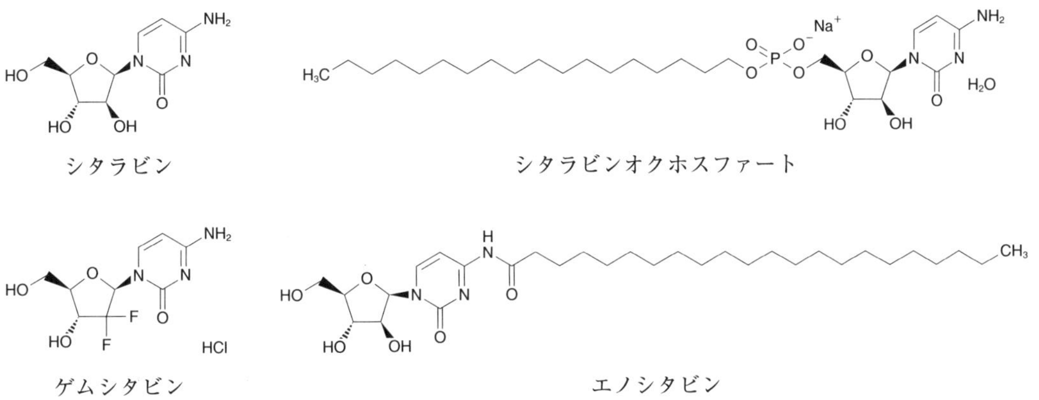

図 15-5　シチジン類似薬の構造式

15-3　プリン類似薬

アデニンやグアニンと構造が類似しており，DNA 合成に関わる種々の酵素を阻害することに

より，DNA 合成を阻害する．

メルカプトプリン水和物（6-MP：ロイケリン®［内］）

- 細胞内でヒポキサンチン-グアニンホスホリボシルトランスフェラーゼ（HGPRT）によってイノシン酸のチオ同族体チオイノシン酸（TIMP）に代謝された後，6-チオグアニンヌクレオチド（6-TGN）あるいはメチルチオイノシン一リン酸（meTIMP）に変換される．
- TIMP は主としてイノシン酸からのアデニロコハク酸およびキサンチル酸への転換を阻害し，アデニン，グアニンリボヌクレオチドの生合成を阻害するとされている．
- 不活性化される場合にはキサンチンオキシダーゼにより酸化され，チオ尿酸となり尿中に排泄される．
- HGPRT の遺伝子欠損または活性低下により 6-MP 耐性が生じる場合がある．
- 適応：急性白血病，慢性骨髄性白血病
- 副作用：骨髄抑制，肝障害等の重篤な副作用が起こることがある．
- 併用禁忌：生ワクチン（免疫抑制下で生ワクチンを接種すると増殖し，病原性を現す可能性がある），フェブキソスタット，トピロキソスタット（キサンチンオキシダーゼを阻害し，血中濃度上昇の可能性あり）

フルダラビンリン酸エステル（フルダラ®［内・注］）

- プリン環にフッ素を導入したアデニンヌクレオシド誘導体である．
- フルダラビンリン酸エステル（2F-ara-AMP）は血漿中で脱リン酸化されて 2F-ara-A となり，がん細胞内に取り込まれる．がん細胞内に取り込まれた 2F-ara-A はデオキシシチジンキナーゼによりリン酸化され，最終的に活性代謝物 2F-ara-ATP となる．
- 2F-ara-ATP は，増殖細胞においては，DNA ポリメラーゼおよび RNA ポリメラーゼを阻害し，DNA，RNA の合成を阻害することにより抗腫瘍効果を発揮する．
- 静止細胞内においては，自発的な DNA 修復，および DNA 損傷刺激に誘発された DNA 修復に伴って DNA 鎖中に取り込まれ，DNA 損傷を蓄積させることにより抗腫瘍効果を発揮する．
- 適応：慢性リンパ性白血病，低悪性度非ホジキンリンパ腫，マントル細胞リンパ腫
- 副作用：骨髄抑制により感染症または出血傾向等の重篤な副作用が増悪または発現することがある．遷延性のリンパ球減少（特に CD4 陽性リンパ球の減少）により，重症の免疫不全が増悪または発現する可能性がある．B 型肝炎ウイルスキャリアの患者で，本剤の投与により，肝炎の増悪または劇症肝炎を認めることがある．
- 併用禁忌：ペントスタチン（致命的な肺毒性（間質性肺炎，肺感染症））が報告されている．

クラドリビン（ロイスタチン®［注］）

- デオキシシチジンキナーゼによってリン酸化を受け，一リン酸化体（2-CdAMP）となる．
- アデノシンデアミナーゼによる脱アミノ化に抵抗性であり，またリンパ球および単球中には 5′-ヌクレオチダーゼがほとんど存在しないことから，2-CdATP は細胞内に蓄積し，さらに活性大の三リン酸化体（2-CdATP）にまで変換され細胞毒性を発現する．
- デオキシシチジンキナーゼ活性が高く 5′-ヌクレオチダーゼ活性の低い細胞（リンパ球，単

球）に対して，本剤は選択的な殺細胞作用を有すると考えられる．

- 適応：ヘアリーセル白血病，低悪性度またはろ胞性 B 細胞性非ホジキンリンパ腫，マントル細胞リンパ腫
- 副作用：骨髄機能が抑制された結果，感染症や出血等の重篤な副作用が増悪または発現することがある．遷延性のリンパ球減少（特に CD4 陽性リンパ球の減少）により，重症の免疫不全が増悪または発現することがある．

ネララビン（アラノンジー® ［注］）

- プリンヌクレオシドであるデオキシグアノシン（dGuo）の誘導体である．
- アデノシンデアミナーゼ（ADA）によって速やかに ara-G に脱メチル化された後，デオキシグアノシンキナーゼ（dGK）およびデオキシシチジンキナーゼ（dCK）によって細胞内で一リン酸化体にリン酸化される．一リン酸化体はさらに細胞内で活性三リン酸化体の ara-GTP にリン酸化される．
- ara-GTP は，d-GTP と競合拮抗することで DNA ポリメラーゼを阻害し，さらに白血病芽球内で ara-GTP 濃度が高くなると，DNA に ara-GTP が優先的に取り込まれ，そのために DNA 合成が阻害されて，最終的に細胞死が誘導される．
- 適応：T 細胞急性リンパ性白血病，T 細胞リンパ芽球性リンパ腫
- 副作用：重大な副作用として，神経系障害（用量規制因子），血液障害，錯乱状態，感染症，腫瘍崩壊症候群が報告されている．免疫機能が抑制された患者への生ワクチン接種により，ワクチン由来の感染を増強または持続させるおそれがある．

ペントスタチン（コホリン® ［注］）

- アデノシンとビダラビン（Ara-A）を脱アミノ化するアデノシンデアミナーゼ活性を強力に阻害することで，デオキシアデノシンが出現し，細胞に取り込まれた後に三リン酸化体となり，DNA 合成阻害作用，DNA 切断作用および RNA に影響を及ぼす作用により抗腫瘍効果を示す．
- 適応：成人 T 細胞性白血病，ヘアリーセル白血病
- 副作用：腎障害，肝障害等の副作用が起こることがある．感染症の発現または増悪，免疫抑制作用が起こることがある
- 禁忌：ビダラビン（ビダラビンの代謝酵素であるアデノシンデアミナーゼを本剤が阻害することによって，腎不全，肝不全，けいれん発作，昏睡，脳浮腫，肺浮腫，代謝性アシドーシス，急性腎不全を発現する可能性），シクロホスファミド，イホスファミド（錯乱，呼吸困難，低血圧，肺水腫等が認められ，心毒性により死亡したとの報告がある），フルダラビンリン酸エステル（致命的な肺毒性が発現することがある）

クロファラビン（エボルトラ® ［注］）

- デオキシシチジンキナーゼ（dCK）により，クロファラビン三リン酸に変換され，DNA ポリメラーゼ α を阻害することで，DNA の合成を阻害する．
- リボヌクレオチドレダクターゼを阻害することで，細胞内のデオキシリボヌクレオチド三リ

ン酸（dNTP）を枯渇させ，DNA の合成を阻害する．
- ミトコンドリアにも作用し，チトクローム c および他のアポトーシス誘導因子を介して，アポトーシスを誘導する．
- 適応：急性リンパ性白血病
- 副作用：感染症等の重篤な副作用が増悪またはあらわれることがある．肝機能障害，肝不全があらわれることがある．腎機能障害または腎不全があらわれることがある

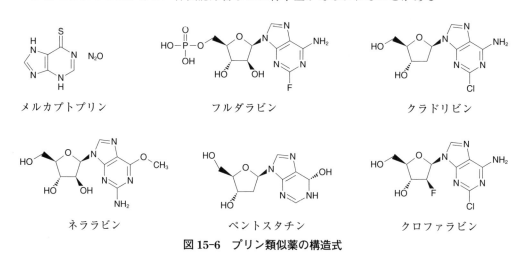

図 15-6　プリン類似薬の構造式

15-4　章末問題

次の文章の正誤を答えよ．

15.1　代謝拮抗薬は，細胞周期の M 期に作用し，核酸合成を阻害する．

15.2　葉酸代謝拮抗薬はジヒドロ葉酸還元酵素を阻害し，ピリミジンやプリンの生合成を阻害する．

15.3　メトトレキサートの排泄を促進するために尿を酸性化すると同時に十分に水分を補給する必要がある．

15.4　ペメトレキセドは，複数の葉酸代謝酵素を阻害し，悪性胸膜中皮腫に用いられる．

15.5　フルオロウラシルは，レボホリナートとともに大腸がんに対して，FOLFOX 療法および FOLFIRI 療法に用いられる．

15.6　テガフールはフルオロウラシルのプロドラッグであり，体内酵素で分解されてがん細胞のチミジル酸合成酵素を阻害することにより核酸合成を抑制する．

15.7　テガフールはフルオロウラシルとウラシルの配合剤である．

15.8　TS-1 はテガフール，ギメラシル，オテラシルの配合剤である．

15.9　ドキシフルリジンは，ジヒドロピリミジンデヒドロゲナーゼによる異化代謝を受けないフルオロウラシル誘導体である．

第 15 章　代謝拮抗薬　*231*

15.10　カペシタビンは，腫瘍組織で高い活性を有するシチジンデアミナーゼにより，フルオロウラシルを産生する．

15.11　シタラビンは，体内でシタラビン三リン酸ヌクレオチド（Ara-CTP）となり，DNA 合成を阻害する．

15.12　ゲムシタビンは，膵臓がん治療に単独で用いられる．

15.13　6-MP は DNA 合成に必要な還元型葉酸の生合成を阻害する．

15.14　フルダラビンは，アデノシンデアミナーゼを阻害し，静止細胞にも抗腫瘍効果を発揮する．

15.15　ペントスタチンは，シクロホスファミドと併用禁忌である．

第16章　抗腫瘍性抗生物質

　抗腫瘍性抗生物質とは，微生物によって産生される化学物質をもとに合成された薬剤である．抗腫瘍性抗生物質の作用は薬剤により異なるが，いずれも作用点はDNAまたはその周辺にある．ドキソルビシン，ダウノルビシンなどアントラサイクリン系は，インターカレーション（DNA2本鎖の間に入り込む）によりDNA合成を阻害し，また，DNAトポイソメラーゼⅡを阻害する．アクチノマイシンDはDNAに結合し，RNA合成阻害，タンパク質合成阻害を起こすとされる．マイトマイシンCは，アルキル化薬と同様にDNA鎖の架橋や切断を起こす．ブレオマイシンはDNAと結合し，DNAの構造を変化させDNA鎖の切断を起こす．

16-1　アントラサイクリン系

　アントラサイクリン系の代表薬であるドキソルビシンは，骨髄障害や心毒性などの副作用があり，副作用の軽減や抗腫瘍活性の増強を目的としてエピルビシン，イダルビシン，アクラルビシンなどの誘導体が多数開発されている．

ドキソルビシン塩酸塩（アドリアマイシン：アドリアシン®［注］）

- *Streptomyces peucetius var. caesius* の培養ろ液中から発見された薬物であり，がん化学療法の基本的薬剤として欧米を含む60か国以上で広く使用されている．
- がん細胞のDNAの塩基対間に挿入（インターカレーション）し，DNAポリメラーゼ，RNAポリメラーゼおよびトポイソメラーゼⅡ反応を阻害し，DNA，RNAの双方の生合成を抑制することによって抗腫瘍効果を示す．
- 細胞周期別では特にS期の細胞が高い感受性を示す．

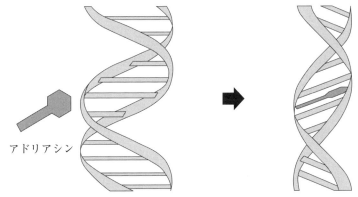

図16-1　アドリアマイシンのDNAインターカレーション
（アドリアシン®注（協和発酵キリン）インタビューフォームより一部改変）

234　第2編　抗悪性腫瘍薬

・適応：悪性リンパ腫（ABVD, R-CHOP, EPOCH 療法），肺がん，消化器がん（胃がん，胆のう・胆管がん，膵臓がん，肝がん，結腸がん，直腸がん等），乳がん（AC, CAF, DAC 療法），膀胱腫瘍（M-VAC 療法），骨肉腫，子宮体がん（AP, TAP 療法），悪性骨・軟部腫瘍，悪性骨腫瘍，多発性骨髄腫（VAD 療法），小児悪性固形腫瘍
・副作用：
　　・総投与量が 500 mg/m^2 を超えると重篤な心筋障害を起こすことが多いので注意．
　　・汎血球減少，貧血，白血球減少，好中球減少，血小板減少等の骨髄機能抑制および出血があらわれることがある．
　　・静脈内投与に際し薬液が血管外に漏れると，注射部位に硬結・壊死を起こすことがあるので，薬液が血管外に漏れないように投与する．
・併用：本剤投与前にパクリタキセルを投与すると，骨髄抑制等の副作用が増強されるおそれがあるので，併用する場合は，パクリタキセルの前に本剤を投与する．

リポソーマルドキソルビシン（ドキシル® ［注］）

・STEALTH リポソーム製剤（MPEG-DSPE で修飾された脂質二重層）にドキソルビシン塩酸塩を封入した DDS 製剤で，MPEG の有する親水性により，細網内皮系に異物として認識されにくい特徴をもち，血中循環時間の延長，腫瘍組織への選択的な滲出により抗腫瘍効果を発揮する．
・血漿中の遊離ドキソルビシン濃度を抑えることによって，骨髄抑制や脱毛，心毒性等の主要な有害反応を軽減するよう設計されている．
・従来のドキソルビシン塩酸塩製剤とは薬物動態等の性質が異なるため，代替として使用してはならない．
・適応：卵巣がん，カポジ肉腫
・副作用：
　　・ドキソルビシン塩酸塩が有する心毒性に注意．
　　・骨髄抑制が生じた結果，感染症，発熱性好中球減少症または出血が起こることがある．
　　・急性の infusion reaction があらわれることがある．

エピルビシン塩酸塩（ファルモルビシン® ［注］）

・ドキソルビシン塩酸塩の 4′ 位の OH 基が反転した立体異性体であり，ドキソルビシンと同様 DNA，RNA 阻害により抗腫瘍性を示す．
・ドキソルビシン塩酸塩と比較して，心毒性が軽減されたアントラサイクリン系である．
・適応：急性白血病，悪性リンパ腫，乳がん（EC, FEC 療法），卵巣がん，胃がん，肝がん（肝動脈化学塞栓療法），尿路上皮がん
・副作用：アントラサイクリン系未治療例で，本剤の総投与量が 900 mg/m^2 を超えると，うっ血性心不全を起こしやすいので注意が必要．
・併用：本剤投与前にパクリタキセルを投与すると，骨髄抑制等の副作用が増強されるおそれがあるので，併用する場合は，パクリタキセルの前に本剤を投与する．

第 16 章　抗腫瘍性抗生物質　　*235*

塩酸ピラルビシン（テラルビシン®，ピノルビン®［注]）

- ・ダウノルビシン塩酸塩を原料物質として合成されたドキソルビシンの 4′-O-置換誘導体である．
- ・がん細胞に速やかに取り込まれ，核酸合成を阻害し，G2 期で細胞回転を止め，がん細胞を致死させることにより抗腫瘍効果を示す．
- ・適応：頭頸部がん，乳がん，胃がん，尿路上皮がん，卵巣がん，子宮がん，急性白血病，悪性リンパ腫
- ・副作用：
  - ・骨髄機能抑制．
  - ・アントラサイクリン系未治療例で，本剤の総投与量が 950 mg/m^2 を超えると，うっ血性心不全を起こしやすいので注意が必要．

ダウノルビシン塩酸塩（ダウノマイシン®［注]）

- ・細胞の核酸合成過程に作用し直接 DNA と結合しその結合部位はプリンおよびピリミジン環上にあると考えられ，このため DNA 合成と DNA 依存 RNA 合成反応を阻害する．
- ・適応：急性白血病
- ・副作用：
  - ・骨髄機能抑制．
  - ・アントラサイクリン系未治療例で，本剤の総投与量が 25 mg/kg を超えると，重篤な心筋障害を起こしやすいので注意が必要．
  - ・静脈内投与に際し薬液が血管外に漏れると注射部位に硬結，壊死を起こすことがあるので，薬液が血管外に漏れないよう慎重に投与する．

イダルビシン塩酸塩（イダマイシン®［注]）

- ・ダウノルビシンの 4 位が脱メトキシル化された構造のため，脂溶性が増し，その結果速やかにかつ高濃度に細胞内に取り込まれる．
- ・DNA と結合した後，核酸ポリメラーゼ活性を阻害し，また，トポイソメラーゼⅡ阻害により DNA 鎖を切断する．
- ・同程度の抗腫瘍効果を示す用量で比較すると心毒性は低い．
- ・適応：急性骨髄性白血病
- ・副作用：
  - ・強い骨髄抑制により感染症または出血傾向が発現または増悪し，致命的となることがある．
  - ・心筋障害が起こることがあるが，本剤の総投与量と心毒性発現の間に一定の傾向が認められていないため，投与限界量を明確に規定することはできない．

アクラルビシン塩酸塩（アクラシノン®［注]）

- ・がん細胞内に取り込まれ，DNA に結合して核酸合成，特に RNA 合成を強く阻害する．
- ・適応：胃がん，肺がん，乳がん，卵巣がん，急性白血病，悪性リンパ腫

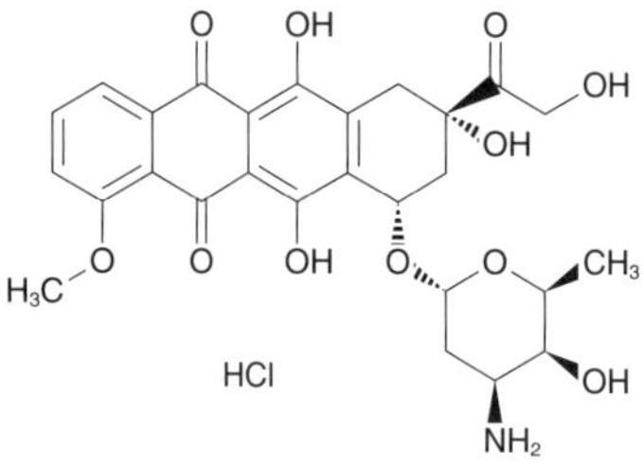

236   第2編　抗悪性腫瘍薬

ドキソルビシン

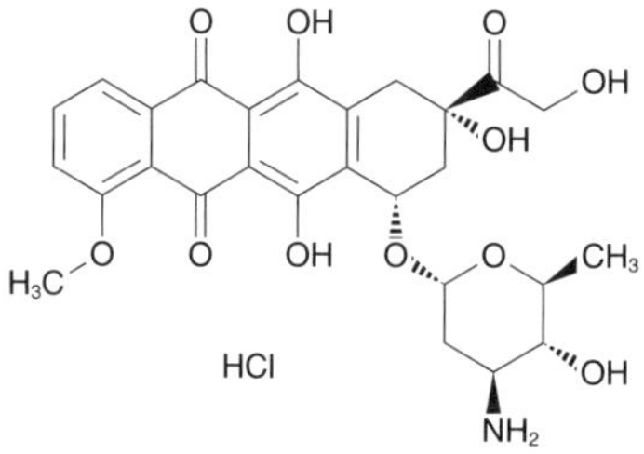

エピルビシン

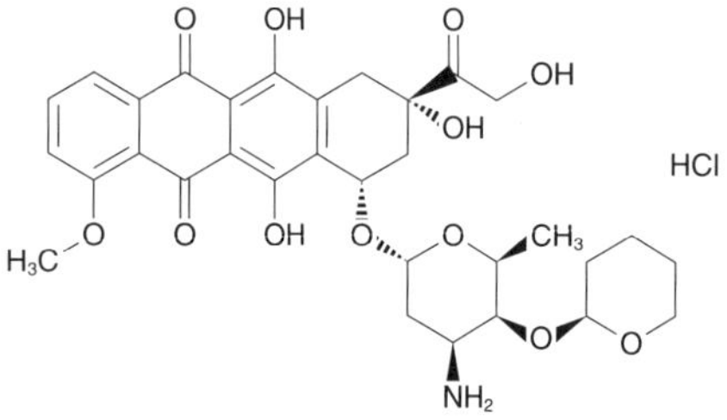

ピラルビシン

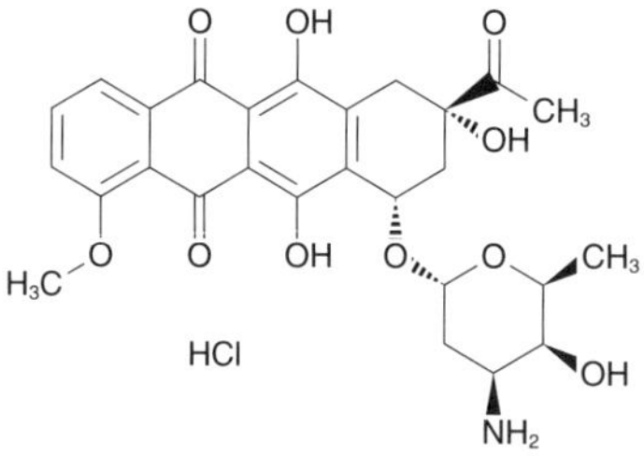

ダウノルビシン

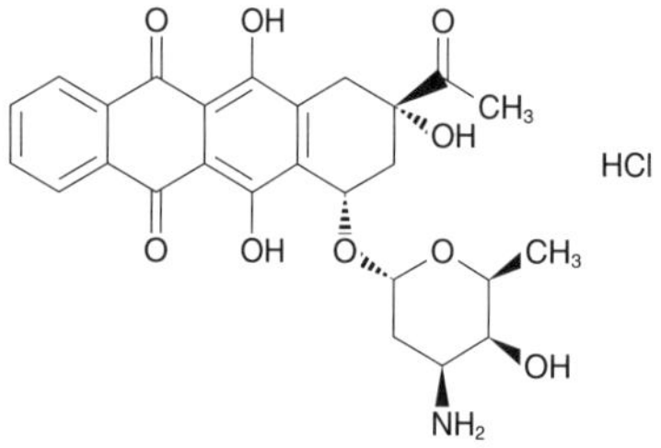

イダルビシン

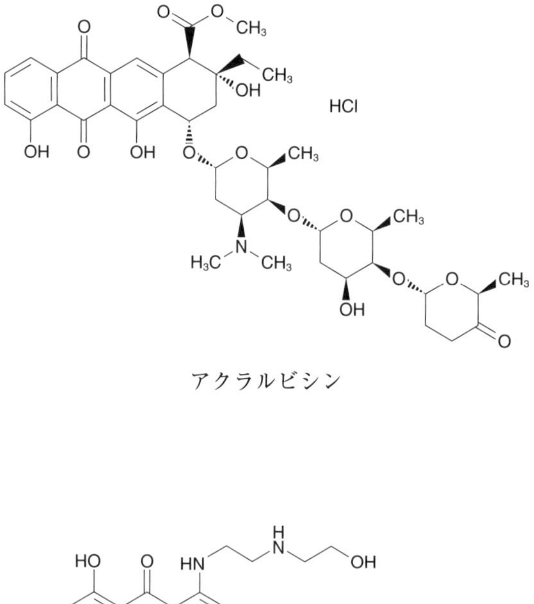

アクラルビシン

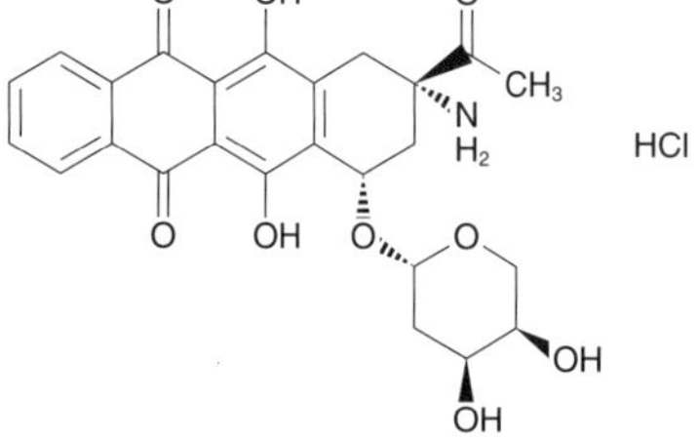

アムルビシン

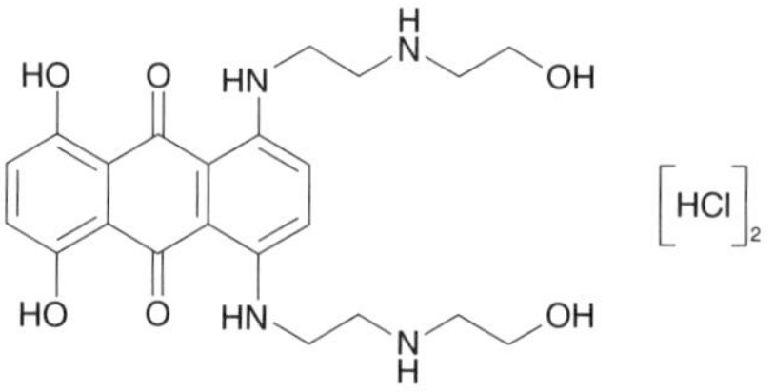

ミトキサントロン

図16-2　アントラサイクリン系の構造式

・副作用：

　　・骨髄機能抑制.

　　・アントラサイクリン系未治療例で，本剤の総投与量が 600 mg 以上になると，心電図異常の発現頻度が増加するので注意が必要.

アムルビシン塩酸塩（カルセド® ［注］）

・化学構造式上，従来のアントラサイクリン系とは異なり，母核の 9 位に水酸基の代わりにアミノ基を有し，また，アミノ糖の代わりにより簡単な糖部分を有するという，醗酵品にない，全合成品としての特徴を有する.

・親化合物ならびに生体内で変換され生成する活性代謝物アムルビシノールが有する，主としてトポイソメラーゼ II によるクリーバブルコンプレックスの安定化を介した DNA 切断作用により，細胞増殖抑制作用を示す.

・活性代謝物であるアムルビシノールは親化合物より 5〜200 倍強い作用を示すことと，活性代謝物が腫瘍に多く分布することが高い抗腫瘍活性を示す要因と考えられる.

・適応：非小細胞肺がん，小細胞肺がん

・副作用：

　　・重篤な骨髄機能抑制が発現し，ときに致命的な経過をたどることがある.

　　・間質性肺炎が発現することがある.

　　・他のアントラサイクリン系等，心毒性を有する薬剤による前治療が限界量に達している患者には禁忌.

　　・静脈内投与に際し，薬液が血管外に漏れると，注射部位に硬結，壊死，炎症を起こすことがあるので，点滴を避け，薬液が血管外に漏れないように投与する.

　　・投与後，未変化体および活性代謝物の尿中排泄により尿が赤色になることがある.

ミトキサントロン塩酸塩（ノバントロン® ［注］）

・アントラキノン骨格を有する合成抗がん薬で，DNA と架橋を形成し，強い抗がん作用を発揮する.

・トポイソメラーゼ II による DNA 切断作用を阻害することが確認されている.

・殺細胞効果は濃度依存性であり，細胞周期内進行を G2 期で強力にブロックする.

・適応：急性白血病，悪性リンパ腫，乳がん，肝がん

・副作用：

　　・骨髄機能抑制.

　　・従前にアントラサイクリン系を使用していない症例では総投与量が 160 mg/m^2 および使用した症例では 100 mg/m^2 を超える場合には，うっ血性心不全等の重篤な心障害を起こすことがある.

　　・静注に際し，薬液が血管外に漏れると皮膚が青色に変色したり，注射部位に硬結・壊死が生じる.

　　・尿が青〜緑色になることがある.

238 第2編 抗悪性腫瘍薬

16-2 その他

マイトマイシンC（マイトマイシン［注］）

- 放線菌 *Streptomyces caespitosus* の培養液から単離された一群の抗腫瘍性抗生物質.
- 肝臓および腎臓でDT-ジアホラーゼ，シトクロムP450などにより還元的に代謝され活性化体となる.
- 複数の活性代謝物は，DNAへの架橋形成，アルキル化，フリーラジカルによるDNA鎖切断を介して抗腫瘍効果を示すと考えられている.
- 適応：慢性リンパ性白血病，慢性骨髄性白血病，胃がん，結腸・直腸がん，肺がん，膵がん，肝がん，子宮頸がん，子宮体がん，乳がん，頭頸部腫瘍，膀胱腫瘍
- 副作用：
    - 骨髄機能抑制.
    - 溶血性尿毒症症候群，微小血管症性溶血性貧血があらわれることがあり，総投与量との相関を示唆する報告が多く，$30 \sim 50 \, mg/m^2$ 以上で高頻度に発症するといわれている.
    - 間質性肺炎，肺線維症等があらわれることがあり，総投与量が $30 \, mg/m^2$ 以上になると発症頻度が高くなるとされている.
    - 静脈内投与に際し，薬液が血管外に漏れると，注射部位に硬結，壊死を起こすことがあるので，薬液が血管外に漏れないよう慎重に投与する.

ブレオマイシン塩酸塩（ブレオ®［注］［外］）

- 放線菌 *Streptomyces veiticillus* の培養液から分離された混合物からなる抗腫瘍性抗生物質.
- 主要成分はブレオマイシンA2であり，その含有比率は $55 \sim 70 \%$ である.
- ブレオマイシンA2にはDNA結合部位と Fe^{2+} 結合部位がある. 細胞の核内で Fe^{2+}-ブレオマイシン複合体がDNAに架橋を形成し，活性酸素の産生を介して1本鎖および2本鎖DNAの切断を引き起こす.
- 適応：皮膚がん，頭頸部がん，肺がん，食道がん，悪性リンパ腫（AVBD療法），子宮頸がん，神経膠腫，甲状腺がん，胚細胞腫瘍（BEP療法）
- 副作用：間質性肺炎・肺線維症等の重篤な肺症状を呈することがあり，ときに致命的な経過をたどることがある.

ペプロマイシン硫酸塩（ペプレオ®［注］）

- 放線菌 *Streptomyces verticillus* の培養系に前駆物質を添加することにより産生される単一物質.
- DNA合成阻害作用およびDNA鎖切断作用を示し，G2・M期に細胞を集積し，細胞周期をブロックする.
- 殺細胞様式は時間依存性であり，濃度依存性でもある.
- ブレオマイシンと比較すると抗腫瘍性が強く，リンパ節転移巣に対し効果が認められている.
- ブレオマイシンと同様に造血器障害および免疫抑制作用が少ない.

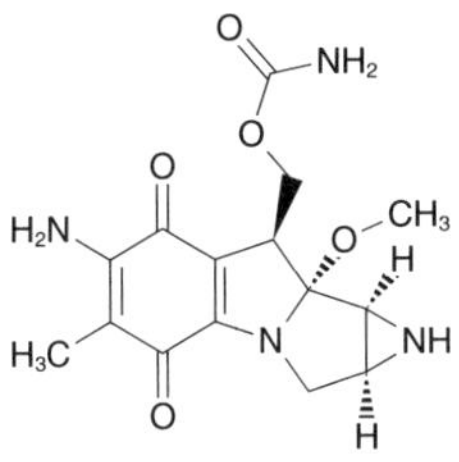

マイトマイシン C

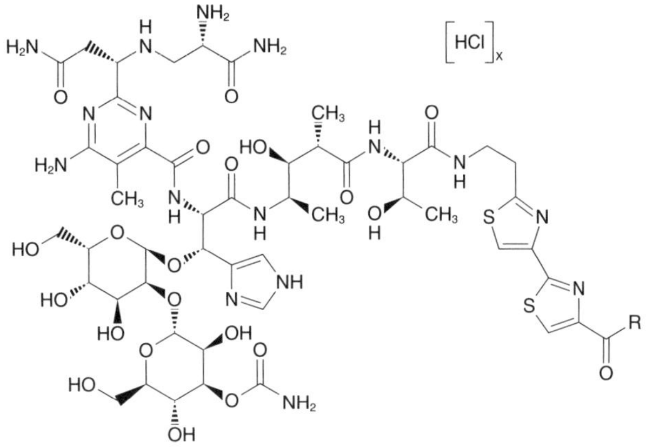

ブレオマイシン

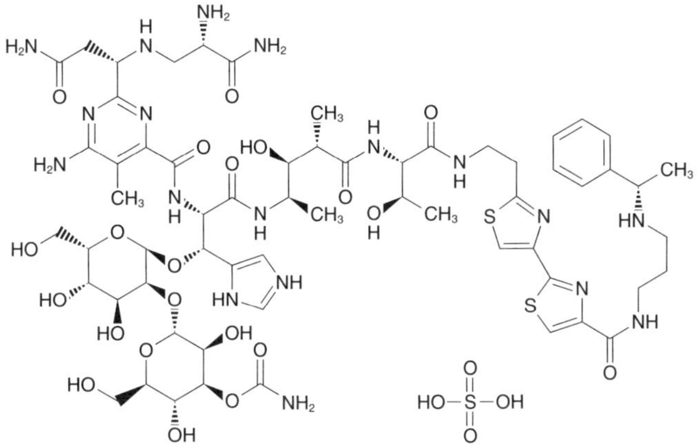

ペプロマイシン

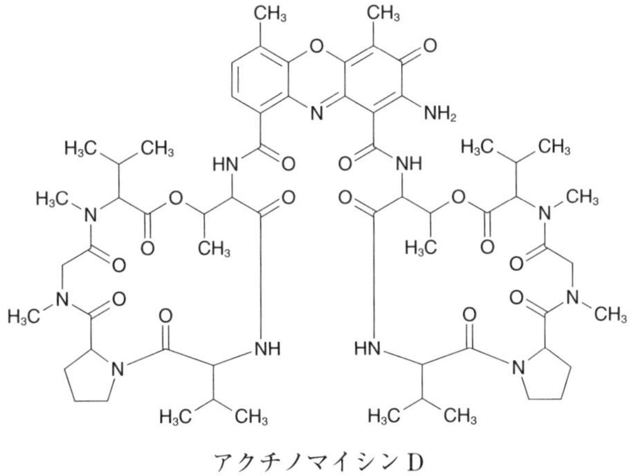

アクチノマイシン D

図 16-3　マイトマイシン等の構造式

240 第2編 抗悪性腫瘍薬

・適応：皮膚がん，頭頸部がん，肺がん，前立腺がん，悪性リンパ腫
・副作用：間質性肺炎・肺線維症等の重篤な肺症状を呈することがあり，ときに致命的な経過をたどることがある．

アクチノマイシンD（コスメゲン® ［注］）

・放線菌 *Streptomyces parvullus* により産生されるアクチノマイシン混合物の主成分．
・DNA のグアニンと結合し複合体をつくり，DNA 依存性の RNA ポリメラーゼの作用を阻害し，RNA 生成を抑制する．
・適応：ウィルムス腫瘍，絨毛上皮腫，小児悪性固形腫瘍
・副作用：
  ・骨髄機能抑制．
  ・静脈内投与に際し，薬液が血管外に漏れると，注射部位に硬結・壊死を起こすことがあるので，薬液が血管外に漏れないよう慎重に投与する．

ジノスタチスチマラマー（スマンクス® ［動注］）：発売中止（2013.3 まで経過措置）

・ネオカルチノスタチンにブチルエステル化したスチレンマレイン酸交互共重合体を結合させたもので，著明な腫瘍集積性を実現，効果の増強と副作用の軽減が図られている．
・適応：肝がん（肝動脈内に挿入されたカテーテルより投与し，約4週間の観察期間をおき，繰り返し投与）
・副作用：ショック（過敏症等の反応を予測するため，問診とともにあらかじめジノスタチンスチマラマーによるプリック試験を行うことが望ましい）

16-3 章末問題

次の文章の正誤を答えよ．

16.1 ドキソルビシンは，腎毒性が強く，白血球減少や嘔吐，聴力低下などがみられる．

16.2 リポソーマルドキソルビシンは従来のドキソルビシンの代替として使用することはできない．

16.3 エピルビシンはドキソルビシンと似た性質をもつため，ドキソルビシンに替えて用いられることが多くある．

16.4 ピラルビシンは，4位が脱メトキシル化され脂溶性が増しており，細胞内に高濃度に取り込まれる．

16.5 ダウノルビシンは，急性白血病にのみ使用される．

16.6 イダルビシンは，総投与量が 25 mg/kg を超えると重篤な心筋障害を起こしやすい．

16.7 アムルビシンは，非小細胞肺がんおよび小細胞肺がんを適応とする．

16.8 マイトマイシンCは，肝臓および腎臓で酸化的に代謝され活性体となる．

16.9 ブレオマイシンは，骨髄抑制をほとんど生じず，吐き気や嘔吐も比較的軽い反面，間質

性肺炎や肺線維症を起こしやすい.

16.10 ペプロマイシンは，マイトマイシン C の誘導体であり，リンパ節転移にも効果を有する.

16.11 アクチノマイシン D は，ウィルムス腫瘍，ユーイング肉腫，横紋筋肉腫など小児の固形がんの治療に欠かせない抗がん薬である.

第17章　植物アルカロイド

　強い毒性のある植物成分を応用した抗がん薬であり，微小管阻害薬とトポイソメラーゼ阻害薬に大きく分類される．

　微小管阻害薬は，細胞分裂時に複製される DNA が微小管という管状のタンパク質によって引き寄せられ，分裂後の各々の細胞に分けられることに着目した薬剤で，この微小管のはたらきを阻害することによって染色体の運搬を妨げ，がん細胞を死滅させる．また微小管阻害薬は，阻害の仕方によってさらに，「ビンカアルカロイド系」と「タキソイド（タキサン）系」という 2 つの系統に分けられる．ビンカアルカロイド系は微小管の形成そのものを阻害し，タキサン系は微小管を異常形成させる．

　トポイソメラーゼ阻害薬は，細胞分裂時の DNA の切断と再結合を助けて二重らせん構造をときほぐす役割をもつ酵素であるトポイソメラーゼのはたらきを阻害することで，正常な細胞分裂を妨げ，がん細胞を死滅させる．

　副作用としては，微小管阻害薬では，神経細胞にとって非常に重要な役割を果たす微小管のはたらきを阻害することで手足のしびれなど末梢神経障害が出やすく，トポイソメラーゼ阻害薬では，骨髄障害が強く出やすいといった傾向がある．

17-1　微小管作用薬

17-1-1　ビンカアルカロイド系

　ビンカアルカロイドは α, β-チューブリン二量体に結合し，微小管に取込まれるとその後の微小管重合を阻害する（図 17-1）．このため細胞周期の分裂期（M 期）にある細胞の紡錘糸を消失させて細胞周期を M 期で停止し，アポトーシスを誘導する．

ビンクリスチン硫酸塩（オンコビン®［注］）

・ニチニチソウから抽出されたアルカロイドである．

・紡錘体を形成している微小管のチューブリンに結合することにより，細胞周期を分裂中期で停止させると考えられている．

・代謝は CYP3A が関与するとされていることから，CYP3A を阻害する薬剤との併用において，本剤の血中濃度が上昇する可能性がある．

・適応：白血病，悪性リンパ腫（R-CHOP, EPOCH 療法），小児腫瘍，多発性骨髄腫（VAD 療法），悪性星細胞腫，乏突起膠腫成分を有する神経膠腫

・副作用：

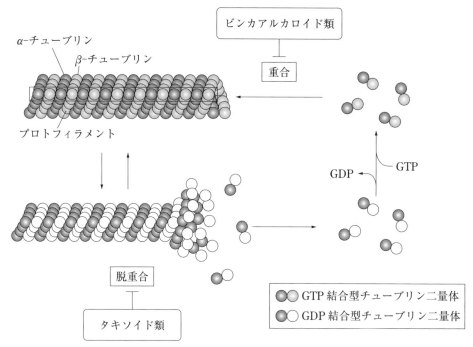

図 17-1　微小管作用薬の作用機序
(西尾和人，西條長宏編 (2010) がんの分子標的と治療薬 事典，p141，羊土社より一部改変)

- 用量規制因子は神経毒性であり，用量依存的に重篤な末梢神経障害および筋障害が起こることがある（初めの兆候は腱反射の低下と手指・下肢のしびれ感）．
- 骨髄抑制作用に起因する重篤な副作用（致命的な感染症および出血）が起こることがある．
- 静脈内投与に際し，薬液が血管外に漏れると注射部位に硬結・壊死・炎症を起こすことがあるので，薬液が血管外に漏れないよう慎重に投与する．

ビンブラスチン硫酸塩（エクザール®［注］）
- ニチニチソウから抽出されたアルカロイドである．
- 紡錘体を形成している微小管のチューブリンに結合することにより，細胞周期を分裂中期で停止させると考えられている．
- 代謝はCYP3Aが関与するとされていることから，CYP3Aを阻害する薬剤との併用において，本剤の血中濃度が上昇する可能性がある．
- 適応：悪性リンパ腫（ABVD療法），絨毛性疾患，胚細胞腫瘍（VeIP療法），尿路上皮がん（M-VAC療法）
- 副作用：
  - 骨髄抑制作用に起因する重篤な副作用（致命的な感染症および出血：好中球減少が用量規制因子）．
  - 末梢神経障害．

・静脈内投与に際し，薬液が血管外に漏れると注射部位に硬結・壊死・炎症を起こすこと
　　　　があるので，薬液が血管外に漏れないよう慎重に投与する.

ビンデシン硫酸塩（注射用フィルデシン®［注］）
・ビンブラスチン硫酸塩を化学的に修飾して得られた半合成ビンカアルカロイド.
・微小管あるいはその構成タンパクであるチューブリンに作用し，細胞分裂を中期停止させ，
　細胞周期の G2・M 期に細胞を蓄積させる.
・適応：急性白血病，悪性リンパ腫，肺がん，食道がん
・副作用：
　　・骨髄抑制.
　　・末梢神経障害. 神経毒性は投与量に依存し，反復投与によって蓄積していく.
　　・静脈内投与に際し，薬液が血管外に漏れると注射部位に硬結・壊死を起こすことがある
　　　ので，薬液が血管外に漏れないように慎重に投与する.

ビノレルビン酒石酸塩（ナベルビン®［注］）
・ニチニチソウの茎，葉，根から抽出された成分から半合成されたビンカアルカロイド.
・有糸分裂微小管の構成タンパクであるチューブリンに選択的に作用し，その重合を阻害する
　ことにより抗腫瘍効果を示す.
・CYP3A4 により代謝されることから，CYP3A4 を誘導，阻害する薬剤はもとより CPY3A4 の
　基質となる薬剤と本剤との併用は，本剤および併用薬の体内動態に対して影響を及ぼす可能
　性がある.

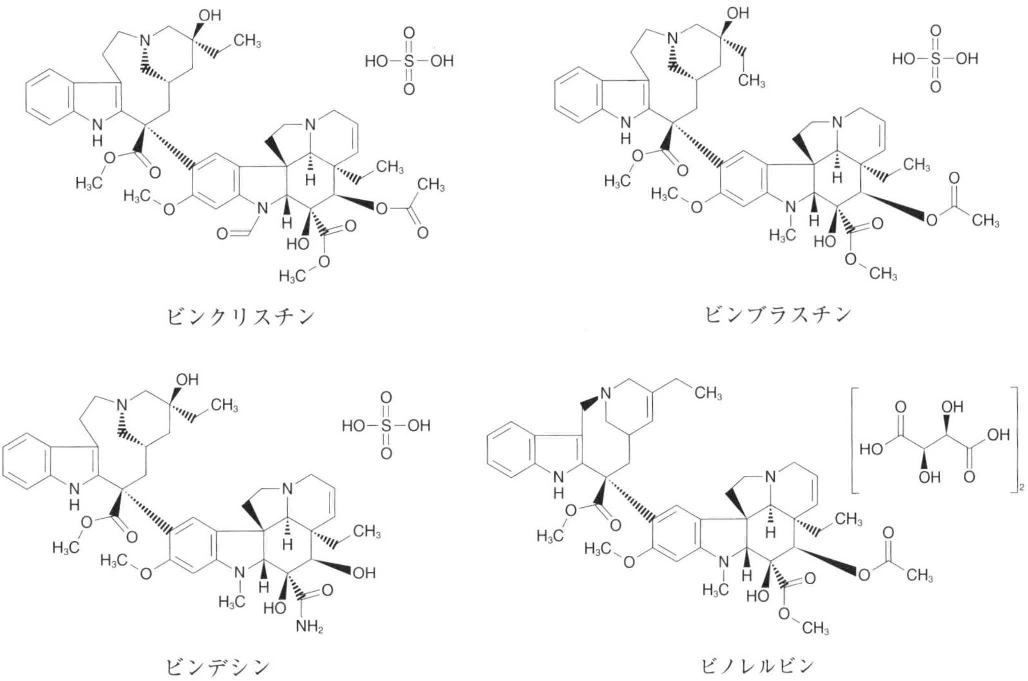

ビンクリスチン　　　　　　　　　　　　　　ビンブラスチン

ビンデシン　　　　　　　　　　　　　　ビノレルビン

図 17-2　ビンカアルカロイド系の構造式

246 第2編 抗悪性腫瘍薬

・適応：非小細胞肺がん（NP 療法），乳がん
・副作用：骨髄機能抑制（用量規制因子），間質性肺炎，イレウス．

17-1-2 タキソイド

タキソイドは微小管の β-チューブリンに結合して，微小管の脱重合を阻害することにより微小管を安定化し，細胞分裂を阻害するとともにアポトーシスを誘導する．

パクリタキセル（タキソール® [注]）

・イチイ科の植物（学名：*Taxus baccata*）の針葉または小枝から抽出される 10-デアセチルバッカチンⅢを原料として半合成されたタキソイドである．
・微小管のタンパク重合を促進し，微小管の安定化・過剰形成を引き起こし，細胞分裂期（M 期）において紡錘体（微小管からなる）の形成や機能に影響を及ぼし，細胞周期を M 期に停止させ細胞障害性を発揮する．
・添加物として，ポリオキシエチレンヒマシ油および無水エタノールを含有する．
・代謝には CYP2C8 および CYP3A4 が関与している．
・適応：卵巣がん（TC 療法），非小細胞肺がん（TC 療法），乳がん（AC, FEC 療法），胃がん，子宮体がん（TAP 療法），頭頸部がん，食道がん，血管肉腫，子宮頸がん（TP 療法）
・副作用：
　・用量規制因子の 1 つは骨髄抑制（白血球減少）である．
　・重篤な過敏反応が起こることがある（重篤な過敏症状の発現を防止するために必ず前投薬（デキサメタゾン，ジフェンヒドラミン，ラニチジン（またはファモチジン））を行う）．
　・しびれなどの末梢神経障害が高頻度に発現する．
　・静脈内投与に際し，薬液が血管外に漏れると，注射部位に硬結・壊死を起こすことがあるので，薬液が血管外に漏れないように投与する．
・禁忌：ジスルフィラム，シアナミド，カルモフール，プロカルバジン（本剤がエタノールを含有しているため）
・注意：
　・本剤をシスプラチンの後に投与した場合，本剤のクリアランスが低下し，本剤の血中濃度が上昇するので，併用する場合は本剤，シスプラチンの順に投与する．
　・本剤をドキソルビシンの前に投与した場合，ドキソルビシンのクリアランスが低下し，ドキソルビシンの血中濃度が上昇するので，併用する場合にはドキソルビシン，本剤の順に投与する．

アルブミン結合パクリタキセル（アブラキサン® [注]）

・ヒト血清アルブミンにパクリタキセルを結合させた平均 130 nm のナノ粒子製剤である．
・従来のパクリタキセル製剤が使用している溶媒（ポリオキシエチレンヒマシ油および無水エタノール）を使用せず，生理食塩液で懸濁し投与することが可能となった．その結果，過敏

症予防のためのステロイドや抗ヒスタミン薬の前投薬が必須ではなくなり，点滴時間の短縮，アルコール過敏症患者への投与が可能になるなどの利便性が得られ，さらに有効性も向上した．
- 調製時に泡立ちやすいので注意が必要．
- 適応：乳がん，胃がん，非小細胞肺がん，治癒切除不能な膵がん
- 副作用：
  - 骨髄抑制．
  - 末梢神経障害．
  - 重篤な過敏反応が起こる可能性がある．
  - 静脈内投与に際し，薬液が血管外に漏れると，注射部位に硬結・壊死を起こすことがあるので，薬液が血管外に漏れないように投与する．
- 注意：シスプラチンおよびドキソルビシン併用時の注意はタキソール®と同様．

ドセタキセル水和物（タキソテール®，ワンタキソテール®［注］）
- ヨーロッパイチイの針葉抽出物である 10-デアセチルバッカチンⅢを前駆物質として半合成されたタキソイドである．
- チューブリンの重合を促進し，安定な微小管を形成するとともに，その脱重合を抑制する．また，細胞内においては形態的に異常な微小管束を形成する．以上の作用により細胞の有糸分裂を停止させる．
- 添加物として，ポリソルベート 80 およびエタノールを含有する．
- 代謝には CYP3A4 が関与している．
- 適応：乳がん（DAC, TC 療法），非小細胞肺がん（DC 療法），胃がん，頭頸部がん，卵巣がん（DC 療法），食道がん，子宮体がん，前立腺がん（DP, DE 療法）
- 副作用：
  - 用量規制因子は好中球減少であり，重篤な骨髄抑制（主に好中球減少），重症感染症等の重篤な副作用が起こることがある．
  - 重篤な過敏症状があらわれることがある．
  - 外国では特に浮腫・体液貯留の発現頻度が高く，重篤例も認められる．
  - 静脈内投与に際し，薬液が血管外に漏れると，注射部位に硬結・壊死を起こすことがあるので薬液が血管外に漏れないように投与する．

エリブリンメシル酸塩（ハラヴェン®［注］）
- 海綿動物のクロイソカイメンから単離，構造決定されたハリコンドリンB の合成誘導体である．
- 本剤は 5%エタノールを含有する．
- チューブリンの重合を阻害して微小管の伸長を抑制することで正常な紡錘体形成を妨げ，細胞周期の G2・M 期で細胞分裂を停止させてアポトーシスによる細胞死を誘導し，がん細胞の増殖を抑制する．

248　第2編　抗悪性腫瘍薬

・適応：乳がん
・副作用：

　　・高頻度で骨髄抑制が発現しており，また重篤な症例も報告されている．
　　・末梢神経障害があらわれることがある．

カバジタキセル（ジェブタナ® ［注］）

・ヨーロッパイチイの針状葉から抽出した10-デアセチルバッカチンⅢから半合成されたタキサン系抗がん薬である．
・チューブリン重合を促進し，微小管を安定化することによって細胞分裂を阻害し，細胞死を誘発，腫瘍増殖を抑制する．
・主にCYP3Aで代謝される．
・*in vitro* 試験で，本剤はP-gpの基質であること，また，OATP1B1を阻害することが示されている．
・適応：外科的または内科的去勢術を行い，進行または再発が確認された前立腺がん
・副作用：

　　・好中球減少症，発熱性好中球減少症，貧血等の骨髄抑制が高頻度で認められている．
　　・本剤投与時にあらわれることがある過敏反応を軽減させるために，本剤投与の30分

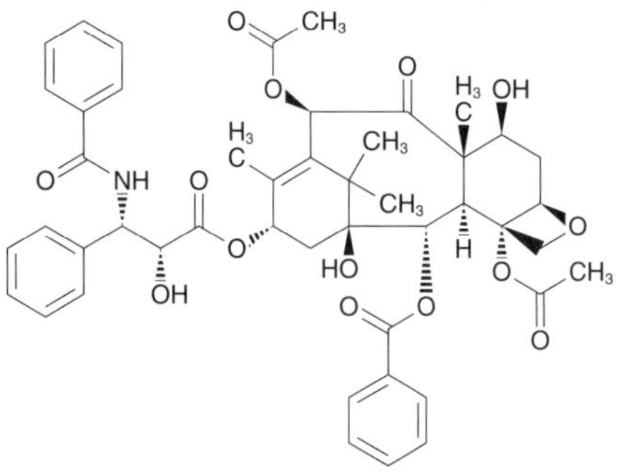

パクリタキセル

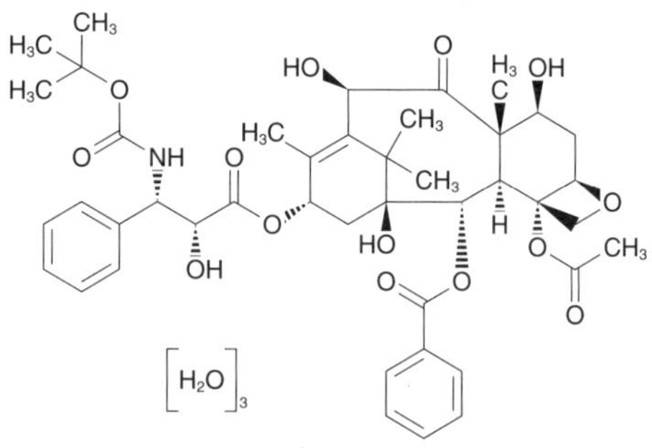

ドセタキセル

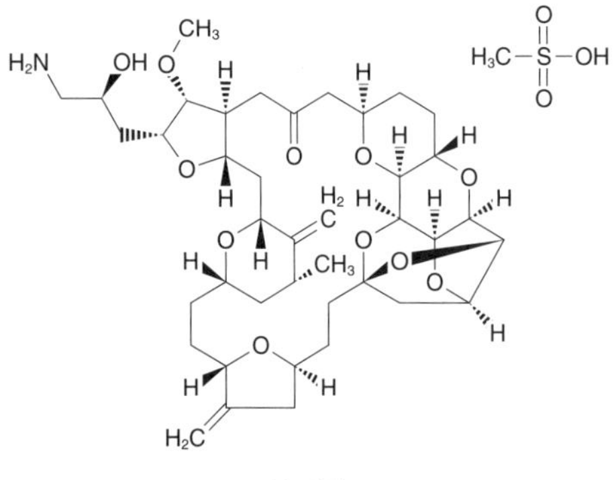

エリブリン

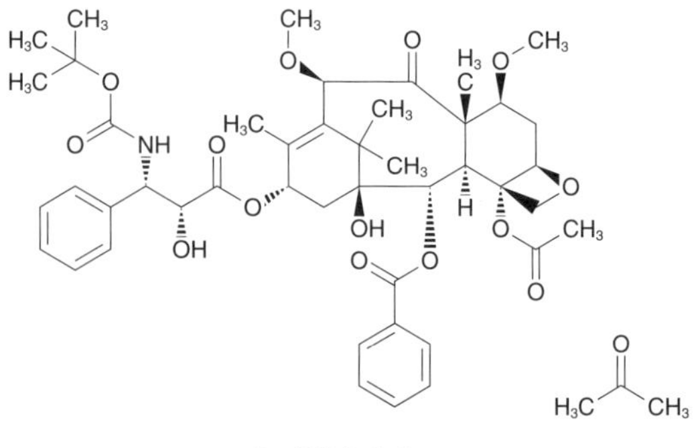

カバジタキセル

図 17-3　タキソイドの構造式

前までに，抗ヒスタミン薬，副腎皮質ホルモン薬，H_2 受容体拮抗薬等の前投与を行う．本剤は，ポリソルベート 80 およびエタノール（溶解液）を含有するため，過敏な患者には注意する必要がある．

17-2　トポイソメラーゼ阻害薬

哺乳類の細胞にはDNAトポイソメラーゼⅠ（トポⅠ）とDNAトポイソメラーゼⅡ（トポⅡ）がある．トポⅠはDNAの1本鎖切断を行い，切断されていない方のDNAを軸として切断されたDNAを回転し再結合することによりDNAのねじれを1つ巻き戻す．一方，トポⅡは二量体を形成してDNAの2本鎖切断を行い，エネルギー依存的にDNAのリンキング数を2つずつ変化させる（図17-4）．

17-2-1　DNAトポイソメラーゼⅠ阻害薬

イリノテカン塩酸塩水和物（カンプト®，トポテシン®［注］）
- 中国原産の植物：喜樹から抽出されたカンプトテシンの活性を高め，かつ毒性を軽減した水溶性半合成誘導体である．
- 体内では主に肝臓のカルボキシエステラーゼにより加水分解を受け，活性代謝物 SN-38 が生成する．
- SN-38 の in vitro での細胞増殖抑制作用は，イリノテカンの作用に比べ数百〜数千倍高い．
- SN-38 は DNA-トポⅠ複合体と結合し，クリーバブルコンプレックスを安定化することによりDNAの再結合が阻害され，細胞周期の停止とアポトーシスを誘導する．

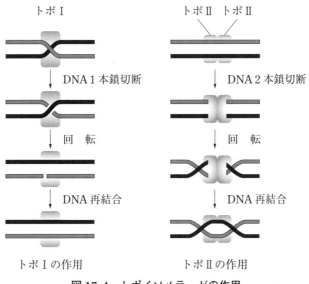

図17-4　トポイソメラーゼの作用

- SN-38 は，主に肝の代謝酵素である UDP-グルクロン酸転移酵素の 1 分子種である UGT1A1 によりグルクロン酸抱合され，SN-38 のグルクロン酸抱合体（SN-38G）となり，主に胆汁中に排泄される．
- ラットにおいて SN-38G は，腸内細菌がもつ β-グルクロニダーゼにより SN-38 に脱抱合される．
- 適応：小細胞肺がん（IP 療法），非小細胞肺がん（IP 療法），子宮頸がん，卵巣がん，胃がん，結腸・直腸がん（FOLFIRI 療法），乳がん，非ホジキンリンパ腫，有棘細胞がん，小児悪性固形腫瘍，膵がん
- 副作用：
  - 重篤な過敏反応があらわれることがある．
  - 骨髄機能抑制．
  - 高度な下痢等の重篤な副作用が起こることがあり，ときに致命的な経過をたどることがある．
  - 静脈内投与に際し，薬液が血管外に漏れると，注射部位に硬結・壊死を起こすことがあるので薬液が血管外に漏れないように投与する．
  ※本剤による下痢に関しては，以下の 2 つの機序が考えられている．
  - 早発型：本剤投与中あるいは投与直後に発現する．コリン作動性と考えられ，高度である場合もあるが多くは一過性であり，副交感神経遮断薬の投与により緩和することがある．
  - 遅発型：本剤投与後 24 時間以降に発現する．主に活性代謝物 SN-38（β-グルクロニダーゼによる脱抱合）による腸管粘膜傷害に基づくものと考えられ，持続することがある．
- 禁忌：アタザナビル（UGT 阻害作用のあるアタザナビル硫酸塩との併用により，SN-38G が生成されず，SN-38 の排泄が遅れて長く体内に留まることにより，副作用発現のリスクが高まる）
- 注意：CYP3A4 阻害薬—副作用増強，CYP3A4 誘導薬—作用減弱（本剤はカルボキシエステラーゼにより活性代謝物になるが，本剤の一部が CYP3A4 により無毒化される）
  ※活性代謝物 SN-38 の主な代謝酵素である UDP-グルクロン酸転移酵素の 2 つの遺伝子多型（UGT1A1*6，UGT1A1*28）について，いずれかをホモ接合体（UGT1A1*6/*6，UGT1A1*28/*28）またはいずれもヘテロ接合体（UGT1A1*6/*28）としてもつ患者では，UGT1A1 のグルクロン酸抱合能が低下し，SN-38 の代謝が遅延することにより，重篤な副作用（特に好中球減少）発現の可能性が高くなることが報告されている．

ノギテカン塩酸塩（ハイカムチン®［注］）

- 半合成カンプトテシン誘導体である．海外ではトポテカンの名称．
- 細胞内ではラクトン環を有する閉環体（ノギテカン）およびその開環体として存在するが，閉環体であるノギテカン自身が DNA と複合体を形成したトポ I に選択的に結合し，その構造を安定化させ，DNA 超らせん構造の弛緩を阻害して DNA の複製を阻害し細胞死を誘導する．

- 適応：小細胞肺がん，卵巣がん，小児悪性固形腫瘍
- 副作用：
  - 骨髄抑制による重篤な副作用（感染症，出血傾向）が起こるおそれがある．
  - 消化管出血があらわれることがある．
- 注意：シスプラチン（前投与することにより本剤の腎クリアランスが低下する可能性），腎陰イオン輸送系阻害薬プロベネシド等（本剤の腎排泄に陰イオン輸送系による尿細管分泌機構の関与があり，併用により本剤の腎クリアランスが低下する可能性）

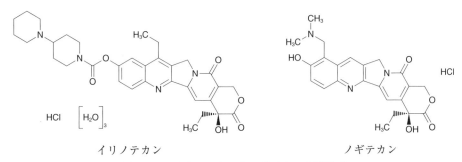

図 17-5　イリノテカンとノギテカンの構造式

17-2-2　DNA トポイソメラーゼ II 阻害薬

エトポシド（ベプシド®，ラステット®［内・注］）

- メギ科の植物 *Podophyllum Peltatum* あるいは *P. emodi* の根茎から抽出されたポドフィロトキシンを原料として合成された．
- DNA とトポ II の複合体に結合してクリーバブルコンプレックスを安定化することにより DNA 2 本鎖切断からの再結合を阻害し，細胞周期の停止とアポトーシスを誘導する．
- エトポシドのトポ II への結合は可逆的であり，エトポシドを除去するとトポ II の活性は回復する．
- 殺細胞作用は濃度依存性と時間依存性の両方を有する．
- 適応：小細胞肺がん（PE 療法），悪性リンパ腫（ESHAP, EPOCH, ICE 療法），急性白血病，睾丸腫瘍，膀胱がん，絨毛性疾患，胚細胞腫瘍（BEP, EP, VIP 療法），小児悪性固形腫瘍，子宮頸がん［内］，卵巣がん［内］
- 副作用：
  - 骨髄抑制等の重篤な副作用が起こることがあり，ときに致命的な経過をたどることがある．
  - 急速静脈内投与により一過性血圧低下・不整脈が報告されているため 30～60 分かけてゆっくり点滴静注する．
  - 静脈内投与に際し，薬液が血管外に漏れると，注射部位に硬結・壊死等を起こすことがあるので，薬液が血管外に漏れないように慎重に投与する．

ソブゾキサン（ペラゾリン®［内］）
- ソブゾキサン自身では活性を示さず，活性型代謝物 ICRF-154 がトポⅡを阻害し，DNA の切断を起こさずに，G2・M 期に作用して染色体の凝縮異常を起こし，多核細胞を出現させ細胞を死に至らしめると考えられる．
- クリーバブルコンプレックスの安定化を伴わないタイプのトポⅡ阻害薬．
- 小腸膜および血清中のエステラーゼによりソブゾキサンのほとんどが代謝され活性代謝物の ICRF-154 になる．
- 適応：悪性リンパ腫，成人 T 細胞白血病リンパ腫
- 副作用：骨髄抑制等の重篤な副作用が起こることがあり，致命的な経過をたどることがある．

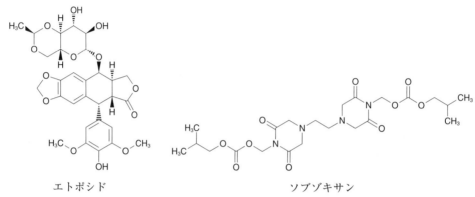

図 17-6　エトポシドとソブゾキサンの構造式

17-3　章末問題

次の文章の正誤を答えよ．

17.1　ビンカアルカロイドは微小管を安定化する．

17.2　ビンブラスチンは，急性白血病に対する ABVD 療法に用いられる．

17.3　ビンクリスチンは，副作用として神経毒性および便秘が特徴である．

17.4　タキサン系の微小管に対する作用は，ビンカアルカロイドと同じである．

17.5　パクリタキセルは，骨髄抑制のほか，末梢神経障害が顕著である．

17.6　パクリタキセルの過敏症を回避できるパクリタキセルをリポソーム化した製剤が用いられている．

17.7　エリブリンは，クロイソカイメンから単離された乳がんを適応とするタキソイドである．

17.8　イリノテカンは，プロテアーゼにより分解を受け，SN-38 を生成し活性を示す．

17.9　ノギテカンは，イリノテカンとは異なり，代謝活性化を必要としない．

17.10　エトポシドのトポイソメラーゼⅡへの結合は可逆的である．

第18章 ホルモン関連薬

　生体の組織のなかで，乳腺は女性ホルモン（エストロゲン），前立腺は男性ホルモン（アンドロゲン）の標的臓器であり，ホルモンの作用によりこれら組織の細胞の増殖能力や機能は高まる．このようなホルモン依存性の臓器から発生したがんには，ホルモンががん細胞の増殖を促進しているものがあり（ホルモン依存性がん），ホルモン依存性がんとしては，乳がん，卵巣がん，子宮内膜がん，前立腺がん，甲状腺がん等があげられる．これらホルモン依存性がんの治療法として，特定のホルモンを分泌している臓器の外科的な摘出（外科的卵巣摘出術等），ホルモンのはたらきを抑制する薬剤の投与（ホルモン療法，化学療法等）等が行われている．また，これらを組み合わせた治療が行われることもある．ホルモン療法薬としては，抗エストロゲン薬，アロマターゼ阻害薬，抗アンドロゲン薬，プロゲステロン製剤，黄体形成ホルモン放出ホルモン（LH-RH）アゴニスト製剤等が用いられる．

18-1　抗エストロゲン薬

タモキシフェンクエン酸塩（ノルバデックス® ［内］）
- 特異な抗エストロゲン作用を発揮する非ステロイド性の化合物であり，乳がん組織のエストロゲンレセプターと結合することにより抗腫瘍効果を発揮すると考えられている．
- ホルモン作用をほとんど示さず，またがん化学療法薬にみられるような細胞毒作用による骨髄障害，脱毛などの重篤な副作用の少ないことも特徴とされている．
- 主として肝代謝酵素 CYP3A4 および CYP2D6 により代謝される．
- 適応：乳がん（閉経前後とも）
- 副作用：子宮体がん，子宮肉腫，子宮内膜ポリープ，子宮内膜増殖症，子宮内膜症がみられることがある．

トレミフェンクエン酸塩（フェアストン® ［内］）
- 非ステロイド性抗エストロゲン薬．
- トレミフェン（TOR）およびその活性代謝物（TOR-1）はエストラジオール（E2）の ER への結合を阻害することにより E2 による細胞増殖を阻害すると推定されている．更に TOR および TOR-1 は，インシュリン様成長因子-1 のレセプターを介した情報伝達の過程を阻害することにより，細胞増殖を阻害すると推定されている．
- 適応：閉経後乳がん
- 副作用：本剤投与により QT 延長がみられていることから，心血管系障害を有する患者に対しては，本剤の投与を開始する前に心血管系の状態に注意をはらう．

254 第2編 抗悪性腫瘍薬

・禁忌：一部の抗不整脈薬（QT 延長を増強）

メピチオスタン（チオデロン® ［内］）

・経口投与され生体内で代謝されて生じたエピチオスタノールが標的器官（例えば子宮，腟，乳腺）のエストロゲン受容体に結合し，エストロゲンとエストロゲン受容体の結合を競合的に阻害し，その結果エストロゲン作用を抑制する．

・適応：乳がん

・副作用：透析施行中の腎性貧血の患者に投与する場合，血清クレアチニン値の上昇，尿量減少をきたすことがある．

・禁忌：男性ホルモン作用を有する本剤の投与はアンドロゲン依存性悪性腫瘍の悪化あるいは顕性化を促すことがある．

フルベストラント（フェソロデックス® ［筋注］）

・部分アゴニスト作用を示さないステロイド性抗エストロゲン薬．

・エストロゲン受容体のダウンレギュレーションによって，エストロゲンのエストロゲン受容体への結合を阻害する．

・使用開始にあたっては，ホルモン受容体陰性の患者には効果が認められないことから，原則としてホルモン受容体の発現の有無を確認する．

・適応：閉経後乳がん

・副作用：AST（GOT），ALT（GPT），ALP，ビリルビンの上昇等を伴う肝機能障害があらわれることがある．

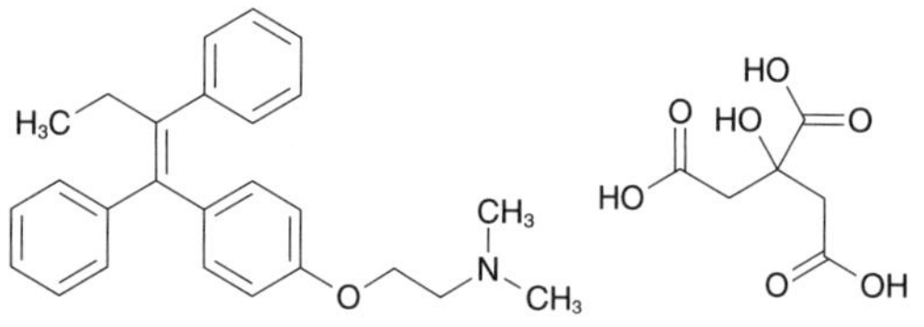

タモキシフェン 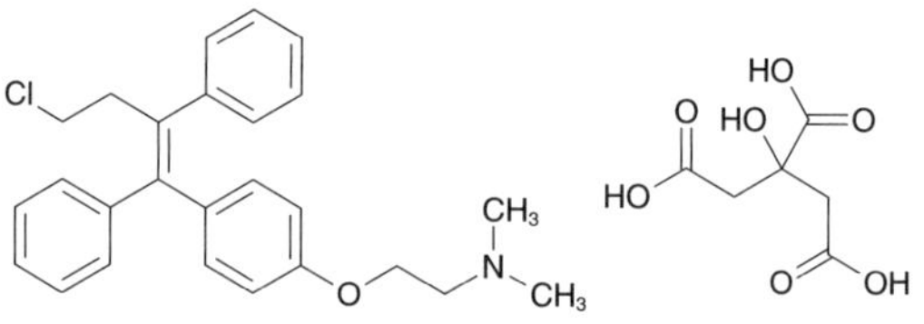　　　　　　　　　　　トレミフェン

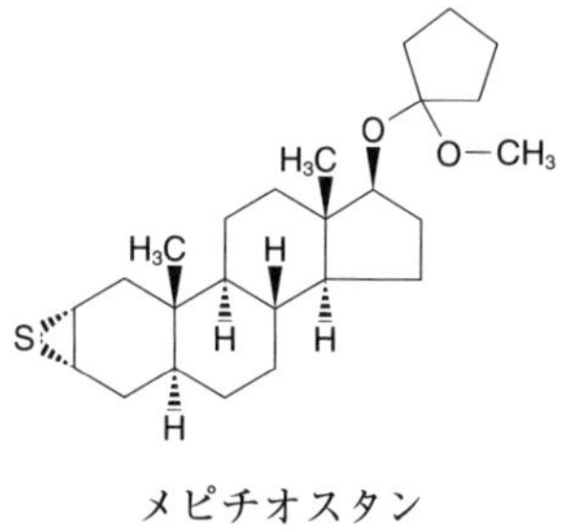

メピチオスタン 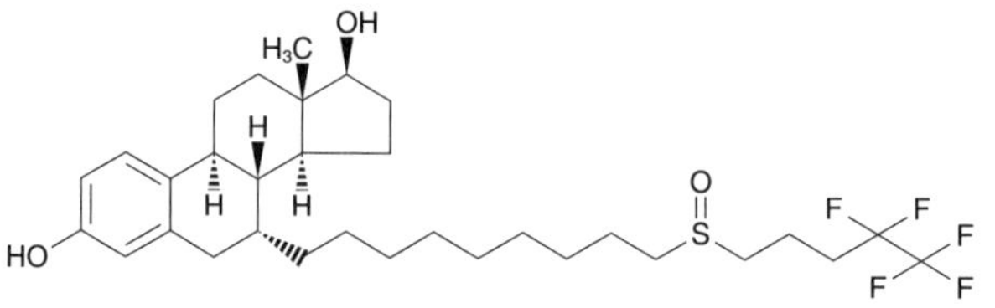　　　　　　　　　　　フルベストラント

図 18-1 抗エストロゲン薬の構造式

第18章 ホルモン関連薬　**255**

18-2　抗アンドロゲン薬

フルタミド（オダイン®［内］）

- ・非ステロイド性抗アンドロゲン薬である.
- ・体内で速やかに代謝され OH-フルタミドとなり，OH-フルタミドが前立腺がん組織のアンドロゲンレセプターに対するアンドロゲンの結合を阻害することにより，抗腫瘍効果を発揮する.
- ・適応：前立腺がん
- ・副作用：劇症肝炎等の重篤な肝障害による死亡例が報告されている.

ビカルタミド（カソデックス®［内］）

- ・1日1回投与が可能な非ステロイド性抗アンドロゲン薬である.
- ・ジヒドロテストステロンとアンドロゲン受容体との結合を競合的に阻害することにより抗アンドロゲン作用を発揮し，アンドロゲン依存性の臓器（前立腺・精嚢）および前立腺がんの細胞増殖を抑制する.
- ・抗アンドロゲン活性は実質的に R 体によるものである.
- ・主として肝代謝酵素 CYP3A4 を阻害する.
- ・適応：前立腺がん
- ・注意：本剤の血漿タンパク結合率は高く，約96％と報告されている（*in vitro*）. また，*in vitro* 試験で本剤はタンパク結合部位においてワルファリンと置換するとの報告がある. 主に CYP3A4 によって代謝される薬物の作用を増強するおそれがある.

クロルマジノン酢酸エステル（プロスタール®［内］）

- ・主に前立腺に直接作用し，アンドロゲンの前立腺への取込み阻害作用およびレセプターとの結合阻害作用により，抗腫瘍効果を発揮する.
- ・肝臓で代謝され，腸肝循環を受ける.
- ・適応：前立腺肥大症，前立腺がん
- ・副作用：劇症肝炎等の重篤な肝機能障害による死亡例が報告されている.

エンザルタミド（イクスタンジ®［内］）

- ・アンドロゲン受容体のシグナル伝達阻害作用を有する新規抗アンドロゲン薬である.
- ・去勢抵抗性前立腺がん細胞において，アンドロゲン受容体のシグナル伝達を複数の段階で阻害することが確認されている.
- ・主として薬物代謝酵素 CYP2C8 で代謝される.
- ・CYP3A4，CYP2C9，CYP2C19，CYP2B6，UGT および P-gp に対して誘導作用を示し，P-gp，BCRP，OCT1，OAT3 に対して阻害作用を示した.
- ・消失半減期は長いため（4.7〜8.4 日），投与終了後も代謝酵素およびトランスポーターの誘導あるいは阻害が持続する可能性がある.

256　第２編　抗悪性腫瘍薬

・適応：去勢抵抗性前立腺がん
・副作用：けいれん発作を誘発するおそれがある.

アビラテロン酢酸エステル（ザイティガ®［内］）

・経口投与後，活性体であるアビラテロンに速やかに加水分解され，17α-hydroxylase/C17,20-lyase（CYP17）を不可逆的かつ選択的に阻害する.

・CYP17は，精巣，副腎および前立腺がん組織内に発現しており，プレグネノロンまたはプロゲステロンから，テストステロン前駆体であるデヒドロエピアンドロステロンまたはアンドロステンジオンへの変換を触媒する酵素である.

・去勢抵抗性前立腺がん（CRPC）において，多くの場合，前立腺がん細胞の増殖および生存はアンドロゲンによるアンドロゲン受容体活性化に依存しており，アンドロゲンの供給源としては，副腎または腫瘍内などの性腺外で合成されるアンドロゲンが重要であることが示唆されている.

・性腺外でのアンドロゲン合成に対する阻害作用を強化することにより，CRPCの病勢増悪を抑制できると考えられ，本剤はCYP17の選択的阻害作用を介して，精巣，副腎および前立腺がん組織内におけるアンドロゲン合成を阻害することにより，CRPCに対して抗腫瘍効果を示す.

・バイオアベイラビリティは食事の摂取および食事の内容の影響を強く受け，食事と共に服用すると全身曝露量が増加するため，食事の1時間前から食後2時間までの間の服用は避ける.

・CYP2D6活性に対して強度の阻害作用がある. 本剤とCYP2D6により代謝される薬剤と併用する場合には，CYP2D6の基質となる薬剤の血中濃度が上昇する可能性があるので，注意する.

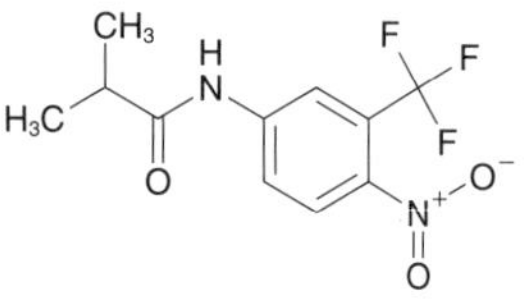

フルタミド 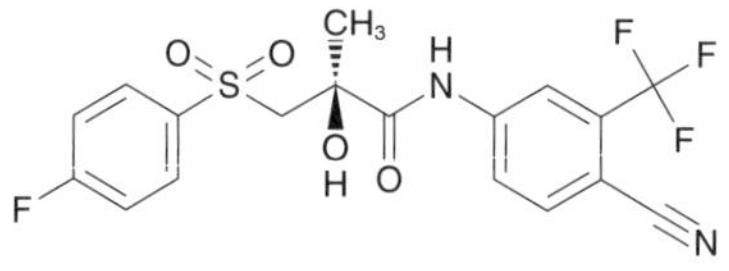　　　　　　　ビカルタミド 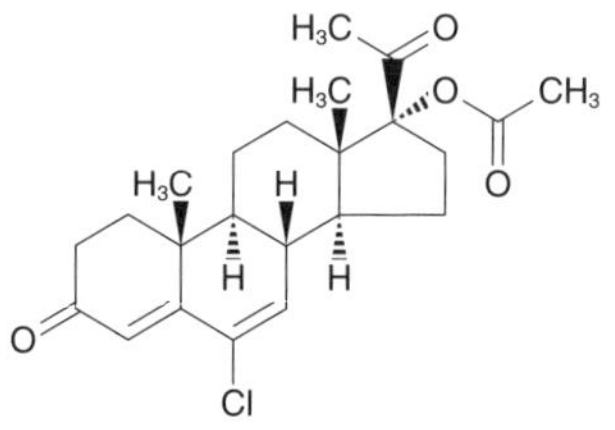　　　　　　クロルマジノン

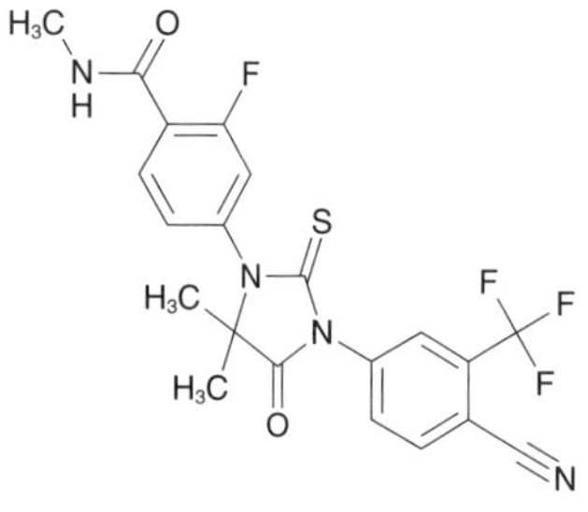

エンザルタミド 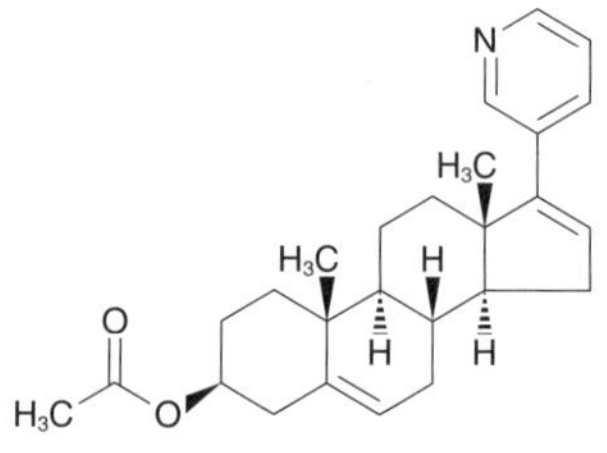　　　　　アビラテロン酢酸エステル

図18-2　抗アンドロゲン薬の構造式

・本剤はCYP3A4の基質となる．本剤とCYP3A4誘導薬を併用する場合には，本剤の血漿中濃度が低下し，本剤の有効性が減弱する可能性があるので，CYP3A4誘導作用のない，または弱い薬剤への代替を検討する．
・適応：去勢抵抗性前立腺がん

18-3　卵胞ホルモン薬・黄体ホルモン薬

エチニルエストラジオール（プロセキソール®［内］）
・卵胞ホルモン（エストロゲン）薬の1つ．
・エストロゲンには男性ホルモン（アンドロゲン）のはたらきを抑える作用があり，主にアンドロゲンによって増殖が促進される前立腺がんに用いられる．
・前立腺および精嚢重量を減少させ，血中テストステロン値を低下させる．
・適応：前立腺がん，閉経後の末期乳がん
・副作用：長期連用により，血栓症（心筋，脳，四肢等）があらわれることがある．
・禁忌：エストロゲン依存性悪性腫瘍およびその疑いのある患者

エストラムスチンリン酸エステル（エストラサイト®［内］）
・卵胞ホルモン薬のエストラジオールとアルキル化薬のナイトロジェンマスタードを化学的に結合させた化合物である．
・前立腺がん組織に特異的に存在する estramustine binding protein に結合してがん組織に集積され，マイクロチューブルの重合を阻害することにより殺細胞作用を示す．
・代謝物であるエストラジオールは，性腺刺激ホルモン（LH），テストステロンの生合成および5α-リダクターゼを阻害し，抗アンドロゲン作用を示す．
・適応：前立腺がん
・副作用：肝機能異常，血液障害等の重篤な副作用が起こることがある．

メドロキシプロゲステロン酢酸エステル（ヒスロン®H［内］）

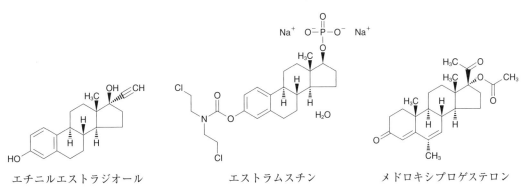

図18-3　卵胞ホルモン薬・黄体ホルモン薬の構造式

258 第2編 抗悪性腫瘍薬

- ・黄体ホルモン作用以外に抗エストロゲン作用，抗ゴナドトロピン作用を併せもち，DNA 合成抑制作用，下垂体・副腎・性腺系への抑制作用および抗エストロゲン作用などにより抗腫瘍効果を発現する．
- ・適応：乳がん，子宮体がん
- ・副作用：重篤な動・静脈血栓症が発現し，死亡に至った報告がある．
- ・禁忌：ホルモン薬（血栓症を起こすおそれが高くなる）

18-4 アロマターゼ阻害薬

　閉経後女性においては，エストロゲンは，主に，副腎から分泌されたアンドロゲンであるアンドロステンジオンおよびテストステロンが末梢で芳香化されて産生される．このエストロゲン生合成の最終段階を触媒する酵素であるアロマターゼは，脂肪組織や筋肉などに広く分布している．

アナストロゾール（アリミデックス® ［内］）

- ・アロマターゼに対する高い選択性と強力な阻害作用を併せもち，アンドロゲンからのエストロゲン生成を阻害し，乳がんの増殖を抑制する．
- ・適応：閉経後乳がん
- ・副作用：骨粗鬆症，骨折が起こりやすくなる．

レトロゾール（フェマーラ® ［内］）

- ・アロマターゼの活性を競合的に阻害することにより，アンドロゲンからのエストロゲン生成を阻害し，乳がんの増殖を抑制する．
- ・CYP3A4 および CYP2A6 で代謝されるので，本酵素の活性に影響を及ぼす薬剤と併用する場合には注意して投与する．
- ・適応：閉経後乳がん
- ・副作用：骨粗鬆症，骨折が起こりやすくなる．
- ・注意：CYP3A4 および CYP2A6 活性を阻害する薬剤，または CYP3A4 および CYP2A6 によって代謝される薬剤との併用により，本剤の代謝が阻害され血中濃度が上昇する可能性がある．また，CYP3A4 を誘導する薬剤との併用により，本剤の代謝が促進され血中濃度が低下する可能性がある．一方，本剤は，CYP2A6 の阻害作用を有することから，本酵素で代謝される他の薬剤の血中濃度を上昇させる可能性がある．

エキセメスタン（アロマシン® ［内］）

- ・アロマターゼの本来の基質であるアンドロゲンとよく似た構造をもち，アロマターゼの基質結合部位に非可逆的に強固な結合をしてアロマターゼを不活性化することで，血中エストロゲン濃度を抑制し，エストロゲン依存性の乳がんの増殖を阻害する．
- ・適応：閉経後乳がん
- ・副作用：骨粗鬆症，骨折が起こりやすくなる．肝炎，AST（GOT），ALT（GPT），Al-P，

第18章　ホルモン関連薬　**259**

γ-GTP 等の上昇を伴う肝機能障害，黄疸があらわれることがある．

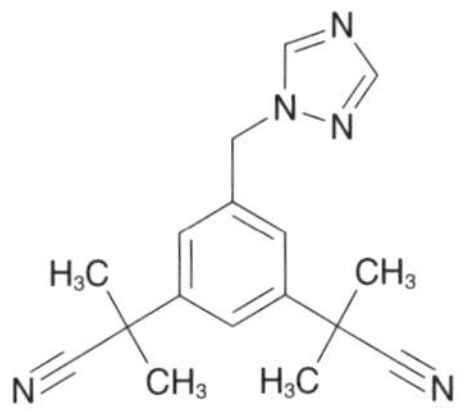

アナストロゾール 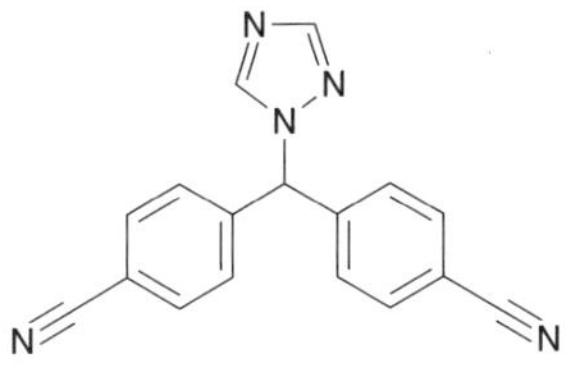　　　　　　　レトロゾール 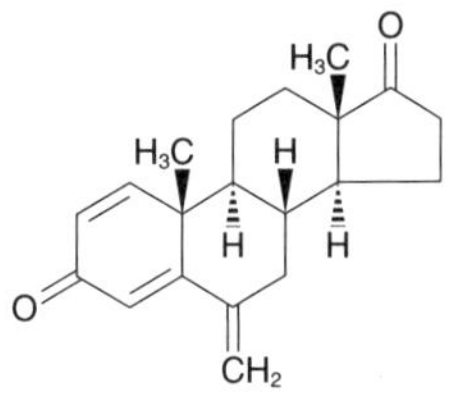　　　　　　　　エキセメスタン

図 18-4　アロマターゼ阻害薬の構造式

18-5　LH-RH アゴニスト薬・GnRH アンタゴニスト薬

　性ホルモンの分泌は，臓器である視床下部から分泌される黄体形成ホルモン放出ホルモン（LH-RH）（性腺刺激ホルモン（ゴナドトロピン）放出ホルモン（GnRH））に制御されている．LH-RH アゴニストであるゴセレリン，リュープロレリンは脳下垂体の LH-RH 受容体に作用し，一時的に黄体形成ホルモン（LH），卵胞刺激ホルモン（FSH）の分泌を増大させるが，継続的刺激により受容体数の低下，LH，FSH 分泌の減少を引き起こし，その結果，女性では卵巣からのエストラジオール分泌を抑制する．男性では LH，FSH は精巣でのテストステロン合成を刺激するため，LH-RH アゴニストの長期投与によりテストステロン量は減少し，最終的に去勢レベルになる．このように下垂体 - 性腺機能抑制作用により LH-RH アゴニストは閉経前乳がんおよび前立腺がんに対し抗腫瘍効果を示す．GnRH アンタゴニストであるテガレリクスは，従来のLH-RH アゴニストとは異なり，下垂体前葉にある GnRH 受容体を直接的に阻害することにより下垂体からの LH，FSH の分泌を直ちに抑制する．したがって，投与初期にテストステロンの一過性の上昇を引き起こすことなく，投与開始後速やかにテストステロン産生を抑制する．
ゴセレリン酢酸塩（ゾラデックス®，ゾラデックス®LA［デポ］）

・LH-RH アゴニストとして，精巣からのテストステロン分泌あるいは卵巣からのエストラジオール分泌を抑制する．この作用により，前立腺がんあるいは乳がんに対する抗腫瘍効果を発揮する．

・ゴセレリンを生体内分解性の担体，乳酸グリコール酸共重合体（1：1）に分散した徐放性製剤である．

・適応：前立腺がん，閉経前乳がん（ゾラデックス®のみ）

・副作用：本剤の 6 か月投与により，エストロゲン低下作用による骨塩量の低下がみられる．

・投与部位：前腹部の皮下とし，毎回変更する．

・ゾラデックス®：4 週ごと，ソラデックス®LA：12〜13 週ごと

リュープロレリン酢酸塩（リュープリン®，リュープリン®SR［キット］）

260 第2編 抗悪性腫瘍薬

- リュープロレリン酢酸塩の LH 放出活性は天然の LH-RH の約 100 倍であり（*in vitro*），その下垂体−性腺機能抑制作用は天然の LH-RH より強い.
- 生体内分解性高分子化合物である乳酸・グリコール酸共重合体（3：1）（PLGA）を基剤としたマイクロカプセルにリュープロレリン酢酸塩を含有させた DDS による徐放性製剤である.
- 適応：前立腺がん，閉経前乳がん
- 副作用：初回投与初期に，高活性 LH-RH 誘導体としての下垂体−性腺系刺激作用による血清テストステロン濃度の上昇に伴って骨疼痛の一過性増悪がみられることがある.
- 投与部位：上腕部，腹部，臀部の皮下とし，毎回変更する.

デガレリクス酢酸塩（ゴナックス® ［皮下注］）

- GnRH アンタゴニストであり，皮下投与することにより，投与部位で自然にゲル状のデポを形成する物理化学的性質を有している.
- 投与部位で形成されたゲル状のデポから持続的に放出されることにより，血清テストステロン低下作用が長期間持続する.
- 下垂体性腺系機能抑制作用により，前立腺がんに対する抗腫瘍効果を発揮する.
- 適応：前立腺がん
- 副作用：間質性肺疾患またはその既往歴のある患者に対し，間質性肺疾患が発現または増悪な可能性がある.
- 投与部位：腹部の皮下とし，毎回変更する. 生体内成分と触れることによりゲル化する.

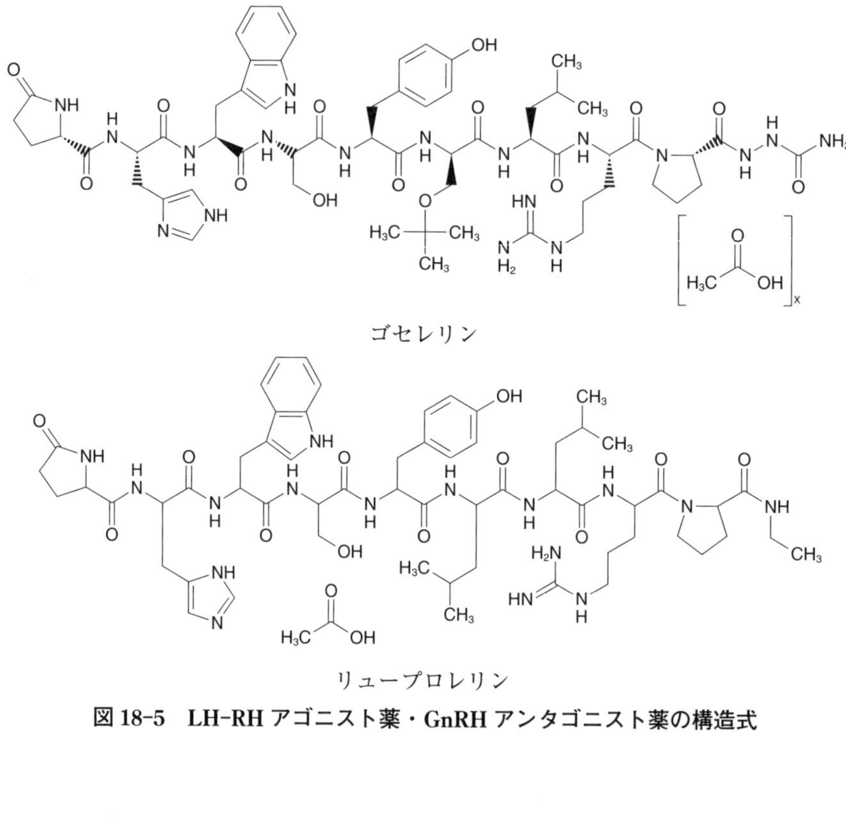

ゴセレリン

リュープロレリン

図18-5 LH-RH アゴニスト薬・GnRH アンタゴニスト薬の構造式

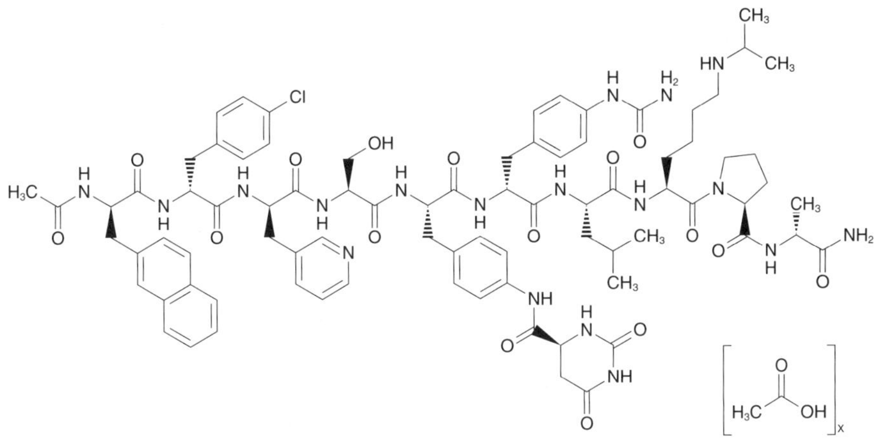

第18章 ホルモン関連薬 **261**

デガレリクス

図18-5 LH-RH アゴニスト薬・GnRH アンタゴニスト薬の構造式（つづき）

18-6 章末問題

次の文章の正誤を答えよ.

18. 1 タモキシフェンは，副作用として乳がんを生じる場合がある.

18. 2 フルタミドは，アンドロゲン受容体に対するアンドロゲンの結合を阻害し，前立腺がん治療に用いられる.

18. 3 クロルマジノン酢酸エステルは，直接的抗前立腺作用を有し，前立腺がんに使用される.

18. 4 エストラムスチンは，エストラジオールとシクロホスファミドを化学的に結合させた薬物である.

18. 5 メドロキシプロゲステロンは，抗エストロゲン作用に加えて，LH，FSH，ACTH の低下作用によりエストロゲンレベルを低下させる.

18. 6 アロマターゼ阻害薬であるアナストロゾールは，閉経後のエストロゲン依存性乳がんの増殖を抑制する.

18. 7 LH-RH 作動薬は，反復投与で，LH-RH 受容体のダウンレギュレーションを起こす.

18. 8 ゴセレリン，リュープロレリンなどの LH-RH 作動薬は，閉経前乳がんと前立腺がんに使用される.

18. 9 テガレリクスは，GnRH 受容体と結合し，LH の放出を抑制することで，乳がんの治療に用いられる.

第19章　分子標的治療薬

　分子標的治療薬は，病気の細胞（がん細胞など）の表面にあるタンパク質や遺伝子をターゲットとして効率よく攻撃する薬として注目されている．これまでの抗がん薬の多くは，正常細胞にも共通する現象（核酸合成や修復，細胞分裂過程）に作用し，細胞増殖能の違いからがん細胞への選択性を示す一方，正常細胞への障害を避けられなかった．しかし近年，がん細胞が増殖や転移をするのは，異常な遺伝子からできた物質が起因しているためであることがわかってきた．それらの物質のはたらきを抑えることで，がん細胞の増殖や転移を抑制するという考え方から誕生したのが，分子標的薬である．従来の抗がん薬では，がん細胞だけでなく，正常な細胞も攻撃してしまうので，重い副作用が現れることがあるが，一方の分子標的薬は，ゲノム・分子レベルで正常な細胞とがん細胞との違いを認識し，がん細胞の増殖や転移などに関わるがん細胞特有の分子をターゲットとするので，正常な細胞へのダメージが少なくなる．副作用がないわけではないが，従来のがんの治療薬に比べると，より患者の負担が少なくなっている．

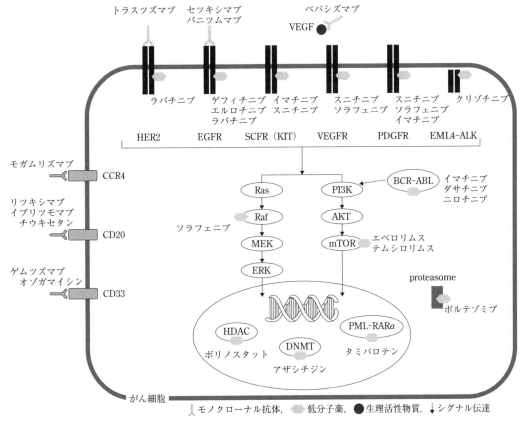

図19-1　主な分子標的薬の標的部位
（山田安彦（2012）薬学生・薬剤師のためのがんの薬物治療学　第2版，p33，図2.30，化学同人）

264 第2編 抗悪性腫瘍薬

　分子標的治療薬を作用機序で大まかに分類すると，抗体薬と低分子薬との2つに分けられる（図19-1）．抗体薬は，がん細胞の表面に過剰に発現しているタンパク質に対して，抗原抗体反応によってそのタンパク質のはたらきを阻害することで増殖抑制をもたらす．また，がん細胞に過剰に発現しているEGFなどの受容体にがん細胞を増やそうとするシグナルをもつ増殖因子が結合すると，その受容体が活性化されがん細胞が増殖するようにシグナルが伝達される．分子標的薬の低分子薬は，その受容体を阻害することでシグナル伝達をブロックしがん細胞の増殖を抑制する．

　抗体薬と低分子薬では，一般に医薬品名の最後につく文字が異なる．抗体薬では，「マブ」がつき，マブ（mab）はモノクローナル抗体を意味する．低分子薬では，「イブ」がつき，イブ（ib）はインヒビター（阻害薬）を意味する．

19-1　抗体薬

　抗体療法は，標的とする抗原が正常細胞に発現していない，または発現していても非常に発現量が少ない抗原を選択することで，がん細胞に選択性の高い治療効果が期待できる治療法である．標的とする抗原としては，正常細胞に及ぼす影響が最小限であることに加えて，がん細胞の増殖因子であることが条件として必要不可欠である．抗体療法が薬効を発揮する機序は，① 標的とする抗原に結合することによって標的分子の機能を制御する，② 抗体が有する抗体依存性細胞傷害活性（antibody-dependent cellular cytotoxicity：ADCC）や補体依存性細胞傷害活性（complement-dependent cytotoxicity：CDC）などのエフェクター活性によって標的分子を発現する細胞を除去する，の2つに大別される．抗体医薬のアイソタイプは，エフェクター活性を有して半減期が長いことからIgGが広く用いられる．また，抗体と受容体分子複合体のinternalizationが誘導される場合では，抗体に抗がん薬等の抗腫瘍効果を有するものを抱合させることでより効果を向上させることが可能である．

　抗体の種類は，大きく4種類に分類される．Fc部位がマウス由来であるマウス抗体は，ヒトに対する抗原性を有することからHAMA（human anti-mouse antibody）が誘導され，抗体の活性減弱，半減期の短縮，アナフィラキシーを生じ頻回投与が困難になる等の問題点がある．マウス抗体の定常領域をヒト由来のものに置き換えたキメラ抗体は，HAMAの出現頻度が低く，血中半減期が長いといった利点を有している．さらに，一層の免疫原性低下を目的に，抗原結合部位である相補性決定領域以外をヒト型に置換したものがヒト化抗体である．また，完全にヒト抗体の構造を有する完全ヒト型抗体の作成が可能となり，医薬品化されている．これらの抗体の種類により，命名としてマブ（mab）の前につく文字が異なる．マウス抗体では「モマブ」となり，モ（mo）はマウス抗体を意味する．キメラ抗体では「キシマブ」となり，キシ（xi）は異なった遺伝子型が混在するキメラ抗体を意味する．ヒト化抗体では「ズマブ」となり，ズ（zu）はヒト化抗体を意味する．完全ヒト型抗体は「ムマブ」となり，ム（mu）は完全ヒト型抗体を意味

する．

トラスツズマブ（ハーセプチン®［注］）

- ヒト化モノクローナル抗体である．
- 細胞表面のHER2受容体に特異的に結合した後，NK細胞，単球を作用細胞とした抗体依存性細胞障害作用（ADCC）により抗腫瘍効果を発揮する．
- 細胞表面のHER2受容体に結合し，HER2受容体数を低下させることにより細胞増殖シグナルが低減し，その結果，トラスツズマブが直接的に細胞増殖を抑制する．
- 適応：HER2過剰発現が確認された乳がん，HER2過剰発現が確認された治癒切除不能な進行・再発の胃がん
- 投与：
    - 投与開始に先立つHER2過剰発現の検査が必須．
    - 添加物としてポリソルベート20を含有しているため，泡立ちやすくなっているので，調製に注意が必要．
    - 90分以上かけて点滴．
- 副作用：
    - 心不全等の重篤な心障害があらわれることがある．アントラサイクリン系薬剤の心毒性は累積投与量依存性であり，アントラサイクリン系薬剤を投与中またはその前治療歴のある患者は，心障害発現のリスクがより高いと考えられる．
    - 本剤投与中または投与開始後24時間以内に多くあらわれるinfusion reaction（症状：発熱，悪寒，悪心，嘔吐，疼痛，頭痛，咳嗽，めまい，発疹，無力症等）が約40％の患者において報告されている．
    - 間質性肺炎，肺線維症，肺炎（アレルギー性肺炎等を含む），急性呼吸促迫症候群等の肺障害があらわれることがある．

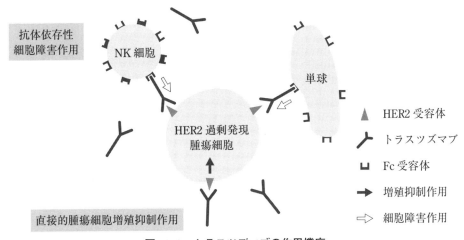

図19-2　トラスツズマブの作用機序
（ハーセプチン®注射用（中外製薬）インタビューフォーム）

266 第2編 抗悪性腫瘍薬

・禁忌：重篤な心障害をもつ患者

トラスツズマブ エムタシン（カドサイラ®［注］）

・抗 HER2 ヒト化モノクローナル抗体であるトラスツズマブとチューブリン重合阻害薬 DM1 を安定性の高いリンカーで結合した抗体薬物複合体である．

・HER2 に結合した後，細胞内に取り込まれることにより HER2 陽性細胞内に DM1 を送達し，抗腫瘍効果を発揮する．

・トラスツズマブ自体が有する HER2 シグナル伝達の抑制，ADCC 活性の誘導等に加え，DM1 を標的細胞に対して選択的に作用させることにより，細胞傷害活性を発揮する．

・適応：HER2 陽性の手術不能または再発乳がん

・投与：HER2 陽性を適切な検査により確認．初回投与時は 90 分かけて投与．

・副作用：

　・肺臓炎，間質性肺炎等の間質性肺疾患があらわれ，死亡に至る例も報告されている．

　・左室駆出率（LVEF）低下，うっ血性心不全等の心障害があらわれることがある．

　・infusion reaction（症状：呼吸困難，低血圧，喘鳴，気管支けいれん，頻脈，紅潮，悪寒，発熱等）が，本剤投与中または投与開始後 24 時間以内に多く報告されている．重度な肝機能障害，肝不全が認められ，死亡に至った例も報告されている．

ペルツズマブ（パージェタ®［注］）

・ヒト化モノクローナル抗体である．

・HER2 細胞外領域ドメイン II（HER2 ダイマー形成ドメイン）に特異的に結合し，HER2 シグナル伝達阻害を通じてがん細胞増殖の抑制や，アポトーシスを誘導すると共に ADCC 活性を誘導する．

・パージェタ®とハーセプチン®は HER2 の異なる部位に結合し，異なる作用機序を有することから，両薬剤の併用は包括的に HER2 シグナルを遮断すると考えられている．

・適応：HER2 陽性の手術不能または再発乳がん

・投与：HER2 陽性を適切な検査により確認．初回投与時は 60 分かけて投与．

・副作用：

　・infusion reaction（症状：悪寒，発熱，疲労，悪心，紅斑，高血圧，呼吸困難等）が，本剤投与中または投与開始後 24 時間以内に多く報告されている．

　・左室機能不全（うっ血性心不全を含む）があらわれることがある．

　・発熱性好中球減少症，好中球減少症，白血球減少症があらわれることがある．

セツキシマブ（アービタックス®［注］）

・ヒト / マウスキメラ型モノクローナル抗体である．

・EGFR に対して高い親和性で結合し，EGF，TGF-α などの内因性 EGFR リガンドの EGFR への結合を阻害する．その結果，細胞増殖，細胞生存，細胞運動，腫瘍内血管新生および細胞浸潤などを抑制する．

・細胞表面上の EGFR のダウンレギュレーションを誘導し，受容体シグナルの減少をもたら

す.

- 適応：EGFR 陽性の治癒切除不能な進行・再発の結腸・直腸がん（*KRAS* 遺伝子の変異の有無を考慮して投与する．*KRAS* 遺伝子に変異のない（野生型）患者に効果が高いことが臨床試験で明らかになってきている），頭頸部がん
- 投与：
  - 初回 2 時間，2 回目以降 1 時間以上かけて点滴．
  - 重度の infusion reaction に備えて緊急時に十分な対応のできる準備を行った上で開始する．本剤の投与前には必ず抗ヒスタミン薬の前投薬を行う．さらに，本剤投与前に副腎皮質ホルモン薬を投与すると infusion reaction が軽減されることがある．
- 副作用：
  - 重度の infusion reaction が発現し，死亡に至る例が報告されている．
  - 高い頻度で皮膚症状の発現が起こることが予想される（本剤が皮膚の EGFR に結合することにより，角化異常を惹起し，そこから毛包炎を発現することによると考えられている）．

パニツムマブ（ベクティビックス® [注]）

- ヒト型モノクローナル抗体である．
- EGFR に特異的かつ高親和性に結合し，EGFR とリガンドとの結合阻害を介し，受容体自己リン酸化を阻害することによって，細胞増殖の抑制，アポトーシスの誘導，炎症性サイトカイン産生の抑制，血管増殖因子の産生抑制および受容体の内在化を誘導して腫瘍増殖を抑制する．
- 適応：*KRAS* 遺伝子野生型の治癒切除不能な進行・再発の結腸・直腸がん（FOLFOX, FOLFIRI と併用あり）
- 投与：60 分以上かけて点滴静注．
- 副作用：
  - 間質性肺疾患があらわれることがあり，死亡に至った症例も報告されている．
  - 重度の infusion reaction が発現し，死亡に至る例が報告されている．
  - 重度の皮膚障害があらわれることがある（EGFR の阻害によって角化異常および不全角化などが起こり，更に毛包の炎症が起こることが一因とされている）．

ベバシズマブ（アバスチン® [注]）

- ヒト化モノクローナル抗体である．
- VEGF と選択的に結合することにより，VEGF と血管内皮細胞上に発現しているその受容体（VEGFR-1 および VEGFR-2）との結合を阻害し，VEGF のシグナル伝達経路を遮断することで，VEGF による腫瘍組織での血管新生を抑制する．
- 適応：治癒切除不能な進行・再発の結腸・直腸がん（XELOX 療法，FOLFOX4 療法，IFL 療法，5-FU/LV 療法との併用により全生存期間または無増悪生存期間の延長），扁平上皮がんを除く切除不能な進行・再発の非小細胞肺がん（CP 療法，GC 療法との併用により全生

存期間または無増悪生存期間の延長），卵巣がん（カルボプラチンおよびパクリタキセルとの併用により無増悪生存期間の延長），手術不能または再発乳がん（パクリタキセルとの併用により無増悪生存期間の延長），悪性神経膠腫（テモゾロミドとの併用により無増悪生存期間の延長）

・投与：初回投与時は90分かけて点滴静注．
・副作用：
　・消化管穿孔があらわれ，死亡に至る例が報告されている．
　・創傷治癒遅延による合併症（創し開，術後出血等）があらわれることがある．
　・ショック，アナフィラキシー，infusion reactionがあらわれることがある．

ラムシルマブ（サイラムザ®［注］）

・ヒト型モノクローナル抗体である．
・VEGF-A，VEGF-CおよびVEGF-DのVEGFR-2への結合を阻害することにより，VEGFR-2の活性化を阻害し，内皮細胞の増殖，遊走および生存を阻害し，腫瘍血管新生を阻害する．
・適応：治癒切除不能な進行・再発の胃がん
・投与：
　・60分かけて点滴静注．
　・本剤投与時にあらわれるinfusion reactionを軽減させるため，本剤の投与前に抗ヒスタミン薬（ジフェンヒドラミン等）の前投与を考慮する．
・副作用：
　・心筋梗塞，脳血管障害等の重篤な動脈血栓塞栓症があらわれ，死亡に至る例が報告されている．

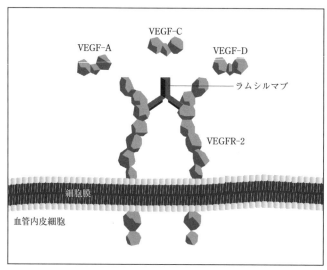

図19-3　ラムシルマブの作用機序
（サイラムザ®静注点滴液（日本イーライリリー）インタビューフォーム）

- 重度の消化管出血があらわれ，死亡に至る例が報告されている．
- 消化管穿孔があらわれ，死亡に至る例が報告されている．
- infusion reaction があらわれることがあり，2回目以降の本剤投与時にもあらわれることがある．

リツキシマブ（リツキサン® [注]）
- マウス/ヒトキメラ型モノクローナル抗体である．
- Bリンパ球表面に発現する CD20 抗原に特異的に結合した後，補体依存性細胞傷害作用および抗体依存性細胞介在性細胞傷害作用により効果を発現する．
- 適応：CD20 陽性の B 細胞性非ホジキンリンパ腫
- 投与：
    - 免疫組織染色法またはフローサイトメトリー法等により CD20 抗原の検査を行い，陽性であることが確認されている患者のみに投与する．
    - 本剤投与時に頻発してあらわれる infusion reaction（発熱，悪寒，頭痛等）を軽減させるために，本剤投与の 30 分前に抗ヒスタミン薬，解熱鎮痛薬等の前投与を行う．
    - 初回投与時は，最初の 1 時間は 25 mg/時の速度で点滴静注を開始し，状態観察の上，その後注入速度を 100 mg/時に上げて 1 時間点滴静注し，さらにその後は 200 mg/時まで速度上昇可．
    - 最大投与回数は 8 回．
- 副作用：
    - 投与開始後 30 分〜2 時間よりあらわれる infusion reaction のうちアナフィラキシー様症状，肺障害，心障害等の重篤な副作用（低酸素血症，肺浸潤，急性呼吸促迫症候群，心筋梗塞，心室細動，心原性ショック等）により，死亡に至った例が報告されている．
    - B 型肝炎ウイルスキャリアの患者で，本剤の治療期間中または治療終了後に，劇症肝炎または肝炎の増悪，肝不全による死亡例が報告されている．
    - 皮膚粘膜眼症候群，中毒性表皮壊死融解症等の皮膚粘膜症状があらわれ，死亡に至った例が報告されている．

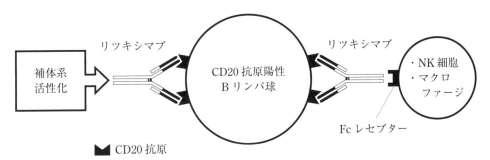

図 19-4　リツシマブの作用機序
（リツキサン®注（全薬工業）インタビューフォーム）

270　第2編　抗悪性腫瘍薬

オファツムマブ（アーゼラ® ［注］）

- ヒト型モノクローナル抗体である．
- Bリンパ球表面に発現したCD20分子上のリツキシマブとは異なるエピトープを特異的に認識し，CD20エピトープに高い親和性で結合することおよび結合後の解離速度が遅いことを特徴とする．
- 補体依存性細胞傷害作用および抗体依存性細胞介在性細胞傷害作用を誘発することにより，抗腫瘍効果を発揮する．
- CD20低発現細胞に対しても，リツキシマブより強力なCDCを誘発する．
- 適応：再発または難治性のCD20陽性の慢性リンパ性白血病
- 投与：
  - フローサイトメトリー法等により検査を行い，CD20抗原が陽性であることが確認された患者に使用する．
  - 本剤投与時に発現するinfusion reaction（発熱，発疹，疼痛，咳嗽等）を軽減させるために，本剤投与の30分から2時間前に，抗ヒスタミン薬，解熱鎮痛薬および副腎皮質ホルモン薬の前投与を行う．
  - 初回投与時は，12 mL/時の投与速度で点滴静注を開始し，患者の状態を十分に観察しながら，投与速度を30分毎に上げることができるが，投与速度の上限は400 mL/時とする．
- 副作用：
  - アナフィラキシー様症状，発熱，悪寒，発疹，疼痛，咳嗽，呼吸困難，気管支けいれん，血圧下降等のinfusion reactionが認められている．
  - infusion reactionは投与回数にかかわらず投与開始後3時間以内に多く認められるが，それ以降でも発現が報告されている．
  - B型肝炎ウイルスの再活性化により肝不全に至り死亡した例が報告されている．

イブリツモマブ チウキセタン（ゼヴァリン® イットリウム ［注］）

- マウス抗体である．
- B細胞上のCD20抗原に対して強い抗原特異的結合能を示す．
- キレート剤であるチウキセタン（^{90}Yと強力に結合）は，露出したリジンアミノ基および抗体内のアルギニンと共有結合する．
- イットリウム（^{90}Y）イブリツモマブ チウキセタンは，リツキシマブと同様にCD20抗原に結合し，^{90}Yからのβ線放出により，細胞傷害を誘発する．
- 適応：CD20陽性の再発または難治性の低悪性度B細胞性非ホジキンリンパ腫，マントル細胞リンパ腫
- 投与：リツキシマブを点滴静注後，4時間以内に10分間かけて静注する．
- 副作用：
  - 汎血球減少症，白血球減少症，血小板減少症，好中球減少症，貧血があらわれることが

ある．

- ・紅皮症（剥脱性皮膚炎），皮膚粘膜眼症候群，天疱瘡様症状，中毒性表皮壊死融解症などの重篤な皮膚粘膜反応が発現することがある．
- ・妊娠する可能性のある女性患者およびパートナーが妊娠する可能性のある男性患者に投与する場合には，投与後12か月間は避妊させる（本品投与後，精巣で有意に高い放射線量が検出されている）．

ゲムツズマブオゾガマイシン（マイロターグ® ［注］）

- ・ヒト化抗体である．
- ・モノクローナル抗体を抗がん薬のキャリアとして利用した世界最初の薬剤．
- ・抗 CD33 抗体 hP67.6 と抗腫瘍性抗生物質であるカリケアマイシンの誘導体を結合した抗がん薬で，CD33 抗原を発現した白血病細胞に結合し細胞内に取り込まれた後に，遊離したカリケアマイシン誘導体が殺細胞活性（二重鎖 DNA 切断）を発揮して抗腫瘍作用を示す．
- ・適応：再発または難治性の CD33 陽性の急性骨髄性白血病
- ・投与：
  - ・フローサイトメトリー検査により患者の白血病細胞が CD33 陽性であることを確認する．
  - ・2 時間かけて点滴静注する．
  - ・本剤投与時にあらわれることがある infusion reaction（発熱，悪寒，呼吸困難等）を軽減させるために，本剤投与の 1 時間前に抗ヒスタミン薬（ジフェンヒドラミン等）および解熱鎮痛薬（アセトアミノフェン等）の前投与を行い，その後も必要に応じ解熱鎮痛薬（アセトアミノフェン等）の追加投与を考慮する．
  - ・高尿酸血症を予防するため，必ず適切な処置（水分補給またはアロプリノール投与等）を行う．
- ・副作用：
  - ・投与したすべての患者に重篤な骨髄抑制があらわれることがあり，その結果，致命的な感染症および出血等が惹起されることがある．
  - ・重篤な過敏症（アナフィラキシーを含む）のほか，重症肺障害を含む infusion reaction があらわれることがあり，致命的な過敏症および肺障害も報告されている．
  - ・重篤な静脈閉塞性肝疾患（VOD）を含む肝障害が報告されている．

モガムリズマブ（ポテリジオ® ［注］）

- ・ヒト化抗体である．ATL 細胞に発現している CCR4（ATL 患者の約 90％で発現）に特異的に結合し，ADCC 活性により抗腫瘍効果を示す．
- ・適応：再発または難治性の CCR4 陽性の成人 T 細胞白血病リンパ腫
- ・投与：
  - ・CCR4 抗原は，フローサイトメトリーまたは免疫組織化学染色法により検査を行い，陽性であることが確認されている患者のみに投与する．
  - ・2 時間かけて点滴静注する．

- 投与時にあらわれることがある infusion reaction（発熱，悪寒，頻脈等）を軽減させるために，本剤投与の30分前に抗ヒスタミン薬，解熱鎮痛薬等の前投与を行う．
- 副作用：
  - 中毒性表皮壊死融解症，皮膚粘膜眼症候群等の全身症状を伴う重度の皮膚障害が報告されている．
  - infusion reaction は初回投与時の投与後8時間以内に多く認められるが，それ以降や2回目投与以降の本剤投与時にも infusion reaction があらわれることがある．
  - B型肝炎ウイルスの増殖による劇症肝炎または肝炎があらわれることがある．

ブレンツキシマブ ベドチン（アドセトリス®［注］）
- 細胞表面マーカーCD30 を標的とする抗体薬物複合体である．
- CD30 を発現するがん細胞に対して選択的にアポトーシスを誘導することにより，腫瘍増殖抑制作用を示す．
- 細胞表面上の CD30 に本剤が結合すると，ブレンツキシマブ ベドチン-CD30 複合体として細胞内に取り込まれた後，リソソームに輸送される．その後，モノメチルアウリスタチン E（MMAE）が細胞内で放出される．放出された MMAE がチューブリンに結合することにより，微小管形成が阻害され，細胞周期の停止が誘導される．その結果，CD30 発現がん細胞はアポトーシスに陥る．
- 適応：再発または難治性の CD30 陽性のホジキンリンパ腫，未分化大細胞リンパ腫

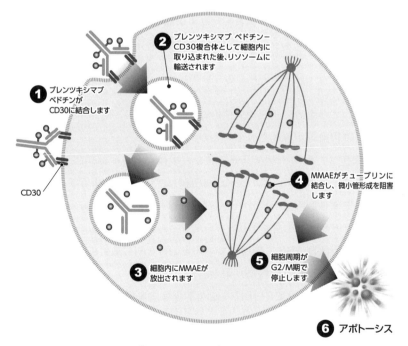

図19-5　ブレンツキシマブ ベドチンの作用機序

（Katz J, *et al.*（2011）*Clin Cencer Res.*, 17（20），p6428-p6436，アドセトリス®点滴静注用（武田薬品工業）インタビューフォーム）

第 19 章　分子標的治療薬　**273**

- ・投与：アナフィラキシー，悪寒，悪心，呼吸困難，瘙痒症，咳嗽，じんま疹，低酸素症等を含む infusion reaction があらわれることがある．
- ・副作用：ブレオマイシンを含む併用化学療法（ABVD 療法）に本剤を併用したところ，非感染性の肺毒性の発現が ABVD 療法よりも高い頻度で認められたことより，ブレオマイシンは併用禁忌である．

アレムツズマブ（マブキャンパス®［注］）

- ・慢性リンパ性白血病細胞やリンパ球の細胞表面上に発現する糖タンパク質 CD52 抗原を標的とするヒト化 IgG1 モノクローナル抗体である．
- ・慢性リンパ性白血病患者のリンパ球およびその他の免疫細胞上の CD52 に結合し，抗体依存性細胞傷害作用（ADCC）および補体依存性細胞傷害作用（CDC）を介して細胞溶解を引き起こし，抗腫瘍効果を発揮する．
- ・適応：再発または難治性の慢性リンパ性白血病
- ・投与：infusion reaction を軽減するため，本剤の投与前に抗ヒスタミン薬および解熱鎮痛薬を投与すること．さらに，本剤投与前に副腎皮質ステロイド薬を投与すると infusion reaction が軽減されることがある．
- ・副作用：本剤投与により心障害があらわれることがあることから，心機能障害のある患者またはその既往歴のある患者では，より一層の注意が必要である．

ニボルマブ（オプジーボ®［注］）

- ・ヒト PD-1（programmed cell death-1）に対するヒト型 IgG4 モノクローナル抗体である．
- ・PD-1 の細胞外領域（PD-1 リガンド結合領域）に結合し，PD-1 と PD-1 リガンドとの結合を阻害することにより，がん抗原特異的な T 細胞の活性化およびがん細胞に対する細胞傷害活性を増強することで持続的な抗腫瘍効果を示す．
- ・適応：根治切除不能な悪性黒色腫
- ・投与：
  - ・本剤の投与後に infusion reaction が発現することがある．infusion reaction は，通常初回の投与中または投与後 1 時間以内に発現するが，2 回目以降の投与に起因して発現することもある．
  - ・間質性肺疾患があらわれ，死亡に至った症例も報告されているので，初期症状（息切れ，呼吸困難，咳嗽，疲労等）の確認および胸部 X 線検査の実施等，観察を十分に行う．

  ※免疫調節作用を有するヒト型モノクローナル抗体：-lumab（ルマブ）

イピリムマブ（ヤーボイ®［注］）

- ・ヒト細胞傷害性 T リンパ球抗原-4（以下，CTLA-4）に選択的な免疫グロブリン G サブクラス 1（κ 軽鎖）のヒト型モノクローナル抗体である．
- ・CTLA-4 とそのリガンドである抗原提示細胞上の B7.1（CD80）および B7.2（CD86）分子との結合を阻害することにより，活性化 T 細胞における抑制的調節を遮断し，腫瘍抗原特異的な T 細胞の増殖，活性化および細胞傷害活性の増強により腫瘍増殖を抑制する．また，

274 第2編 抗悪性腫瘍薬

本剤は，制御性 T 細胞（Treg）の機能低下および腫瘍組織における Treg 数の減少により腫瘍免疫反応を亢進させ，抗腫瘍効果を示す．

・適応：根治切除不能な悪性黒色腫
・投与：1日1回，3週間間隔で4回点滴静注する．
・副作用：

　・重篤な下痢，大腸炎，消化管穿孔があらわれることがあり，本剤の投与終了から数か月後に発現し，死亡に至った例も報告されている．

　・本剤の T 細胞活性化作用により，過度の免疫反応に起因すると考えられる様々な疾患や病態があらわれることがある．

19-2　低分子薬

　低分子薬の標的となる分子の多くは，細胞増殖などの細胞機能に関わるシグナル伝達経路に関わるタンパク質である．増殖因子受容体は細胞膜を貫通する構造であり，細胞外に増殖因子の結合部位を，細胞内にタンパク質リン酸化酵素活性部位をもつ．多くのシグナル伝達は細胞内の複数のタンパク質が次々にリン酸化されることにより達成される仕組みになっており，チロシンキナーゼやセリン／スレオニンキナーゼとよばれる種々のタンパク質リン酸化酵素が関与する．抗体薬は細胞外の増殖因子や増殖因子受容体に結合するが，低分子薬の多くは，分子量が数百から数千の化学合成された化合物で，細胞内に移行してからタンパク質リン酸化酵素の活性を阻害する．また，合成や量産が比較的容易であることから経口薬が多い．

19-2-1　キナーゼ標的薬

ゲフィチニブ（イレッサ® ［内]）

・上皮増殖因子受容体（EGFR）チロシンキナーゼの自己リン酸化を強力かつ選択的に阻害することにより，がん細胞の増殖をもたらすシグナル伝達を抑制する．

・野生型 EGFR よりも変異型 EGFR に対してより低濃度で阻害作用を示す．

・適応：EGFR 遺伝子変異陽性の手術不能または再発非小細胞肺がん

・投与：EGFR 遺伝子変異検査を実施し，原則として EGFR 遺伝子変異陽性の患者に使用すべきである．

・副作用：

　・急性肺障害，間質性肺炎等の重篤な副作用が起こることがあり，致命的な経過をたどることがあるので，本剤の投与にあたっては，臨床症状（呼吸状態，咳および発熱等の有無）を十分に観察し，定期的に胸部 X 線検査を行う．

　・AST（GOT），ALT（GPT）等の肝機能検査値の上昇があらわれることがあるので，本剤投与中は1～2か月に1回，あるいは患者の状態に応じて肝機能検査を実施すること

が望ましい．
- 下痢および皮膚の副作用があらわれた場合には，患者の状態に応じて休薬あるいは対症療法を施す．
・注意：
- CYP3A4で代謝されることが示唆されているので，本酵素の活性に影響を及ぼす薬剤と併用する場合には，注意して投与すること．
- 本薬はCYP2D6を阻害することが示唆されているので，CYP2D6により代謝される他の薬剤の血中濃度を増加させる可能性がある．

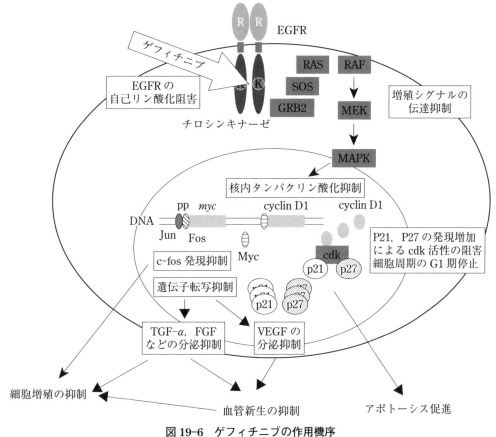

図19-6　ゲフィチニブの作用機序
（イレッサ®錠（アストラゼネカ）インタビューフォーム）

エルロチニブ塩酸塩（タルセバ®［内］）
- EGFR-TKを強力かつ選択的に阻害することにより，EGFRシグナル伝達経路を選択的に阻害し，腫瘍増殖抑制作用を示す．
- 適応：切除不能な再発・進行性で，がん化学療法施行後に増悪した非小細胞肺がん，EGFR遺伝子変異陽性の切除不能な再発・進行性で，がん化学療法未治療の非小細胞肺がん，治癒切除不能な膵がん（ゲムシタビンと併用）

276 第2編 抗悪性腫瘍薬

- ・投与：高脂肪，高カロリーの食後に本剤を投与した場合，AUC が増加するとの報告がある．食事の影響を避けるため食事の1時間前から食後2時間までの間の服用は避ける．
- ・副作用：
  - ・間質性肺疾患があらわれることがあるので，初期症状（息切れ，呼吸困難，咳嗽，発熱等の有無）を十分に観察し，胸部 X 線検査を行う．
  - ・重篤な肝機能障害があらわれることがある．重度の下痢により脱水症状に至る可能性がある．
  - ・重度の皮膚障害（ざ瘡様皮疹等の発疹，爪囲炎等の爪の障害，皮膚乾燥・皮膚亀裂，皮膚潰瘍，そう痒症等）があらわれることがある．
- ・注意：
  - ・主に CYP3A4，CYP1A2 によって代謝される．
  - ・UGT1A1 の阻害が認められたため，消失過程で主に UGT1A1 によるグルクロン酸抱合を受ける薬物との相互作用の可能性がある．

アファチニブマレイン酸塩（ジオトリフ® ［内］）

- ・EGFR のチロシンキナーゼドメインの ATP 結合部位に共有結合することで，不可逆的な阻害作用を示すと考えられている．
- ・EGFR と同様に ErbB ファミリーに属する HER2 ならびに ErbB4 についても，細胞内チロシンキナーゼ領域における ATP 結合部位に共有することにより，チロシンキナーゼのリン酸化を選択的に阻害する．
- ・本剤は P-gp の基質である．また，*in vitro* 試験において，本剤は BCRP の基質であること，および本剤の代謝へのシトクロム P450 の関与は低いことが示唆されている．
- ・適応：EGFR 遺伝子変異陽性の手術不能または再発非小細胞肺がん
- ・投与：食後に本剤を投与した場合，C_{max} および AUC が低下するとの報告がある．食事の影響を避けるため食事の1時間前から食後3時間までの間の服用は避ける．
- ・副作用：本剤の投与により間質性肺疾患があらわれ，死亡に至った症例も報告されているので，初期症状（呼吸困難，咳嗽，発熱等）の確認および定期的な胸部画像検査の実施等，観察を十分に行う．

イマチニブメシル酸塩（グリベック® ［内］）

- ・ATP 結合部位に ATP と競合的に結合することで，チロシンキナーゼ活性を阻害することが示唆されている．
- ・BCR-ABL，v-ABL，c-ABL，PDGF 受容体および KIT チロシンキナーゼに対して阻害活性を有している．
- ・適応：慢性骨髄性白血病，KIT（CD117）陽性消化管間質腫瘍，フィラデルフィア染色体陽性急性リンパ性白血病，FIP1L1-PDGFRα 陽性の好酸球増多症候群および慢性好酸球性白血病
- ・投与：いずれも染色体検査，遺伝子検査あるいは免疫組織学的検査により診断された患者に

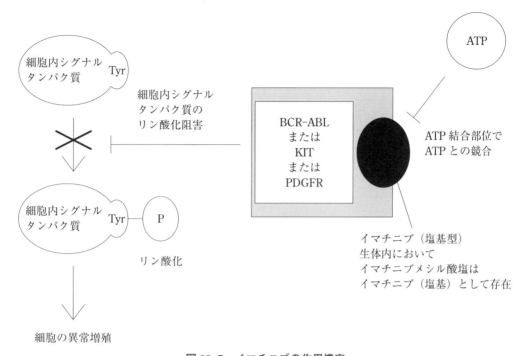

図 19-7 イマチニブの作用機序
(グリベック®錠(ノバルティスファーマ)インタビューフォーム)

用いる.
・副作用:
  ・体液貯留(胸水,肺水腫,腹水,心膜滲出液,心タンポナーデ,うっ血性心不全)があらわれることがある.
  ・重篤な肝機能障害があらわれることがあるので,投与開始前と投与後は1か月毎,あるいは患者の状態に応じて肝機能検査を行う.
  ・白血球減少,好中球減少,血小板減少,貧血があらわれることがあるので,血液検査は投与開始前と投与後の1か月間は毎週,2か月目は隔週,また,その後は2~3か月毎に行う.
・注意:
  ・CYP3A4で代謝されるので,本酵素の活性に影響を及ぼす薬剤と併用する場合には,注意して投与すること.
  ・本剤はCYP3A4/5,CYP2D6およびCYP2C9の競合的阻害薬であることが示されており,これらのCYP酵素により代謝される他の薬剤の血中濃度を上昇させる可能性がある.

ソラフェニブ(ネクサバール®[内])
・腫瘍進行に関与するC-RAF,正常型および変異型B-RAFキナーゼ活性,FLT-3,c-KITなどの受容体チロシンキナーゼ活性を阻害する.
・腫瘍血管新生に関与する血管内皮増殖因子(VEGF)受容体,血小板由来成長因子(PDGF)

受容体などのチロシンキナーゼ活性を阻害する.
- 適応：根治切除不能または転移性の腎細胞がん，切除不能な肝細胞がん
- 投与：高脂肪食の食後に本剤を投与した場合，血漿中濃度が低下するとの報告がある．高脂肪食摂取時には食事の1時間前から食後2時間までの間を避けて服用する．
- 副作用：
  - 手足症候群，剥脱性皮膚炎，中毒性表皮壊死融解症，皮膚粘膜眼症候群（Stevens-Johnson症候群），多形紅斑などの皮膚障害が発現することがある．
  - 肝機能障害，黄疸，肝不全があらわれることがあるので，本剤投与中は定期的に肝機能検査を行う．
  - 急性肺障害，間質性肺炎があらわれることがあるので，本剤の投与にあたっては，呼吸困難，発熱，咳嗽等の臨床症状を十分に観察する．
  - 血管新生阻害作用を有する薬剤であることから，本剤の投与により創傷治癒を遅らせる可能性がある．
- 注意：
  - CYP3A4による酸化的代謝とUGT1A9によるグルクロン酸抱合により代謝されることが示されているので，本酵素の活性に影響を及ぼす薬剤と併用する場合には，注意して投与すること．
  - 本剤のUGT1A1，UGT1A9，CYP2B6，CYP2C9およびCYP2C8に対する阻害活性が示されており，これらの酵素により代謝される他の薬剤の血中濃度を上昇させる可能性が

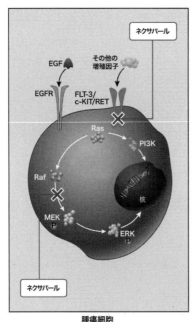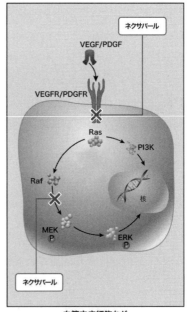

図19-8　ソラフェニブの作用機序
（ネクサバール®錠（バイエル薬品）インタビューフォーム）

ある.

スニチニブリンゴ酸塩（スーテント® [内]）
- ATP結合部位を競合的に阻害することにより，腫瘍の増殖，生存，転移ならびに血管新生に関与する特定の受容体型チロシンキナーゼ（血管内皮増殖因子受容体（VEGFR-1，VEGFR-2，VEGFR-3），血小板由来増殖因子受容体（PDGFR-α，PDGFR-β），幹細胞因子受容体（KIT），マクロファージコロニー刺激因子受容体（CSF-1R），Fms様チロシンキナーゼ3受容体（FLT-3）およびret前がん遺伝子（RET））のチロシンキナーゼ活性を選択的に阻害し，腫瘍血管新生とがん細胞の増殖抑制によって抗腫瘍効果を発揮する.
- 適応：イマチニブ抵抗性の消化管間質腫瘍，根治切除不能または転移性の腎細胞がん，膵神経内分泌腫瘍
- 副作用：
  - 骨髄抑制等の重篤な副作用が起こることがあるので，各投与コース開始前を含め定期的に血液検査を行う.
  - 高血圧があらわれることがある（抗VEGF薬で多くみられる）.
  - 腫瘍変性・縮小に伴う出血があらわれることがある.
  - 消化管穿孔は，VEGFR阻害の結果として認められる可能性が考えられる.

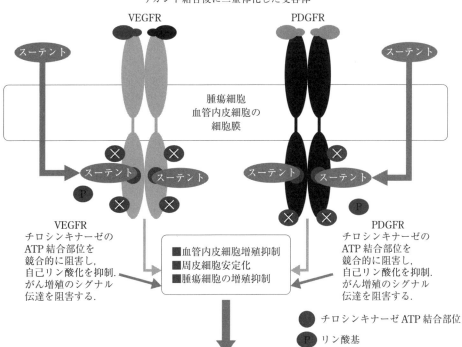

図19-9　スニチニブの作用機序
（スーテント®カプセル（ファイザー）インタビューフォーム）

280 第2編　抗悪性腫瘍薬

・QT 間隔延長，心室性不整脈があらわれることがある．

・原則禁忌：QT 間隔延長またはその既往歴のある患者に対して本剤を投与することにより，QT 間隔延長が悪化もしくは再発するおそれがある．

・注意：主に CYP3A4 で代謝されるので，本酵素の活性に影響を及ぼす薬剤と併用する場合には，注意して投与すること．

ダサチニブ水和物（スプリセル®［内］）

・5 種類の重要な発がん性チロシンキナーゼ/キナーゼファミリー（BCR-ABL，SRC ファミリーキナーゼ，c-KIT，EPH（エフリン）A2 受容体および PDGF（血小板由来増殖因子）β 受容体）に対する ATP の結合を競合的に阻害する作用を有している．

・適応：慢性骨髄性白血病，再発または難治性のフィラデルフィア染色体陽性急性リンパ性白血病

・副作用：

・白血球減少，好中球減少，血小板減少，貧血があらわれることがあるので，血液検査は投与開始前と投与後の 2 か月間は毎週，その後は 1 か月毎に，また，患者の状態に応じて適宜行う．血小板減少時に出血が生じることがある．

・体液貯留（胸水，肺水腫，心嚢液貯留，腹水，全身性浮腫等）があらわれることがある．

・QT 間隔延長が報告されている．

・注意：

・主に CYP3A4 により代謝され，活性代謝物は主にこの CYP3A4 を介して生成されるので，本酵素の活性に影響を及ぼす薬剤と併用する場合には，注意して投与すること．

・CYP3A4 を時間依存的に阻害し，CYP3A4 で主に代謝される薬剤の代謝クリアランスを低下させる可能性がある．

・Al, Mg 含有制酸薬との併用で，吸収が抑制されるため，制酸薬との同時併用回避．制酸薬の投与が必要の際は，本剤投与の少なくとも 2 時間前または 2 時間後に投与．

ニロチニブ塩酸塩水和物（タシグナ®［内］）

・ATP と競合的に拮抗し，BCR-ABL チロシンキナーゼを阻害することによって，Bcr-Abl 発現細胞の細胞死を誘導する．

・BCR-ABL だけでなく，幹細胞因子（SCF）受容体の KIT および血小板由来成長因子受容体（PDGFR）チロシンキナーゼを阻害するが，KIT および，PDGFR チロシンキナーゼの阻害作用はイマチニブと同程度であるのに対し，野生型 BCR-ABL にはイマチニブと比較して約 30 倍強力な阻害作用を有し，BCR-ABL 選択的に抗腫瘍作用を発揮する．

・適応：慢性期または移行期の慢性骨髄性白血病

・投与：食後に本剤を投与した場合，本剤の血中濃度が増加するとの報告がある．食事の影響を避けるため食事の 1 時間前から食後 2 時間までの間の服用は避ける．

・副作用：

・血小板減少，好中球減少，貧血があらわれることがあるので，血液検査を投与開始前と

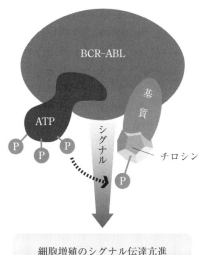
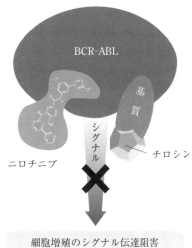

図19-10 ニロチニブの作用機序
(タシグナ®カプセル（ノバルティスファーマ）インタビューフォーム)

投与後の2か月間は2週毎，その後は1か月毎に行い，また必要に応じて追加する．
- QT間隔延長があらわれることがあるので，本剤投与開始前には，心電図検査を行う．
- 体液貯留（胸水，肺水腫，心嚢液貯留，心タンポナーデ，うっ血性心不全）があらわれることがある．
- 注意：主にCYP3A4および一部CYP2C8で代謝され，またP-gpの基質であることから，本剤の吸収と消失はCYP3A4またはP-gpに影響を及ぼす薬剤により影響を受けると考えられる．

ボスチニブ水和物（ボシュリフ®［内］）
- BCR-ABLチロシンキナーゼのATP結合部位にATPと競合的に結合することにより，基質のチロシンリン酸化を阻害するとともに，BCR-ABLチロシンキナーゼの直下に位置するSrcファミリーキナーゼ（Src, Lyn），CrkL，Stat5等の下流のシグナル伝達系の数か所のポイントにおいてもリン酸化を阻害し，*BCR-ABL*融合遺伝子陽性の腫瘍の異常増殖を抑制する．
- 適応：前治療薬に抵抗性または不耐容の慢性骨髄性白血病
- 注意：
  - 本剤は主にCYP3A4で代謝される．
  - *in vitro*試験において，本剤はP-gpの基質および阻害薬であり，BCRPの基質であることが示されている．

ラパチニブトシル酸塩水和物（タイケルブ®［内］）
- 細胞増殖促進のシグナル伝達系を活性化するHER（ErbB受容体）ファミリーのEGFR（ErbB1）とHER2（ErbB2）の両者に対して強力かつ選択的な可逆的阻害作用を有し，がん

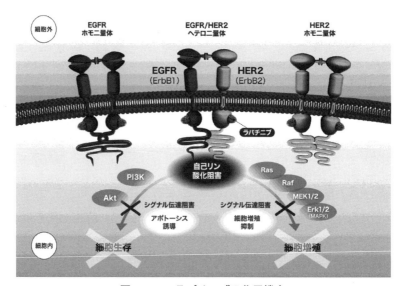

図 19-11　ラパチニブの作用機序
（タイケルブ®錠（ノバルティスファーマ）インタビューフォーム）

細胞の増殖を抑制する．
- 適応：HER2 過剰発現が確認された手術不能または再発乳がん（カペシタビンとの併用）
- 投与：
    - 食後に本剤を投与した場合，C_{max} および AUC が上昇するとの報告があるので，食事の影響を避けるため食事の前後1時間以内の服用は避けること．
    - 1回の投与量を1日2回に分割投与した場合，AUC が上昇するとの報告があるので，分割投与しないこと．
- 副作用：
    - 重篤な肝機能障害があらわれることがあり，死亡に至った例も報告されている．
    - 間質性肺炎，肺臓炎等の間質性肺疾患を発現する可能性があり，海外では死亡に至った例も報告されている．
    - 心不全等の重篤な心障害があらわれることがあるので，必ず本剤投与開始前には心機能検査を行い，患者の心機能を確認する．
    - QT 間隔延長があらわれることがある．
    - 重度の下痢があらわれ，脱水症状をきたすことがある．
- 注意：
    - 主として CYP3A により代謝される．
    - P-gp および BCRP の基質である．
    - CYP3A4，CYP2C8，P-gp，BCRP および OATP1B1 に対する阻害作用が示されている．

レゴラフェニブ（スチバーガ®［内］）
- 血管新生に関わるキナーゼ（VEGFR1，VEGFR2，VEGFR3，TIE2），腫瘍微小環境に関わ

第 19 章　分子標的治療薬　　**283**

るキナーゼ（PDGFRβ，FGFR），腫瘍形成に関わるキナーゼ（KIT，RET，RAF-1，BRAF）を阻害する．

- 消化管間質腫瘍（GIST）の発症および進行に関わるとされている変異型 KIT および PDGFRα に対する阻害作用も有する．
- 適応：治癒切除不能な進行・再発の結腸・直腸がん，がん化学療法後に増悪した消化管間質腫瘍
- 投与：
  - 空腹時に本剤を投与した場合，食後投与と比較して未変化体の C_{max} および AUC の低下が認められることから，空腹時投与を避けること．
  - 高脂肪食摂取後に本剤を投与した場合，低脂肪食摂取後の投与と比較して活性代謝物の C_{max} および AUC の低下が認められることから，本剤は高脂肪食後の投与を避けることが望ましい．
- 副作用：
  - 手足症候群，中毒性表皮壊死融解症，皮膚粘膜眼症候群，多形紅斑等が発現することがある．皮膚の有害事象は，国内外の臨床試験を通じて高い頻度で報告されている．
  - 肝機能障害，黄疸があらわれ，劇症肝炎，肝不全により死亡に至る例も報告されている．
  - 血圧の上昇が認められることがある．
- 注意：CYP3A4 による酸化的代謝および UGT1A9 によるグルクロン酸抱合により代謝されることが示されている．また，本剤の活性代謝物の排泄に，乳がん耐性タンパク（BCRP）および P-gp が関与することが示唆されている．したがって，これらの酵素活性やトランスポーターに影響を及ぼす薬剤と併用する際は，十分に注意して投与すること．

クリゾチニブ（ザーコリ® ［内］）

- 未分化リンパ腫キナーゼ（anaplastic lymphoma kinase：ALK）の受容体チロシンキナーゼ（receptor tyrosine kinase：RTK）とその発がん性変異体（ALK 融合タンパクおよび特定の ALK 変異体）に対するチロシンキナーゼ阻害薬である．
- 適応：*ALK* 融合遺伝子陽性の切除不能な進行・再発の非小細胞肺がん
- 投与：*ALK* 融合遺伝子陽性が確認された患者に投与すること．
- 副作用：
  - 間質性肺疾患があらわれることがあり，死亡に至った症例も報告されている．
  - 劇症肝炎，肝不全により死亡に至った症例も報告されている．
  - QT 間隔延長，徐脈（随伴症状：低血圧，失神，めまい等）があらわれることがある．
  - 好中球減少症，白血球減少症，リンパ球減少症，血小板減少症が報告されている．
  - 視覚障害（視力障害，光視症，霧視，硝子体浮遊物，複視，視野欠損，羞明，視力低下等）があらわれることがある．
- 注意：
  - CYP3A4/5 により代謝され，CYP3A に時間依存的な阻害作用を示す．

- P-gp に対して阻害作用を示したことから，P-gp 基質の薬剤と併用した場合，それらの血中濃度を上昇させる可能性がある．

アレクチニブ塩酸塩（アレセンサ® [内]）
- ALK チロシンキナーゼ活性を阻害することにより，*ALK* 融合遺伝子陽性のがん細胞の増殖を抑制する．
- 適応：ALK 融合遺伝子陽性の切除不能な進行・再発の非小細胞肺がん
- 投与：食事の影響を避けるため，本剤の投与時期は，空腹時に投与することが望ましい．
- 副作用：本剤の投与により間質性肺疾患があらわれることがあるので，初期症状（息切れ，呼吸困難，咳嗽，発熱等）の確認および胸部 CT 検査等の実施など，観察を十分に行う．
- 注意：
  - シトクロム P450（主に CYP3A4）によって代謝される．
  - *in vitro* 試験において CYP3A4 の時間依存的な阻害ならびに P-gp および BCRP の阻害が認められた．

アキシチニブ（インライタ® [内]）
- 血管内皮増殖因子受容体（VEGFR-1，-2 および -3）をターゲットとした選択的キナーゼ阻害薬である．

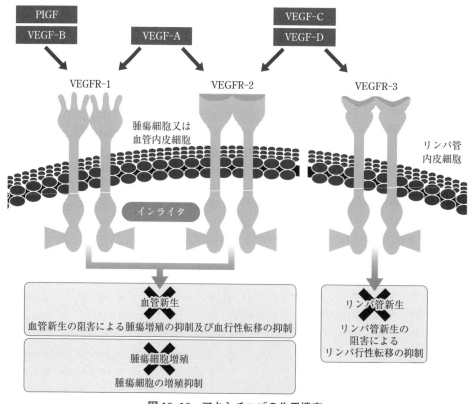

図 19-12 アキシチニブの作用機序
（インライタ®錠（ファイザー）インタビューフォーム）

- 適応：根治切除不能または転移性の腎細胞がん
- 副作用：
  - 高血圧は本剤を含む VEGF/VEGFR 阻害作用を有する薬剤に関連する副作用として知られている．
  - 甲状腺機能障害（低下症または亢進症）があらわれることがある．
  - 手足症候群があらわれることがある．
- 注意：主に CYP3A4/5 で代謝されるので，本酵素の活性に影響を及ぼす薬剤と併用する場合には，注意して投与すること．CYP3A4/5 を阻害する薬剤との併用により，本剤の代謝が阻害され本剤の血中濃度が上昇する可能性がある．また CYP3A4/5 を誘導する薬剤との併用により，本剤の代謝が促進され血中濃度が低下する可能性がある．

パゾパニブ塩酸塩（ヴォトリエント®［内］）
- 血管内皮増殖因子受容体（VEGFR），血小板由来増殖因子受容体（PDGFR）ならびに幹細胞因子受容体（c-KIT）に対して阻害作用を示すマルチキナーゼ阻害薬である．
- 適応：悪性軟部腫瘍
- 投与：食後に本剤を投与した場合，C_{max} および AUC が上昇の報告があり，食事の1時間以上前または2時間以降に投与する．
- 副作用：
  - 肝機能障害が発現し，肝不全により死亡に至った例も報告されている．
  - 血圧が上昇することがあるので，本剤の投与開始後早期から血圧の観察が必要である．

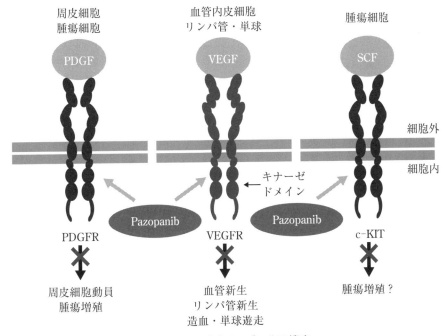

図 19-13　パゾパニブの作用機序

（ヴォトリエント®錠（ノバルティスファーマ）インタビューフォーム）

286　第2編　抗悪性腫瘍薬

- ・心機能不全がみられることがある.
- ・QT 間隔延長, 心室性不整脈があらわれることがある.
- ・注意:
  - ・*in vitro* 試験で, 本剤の代謝には主に CYP3A4 が, 一部 CYP1A2 および 2C8 が関与することから, CYP3A4 阻害薬および誘導薬は本剤の薬物動態に影響を及ぼす可能性がある.
  - ・CYP (2B6, 2C8, 2E1 および 3A4), UGT1A1 および OATP1B1 を阻害し, P-gp および BCRP の基質であった.

ルキソリチニブリン酸塩 (ジャカビ® [内])

- ・Janus キナーゼ (JAK:ヤヌスキナーゼ) 1 および JAK2 のリン酸化を阻害する経口チロシンキナーゼ阻害薬であり, JAK-STAT 経路のシグナル伝達を抑制することで, 脾腫を縮小しサイトカイン産生を抑制する.
- ・適応:骨髄線維症. 骨髄線維症は, 骨髄の広範囲な線維化, それに伴う髄外造血, 末梢血での幼若な顆粒球や赤芽球の出現, 造血幹細胞である CD34 陽性細胞の増加を特徴とする造血器腫瘍である. 骨髄線維症を含め, 1 系統以上の血球が増加するクローン性疾患である骨髄増殖性腫瘍の患者の大部分で, JAK2 の活性化が認められていることから, JAK2 は本疾患の病理発生に関与すると推定されている.
- ・副作用:本剤の投与により, 結核, 敗血症等の重篤な感染症が発現し, 死亡に至った症例が報告されている. 本剤は JAK1 および JAK2 を阻害することにより, 造血および免疫機能に重要な役割を担う多くのサイトカインおよび増殖因子のシグナル伝達を阻害することから, 本剤の免疫抑制作用により感染症が発現もしくは悪化するおそれがある.
- ・注意:
  - ・主として代謝酵素 CYP3A4 で代謝され, CYP3A4 に比べて寄与率は小さいが CYP2C9 によっても代謝される.
  - ・*in vitro* の検討から, 本剤は腸の CYP3A4, P-gp および BCRP を阻害する可能性が示唆されている.

ベムラフェニブ (ゼルボラフ® [内])

- ・V600 遺伝子変異を有する BRAF (BRAF V600) キナーゼを選択的に阻害することにより抗腫瘍効果を発揮する.
- ・適応:BRAF 遺伝子変異を有する根治切除不能な悪性黒色腫. BRAF の 600 番目のコドンに変異が生じているがん細胞の場合, BRAF キナーゼは恒常的に活性化されており, その下流に位置する MEK および ERK を恒常的に活性化させると推定される. MEK および ERK を介した下流のシグナル伝達制御に異常が生じ, 細胞に異常な増殖と長期生存を引き起こすと考えられている.
- ・注意:本剤は CYP3A4 を誘導し, CYP1A2 および CYP2C9 を阻害することが示されている.

レンバチニブメシル酸塩 (レンビマ® [内])

- ・キナーゼ阻害薬であり, 主に血管内皮増殖因子 (VEGF) の受容体 VEGFR1～3, および線

維芽細胞増殖因子（FGF）の受容体FGFR1～4を阻害することにより，腫瘍の増殖・転移等に重要な血管新生を阻害し，抗腫瘍効果を発揮する．
・がんの悪性化に関与することが報告されているRTKである血小板由来増殖因子受容体（PDGFR）α，幹細胞因子受容体（KIT），rearranged during transfectionがん原遺伝子（RET）も阻害することが確認されている．

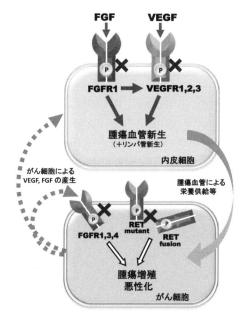

図19-14　レンバチニブの作用機序
（レンビマ®カプセル（エーザイ）インタビューフォーム）

・適応：根治切除不能な甲状腺がん
・注意：本剤はP-gpおよびCYP3Aの基質となる．

バンデタニブ（カプレルサ®［内］）

・血管内皮増殖因子受容体-2（VEGFR-2）チロシンキナーゼ，上皮増殖因子受容体（EGFR）チロシンキナーゼおよびRET（rearranged during transfection）チロシンキナーゼに対して選択的な阻害作用を示すマルチキナーゼ阻害薬である．VEGFR-2チロシンキナーゼを介した血管内皮細胞の増殖，遊走，生存等の血管新生に関わる反応を抑制し，間接的に腫瘍増殖を抑制すると共に，EGFRやRETのチロシンキナーゼを介するがん細胞の増殖を直接的に抑制することで，相乗的な作用を示す．
・適応：根治切除不能な甲状腺髄様がん
・副作用：
　・間質性肺疾患があらわれ，死亡に至った症例が報告されている．
　・QT間隔延長があらわれることがあるので，定期的な心電図検査および電解質検査の実施，患者の状態を十分に観察する．

288 第2編 抗悪性腫瘍薬

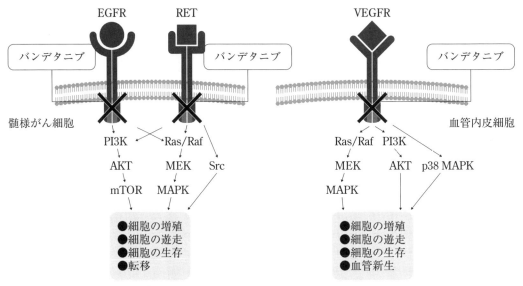

図 19-15 バンデタニブの作用機序
（カプレルサ®錠（アストラゼネカ）インタビューフォーム）

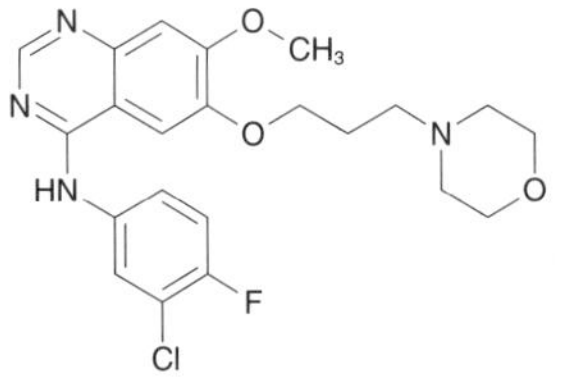

ゲフィチニブ

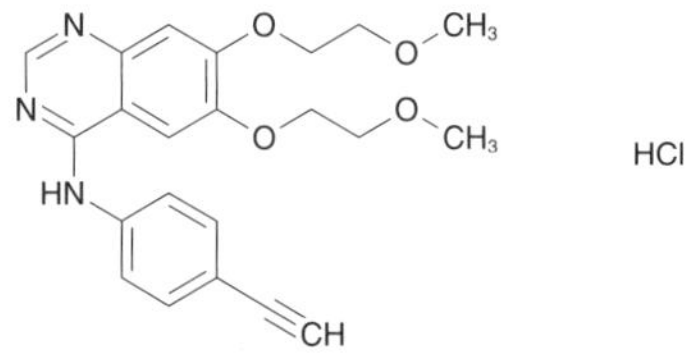

エルロチニブ

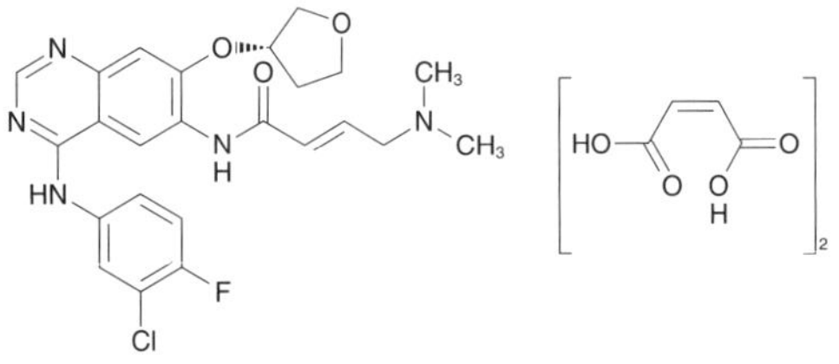

アファチニブ

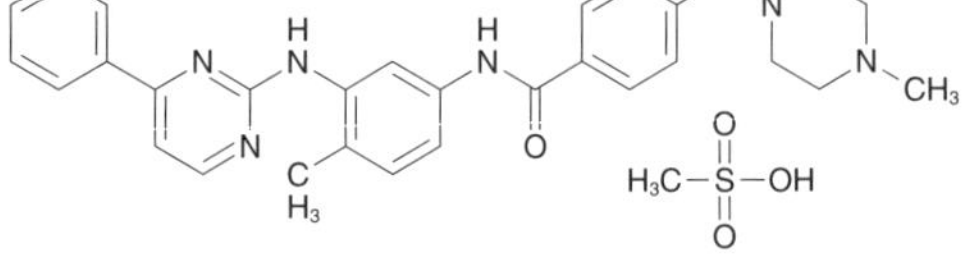

イマチニブ

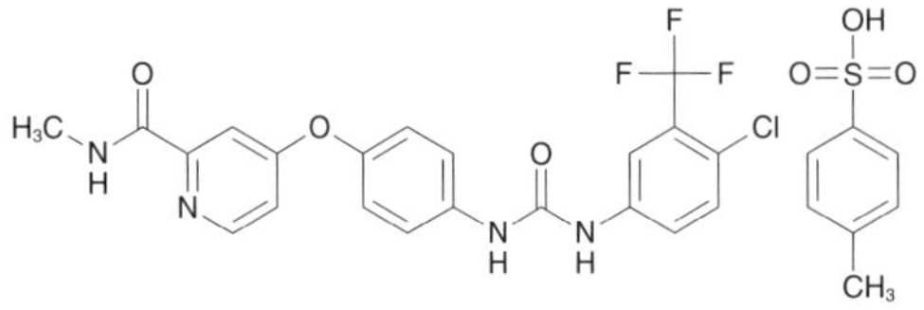

ソラフェニブ

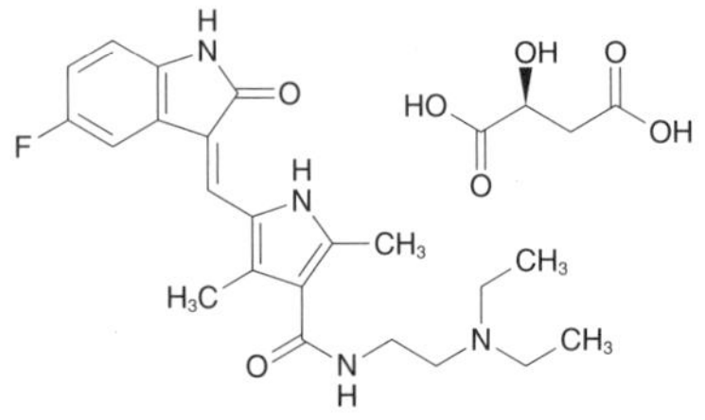

スニチニブ

図 19-16 キナーゼ標的薬の構造式

第 19 章　分子標的治療薬　　**289**

ダサチニブ

ニロチニブ

ボスチニブ

ラパチニブ

レゴラフェニブ

クリゾチニブ

アレクチニブ

アキシチニブ

パゾパニブ

ルキソリチニブ

図 19-16　キナーゼ標的薬の構造式（つづき）

290　第2編　抗悪性腫瘍薬

ベムラフェニブ　　　　　レンバチニブ　　　　　バンデタニブ

図 19-16　キナーゼ標的薬の構造式（つづき）

・禁忌：先天性 QT 延長症候群のある患者.

19-2-2　その他

ボルテゾミブ（ベルケイド® ［注］）

・プロテアソームのキモトリプシン様活性を有する β5 サブユニットの活性中心に結合して, プロテアソームを特異的かつ可逆的に阻害する.

・適応：多発性骨髄腫

・副作用：

　・間質性肺炎, 胸水, 急性肺水腫が認められ, 死亡例が報告されている.

　・心障害（心肺停止, 心停止, うっ血性心不全, 心原性ショック）による死亡例, うっ血性心不全の急性発現または増悪, 心嚢液貯留, 左室駆出率低下が報告されている.

　・B 型肝炎ウイルスの再活性化による肝炎があらわれることがあるので, 本剤投与に先立って肝炎ウイルス感染の有無を確認し, 本剤投与前に適切な処置を行う.

　・末梢神経障害は, 用量依存性, 累積投与量依存性の傾向を示し, 症状が遷延することがある.

　・好中球減少症, 血小板減少症が発現した結果, 感染症（敗血症性ショック等）や出血等の重篤な副作用が発現することがある.

・注意：

　・CYP3A4, 2C19 および 1A2 の基質であることが示されている. 本剤と CYP3A4 の基質, 阻害薬または誘導薬を併用している患者においては, 副作用または効果の減弱について注意深く観察すること.

　・外国臨床試験において, 経口血糖降下薬を併用した糖尿病患者で低血糖および高血糖が報告されている. 経口血糖降下薬を投与中の糖尿病患者に本剤を投与する場合には, 血糖値を注意深く観察し, 経口血糖降下薬の用量に留意して慎重に投与すること.

エベロリムス（アフィニトール® ［内］）

・セリン／スレオニンキナーゼの 1 種である mTOR を選択的に阻害する.

・それにより, がん細胞のシグナル伝達を阻害し, がん細胞の増殖を抑制する直接的作用機序およびがん細胞からの VEGF の産生と VEGF による血管内皮細胞の増殖を抑制し, 血管新

生を抑制する間接的作用機序により抗腫瘍効果を発揮する.

- 適応：根治切除不能または転移性の腎細胞がん，膵神経内分泌腫瘍，手術不能または再発乳がん，結節性硬化症に伴う腎血管筋脂肪腫，結節性硬化症に伴う上衣下巨細胞性星細胞腫

- 投与：食後に本剤を投与した場合，C_{max} および AUC が低下するとの報告がある．本剤の投与時期は，食後または空腹時のいずれか一定の条件で投与すること.

- 副作用：
  - 間質性肺疾患（肺臓炎，間質性肺炎，肺浸潤，胞隔炎，肺胞出血，肺毒性等を含む）があらわれることがあり，未回復のまま死亡に至った例が報告されている.
  - 免疫抑制作用により，感染症の発症および重症化，B 型肝炎ウイルスの再活性化が報告されている.
  - 重篤な腎障害があらわれることがあり，腎不全が急速に悪化した例も報告されている.
  - 重篤な高血糖，血中ブドウ糖増加，糖尿病が報告されている.
  - ヘモグロビン減少，リンパ球減少，好中球減少および血小板減少が認められている.

- 禁忌：生ワクチン（免疫抑制下で接種すると，病原性を現す可能性がある）

- 注意：主として CYP3A4 によって代謝され，腸管に存在する CYP3A4 によっても代謝される.また，本剤は P-gp の基質でもあるため，本剤経口投与後の吸収と消失は，CYP3A4 または P-gp に影響を及ぼす薬剤により影響を受けると考えられる.

テムシロリムス（トーリセル® ［注］）

- mTOR の活性を阻害し，細胞周期の移行および血管新生を抑制することにより，がん細胞の生存・増殖・転移を抑えるとともにアポトーシスを誘導する.

- 適応：根治切除不能または転移性の腎細胞がん

- 投与：
  - 30〜60 分間かけて点滴静脈内投与する.
  - infusion reaction を予防するため，本剤の投与前に，抗ヒスタミン薬（d-クロルフェニラミンマレイン酸塩，ジフェンヒドラミン塩酸塩等）を投与すること.
  - 無水エタノールや界面活性剤（ポリソルベート 80）が配合されているため，ポリ塩化ビニルと接触すると DEHP のような可塑剤が溶出される.

- 副作用：
  - 致命的な転帰をたどることがある間質性肺疾患の発現が報告されている.
  - infusion reaction として，潮紅，胸痛，呼吸困難，低血圧，無呼吸，意識消失，アナフィラキシー等の症状があらわれることがあり，致命的な転帰をたどることがある.
  - 免疫抑制作用により，細菌，真菌，ウイルスあるいは原虫による感染症や日和見感染のリスクが増大するおそれがある．また，肝炎ウイルス，結核等が再活性化する可能性がある.
  - 腎不全があらわれ，致命的な転帰をたどることがある.

- 禁忌：生ワクチン（免疫抑制下で接種すると，病原性を現す可能性がある）

292　第 2 編　抗悪性腫瘍薬

- ・注意：テムシロリムスはエステラーゼを介してシロリムスに代謝されると考えられる．主要代謝物であるシロリムスは主に CYP3A4 により代謝されるので，CYP3A4 に影響を及ぼす薬剤により影響を受けると考えられる．

トレチノイン（ベサノイド®［内]）

- ・第 17 染色体上のレチノイン酸受容体（retinoic acid receptor-α：RAR-α）遺伝子と第 15 染色体上の *PML* 遺伝子はともに，好中球系細胞を前骨髄球から分葉好中球へと分化させる機能をもつと推定されている．
- ・急性前骨髄球性白血病においては染色体相互転座により形成された *PML-RAR-α* キメラ遺伝子が両者のもつ分化誘導作用をブロックすることにより，APL 細胞が前骨髄球以降に分化するのを阻止しているものと推定される．
- ・大量のトレチノインが作用すると，キメラ遺伝子の抑制機構が崩れ，前骨髄球からの分化が起こるものと考えられる．
- ・適応：急性前骨髄球性白血病
- ・副作用：
  - ・発熱，呼吸困難，胸水貯留，肺浸潤，間質性肺炎，肺うっ血，心嚢液貯留，低酸素血症，低血圧，肝不全，腎不全および多臓器不全等によって特徴づけられるレチノイン酸症候群が発現し，重篤な転帰をたどることがある．
  - ・高度の白血球増多症を起こすことがある．
- ・禁忌：ビタミン A 製剤（ビタミン A 過剰症と類似した副作用症状を起こすおそれがある）

タミバロテン（アムノレイク®［内]）

- ・薬理濃度の薬物が作用すると PML-RARα の変異性質が解除され，PML および RARα の機能が正常化することにより骨髄球系の分化誘導が起こるものと考えられている．
- ・適応：再発または難治性の急性前骨髄球性白血病
- ・副作用：
  - ・レチノイン酸症候群（発熱，呼吸困難，胸水貯留，肺浸潤，間質性肺疾患，肺うっ血，心嚢液貯留，低酸素症，低血圧，肝不全，腎機能不全，多臓器不全等）が発現し，重篤な転帰をたどることがある．
  - ・感染症（肺炎，敗血症等）があらわれることがある．
  - ・白血球増加症があらわれることがある．
  - ・間質性肺疾患があらわれることがある．
- ・禁忌：ビタミン A 製剤（ビタミン A 過剰症と類似した副作用症状を起こすおそれがある）
- ・注意：本剤の代謝には主に CYP3A4 が関与しているので，CYP3A4 に影響を及ぼす薬剤により影響を受けると考えられる．

サリドマイド（サレド®［内]）

- ・血管新生抑制，サイトカイン産生抑制，細胞接着因子発現抑制，免疫調節，アポトーシス誘導および細胞増殖抑制作用を示す．

・適応：再発または難治性の多発性骨髄腫

※本剤による治療は少なくとも1つも標準的な治療が無効または治療後に再発した患者を対象とし，本剤以外の治療の実施についても慎重に検討した上で，投与を開始する．

・投与：

  ・副作用の「眠気」を考慮し，就寝前に経口投与する．

  ・胎児への曝露を避けるため，本剤の使用については，安全管理手順が定められているので，関係企業，医師，薬剤師等の医療関係者，患者やその家族等の全ての関係者が本手順を遵守すること．

・副作用：

  ・催奇形性があるため，妊婦または妊娠している可能性のある婦人への投与は禁忌としている．

  ・抗血管新生作用が創傷の治癒を阻害する可能性がある．

  ・傾眠，眠気，めまい，徐脈，起立性低血圧が起こることがある．

レナリドミド水和物（レブラミド®［内］）

・造血器がん細胞に対する増殖抑制作用（殺腫瘍作用）として，アポトーシスの誘導，細胞周期の停止，がん抑制遺伝子の発現増加およびカスパーゼ活性の増加等の関与が，また，免疫調節作用として，サイトカイン産生調節およびナチュラルキラー（NK）細胞の活性化増強等の関与が示唆されている．

・血管新生阻害作用も報告されている．

・適応：再発または難治性の多発性骨髄腫

※本剤による治療は少なくとも1つも標準的な治療が無効または治療後に再発した患者を対象とし，本剤以外の治療の実施についても慎重に検討した上で，投与を開始する．

・投与：

  ・高脂肪食摂取後の投与によって AUC および C_{max} の低下が認められることから，本剤は高脂肪食摂取前後を避けて投与することが望ましい．

  ・胎児への曝露を避けるため，本剤の使用については，適正管理手順が定められているので，関係企業，医師，薬剤師等の医療関係者，患者やその家族等の全ての関係者が本手順を遵守すること．

・副作用：

  ・催奇形性を有する可能性があることから，妊婦または妊娠している可能性のある女性患者は禁忌とした．

  ・重篤な好中球減少症および血小板減少症が発現することがある．

  ・深部静脈血栓症，肺塞栓症が報告されている．

ポマリドミド（ポマリスト®［内］）

・免疫調節薬であり，免疫細胞に作用し，サイトカイン産生を制御するなど，免疫応答を調節するとともに，がん細胞に対する直接的な増殖抑制作用や血管内皮細胞に対する血管新生阻

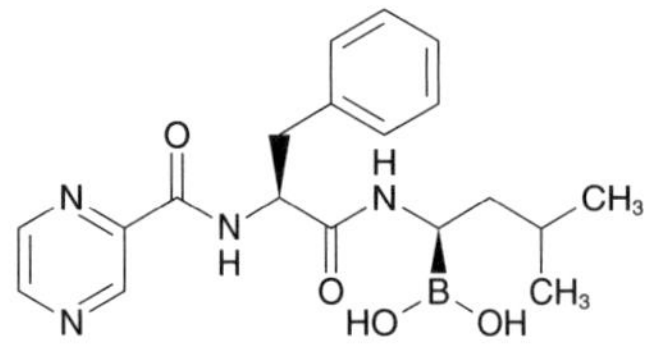

294　第２編　抗悪性腫瘍薬

ボルテゾミブ

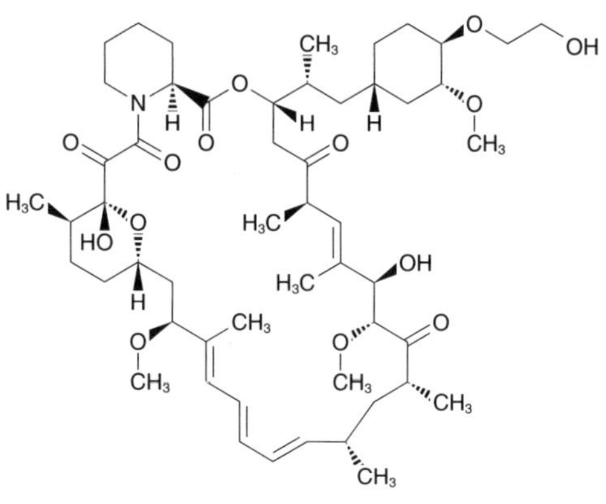

エベロリムス

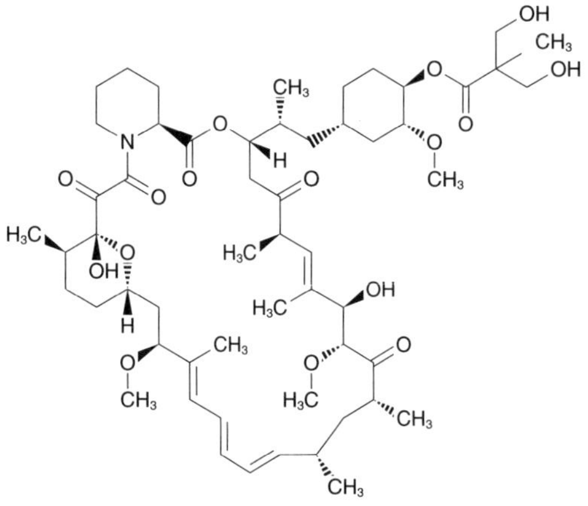

テムシロリムス

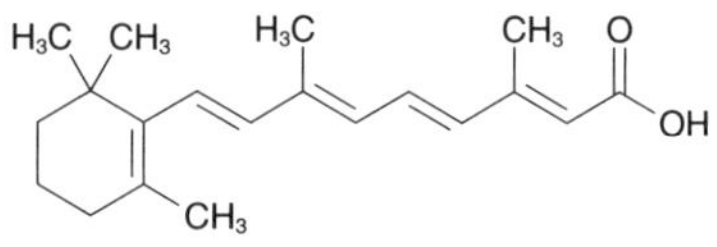

トレチノイン

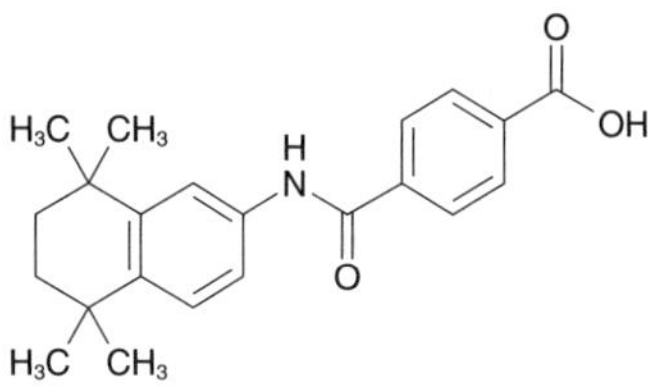

タミバロテン

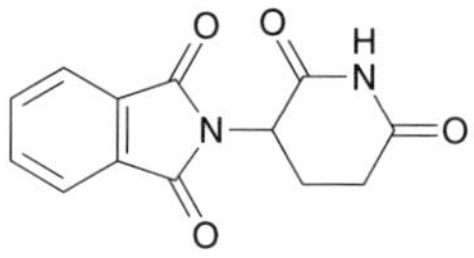

サリドマイド

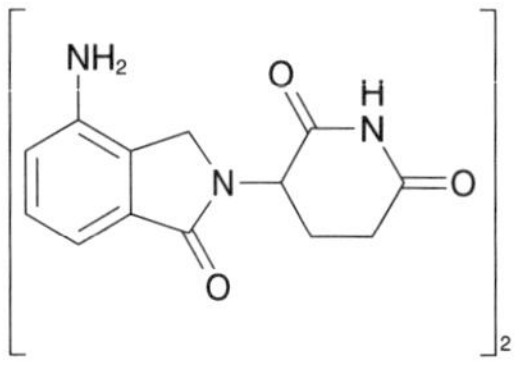

レナリドミド

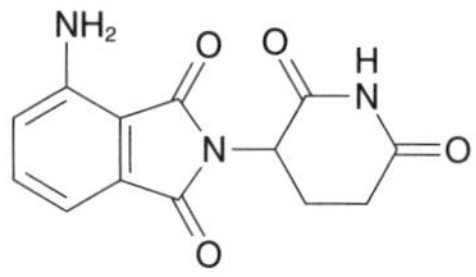

ポマリドミド

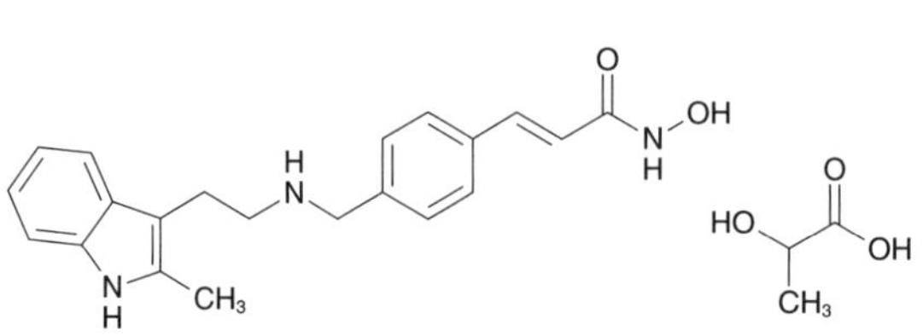

パノビノスタット

図 19-17　ボルテゾミブ他の構造式

害作用も有する.

・適応：再発または難治性の多発性骨髄腫

※レナリドミドおよびボルテゾミブの治療歴がある患者を対象とし，本剤以外の治療の実施についても慎重に検討した上で，本剤の投与を開始する.

・禁忌：ヒトで催奇形性を有する可能性がある．このため，妊婦または妊娠している可能性のある女性患者は禁忌とした．本剤の使用に際しては，胎児への曝露を防止する目的で，適正管理手順（RevMate）が定められており，この手順を遵守することが極めて重要であることから，その徹底を図るため，この手順を遵守できない患者への投与は禁忌とした.

・副作用：重篤な好中球減少症および血小板減少症が発現することがある.

・注意：本剤は主に CYP1A2 および CYP3A4 によって代謝される.

パノビノスタット（ファリーダック®［内］）

・ヒストン脱アセチル化酵素（HDAC）を阻害することにより，ヒストンおよび非ヒストンタンパク（がん細胞の増殖に関連する転写因子や細胞内骨格およびタンパク安定化を制御する機能タンパク）のアセチル化レベルが上昇し，がん抑制遺伝子の転写促進，がん細胞のアポトーシス，および細胞周期停止の誘導が生じることにより，腫瘍増殖抑制作用を発揮する.

・適応：再発または難治性の多発性骨髄腫（ボルテゾミブおよびデキサメタゾンとの併用）

・副作用：

・血小板減少，好中球減少，貧血があらわれることがある.

・細菌，真菌，ウイルスまたは原虫による感染症や日和見感染が発現または悪化することがあり，B 型肝炎ウイルスキャリアの患者または既往感染者（HBs 抗原陰性，かつ HBc 抗体または HBs 抗体陽性）において B 型肝炎ウイルスの再活性化による肝炎があらわれることがある.

・重度の下痢，悪心・嘔吐および便秘があらわれることがある.

・注意：本剤は CYP3A4 の基質となる．また，本剤は CYP2D6 を阻害することが示されている.

19-3　章末問題

次の文章の正誤を答えよ.

19. 1　トラスツズマブは，HER2 過剰発現が確認された乳がんを適応とする抗ヒト上皮増殖因子受容体 2 型ヒト化モノクローナル抗体である.

19. 2　トラスツズマブエムタシンは，トラスツズマブにカリケアマイシンを結合させた薬剤である.

19. 3　セツキシマブは，EGFR に対して高い親和性で結合するキメラ型モノクローナル抗体であり，大腸がんに用いられる.

19. 4　リツキシマブは，B 細胞性非ホジキンリンパ腫を適応とする抗腫瘍性抗生物質結合抗

296 第2編 抗悪性腫瘍薬

CD33 モノクローナル抗体である.

19. 5 ペルツズマブは, トラスツズマブとは異なる HER2 の部位に結合することから, 両者は併用で強い効果を発揮することが期待される.

19. 6 ベバシズマブは, VEGF に対するヒト化モノクローナル抗体であり, 大腸がんに用いられる.

19. 7 ゲムツズマブオゾガマイシンの骨髄障害を抑制するために投与1時間前に抗ヒスタミン薬および解熱鎮痛薬の前投与を行う.

19. 8 パニツムマブは, KRAS に対するヒト化モノクローナル抗体であり, 大腸がんを適応とする.

19. 9 イブリツモマブチウキセタンは, CD20 抗原に結合し, ^{111}In からの β 線放出により細胞障害を誘発する.

19.10 モガムリズマブは, CD20 陽性成人 T 細胞白血病リンパ腫を適応とする.

19.11 オファツムマブは, CD20 に結合し, リツキシマブより強力な CDC を誘発する.

19.12 ゲフィチニブは, 非小細胞肺がんを適応とする抗 CD20 マウス/ヒトキメラ型モノクローナル抗体であり, その効果には人種差があることが報告されている.

19.13 イマチニブは, 慢性骨髄性白血病を適応とする上皮成長因子受容体チロシンキナーゼ阻害薬である.

19.14 エルロチニブは, ゲムシタビンと併用の上で非小細胞肺がんを適応とする.

19.15 レゴラフェニブは, 大腸がんおよび消化管間質腫瘍を適応とし, CYP3A4 および UGT1A9 により代謝される.

19.16 ソラフェニブは, 腎がんおよび肝がんを適応とし, 副作用として手足症候群を示す.

19.17 スニチニブは, 血管新生阻害作用を有し, 腎がんを適応とする.

19.18 ダサチニブは, 重篤な心障害をあらわすことがあり, QT 間隔延長の既往歴を持つ患者には原則禁忌である.

19.19 ニロチニブは, CYP3A4 および 2C8 により代謝され, P-gp の基質でもある.

19.20 ラパチニブは, HER2 過剰発現が確認された手術不能または再発乳がんに用いる抗体医薬品である.

19.21 クリゾチニブは, *ALK* 融合遺伝子陽性の非小細胞肺がんを適応とする.

19.22 アキシチニブは, VEGF 受容体を阻害し, 腎がんを適応とする.

19.23 パゾパニブは, VEGF 受容体および PDGF 受容体を阻害し, 悪性軟部腫瘍を適応とする.

19.24 ボルテゾミブは, プロテアソームを活性化して, 多発性骨髄腫に対して抗腫瘍効果を発揮する.

19.25 エベロリムスは, 空腹時に経口投与され, mTOR を選択的に阻害する.

19.26 テムシロリムスは, エステラーゼにより代謝され, infusion reaction を起こすことがある.

19.27 トレチノインに特徴的な副作用は, ビタミン A 症候群である.

19.28 タミバロテンは, *PML-RARα* 遺伝子の抑制機構を解除し, 前骨髄球の分化を誘導する.

19.29 サリドマイドは，別の治療法についても十分に検討した上で用いるべき，多発性骨髄腫治療薬である．

19.30 レナリドミドは，サリドマイドの誘導体であり，毒性が軽減され，妊婦にも使用可能となった．

第20章　抗悪性腫瘍薬の副作用対策

　がん細胞は急速に分裂，増殖を繰り返しており，抗がん薬の多くはこれらの過程に作用して細胞を障害する．一方，生体においては，骨髄でつくられる血液細胞，消化器や生殖器における細胞，毛根細胞など分裂，増殖を活発に行っている細胞があり，これらの細胞は抗がん薬の影響を受けやすい．このため，抗がん薬の投与により白血球，赤血球および血小板の減少，下痢，脱毛といった副作用が高頻度に出現する．さらに，抗がん薬は悪心・嘔吐，腎障害，末梢神経障害，膀胱粘膜障害など種々の副作用を示す．安全に治療を進めていくためには，副作用の予防，早期対応といったマネジメントが重要である．治療当日から発現するものから数年後まで及ぶものまで，出現時期，期間は様々である．副作用のマネジメントでは，出現する副作用や程度，軽快までの経過などを十分にモニタリングし，繰り返される治療への対応策として活用する．

20-1　血管外漏出

（1）特　徴
・抗がん薬が血管外に漏出した場合，漏出した局所に壊死を来たす可能性がある．
・壊死を来たしやすい壊死性抗がん薬から危険性の低い非炎症性抗がん薬まで，その危険度は様々である．
・非炎症性抗がん薬であっても大量に漏出すれば局所壊死を起こし得るため，壊死性抗がん薬が含まれていなくても注意は必要である．
・組織が壊死すれば治療に長期間を要することが多く，部位によっては硬結や運動制限を生じ局所切除や皮膚移植などの外科的処置を必要とすることもある．漏出時の迅速かつ適切な対応によって皮膚障害を最小限に留めることができる．

（2）対応法
①針を抜く（すぐには抜かない）
・明らかな漏出がある場合，留置針を抜く前に，ルート内や留置針に残存する薬液を排除する目的で，注射器で組織に浸潤した薬液を血液とともに可能な限り吸引する．
・留置針を抜く場合には，陰圧をかけながら抜く．
・漏出量が多ければ，腫脹部位の薬剤を27G針とシリンジを用いて吸引除去する．
②冷却，加温
・血管外に漏出した場合は，患部を冷却あるいは加温する．
・漏出した際，多くの抗がん薬の場合，冷却することが推奨されている．間欠的な冷却は血管

収縮を起こすことにより薬剤の広がりや局所の損傷の程度が軽減される．冷却圧迫も局所の炎症や痛みを軽減させるために有用である．1日4回15分程度4日間，患部に保冷シートを使用する．

・ビンカアルカロイドやエトポシドの場合は，患部を加温することが推奨されている．冷却することで潰瘍形成を悪化させることが動物実験で報告されているため，冷却は禁忌とされている．これらの薬剤は局所を温めることで血管拡張や血流量の増加によって薬剤が拡散，希釈されるとして推奨されている．

・オキサリプラチンの場合は，寒冷刺激により末梢神経障害が誘発されるため患部の冷却は避ける．

③ ステロイド局注・外用処置

・壊死性抗がん薬や多量の炎症性抗がん薬漏出時にはステロイド薬の局注・外用処置を行う．

・局注は，デキサメタゾンなどのステロイド薬を，局所麻酔薬（例えば，1％キシロカイン）と混和し，漏出部位を取り囲むように行う．その後，漏出部位そのものにもまんべんなく注射する．なお，局注は漏出後1時間以内に行うことが望ましい．

・局注後，ステロイド薬の外用処置を行う．

・局注および外用処置は症状が軽快するまで連日行う．

※ 特定解毒薬の投与

血管外漏出に対して，海外ではジメチルスルホキシド（DMSO），ヒアルロニダーゼ，チオ硫酸ナトリウムなどの特定解毒薬の使用が推奨されている．ただし，いずれもわが国では保険適応

表 20-1　血管外漏出時の組織障害性に基づく抗がん薬の分類

壊死性抗がん薬	炎症性抗がん薬	非炎症性抗がん薬
アントラサイクリン系	トポイソメラーゼ阻害薬	代謝拮抗薬
ドキソルビシン	イリノテカン	エノシタビン
イダルビシン	エトポシド	シタラビン
エピルビシン	白金錯体	メトトレキサート
ダウノルビシン	カルボプラチン	抗腫瘍性抗生物質
アムルビシン	シスプラチン	ペプロマイシン
微小管作用薬	オキサリプラチン	酵素製剤
ドセタキセル	ネダプラチン	L-アスパラギナーゼ
パクリタキセル	アルキル化薬	サイトカイン
ビノレルビン	イホスファミド	インターフェロン製剤
ビンクリスチン	シクロホスファミド	インターロイキン製剤
ビンデシン	ダカルバジン	
ビンブラスチン	メルファラン	
抗腫瘍性抗生物質	代謝拮抗薬	
アクチノマイシン D	ゲムシタビン	
マイトマイシン C	フルオロウラシル	
	抗腫瘍性抗生物質	
	ブレオマイシン	

外あるいは医療用医薬品として認可されていない薬剤のため，実際には使用されていない．

デクスラゾキサン（サビーン®［注］）はアントラサイクリン系の血管外漏出治療薬として2014年4月に薬価収載・販売され，使用できるようになった．トポイソメラーゼⅡのはたらきを阻害することにより，アントラサイクリン系の血管外漏出による組織障害（少量でも血管外に漏出すると，発赤や腫脹とともに疼痛をきたし，炎症の進行に伴い，皮膚の壊死や難治性の潰瘍に至る場合がある）を抑制すると考えられている．

20-2 白血球・好中球減少

（1）特　徴
・骨髄中の造血細胞は活発に細胞分裂が行われており，抗がん薬により最も影響を受けやすい．
・抗がん薬による骨髄抑制の1つとして白血球（好中球）減少があり，好中球減少は，抗がん薬の投与制限毒性であることが多い．
・好中球は遊走能および貪食能を有し，感染の予防に重要な役割を担っている．通常，血液中に白血球は3,500～9,800/mm³あり，そのうち好中球は40～60％を占める．
・白血球が2,000/mm³未満，好中球が1,000/mm³未満になると，感染の頻度が増加するといわれている（Grade 3の基準に相当）．
・Grade 4の白血球減少は，白血球が1,000/mm³未満，好中球が500/mm³未満で定義される．
・多くの抗がん薬は投与7～14日後に白血球数がnadir（最低値）となるが，抗がん薬の種類，投与量や前治療（がん化学療法，放射線療法），患者要因などの影響により発現時期は異なる．
・好中球減少のみでは症状はないが，原因不明の微熱が持続したり，また38℃以上の発熱性好中球減少症（FN）となり，急激に敗血症性ショックに進展することがある．

（2）対応法
白血球減少時には患者に感染しやすい状態であることを伝え，感染を予防するため，以下に示した具体的な方法を説明する必要がある．
① 生野菜や生魚等を食べない．
・好中球減少時の感染経路として最も多いのは口腔および消化管からの感染である．
② うがい
・口腔からの感染を予防するために，ポビドンヨードを水で約30倍に用時希釈して含嗽する．
③ G-CSF製剤の投与
・好中球数が一定の基準より下がれば，G-CSF製剤の投与が行われる．好中球数が5,000/mm³に達した場合は投与を中止する．
・G-CSF製剤では有効血中濃度を長い時間保った方がより高い臨床効果が期待できる．

302　第2編　抗悪性腫瘍薬

・原則として皮下投与を行うが，出血傾向等によって皮下投与が困難な場合には静脈内投与を行う．同じ投与量であれば皮下投与の方が静脈内投与に比べ，治療効果は約2倍とされている．

・好中球数が十分に回復していない場合に，G-CSF製剤を前投与して，抗がん薬を投与してはいけない．G-CSF製剤の投与によって骨髄細胞が急速に分裂するため，かえって重篤な骨髄抑制を招く危険性がある．各G-CSF製剤の添付文書には「抗がん薬の投与前24時間および投与終了後24時間以内の使用は避けること」と記載されている．

・骨髄性白血病ではG-CSF受容体を発現しているがん細胞もあり，G-CSF製剤の投与によりがん細胞の増殖も促進されてしまうことがある．このため，骨髄中の芽球が一定量以下まで減少していない骨髄性白血病患者および末梢血液中に芽球の認められる骨髄性白血病患者に対しては使用すべきでない．

ペグフィルグラスチム（ジーラスタ®［注］）

・遺伝子組換え技術によって大腸菌で産生されたヒト顆粒球コロニー形成刺激因子（G-CSF）であるフィルグラスチムのN末端にポリエチレングリコール（PEG）を共有結合させたタンパク質修飾体で，血中半減期が延長し，がん化学療法の1コースごとに1回の投与（皮下注）で効果を発揮する特徴がある．

・適応：がん化学療法による発熱性好中球減少症の発症抑制

20-3　赤血球減少

(1) 特　徴

・ヘモグロビン（Hb）値の正常値は男性で13〜17 g/dL，女性で12〜15 g/dLで，低値になると労作時の息切れ，顔面蒼白など貧血の症状を呈し，程度によっては赤血球輸血の必要性が生じる．

・がん患者では，貧血（赤血球減少）は化学療法のみならず，様々な要因（出血，鉄欠乏，放射線療法，脾腫，骨髄浸潤など）によって発現する．

・化学療法を受けた患者の約30%でHb値が10 g/dL以下になる．また，この貧血に伴い，倦怠感，めまい，呼吸困難などの症状が発現することから，QOLを低下させる重要な要因となっている．

・Grade 3およびGrade 4の赤血球減少は，Hb値がそれぞれ8.0 g/dL未満および6.5 g/dL未満で定義される．

・大半の抗がん薬はある程度の赤血球減少作用を有するが，特にシスプラチン，シクロホスファミド，メトトレキサートなどが代表的である．

・赤血球の寿命は120日と長いため，白血球減少や血小板減少に比べ緩やかで，治療開始後1〜2週間後より徐々に貧血が出現する．

第 20 章　抗悪性腫瘍薬の副作用対策　**303**

・出現の程度は，使用する抗がん薬の量，併用する抗がん薬の種類，スケジュールに左右され，また年齢や健康状態に大きく影響されるため個人差がある．

（2）対応法

・化学療法後の貧血に対して，海外ではエリスロポエチン製剤が承認され，NCCN や ASCO によるガイドラインで使用が推奨されている．

・日本ではがん治療に伴う貧血に対してエリスロポエチン製剤の使用は認可されていない．国内の実地医療で，貧血に対応できる方法は輸血のみである．

・わが国の指針としては，2007 年に改訂された「血液製剤の使用指針」があり，造血幹細胞移植における赤血球輸血の適応について，「Hb 値の目安として 7 g/dL を維持するように，赤血球濃厚液を輸血する」と記載されている．一般的な赤血球輸血の適応はヘモグロビン値 7〜8 g/dL 以下である．

・輸血に際しては，輸血による移植片対宿主病（GVHD）防止のため，放射線が照射された照射赤血球濃厚液-LR（Ir-RCC-LR：Irradiated Red Cells Concentrates-Leukocytes Reduced）を用いる．

・輸血の効果は，循環血液量が定常化する 24 時間後に判定するが，投与後の Hb 値を 10 g/dL 以上に補正する必要はない．

・合併症や高齢者など，全身状態に応じた輸血の適応，輸血量，貧血改善度を考慮して行う必要がある．

20-4　血小板減少

（1）特　徴

・血小板数の正常値は 12 万〜40 万 /mm^3 であるが，これが 5 万 /mm^3 以下に低下すると，出血のリスクが高くなる．皮膚の点状紫斑や，鼻出血，歯肉出血などの止血不良が出現する．

・重度の血小板減少では，脳出血，消化管出血など重大な結果を招くことがあるため注意を要する．

・化学療法に由来する血小板減少は，血小板産生の低下によるものである．大半の抗がん薬は白血球減少をきたすが，同時に血小板減少も発現する可能性がある．しかしながら，血小板減少の副作用のために投与量が規定された抗がん薬は少ない．実際には，化学療法を行う場合にはいくつかの薬剤を組み合わせて行うことが多いため，骨髄抑制が高頻度かつ高度になりやすい．

・血小板減少が投与規制因子となる薬剤としては，カルボプラチン，ネダプラチン，ゲムシタビン，マイトマイシン C，ニムスチン，ラニムスチンなどがあげられる．

・薬剤により血小板減少時期は異なるが，一般的に 7〜10 日目で減少し始め，14 日間前後の

減少期間となる．一方，マイトマイシンやラニムスチン，ニムスチンは血小板減少時期の出現が投与から3〜4週目ぐらいと遅く，繰り返し投与にて遷延化する場合があり注意が必要である．

・Grade 3 および Grade 4 の血小板減少はそれぞれ 5 万 /mm^3 未満および 2.5 万 /mm^3 未満で定義される．

(2) 対応法

・血小板減少に対する有効な手段は，血小板輸血を行うことしかない．

・血小板数が 2 万 /mm^3 以上あれば，血小板減少による出血のリスクはほとんどない．また，血小板数が 1 万 /mm^3 以下の場合は出血傾向をきたす割合が 20〜40％とされている．

・一般的な血小板輸血の適応は 2 万 /mm^3 以下であるが，維持すべき血小板数の基準は，基礎疾患，年齢，合併症など患者の状態により異なる．

・アスピリンは非可逆的に，NSAIDs は可逆的に血小板凝集を抑制するため，血小板減少時には注意が必要である．一般的に，アセトアミノフェンや塩基性製剤などは血小板阻害作用が少ないとされている．

・血小板数が減少し，出血しやすい状態では，G-CSF 製剤を皮下注射すると，注射部位に血液が貯留し吸収率が低下することがある．このため，出血傾向がある場合は，G-CSF 製剤は点滴静注を行うことが望ましい．

20-5 悪心・嘔吐

(1) 特 徴

・抗がん薬投与による悪心・嘔吐は，抗がん薬投与後 24 時間以内に発現する急性悪心・嘔吐，24 時間以降に生じ数日間持続する遅発性悪心・嘔吐，前治療時の悪心・嘔吐が強かった場合など精神的要素によって誘発され出現する予測性悪心・嘔吐の 3 つのタイプに大別される．

・急性悪心・嘔吐は，抗がん薬投与により消化管の腸クロム親和性細胞からセロトニンが放出され，上部消化管に存在するセロトニン（5-HT$_3$）受容体に結合し，迷走神経を経由して嘔吐中枢に刺激が伝達されることによって引き起こされる．

・遅発性悪心・嘔吐は，抗がん薬投与により消化管の腸クロム親和性細胞からサブスタンス P が放出され，NK1 受容体を介して第 4 脳室最後野の化学物質受容体野（CTZ；chemoreceptor trigger zone）を刺激して嘔吐中枢に刺激が伝達されることによって引き起こされる．とくにシスプラチンおよびシクロホスファミドを投与した際には発現率が高い．

第 20 章　抗悪性腫瘍薬の副作用対策　**305**

表 20-2　注射抗がん薬の催吐性リスク分類

高度(催吐性)リスク 催吐頻度＞90%	中等度(催吐性)リスク 催吐頻度 30～90%	軽度(催吐性)リスク 催吐頻度 10～30%	最小度(催吐性)リスク 催吐頻度＜10%
AC 療法	アクチノマイシン D	エトポシド	オファツムマブ
EC 療法	アムルビシン	エリブリン	クラドリビン
シクロホスファミド	イダルビシン	ゲムシタビン	ゲムツズマブオゾガマイ
（≧ 1,500 mg/m²)	イホスファミド	シタラビン	シン
シスプラチン	イリノテカン	（100～200 mg/m²)	シタラビン
ダカルバジン	エピルビシン	チオテパ	（＜ 100 mg/m²)
	オキサリプラチン	ドキソルビシン　リポソ	セツキシマブ
	カルボプラチン	ーム	テムシロリムス
	シクロホスファミド	ドセタキセル	トラスツズマブ
	（＜ 1,500 mg/m²)	トラスツズマブ　エムタ	パニツムマブ
	シタラビン	ンシン	ビノレルビン
	（＞ 200 mg/m²)	ニムスチン	ビンクリスチン
	ダウノルビシン	ノギテカン	ビンデシン
	テモゾロミド	パクリタキセル	ビンブラスチン
	ドキソルビシン	パクリタキセル　アルブ	フルダラビン
	ネダプラチン	ミン懸濁型	ブレオマイシン
	ブスルファン	フルオロウラシル	ベバシズマブ
	ベンダムスチン	ペメトレキセド	ペルツズマブ
	メトトレキサート	マイトマイシン C	ボルテゾミブ
	（≧ 250 mg/m²)	メトトレキサート	メトトレキサート
	メルファラン	（50～250 mg/m²)	（≦ 50 mg/m²)
	（≧ 50 mg/m²)	ラニムスチン	リツキシマブ

(2) 対応法

・悪心・嘔吐は発現させないことが重要で，その予防対策は，発現時期ごとに使用する抗がん薬の催吐リスクに応じた適切な制吐薬を使用することが重要である．

・高度催吐性リスク化学療法の制吐療法は，NK1 受容体拮抗薬であるアプレピタントを Day1 ～3，またはホスアピレピタントを Day1 のみと 5-HT$_3$ 受容体拮抗薬を Day1 のみとデキサメタゾンを Day1～3 または 4 の 3 剤併用療法が，高度催吐性化学療法を受ける患者に推奨される．代謝酵素である CYP3A4 を同じ代謝酵素とする薬剤との相互作用が報告されている．特にデキサメタゾンについては，アプレピタントを併用することで AUC が約 2 倍に上昇するため，治療レジメン内に抗がん薬としてステロイドが含まれる場合を除いて，アプレピタント使用時には，50％減量投与が推奨されている．アプレピタントの前駆体で，かつ静注薬であるホスアプレピタントは，投与後約 3 日間程度有効濃度が維持され，経口薬とほぼ同じ制吐効果をもつ．

・中等度催吐性リスク化学療法に推奨される制吐療法は，5-HT$_3$ 受容体拮抗薬＋デキサメタゾンの 2 剤併用療法であり，ASCO2011 では，パロノセトロンを Day1 のみとデキサメタゾンを Day1～3 の 2 剤併用を推奨している．パロノセトロンが使用できない場合は，第 1 世

306 第2編 抗悪性腫瘍薬

代の 5-HT$_3$ 受容体拮抗薬であるグラニセトロンやオンダンセトロンで代用することが可能.
また,カルボプラチン,イホスファミド,イリノテカン,メトトレキサートなどを投与する
場合には,2剤併用にアプレピタントの追加が推奨されている.

・軽度催吐性リスクおよび最小度催吐性リスクの場合,ともに化学療法前にデキサメタゾン
 8 mg 単剤投与が勧められ,化学療法前後にその他の制吐薬がルーチンに投与されるべきで
 はない.

・予測性悪心・嘔吐に対する最善の対策は,初回治療の際に悪心・嘔吐を生じさせないことで
 ある.予防には,ロラゼパムやアルプラゾラムが有効である.

20-6　口内炎

(1) 特　徴

・通常,口腔粘膜の細胞は 7～14 日間のサイクルで再生を繰り返しているが,化学療法あるい
 は放射線療法によって,細胞分裂や粘膜の再生が障害されると口内炎が生じる.

・口内炎は化学療法を受ける患者の約 40% にみられる.

・化学療法による口内炎の発生機序として,(1) 粘膜基底細胞のフリーラジカルによるアポト
 ーシス,(2) 白血球減少・好中球減少に伴う二次的な口腔内感染の2つが考えられている.

・口内炎を起こしやすい化学療法薬として,メトトレキサート,フルオロウラシル,エトポシ
 ド,シタラビン,シスプラチン,シクロホスファミド,パクリタキセル,ドセタキセルがあ
 る.

・一般的に,抗がん薬投与後 2～10 日で出現し,好中球の回復に伴い約 2～3 週間で回復する.

・口腔内の疼痛,発赤,出血,腫脹などの炎症症状,症状出現に伴い,口腔内乾燥や飲食物が
 しみる・飲み込みにくいなど日常生活に影響が及ぶ.

(2) 対応法

・口内炎はまず予防が重要である.軟毛ハブラシを用いたブラッシングによる清潔保持,生理
 食塩液や保湿洗口液などを用いた含嗽による保湿など,セルフケアの習慣化を指導する.化
 学療法前に齲歯や歯周病の有無,義歯の状態など口腔内の状態を確認し,口内炎の発症頻度
 が高い化学療法薬を用いる場合は事前に歯科受診を勧めることが望ましい.

・5-FU 急速静注に対するクライオセラピー(口腔内冷却療法)は有効性が認められている.
 投与開始 5 分前から投与終了 30 分後まで口腔内を氷で冷却し,口腔粘膜への血流を一時的
 に減少させることで,口腔粘膜への 5-FU 到達量を減少させる方法である.

・メトトレキサートによる口内炎では,ロイコボリンレスキューが有用である.

・好中球数の減少により,感染症のリスクが極めて高くなると,それによって,口内炎の発生
 もしくは悪化の危険性が高くなる.このため,好中球数が低下した際には G-CSF 製剤を投

与する.

・一般的には Grade 3 以上の口内炎が生じた場合はいったん休薬し，Grade 0〜2 に回復したのち再開する．また，Grade 3 以上の口内炎が生じた場合は，次回投与量を約 80% 程度に減量することを検討する.

・口内炎が生じたら粘膜保護により悪化を防ぎ，鎮痛などによる症状改善に努める．熱いものや固い食物を避け，義歯装着は食事時のみにするなど，物理的粘膜損傷を避ける.

・アズレンによる含嗽を 1 日 6〜8 回確実に行い，疼痛が強い場合は含嗽薬に局所麻酔薬（塩酸リドカイン）を混和する．効果が少ない場合は，アセトアミノフェンや NSAIDs，オピオイドなどの全身投与を併用する.

・疼痛が重度の場合は，麻薬性鎮痛薬の内服あるいは静注を用いる.

・口腔内あるいは食道内のカンジダ症に対しては，アムホテリシン B シロップおよび経口用ミコナゾールゲルが有効である.

20-7 下痢

(1) 特　徴

・腸管粘膜の細胞も口腔粘膜と同様，活発に再生を繰り返しており，抗がん薬あるいは放射線によって障害を受けやすい.

・抗がん薬治療による下痢には 2 つのタイプが考えられている．1 つは，投与中または投与直後に起こる早発性のもので，抗がん薬によるコリン作動性のものである．もう 1 つは，投与開始数日後から起こる遅発性のもので，抗がん薬による腸管粘膜の傷害がその原因と考えられている.

・下痢を起こしやすい薬剤としては，フルオロウラシル，イリノテカン（CPT-11），メトトレキサート，シタラビン，エトポシドなどの従来型の抗がん薬に加え，抗 EGFR 抗体薬や経口分子標的薬がある.

・CPT-11 では，発生メカニズムの違いから，コリン様作用に基づく早発型の下痢と，腸管粘膜障害に基づく遅発型の下痢の 2 つに分類される．消化管副交感神経が刺激され腸蠕動運動が亢進して生じる急性下痢に加え，活性代謝産物の SN-38 による腸管粘膜傷害を原因とする遅発性下痢は用量規定因子となる有害事象だけにその対策は重要である.

・早発型の下痢は，投与中あるいは投与直後に発現し，多くは一過性である．CPT-11 は臨床的な濃度で，用量依存的にコリンエステラーゼを阻害する．過剰になったアセチルコリンがムスカリン受容体を刺激するため，下痢が発現する．CPT-11 の活性代謝物である SN-38 は，コリンエステラーゼ阻害作用が極めて弱く，早発型の下痢には関与していない.

・遅発型の下痢は，投与後 24 時間以降に発現し，持続することがある．重度な下痢の持続によって，致死的な経過をたどることがある．SN-38 による腸管粘膜障害が原因となる.

308 第2編 抗悪性腫瘍薬

SN-38 はグルクロン酸抱合され，胆汁中に排泄される．これが，腸内細菌中の β-グルクロニダーゼによって脱抱合され，再び SN-38 となり腸肝循環する．

(2) 対応法

・コリン作動性の急性下痢は，スコポラミンなどの抗コリン薬が有用である．コリン作動性の下痢は持続時間が短く，臨床的にあまり問題とならない．

・腸粘膜傷害による遅発性の下痢の場合，対症療法が主体となる．対症療法としての薬物療法では，軽症では乳酸菌製剤などの整腸薬が，水様性下痢を繰り返す中等症以上や長期間持続する場合はロペラミドが用いられる．水様性下痢の場合は，4時間ごとにロペラミドの内服を12時間水様性下痢が認められなくなるまで使用することを推奨しているものもある．

・粘膜傷害により粘膜防御機構が破綻し感染を惹起する可能性があり，とくに白血球 1,000/mm^3，好中球 500/mm^3 以下の場合やロペラミド投与後も 24 時間以上下痢が持続する場合には，経口ニューキノロン系抗菌薬を併用する．

・下痢による脱水，電解質異常に対しては補液や電解質補正が必要である．

・CPT-11 による下痢において，UGT1A1 遺伝子多型として UGT1A1*28 をもつ場合，UGT1A1 の活性低下により下痢の発現頻度が高くなる．その他にも UGT1A1*6 についても遺伝子診断キットが開発されている．

・半夏瀉心湯などのオウゴン中に含まれるバイカリンのグルクロン酸抱合体は β-グルクロニダーゼ阻害作用を有しており，CPT-11 による遅延型下痢の予防に有効であることが報告されている．

・CPT-11 や SN-38 は，酸性では非イオン型（ラクトン体），中性〜アルカリ性ではイオン型（カルボキシル体）となる．細胞毒性を示すのは非イオン型である．さらに，pH が 6.8 を超えるとイオン型の増大により，SN-38 の細胞への取り込みは 65％以上低下する．このため，腸管内をアルカリ化することにより，SN-38 による細胞障害を軽減し，遅発性下痢を予防することが期待できる．なお，乳酸菌製剤は腸内 pH を低下させるので，イリノテカンによる下痢には使用しない方がよいと考えられる．

20-8　腎障害

(1) 特　徴

・がん化学療法に伴う腎障害は様々な原因によって発症し，幅広い症候を呈する．

・腎はその構造や機能の特性により薬物が有害作用発現に必要な濃度に達しやすいなどの特性をもち，有害事象を生じやすい臓器である．

・化学療法による腎障害は，抗がん薬による直接的傷害作用と，腫瘍随伴性の腫瘍崩壊症候群，腎静脈塞栓症，播種性血管内凝固などによる二次的傷害とに大きく分けられる．

・抗がん薬および代謝産物による腎糸球体や尿細管の直接的傷害は，薬剤投与量に依存し慢性の経過をたどることが多い．多くの薬物により腎近位尿細管が直接に傷害され，抗がん薬としてはシスプラチン，イホスファミドなどが腎障害の頻度の高い薬剤である．

・薬物が糸球体ろ過や尿細管分泌により尿細管腔内に移行した後，尿濃縮に伴う濃度上昇などのため，薬物が尿管に析出し，尿細管を閉塞させ腎障害（腎後性腎不全）を惹起する場合がある．原因薬物として，メトトレキサート，サルファ薬などがあげられる．

・二次的傷害の原因としては腫瘍崩壊症候群に注意が必要である．腫瘍崩壊症候群は化学療法に感受性の高い白血病や悪性リンパ腫など，腫瘍量が多い時に行う治療で発生することが多く，大量のがん細胞が破壊することによって尿酸が放出され，これが尿細管内に結晶として沈着することによって腎障害が引き起こされる．高カリウム血症，高リン血症，低カルシウム血症，高尿酸血症など重篤な代謝異常をきたす．化学療法開始24〜48時間で生じることが多く，致死的な経過をたどる場合もある．

(2) 対処法

1) シスプラチン

・シスプラチンは多数のがん種で用いられる抗がん薬であり，かつ最も腎障害をきたしやすい薬剤として有名である．シスプラチンは尿排泄型の薬剤であり，シスプラチンとその代謝物は糸球体ろ過とともに腎尿細管での能動分泌と再吸収を受ける．

・シスプラチンによる腎障害は，尿細管にシスプラチンが蓄積し，尿細管細胞の壊死を引き起こすためと考えられている．

・腎障害を予防するために輸液によるハイドレーションや利尿薬投与が行われている．これは大量輸液による尿中シスプラチン濃度の低下と，強制利尿によるシスプラチンと腎尿細管の接触時間短縮による腎障害軽減を狙ったものである．ハイドレーションの方法については確立されたものはないが，一般的にはシスプラチン投与日に2〜3 L/日の輸液と尿量2〜3 L/日の確保が必要と考えられている．

・シスプラチン投与によって，低マグネシウム血症が半数以上において生じることが報告されている．ハイドレーション時のマグネシウム投与が腎障害を予防するとの報告がなされたため，マグネシウムを含んだ輸液が好んで用いられている．

2) メトトレキサート

・メトトレキサートは腎排泄性の薬剤で，メトトレキサートそのものおよび代謝産物が尿細管において析出し，腎障害を生じる．メトトレキサートの溶解はpH依存性であり，尿中濃度上昇や尿が酸性条件下になると，尿細管や集合管で沈着し障害を惹起する．

・腎障害の予防として，輸液による尿量の確保，重曹やアセタゾラミドによる利尿と尿のアルカリ化（pH7.0以上）とともに，メトトレキサートの毒性回避を目的としてホリナートカルシウム（ロイコボリン）の投与（メトトレキサートの葉酸合成拮抗作用を解除する）が行われる．

310 第2編 抗悪性腫瘍薬

・タンパク結合率が高い薬剤であり，投与後7日間は依然として高い血中濃度になることが知られているので，1回投与が100 mg/m^{2}を超える時にはホリナートカルシウムの救済投与を行い，正常細胞の回復を図る．

 3) 腫瘍崩壊症候群
・腫瘍崩壊症候群を予防するために，効果の高い治療を行う際に色々な工夫が行われる．
・急激な細胞崩壊により大量に発生した尿酸，リン，カリウムを速やかに体外に排泄し，尿酸とリン酸カルシウム塩の尿細管内析出を防ぐために，大量補液を開始して尿流量を確保する．化学療法開始の少なくとも24〜48時間前より補液を始める．
・急激な細胞崩壊により生じる高尿酸血症を予防するために，アロプリノールを投与する．
・尿酸の析出を尿アルカリ化によって抑制するために，アルカリの投与（重曹，クエン酸塩）を尿酸値が高い時期には行う．
・ラスブリカーゼは尿酸酸化酵素であり，尿酸を酸化しアラントインにする．主として腫瘍崩壊症候群予防のために使用する．

20-9　出血性膀胱炎

(1) 特　徴
・薬剤性出血性膀胱炎の原因薬剤およびその代謝産物は腎から尿中に排泄されるため，尿中に濃縮されたこれらの物質と膀胱上皮は直接に長時間接することになり，それらの毒性を受けやすいとされている．
・特にアルキル化薬であるシクロホスファミド，イホスファミド，ブスルファンによるものが高頻度で重篤なものが多い．
・アルキル化薬のシクロホスファミドやイホスファミドは，肝で代謝されその活性代謝産物であるアクロレインが腎から尿中に排泄され，それが直接的に尿路上皮細胞を障害する．尿中に排泄されたアクロレインは尿路上皮細胞に取り込まれ，細胞質内で活性酸素物質を誘導し核内に取り込まれ，それがDNAを損傷して尿路上皮細胞を障害するとされている．
・イホスファミドはシクロホスファミドよりも出血性膀胱炎の頻度が高いとされ，それはイホスファミドの代謝物クロロアセトアルデヒドも尿路上皮細胞を障害するためと考えられている．さらにクロロアセトアルデヒドは急性，慢性に，腎毒性があり，糸球体や尿細管にも障害を及ぼす．

(2) 対処法
・シクロホスファミドおよびイホスファミドによる出血性膀胱炎を予防するには，メスナの投与，尿量の確保が有効である．
・静脈から投与後メスナは酸化され血清中で安定したジスルフィドになって尿中でアクロレイ

ンと結合し不活性なチオエーテルになり排泄される.

・シクロホスファミドやイホスファミドの血中半減期は6〜7時間であるが,メスナの血中半減期は90分であるため,メスナが化学療法中膀胱に存在するように投与しなければならない.投与終了後24時間は,250 mL/時間以上の生理食塩水の点滴とフロセミド投与による150 mL/時間以上の利尿を維持する.

20-10 心毒性

(1) 特 徴

・使用頻度が高く,心毒性の出現を注意しなければならない最も重要な薬剤はアントラサイクリン系である.ドキソルビシンをはじめエピルビシン,ダウノルビシン,イダルビシン,ピラルビシン,アクラルビシン,ミトキサントロンなどが入る.

・アントラサイクリン系の引き起こす心毒性は,投与中または投与後短期間に出現する急性心毒性,投与後2〜3週で出現する亜急性心毒性,投与後1年以上経過して現れる慢性心毒性がある.慢性心毒性は時に投与後10〜20年を経て出現する.

・アントラサイクリン系で最も重要な心毒性は慢性心毒性である.左室機能障害をきたし,うっ血性心不全を起こすものである.

・最も重要なリスク因子はアントラサイクリン系の累積投与量である.ドキソルビシンでは,累積投与量が400〜450 mg/m^{2}以下での心不全の発症率は約5%であるが,投与量が増えると指数関数的に増加するとされている.

・トラスツズマブによる心機能障害は,数週間から数か月以内で発現し,左室収縮機能障害の症状は軽度から中等度である.症状が改善すれば,再投与も通常可能である.

・トラスツズマブによる心毒性は,心筋細胞の傷害をきたすわけではなく,一時的な機能不全を起こすと考えられており,一般に可逆性であるとされ,投与量依存性はないと考えられている.進行・再発乳がんでの第Ⅲ相試験で,アントラサイクリン系との併用で16%,非アントラサイクリン系との併用で2%に心機能低下が生じることが報告されている.最近の研究では,適切な患者選択,適切な心機能モニタリング,アントラサイクリン系との併用回避で心臓合併症の発生率はかなり低減し,約5%の患者で収縮機能障害,1%の症候性心不全が発生するとされる.しかしながら,トラスツズマブを含む治療を受けた患者群が,含まない患者群と比較して心不全の発生率が5〜10倍になると報告されている.

・ベバシズマブは単剤での試験でGrade 2〜4の心不全が2%に生じると報告されている.アントラサイクリン系と同時併用すると,たとえアントラサイクリン系の総投与量が低リスクと判断されるレベルでも心不全のリスクが14%に上昇するという報告がある.

・スニチニブでは一定の頻度で心不全が生じることが知られている.腎細胞がんの初回治療でインターフェロンとの比較で有用性を検証した第Ⅲ相試験では,10%の患者が症候性の心不

312　第 2 編　抗悪性腫瘍薬

全，21％の患者で心エコー上の収縮力低下を認めた．

(2) 対処法

・抗がん薬による心毒性に対しての治療には特別な方法はない．抗がん薬の中断・中止を行い，うっ血性心不全や虚血性心疾患，不整脈などに対する治療を通常の時と同じく行う．
・心毒性のマネジメントで重要なことは，適切な患者選択のもと，抗がん薬治療による心毒性が不可逆な状態になる前に，心毒性の予防，早期発見・治療介入を行うことである．
・アントラサイクリン系による慢性心毒性は累積投与量に依存するため，処方鑑査の際には累積投与量を把握することが重要である．アントラサイクリン系の累積投与量が表 20-3 に示した値を超えて処方された際には医師に対して疑義照会を行う．

表 20-3　アントラサイクリン系未治療例における投与量の上限

薬　剤	累積投与量
ドキソルビシン	500 mg/m^2
アクラルビシン	600 mg
イダルビシン	120 mg/m^2
エピルビシン	900 mg/m^2
ダウノルビシン	25 mg/kg
ピラルビシン	950 mg/m^2
ミトキサントロン	160 mg/m^2

・化学療法とトラスツズマブを併用する場合には，休薬期間を設けると，重度心不全の発症率が低くなることが示されている．

20-11　脱毛

(1) 特　徴

・毛母細胞は骨髄および消化管粘膜の上皮細胞と同様，化学療法あるいは放射線療法によって障害を受けやすい．
・抗がん薬の種類によっては，髪が抜けるものと抜けないものがあり，髪の抜け方には個人差がある．その程度も軽度なものから，頭髪が完全に抜けてしまうものまで様々である．
・脱毛は，抗がん薬投与開始直後に発現する副作用ではなく，抗がん薬投与の 2～3 週間後に多く起こり，髪以外の部分（体毛，眉毛，陰毛など）でも起こる．通常，抗がん薬治療を行っている間は脱毛は続き，抗がん薬治療が終われば 3～6 か月後には再び生えてくる．
・脱毛を起こしやすい抗がん薬

　　　ドキソルビシン，イホスファミド，エトポシド，シクロホスファミド，ドセタキセル，

第 20 章　抗悪性腫瘍薬の副作用対策　*313*

ビンクリスチン，イダルビシン，イリノテカン，エピルビシン，シスプラチン，パクリタキセル，ビンデシン

(2) 対処法

・脱毛の予防法は，確立されていない．そのため，日常生活における対策が中心となる．

・急に髪が抜けてくることが多いため，精神的に落ち込みやすくなる．あらかじめかつら，帽子やナイトキャップを用意しておくなど，心の準備が必要とされる．

・脱毛が起こると，頭皮はより刺激を受けやすくなり，また体の免疫力が落ちているときには，容易に感染（毛膿炎）を起こしやすくなる．洗髪の回数を極端に増やす必要はないが，これまでの生活習慣と同じ程度には洗髪したほうがよい．

20-12　末梢神経障害

(1) 特　徴

・抗がん薬による神経症状のなかでも比較的よくみられるのが，手足のしびれをはじめとする末梢神経系の症状である．

・主な症状としては，四肢末端のしびれ感，知覚性運動失調，深部腱反射の低下，筋力の低下などがある．これらの症状はきわめて主観的な感覚のため，その訴えには個人差が大きい．手足の指先にピリピリ・ジンジンするような痛みやしびれを感じる，電気が走るような痛みがある，触れている感覚がなくなる，熱い・冷たいがわからなくなる，手足に力が入らない，物がつかみにくくなる，歩いていると転ぶなど，患者の QOL を著しく低下させる．

・抗がん薬の投与によって末梢神経症状が起こるメカニズムは，主に神経細胞の軸索変性や神経細胞への直接障害と考えられている．

・ビンカアルカロイド系やタキサン系は，がん細胞内の微小管に作用するが，神経細胞の微小管にも同時にダメージを与え，神経症状を引き起こすと考えられている．

・白金錯体は，神経細胞に直接ダメージを与え，神経細胞の軸索に障害を来たすと考えられている．

(2) 対処法

・抗がん薬の副作用による末梢神経障害は，他の副作用と違い，一度出現するとその回復には長い期間を要する．症状の程度にもよるが，数か月から，長いときは 1 年以上かかるときもある．

・確立した治療法もないため，早期発見と早期対策が必要．末梢神経障害は，自覚症状に気づいた時点で，症状の軽いうちに対応が必要である．

・日常生活においては，外傷に気づきにくくなるので，やけどしたりぶつけたりしないように

314　第2編　抗悪性腫瘍薬

表 20-4　抗がん薬による末梢神経障害

抗がん薬	特　徴
ビンクリスチン	手指の感覚が鈍くなる感覚鈍麻，異常知覚，下肢の脱力が主体. 便秘，イレウス，起立性低血圧，尿閉，嗄声，複視，顔面神経麻痺なども引き起こすことがある. 発現は，1回投与量と総投与量（20〜25 mg）に相関する．治療開始から数週間以内に必発する．投与中止後も長期間（数年間）症状が続くことが多い.
ビンブラスチン ビノレルビン	ビンクリスチンに類似した障害が発現する. 便秘やイレウスを起こす頻度が比較的高い.
パクリタキセル	手足の異常知覚が主体．神経性疼痛を伴うこともある. 運動神経障害，不整脈が発現することもある. 発現は，1回投与量と総投与量に相関し，高頻度に末梢神経症状を起こす.
ドセタキセル	蓄積性の末梢神経症状（感覚・運動神経障害）が発現する. パクリタキセルに比べて末梢神経症状の発現リスクは少ないとされているが，注意が必要.
シスプラチン	つま先のしびれなど知覚性の末梢神経症状が主体. 運動神経障害は少ない．聴神経障害による難聴も引き起こす. 蓄積性があり，投与量が250〜500 mg/m^2 を超えると発現リスクが高まる．投与中止後も長期間（数か月〜数年間）症状の続くことが多い．回復過程で一過性の症状悪化を起こすこともある.
カルボプラチン	神経症状の発現は比較的少ないが，高用量の使用でシスプラチンと同様の神経症状を起こすことがある.
オキサリプラチン	急性の末梢神経症状と蓄積性の末梢神経症状が主体. 重篤化すると日常生活に支障を来たす機能障害を引き起こす. 咽頭・喉頭感覚異常により呼吸機能自体に影響は及ぼさないものの呼吸困難や嚥下困難が一過性に起こることがある. 急性の末梢神経症状は投与開始直後から発現し，寒冷刺激により誘発される．蓄積性の末梢神経症状は700〜800 mg/m^2 を超えると発現リスクが高まる.

　　注意する.

・手足の冷感，しびれがある場合は，保温し，血液循環の改善をはかる．低温時には皮膚を露出しないようにし，お湯で温めたりマッサージで血行を良くすることも効果がある.

・薬物治療としては，しびれ症状の緩和のためにビタミンB製剤（B$_6$, B$_{12}$ など）を用いる.

・中等度で神経痛・筋肉痛などの痛みがひどい場合は，非ステロイド性抗炎症薬や副腎皮質ホルモン薬が使われることがある.

・中等度〜重症になるとオピオイド（麻薬性鎮痛薬）が必要になる.

・重症から高度重症となると，治療薬の減量，中止を考慮する.

・抗うつ薬や抗てんかん薬が試されることもある.

・軽度から中等度の末梢神経障害に対して，漢方薬（牛車腎気丸，芍薬甘草湯，疎経活血湯）使用にて末梢神経障害が減少したとの報告がある.

第 20 章　抗悪性腫瘍薬の副作用対策　315

20-13　間質性肺炎・肺線維症

(1)　特　徴

・抗がん薬の副作用が呼吸困難など肺の障害となって現れる場合があり，この肺障害には間質性肺炎など，時に重大な副作用となって現れる場合があり，注意が必要である．

・間質性肺炎とは，間質に炎症反応が起こることによって肺胞壁が肥厚し，呼吸機能が障害される病態である．症状としては，発熱，乾性咳嗽，呼吸困難などが現われる．単純 X 線撮影や胸部 CT 検査では，両側びまん性の陰影がみられ，初期には，「すりガラス様陰影」がみられるのが特徴で，進行すると浸潤性陰影が現れる．

・肺上皮細胞の損傷の結果，肺胞壁が線維化する肺線維症に進行することもある．肺線維症になると肺胞の狭窄と肺組織の弾力性の低下によって致死的な呼吸障害を引き起こす．

・抗がん薬のなかでもブレオマイシンやペプロマイシンによる肺障害は特に発現頻度が高い．さらに，ゲフィチニブ，ゲムシタビン，メトトレキサート，インターフェロン製剤なども肺障害を引き起こすことがある．最近では特に EGFR 阻害薬（ゲフィチニブなど）や mTOR 阻害薬（エベロリムスなど）といった分子標的薬における間質性肺炎が注目されている．

・多くの抗がん薬で，間質性肺炎あるいは肺線維症の既往のある場合には慎重投与とされ，なかには禁忌とされている薬剤もある（イリノテカン，ゲムシタビン，アムルビシン，ブレオマイシン，ペプロマイシンなど）．

・肺障害の発症時期は各々の抗がん薬，あるいは発症機序により異なる．ゲムシタビンでは投与後，数時間から数日以内と早期に肺障害が認められる．また，ゲフィチニブでは 4 週間（特に 2 週間）以内にみられる事が多いことが知られている．一方で，ブスルファンによる肺障害の発症は平均で 3.5 年であり，早いもので 6 週間後，遅いものでは 10 年を経て発症することがある．

・ブレオマイシン（300 mg 以上でリスク増大），マイトマイシン C（10 mg/m^2 以上で発症）のように用量依存的に発症するものもある．

・投与している抗がん薬の肺障害発症時期を勘案しながら，抗がん薬投与中はその使用期間にかかわらず常に肺障害が起こり得ることを認識しておく必要がある．

(2)　対処法

・自覚症状が認められず，胸部画像検査（X 線撮影，CT など）を契機に発見されることがある．したがって，胸部画像検査を実施しないと見過ごす可能性がある．間質性肺炎を発症しやすい抗がん薬では，投与後に胸部画像検査（X 線撮影，CT など）を定期的にチェックし，肺障害のモニタリングを行うよう推奨されているものもある（ブレオマイシン，mTOR 阻害薬，膵がんに対するエルロチニブなど）．

・発症が確認された場合には，原因薬剤を中止することが原則である．原因薬剤の中止のみに

316　第2編　抗悪性腫瘍薬

より軽快する場合もあるが，間質性肺炎はしばしば重篤であるため，ステロイドの投与が行われることも多い．

・mTOR 阻害薬に関しては，症状がなく画像所見のみの Grade 1 の肺障害では投与継続，症状を有する Grade 2 以上でも休薬のみで改善が得られることもある．また，抗がん薬による薬剤性肺障害では通常再投与を行わないが，mTOR 阻害薬では肺障害改善後に再投与が可能であり，従来の薬剤性肺障害の治療方針とは異なる．

20-14　過敏症・アナフィラキシー

(1) 特　徴

・医薬品などに対する急性の過敏反応により，医薬品投与通常 5〜30 分以内で，じんま疹などの皮膚症状や，消化器症状，呼吸困難などの呼吸器症状，そして意識障害等を呈する．さらに，血圧低下が急激にあらわれるとアナフィラキシーショックとよび，生命の維持上危険な状態である．

・じんま疹や紅斑などの皮膚所見がまずみられることが多い．口蓋垂の水疱形成がみられることもある．

・呼吸器系の所見として嗄声，犬吠様咳そう，喘鳴，呼気延長，連続性ラ音の聴取，また重篤化した場合にはチアノーゼがみられる．

・頻脈，不整脈がみられ，ショックへ進展すれば血圧の低下，また意識の混濁などを呈する．

・過敏反応は，すべての薬剤で生じる可能性のある副作用であり，がん化学療法に用いられる抗がん薬すべてが原因となり得る．抗がん薬そのものではなく，添加物に対する反応の場合もある．

・同じ系統に属する薬剤に対する過敏性反応の既往がある場合はリスク因子となる．

・白金錯体のように繰り返し投与を行うことで過敏性反応の頻度が増加する現象も知られている．

・過敏反応を生じる薬剤で，比較的頻度が高く，よく知られているものは，白金錯体（シスプラチン，カルボプラチン，オキサリプラチン），タキサン系（パクリタキセル，ドセタキセル）である．その他，L-アスパラギナーゼ，ブレオマイシン，シタラビンなども比較的多いとされている．

(2) 対処法

・過敏性反応が生じた場合，一番初めに行わなければならない対応は薬剤の投与中止（休止）である．

・必要に応じて，重症度に合わせて，昇圧薬（アドレナリン），酸素投与，気管支拡張薬の吸入，補液などを実施して，全身状態の安定を確保する．

第 20 章　抗悪性腫瘍薬の副作用対策　　**317**

・さらに抗ヒスタミン薬や副腎皮質ステロイドを投与し，さらなる状態の悪化を防ぐ．副腎皮質ステロイドはショックに対する治療というよりもそれ以降に生じる反応の予防的な意味で実施する．

・過敏性反応が生じた場合は，同じ薬剤の再投与は避けることが望ましい．別の薬剤で代替可能であれば，別な薬剤での治療を検討する．別な薬剤が同系統の薬剤の場合には，同じように過敏性反応が生じる場合もあるので，可能であれば他系統の薬剤の使用を検討する．

・アナフィラキシーが生じた場合は，同一薬剤の投与は 1 回目の反応よりもさらに重篤となることがあるため，禁忌である．

20-15　infusion reaction

(1) 特　徴

・infusion reaction とは，薬剤投与中または投与開始後 24 時間以内に現れる症状の総称である．通常は初回投与後 24 時間以内に発生するが，投与開始から 24 時間以降，また 2 回目投与以降に発現することもある．通常の過敏症と類似した症状もみられるが，モノクローナル抗体特有の症状も呈する．

・症状は過敏症やアレルギー症状などと類似している．軽症〜中等症の場合，発熱，悪寒，嘔気，嘔吐，頭痛，咳，めまい，発疹などが認められる．重症の場合，アナフィラキシー様症状，肺障害，呼吸困難，低酸素症，気管支けいれん，肺炎（間質性肺炎，アレルギー性肺炎など），心障害，低血圧，頻脈，顔面浮腫，血管浮腫，心筋梗塞，心室細動，心原性ショックなどが認められ，死亡に至る例もある．

・infusion reaction の発生機序は明確にされていないが，多くの過敏症で認められる IgE を介した I 型アレルギー反応とは異なると考えられている．

・infusion reaction が高頻度に発生するリツキシマブの検討では，大半の患者で投与 90 分後にサイトカイン高値を示しており，またサイトカイン高値な症例ほど，高頻度に Grade 3，4 の infusion reaction を認めていた．このためサイトカインが一過性の炎症やアレルギー反応を引き起こすことが，infusion reaction の発生機序の 1 つと推測されている．

(2) 対処法

・リツキシマブとセツキシマブでは，前投薬による infusion reaction 予防が必須である．

・異常が認められた場合，まずは注入速度を緩めるか中止する．

・軽症〜中等症では，注入速度を緩めるか中止しても症状が改善しない場合，解熱鎮痛薬，抗ヒスタミン薬，副腎皮質ステロイド薬などを投与する．

・重症では，直ちに投与を中止し，酸素吸入，アドレナリン，気管支拡張薬，副腎皮質ステロイド薬，昇圧薬の投与など，適切な処置を行う．

20-16 手足症候群

(1) 特　徴

・抗がん薬の影響で手や足の皮膚の細胞が障害され，手足に炎症や痛みが集中的に起こる副作用を手足症候群という．

・手足症候群の発現が比較的多いと考えられている抗がん薬は，5-FU 持続静脈内投与，カペシタビン，高用量シタラビン，ドセタキセル，リポソーム化ドキソルビシン，ソラフェニブである．

・多くの場合，抗がん薬の投与開始直後から 1〜2 か月の間に症状が出始める．

・初期症状は，手のひらや足裏が赤くなり，ピリピリする，チクチクするといった表面的な知覚異常や腫れなどの軽度なもの（Grade 1）である．腫れが顕著になり乾燥や炎症が進んで皮がむけたり，皮膚内部からはっきりとした痛みを伴うようになると中等度（Grade 2）になる．そのまま治療を継続していると，水ぶくれや亀裂，強い痛みが現れ，物がつかめない，歩けないなど日常生活が困難になる（Grade 3）こともある．どの抗がん薬の場合も，日常生活でよく使う手や足の圧力や負荷のかかる部分に症状が現れやすい．

(2) 対処法

・手足症候群の確立した治療法はまだないので，症状が出現しないように予防することが重要と考えられている．そのため，予防しながら，症状が軽いうちに対処することが必要になる．

・日常から以下のことに配慮する．① 手足を暖めることは避ける，② 冷たいシャワーや水風呂に入る，③ サウナや陽のあたる場所などで身体を暖めない，④ ゴム手袋は長時間着用しない，⑤ 洗剤のような刺激のある化学物質との接触を避ける，⑥ 長時間の歩行など足底の圧の負荷になることを避ける，⑦ 手のひらへの過度の圧力および摩擦を避ける，⑧ シャワーは微温湯で短時間にする，⑨ 座ったり横たわる時に手や足を上げる，⑩ タオルは軽くたたくように使用して皮膚を乾燥させる，⑪ 保湿クリームやステロイド外用薬などを塗る，⑫ 通気性のある衣服や靴を着用する．

・予防をしても手足症候群が出現することがある．皮膚に亀裂が生じたり，痛みがあるような手足症候群が出現するときには，投与している抗がん薬の投与量を減らしたり，投与スケジュールを変更することがあり，時には，症状が回復するまで，一時，抗がん薬投与を中止することがある．

・手足症候群が出現した場合には，次のものが症状を改善すること可能性があることが知られている．① 反応のある部位を交互に冷やすことで，手足症候群を原因とする疼痛が軽減することがある，② 炎症を軽くするためにステロイドの内服や軟膏・クリームを使用する，③ ビタミン B_6 投与により症状が軽減することがある，④ 痛みがある場合にはアセトアミノフェンなどの鎮痛薬を使用する．

20-17 章末問題

次の文章の正誤を答えよ.

20. 1 ブレオマイシン, シタラビン, フルダラビン, メトトレキサートは壊死性抗がん薬である.

20. 2 好中球数が, 1,000/mm^3 未満に低下すると, 免疫能が低下し感染のリスクが高くなる.

20. 3 好中球数が一定の基準より低下すれば, 顆粒球コロニー刺激因子製剤の投与が行われる.

20. 4 G-CSF 製剤の投与は, 抗がん薬の投与前 24 時間以内および投与終了後 24 時間以内に行う.

20. 5 骨髄性白血病では, G-CSF 受容体を発現しているがん細胞もあるため, 慎重に G-CSF 製剤を使用しなければならない.

20. 6 ヘモグロビン値が 7 g/dL 以下の貧血の際には, 赤血球濃厚液の輸血を検討する.

20. 7 輸血による GVHD 発症の危険性が高いと判断される患者には, 放射線が照射された照射赤血球濃厚液-LR を用いる.

20. 8 血小板数の正常値は, 12 万から 40 万 /mm^3 であり, 5 万 /mm^3 以下に低下すると出血のリスクが高くなる.

20. 9 オキサリプラチンの DLF は血小板減少である.

20.10 NSAIDs は, 血小板凝集抑制作用を有するので, 血小板減少時には注意を要する.

20.11 抗がん薬による急性悪心・嘔吐は, 一般的に抗がん薬投与 1~2 時間後に発生し, 24 時間以内に消失する.

20.12 遅発性の悪心・嘔吐は, 抗がん薬の投与 24 時間後以降に発現し, 数日間持続する.

20.13 NK1 受容体拮抗薬であるアプレピタントは, シスプラチンによる急性嘔吐および遅発性嘔吐のいずれに対しても有効であることが報告されている.

20.14 抗がん薬による口内炎の発生は, 細胞障害作用によるものと, 好中球減少に伴う口腔内感染によるものがある.

20.15 口腔内冷却法は, 氷により冷却することで口腔粘膜の血管を収縮させ, 抗がん薬の移行を減少させることにより口内炎の予防を狙ったものであり, 抗がん薬投与後 6 時間継続する必要がある.

20.16 アロプリノールやメシル酸カモスタット含嗽液によるうがいは, 口内炎の予防に効果的である.

20.17 イリノテカンによる早発型の下痢は, イリノテカンの活性代謝物である SN-38 によるコリンエステラーゼ阻害作用による.

20.18 イリノテカンによる遅発型の下痢は, 腸管上皮細胞内に取り込まれた SN-38 による細胞障害に基づく.

20.19 半夏瀉心湯のオウゴン中に含まれるバイカリンのグルクロン酸抱合体は β-グルクロニダーゼ阻害作用を有しており, イリノテカンの遅発型下痢の予防に有効である.

320 第2編 抗悪性腫瘍薬

20.20 シスプラチンによる腎障害の予防には尿量の確保と炭酸水素ナトリウムおよびアセタゾ
ラミドの投与が有効である.

20.21 メトトレキサートによる腎障害は尿細管や集合管にメトトレキサートの結晶が沈着する
ためである.

20.22 シクロホスファミドによる出血性膀胱炎の予防には，メスナの投与，尿量の確保および
尿のアルカリ化が有効である.

20.23 アントラサイクリン系による心不全は累積投与量に依存するため，処方鑑査の際には累
積投与量を把握することが重要である.

20.24 セツキシマブは，心不全等の重篤な心障害が報告されており，アントラサイクリン系を
投与中の患者またはその前治療歴のある患者には慎重に投与しなければならない.

20.25 オキサリプラチンの慢性末梢神経障害は，手足のしびれや歩行困難なども現れ，日常生
活に支障をきたす場合があり，累積投与量には依存しない.

20.26 間質性肺炎は，ブレオマイシンおよびゲフィチニブの DLF である.

20.27 ゲフィチニブによる間質性肺炎の発現時期は，4週間以内であることから，初回投与時
には少なくとも投与開始後4週間は入院またはそれに準ずる管理下で行う必要がある.

20.28 リツキシマブを投与する際には，投与30分前に5-HT$_3$受容体拮抗薬および解熱鎮痛薬
の前投与が行われる.

20.29 抗体医薬品による infusion reaction の発現は，投与後24時間以降に発現する場合が多い.

20.30 カペシタビン，スニチニブ，ソラフェニブでは手足症候群が高頻度に発現する.

第21章　悪性腫瘍の病態と治療

21-1　がんの診断

　がんは人間の体の全ての臓器や組織に発生する．がんの種類は次の3つに分類される．白血病，悪性リンパ腫，骨髄腫などの「血液がん」，上皮細胞と呼ばれる胃，大腸，肝臓といった消化器，肺，皮膚などに発生する「がん腫」，上皮細胞ではない神経，筋肉，骨（これらを非上皮性細胞という）に発生する「肉腫」である．がんに関する情報は，血液検査（腫瘍マーカー），画像検査（超音波，X線，CT，MRI，PET等），内視鏡・生検により採取した細胞・組織を用いた病理検査・病理診断などにより得られる．疑われるがんの種類，すなわち「血液がん」，「がん腫」，「肉腫」のいずれかによって，それぞれの検査は異なっている．いずれも複数の検査の結果を組み合わせて診断を行い，最終的にがんの確定診断がなされる．また，治療方針を検討するために，病変の広がりを調べる検査が行われ，同時に治療を受けるための全身の状態を客観的に評価するための検査が行われる．

21-1-1　腫瘍マーカー

　がんには多くの種類があり，そのがんに特徴的な物質を産生するものがある．そのような物質のうち，体液中（主に血液中）で測定可能なものが，いわゆる「腫瘍マーカー」として使われている（表21-1）．腫瘍マーカーは，進行したがんの治療効果を判定するのに使われているが，早期診断に使えるものは残念ながらない．また，腫瘍マーカー値が高いがんに対して手術による切除が行われると，多くの場合，腫瘍マーカー値は低下する．しかし，がんの再発に伴い，腫瘍マーカー値は再度上昇してくるので，経過観察目的で使われることもある．

　腫瘍マーカーの基準値は，正常人および対象となるがん患者の測定値をもとに決められているが，がんが存在しないにもかかわらず腫瘍マーカー値が上昇している場合や，がんが存在するにもかかわらず腫瘍マーカー値が上昇しない場合がある．また，腫瘍マーカーの数値の変化の程度が，正確にがんの進行の程度を反映しているわけではない．一部の腫瘍マーカーは，呼吸器疾患や子宮内膜症，自己免疫疾患などの良性疾患と喫煙などの生活習慣で測定値が上昇する場合があり，各臓器に特異的な腫瘍マーカーが少ないため，複数の腫瘍マーカーを併用することでその欠点を補っている．腫瘍マーカー検査は，多くの検査の中の1つとして行うもので，診断そのものは血液検査，画像検査，身体所見等を総合的に勘案して行う．したがって，決して腫瘍マーカー値の上下のみでがんの存在，病態の悪化および回復を判断できるものではない．

322 第2編 抗悪性腫瘍薬

表 21-1 代表的な腫瘍マーカー

腫瘍マーカー	臨床意義
AFP (α-フェトプロテイン)	肝細胞がんのスクリーニングや治療効果の判定に用いられるが，肝芽細胞腫，ヨークサック腫瘍，肝硬変，肝炎，妊娠後期にも高値を示す．
CEA	消化管の悪性腫瘍を中心に，最も汎用的に用いられる血中腫瘍マーカー．加齢・喫煙者・妊婦で高値傾向．
CA15-3	乳がんの再発・転移のモニタリングに有用な血中腫瘍マーカー．子宮筋腫，子宮内膜症，卵巣嚢腫などの婦人科疾患，肝機能障害で陽性になる場合がある．
CA125	主に卵巣がんに有効な血中腫瘍マーカー．子宮内膜症と子宮筋腫の鑑別にも用いられる．性周期・妊娠・閉経に伴って変動する．
CA19-9	膵がん，胆道がんをはじめとする各種消化器がんで上昇する血中腫瘍マーカー．ルイス式血液型抗原陰性者ではがん化によっても上昇せず，偽陰性を示す．
CYFRA	肺の扁平上皮がんおよび腺がんの診断，経過観察に有用な血中腫瘍マーカー．加齢に伴ってやや高値傾向．
エラスターゼ1	膵がんで比較的早期から上昇する血中腫瘍マーカーだが，膵炎でも上昇をみる．CA19-9 の高値は進行例に多いことから，同時測定により早期から末期のがんを幅広く捉えることができる．
NCC-ST-439	膵がん，消化器系がんや肺腺がん，乳がんに有効な血中腫瘍マーカー．消化器系を主とする各種の腺がんで陽性となり，臓器特異性は乏しいと考えられている．
NSE (神経特異エノラーゼ)	肺小細胞がん，神経芽細胞腫，神経内分泌系腫瘍の診断と経過観察に有用な血中腫瘍マーカー．溶血により高値傾向を示す．
PIVKA-Ⅱ	凝固第Ⅱ因子の不全生成物．肝細胞がんに特異性の高い血中腫瘍マーカーで，AFP と相関が低く，独立した指標になる．ワルファリン，セフェム系抗菌薬，抗結核薬の投与で高値傾向．
ProGRP (ガストリン放出ペプチド前駆体)	肺小細胞がんに特異性の高い血中の腫瘍マーカー．がん細胞の破壊により血中に逸脱する NSE よりも，病期の早い時期に血中に放出される．腎機能障害で高値傾向．
PSA	前立腺がんで著明に増加．前立腺肥大でも上昇するが，10.0 ng/ml を越える場合には前立腺がんを強く疑う．前立腺刺激により一過性に高値傾向（触診・内視鏡カテーテルの前に採血することが必要）．
SCC	子宮頸部，肺，食道，頭頸部，尿路・性器，皮膚などの各扁平上皮がんで高値となる血清腫瘍マーカー．採血時の頻回の穿刺，唾液，フケの混入により高値傾向．
SLX	肺腺がんを始めとする腺がんに有用な糖鎖性血中腫瘍マーカー．膵がんの鑑別においてはルイス式血液型の影響を受けないとされる．溶血検体は不可．
STN	卵巣がんと再発性胃がんの血中腫瘍マーカー．卵巣がん全体では陽性率が低いものの，粘液性嚢胞腺がんでは高値を示す．卵巣がんでは，CA125 との併用で診断効率が高まる．
βHCG	ヒト絨毛性ゴナドトロピンに特異的な構造部分を定量．卵巣・子宮・乳腺・肺・膀胱・消化器・色素細胞（メラノーマ）などの悪性腫瘍で高値になる．

21-1-2 がんの病期

がんの治療について検討するときには，がんの広がりや進行の程度，症状など，病気の現状を踏まえた上で，最も治療効果が高く，体への負担の少ない治療法を選択する．病期は，がんが体の一部分にとどまっているか，広い範囲に広がっているかの指標になる．がんの場所や大きさ，広がり，病理検査・病理診断でわかるがん細胞や組織の性質など，病気の経過に強い影響を及ぼす客観的な指標を組み合わせることによって，がんの病期が決められている．がんの病期は，がんの種類によって異なるだけでなく，治療の前後で判定方法が異なり，治療経過や目的によって変わることがある．

病期分類の1例としては，国際対がん連合の「TNM分類」があり，3つの要素を組み合わせて決められる．3つの要素には，がんの大きさ（T因子），周辺リンパ節への転移（N因子），別の臓器への転移（M因子）がある．これによって病期を大きく0～Ⅳ期の5つに分類し，0期に近いほどがんが小さくとどまっている状態であり，Ⅳ期に近いほどがんが進行している状態である．がんの種類によっては，TNM分類を基本にさらに細かく分類したり，患者の体調や年齢など，ほかの因子を追加したりする．また，がん細胞の遺伝子の特性や腫瘍マーカーによる分類を行うこともある．

病期や患者の状態などをもとに治療方針が検討される．適切な診療上の判断を行うことを助ける目的で，系統的につくられた診療ガイドラインが参考にされる．診療ガイドラインには，ある状態の一般的な患者に対して，推奨される治療との対応をわかりやすく示したものを，アルゴリズムやフローチャートとして示しているものもある．

21-1-3 performance status

全身状態の指標の1つで，患者の日常生活の制限の程度を示す．Eastern Cooperative Oncology Group（ECOG）の設定したECOG-PSを以下に示す．主に化学療法など積極的治療期における全身状態の評価のために，がん医療の現場で一般的に用いられている．評定尺度は5段階で，がん患者の全身状態を簡便に採点できる．固形がんに対する抗がん薬治療においては，ECOG-PS 3以上は有害事象が高度となる可能性が上昇しベネフィットをリスクが上回るとされ推奨されない．一般的な化学療法の適応はECOG-PS 0または1であり，2の場合は症例ごとに検討が必要である．

0：全く問題なく活動できる．発症前と同じ日常生活が制限なく行える．

1：肉体的に激しい活動は制限されるが，歩行可能で，軽作業や座っての作業は行うことができる．例：軽い家事，事務作業

2：歩行可能で，自分の身のまわりのことはすべて可能だが，作業はできない．日中の50%以上はベッド外で過ごす．

3：限られた自分の身のまわりのことしかできない．日中の50%以上をベッドか椅子で過ごす．

324 第2編 抗悪性腫瘍薬

4：全く動けない．自分の身のまわりのことはまったくできない．完全にベッドか椅子で過ごす．

21-2 造血器腫瘍

造血幹細胞やリンパ球，Bリンパ球から分化した形質細胞が腫瘍化することによって分化が抑制され，一部もしくはすべての血液細胞が異常増殖する疾患である．

① 白血病

骨髄で白血球・赤血球・血小板のもとになる細胞（造血幹細胞）が腫瘍化したもの．

② 多発性骨髄腫

形質細胞が腫瘍化したもの．

③ 悪性リンパ腫

リンパ節やリンパ組織でリンパ球が腫瘍化したもの．

罹患数および死亡数が最も多いのは悪性リンパ腫であり，次いで，白血病，多発性骨髄腫の順である．一般に抗がん薬に対する感受性が高く，がん化学療法に対する感受性の違いによるがんの分類では「治癒が期待できるがん」に分類され，ほとんどの場合，化学療法が治療の中心である．

21-2-1 白血病

白血病は「急性リンパ性白血病」「慢性リンパ性白血病」「急性骨髄性白血病」「慢性骨髄性白血病」の4つに大別することができる．

① 急性白血病

経過が急で芽球とよばれる若い細胞が増加する．造血過程で白血病クローンの分化停止が起こり，未分化の細胞が無秩序に増殖する疾患である．

② 慢性白血病

経過が緩やかで一見正常に見える細胞まで成熟した白血病細胞が増加する．骨髄の過形成であり，そのため，細胞の分化能は維持されている疾患である．

③ リンパ性白血病

腫瘍化した細胞が本来健康ならばリンパ球になる細胞の場合．

④ 骨髄性白血病

リンパ球以外の白血球，赤血球，血小板の場合．

骨髄性とリンパ性の確定診断には骨髄検査が必須であり，骨髄における芽球比率が20％以上で，ミエロペルオキシダーゼ染色により，骨髄性（陽性率3％以上）とリンパ性（陽性率3％未満）とに鑑別する．

第 21 章　悪性腫瘍の病態と治療　***325***

　白血病は，2010 年の全国推計値において，男性の死亡数は 4,860 人，罹患数は 6,615 人，女性
の死亡数は 3,218 人，罹患数は 4,869 人である．また，2012 年データに基づく累積罹患リスクは，
男性で 113 人に 1 人，女性で 151 人に 1 人とされている．2003 年から 2005 年診断例に基づく 5
年相対生存率は 37.3％である．

　急性白血病に対しては，寛解導入療法，地固め療法，維持療法で治療が構成される．10^{12} 個あ
った白血病細胞が，寛解導入療法により，10^9 個以下になると，臨床症状は消失し，血液検査所
見も正常化し寛解となる．その後，地固め療法，維持療法を行い残存する白血病細胞を減少させ
る．治療は最終的に白血病細胞をすべて根絶する total cell kill を目的とする．

（1）急性骨髄性白血病（acute myelogenous leukemia；AML）

1）病態生理

・急性白血病のうち，成人では 80％以上を占める．
・幼若な骨髄系細胞が遺伝子変異により，腫瘍化し分化能を喪失した状態であり，クローン性
　の幼若異常細胞が増殖する．
・遺伝子変異としては 100 個以上の報告があり，染色体異常，遺伝子点突然変異，エピジェネ
　ティックな分子異常が同定されている．
・造血幹細胞あるいは造血前駆細胞に遺伝子変異が起こることで形成された白血病幹細胞が，
　自己複製を繰り返し，自己複製能のない白血病前駆細胞を産生する．この白血病前駆細胞が
　盛んに細胞周期に入ることで多数の白血病細胞が産生される．

2）症　状

・早期には，造血障害のために好中球，赤血球，血小板の減少が生じ，それに伴い発熱，貧血，
　出血傾向の 3 大主徴が発生する．すなわち，正常な白血球の減少による発熱や感染症，赤血
　球減少による貧血，全身倦怠感，血小板減少による出血傾向（皮下出血，歯肉出血，粘膜出
　血など）が見られる．
・3 大死因は，感染症，出血，臓器障害（腫瘍そのものによる障害）といわれる．

3）薬物療法

① 寛解導入療法
・シタラビンとアントラサイクリン系のダウノルビシンまたはイダルビシンの併用療法．
・イダルビシンは骨髄抑制が強く合併症の頻度が高いため，高齢者にはダウノルビシンを使う
　ことが多い．
・寛解導入療法のみで治療を終了すると再発はほぼ全例に起こる．
・1 回目の寛解導入療法で完全寛解となれば予後良好とされている．
② 地固め療法
・シタラビンの大量療法もしくはシタラビンを中心にアントラサイクリン系の併用．

326　第2編　抗悪性腫瘍薬

・造血幹細胞移植も地固め療法として実施される.

・再発・難治例で CD33 陽性の症例にはゲムツズマブオゾガマイシンが用いられる.

・寛解導入療法，地固め療法いずれでも，末梢血液は 2〜3 週間程度の汎血球減少期を経て回復期へと向かう.

・主な合併症は，感染症，発熱性好中球減少症，血球減少，DIC，悪心・嘔吐，口内炎，直腸肛門障害，脱毛，漏出性皮膚障害および腫瘍崩壊症候群などがある.

■ 主なレジメン

【寛解導入療法】

薬　物	投与量	投与法	投与日	1 コース
イダルビシン	12 mg/m^2	点滴静注（30 分）	Day 1〜3	
シタラビン	100 mg/m^2	点滴静注（24 時間）	Day 1〜7	
5-HT$_3$ 受容体拮抗薬			Day 1〜3	
アプレピタント	125 mg	経口	Day 1	28 日
	80 mg	経口	Day 2〜3	
デキサメタゾン	9.9 mg	静注	Day 1〜3	
	6.6 mg	静注	Day 4〜7	

　通常 1 コースを実施する. 1 コースで完全寛解に到達しない場合は，28 日目以降に 2 コース目を開始する.

【地固め療法（① または ② を行う）】

① Ara-C 大量療法

薬　物	投与量	投与法	投与日	1 コース
シタラビン	2〜3 g/m^2	点滴静注（3 時間）分 2（12 時間ごと）	Day 1, 3, 5	骨髄機能回復まで
5-HT$_3$ 受容体拮抗薬			Day 1, 3, 5	
デキサメタゾン	9.9 mg	静注	Day 1〜7	

② 併用療法

コース / 薬物	投与量	投与法	投与日	1 コース
MA				骨髄機能回復まで
シタラビン	200 mg/m^2	持続点滴静注	Day 1〜5	
ミトキサントロン	7 mg/m^2	点滴静注	Day 1〜3	
DA				骨髄機能回復まで
シタラビン	200 mg/m^2	持続点滴静注	Day 1〜5	
ダウノルビシン	50 mg/m^2	点滴静注	Day 1〜3	
AA				骨髄機能回復まで
シタラビン	200 mg/m^2	持続点滴静注	Day 1〜5	
アクラルビシン	20 mg/m^2	点滴静注	Day 1〜5	
A-triple V				骨髄機能回復まで
シタラビン	200 mg/m^2	持続点滴静注	Day 1〜5	
エトポシド	100 mg/m^2	点滴静注	Day 1〜5	
ビンクリスチン	0.8 mg/m^2	静注	Day 8	
ビンデシン	2 mg/m^2	静注	Day 10	

　大量 Ara-C は，前治療の影響がなくなり，十分に骨髄機能が回復した後 3 コース行う. Ara-C とアントラサイクリン系の併用療法の場合は，4 コース行い，次コースは十分に骨髄機能が回復した時点で開始する.

（2）急性前骨髄球性白血病（acute promyelocytic leukemia；APL）

1）病態生理

・急性骨髄性白血病の1種であり，そのうちの5～10％を占めるとされている．

・特異的な染色体異常（15番と17番染色体の相互転座）の結果生じる *PML*（前骨髄球性白血病遺伝子）-*RARα*（レチノイン酸受容体 α 鎖遺伝子）キメラ遺伝子は，RARα の機能を阻害することで骨髄系細胞の分化を阻害し，APL の発症に関与していると考えられている．

2）症　状

・播種性血管内凝固症候群（disseminated intravascular coagulation；DIC）と一次線溶の合併による強い凝固異常が起こる．

・最も重要な症状は出血で，具体的には皮膚に青いあざや点状出血が出来る，歯肉から出血する，鼻血が出る，そして出血が止まらないなどがある．重篤な場合，脳出血を起こすことがある．

・貧血のため動悸・息切れを感じる，疲れやすい，抵抗力が無くなるため感染症を起こして発熱するなどがある．

3）薬物療法

① 分化誘導療法

・*PML*-*RARα* 遺伝子から転写される融合タンパク質は，レチノイン酸に対する親和性が低いので，大量のトレチノイン（全トランスレチノイン酸（all-trans-retinoic acid；ATRA））を作用させることにより，キメラ遺伝子の抑制機構が崩れ，前骨髄球からの分化を誘導させる．

・トレチノインの内服は寛解に到達するまで継続する．治療開始から寛解までは通常約1か月かかる．

・トレチノインによる単独治療では将来再発する危険性が高いこと，経過中白血球数が増加し発熱や呼吸困難などの症状（レチノイン酸症候群）が起きやすいことより，アントラサイクリン系を併用する．このような治療により，9割以上の寛解が得られる．

・レチノイン酸症候群は，通常，7～14日に10～15％の患者に出現し，主な症状として高熱，呼吸困難，肺浸潤などが見られる．

② 地固め療法

・急性骨髄性白血病と同じようなアントラサイクリン系を交互に投与する化学療法を行う．

・その後，レチノイン酸やタミバロテンを使用して，約1年間維持療法を行う．

・再発した場合は亜ヒ酸（ヒ素）が第1選択薬として用いられる．再発した後，このような薬剤で再度寛解に至った後は，造血幹細胞を移植する同種造血幹細胞移植が有効であることが報告されている．

328　第2編　抗悪性腫瘍薬

(3) 急性リンパ性白血病 (acute lymphocytic leukemia：ALL)

1) 病態生理

・白血球の1種であるリンパ球が幼若な段階で悪性化し，主に骨髄で異常に増加し，急速に進行する疾患である．

・小児白血病の80％を占め，国内で1年間に推定600名の発症がある．

・化学療法により大部分は寛解し，その後長期に寛解を継続すること，すなわち治癒が得られることがわかっている．

・成人ALLの染色体異常として最も多いのは，9番と22番の染色体間で転座が起こるもので，約25％を占める．この染色体異常（フィラデルフィア（Ph）染色体陽性）の結果，*BCR-ABL* 融合遺伝子が形成される．

・4番と11番の染色体間での転座や，7番染色体の欠失も認められている．

・染色体異常は，予後にもかかわってくる重要な因子の1つである．

2) 症　状

・貧血，出血傾向および易感染性などの症状が認められる．

・白血球数増加，芽球浸潤によって，全身リンパ節腫脹，脾腫大，肝腫大，骨痛，中枢神経系白血病による神経症状が認められることもある．

3) 薬物療法

① 寛解導入療法

・シクロホスファミド，ダウノルビシン，ビンクリスチン，L-アスパラギナーゼ，プレドニゾロンなどを用いた多剤併用療法が行われる．

・80％以上に寛解が得られ，3年無病生存割合は30～40％程度である．

・フィラデルフィア（Ph）染色体陽性ALLにはイマチニブなどが併用される．

② 地固め療法

・寛解導入療法で用いた抗がん薬にメトトレキサートやシタラビンを組み合わせて，数か月にわたって行われる．

・近年多くのプロトコールでシタラビンもしくはメトトレキサートの大量投与が行われている．

③ 維持療法

・少量のメトトレキサート，メルカプトプリン，さらにはビンクリスチンやプレドニゾロンなどを併用した治療法が行われている．

・治療期間はプロトコールによっても異なるが，おおむね1～2年間継続する．

・初診時に中枢神経系への白血病細胞に浸潤を認めることが多く，いずれの時期においても薬剤の予防投与は必須である．治療に用いられている抗がん薬は中枢への移行が悪いため，メトトレキサート，シタラビン，デキサメタゾンなどの髄腔内投与が行われている．

■ 主なレジメン

【寛解導入療法（非 Ph，非 Burkitt）】

薬　物	投与量	投与法	投与日	1 コース
シクロホスファミド	1,200 mg/m^2	点滴静注	Day 1	
ダウノルビシン	60 mg/m^2	点滴静注	Day 1〜3	
ビンクリスチン	1.3 mg/m^2	静注	Day 1, 8, 15, 22	
L-アスパラギナーゼ	3,000 KU/m^2	点滴静注	Day 9, 11, 13, 16, 18, 20	28 日
プレドニゾロン	60 mg/m^2	経口	Day 1〜21	
5-HT$_3$ 受容体拮抗薬		点滴静注	Day 1〜3	

【寛解導入療法（Ph ＋）】

薬　物	投与量	投与法	投与日	1 コース
シクロホスファミド	1,200 mg/m^2	点滴静注	Day 1	
ダウノルビシン	60 mg/m^2	点滴静注	Day 1〜3	
ビンクリスチン	1.3 mg/m^2	静注	Day 1, 8, 15, 22	
プレドニゾロン	60 mg/m^2	経口	Day 1〜21	63 日
イマチニブ	600 mg	経口	Day 8〜63	
5-HT$_3$ 受容体拮抗薬		点滴静注	Day 1〜3	

（4）慢性骨髄性白血病（chronic myelogenous leukemia；CML）

1）病態生理

・正常な場合と同じように様々な段階まで分化した細胞が増加する．

・白血病全体に占める慢性骨髄性白血病の割合は 20％程度である．

・9 番と 22 番染色体の相互転座による t（9:22）の染色体異常（フィラデルフィア染色体）が特徴で，*BCR-ABL* というキメラ遺伝子ができ，BCR-ABL チロシンキナーゼが恒常的に活性化することによってがん細胞が増殖する．

2）症　状

・ほとんどは自覚症状が全くない時期に，たまたま見つかり，健康診断などの血液検査で白血球増多を指摘されたことが，診断のきっかけになっていることが多い．

・病期は，慢性期・移行期・急性転化の 3 段階に大きく分けられる．

・「慢性期」（約 5〜6 年）は成熟した通常の白血球や血小板が徐々に増加していく時期で，自覚症状をほとんど認めず，安定した時期である．進行に伴い脾臓に浸潤し，脾腫，腹部膨満を呈するようになる．

・「急性転化」は血球の分化が停止し，幼若な芽球が急激に増加する時期で，病状は一変し，急性白血病でみられるような貧血・発熱・出血傾向などの重篤な症状が出現する．

・慢性期から急性転化に移行しつつある途中の段階を「移行期」（約 6〜9 か月）という．

330　第2編　抗悪性腫瘍薬

3）薬物療法

・慢性期では，BCR-ABL チロシンキナーゼの ATP 結合都位を競合阻害する ABL 阻害薬イマチニブ，ニロチニブ，ダサチニブがファーストラインである．

・同種造血幹細胞移植は CML の治癒的治療法であるが，ABL 阻害薬が高い臨床効果を有することから，ABL 阻害薬に抵抗性を示した場合に適応となる．

・移行期には，ニロチニブ，ダサチニブが有効であるが，可能例には同種造血幹細胞移植を行う．移植により 40〜50％の長期生存が期待できる．

・急性転化症例には，同種造血幹細胞移植が推奨される．移植により，約 20％の長期生存が期待できる．

（5）慢性リンパ性白血病（chronic lymphocytic leukemia；CLL）

1）病態生理

・日本での発症頻度は欧米の約 1/10 で，全白血病の 3％とまれな疾患である．

・好発年齢は 60 歳以上で，高齢者に多い．女性より男性にやや多い．

・95％が B 細胞性であり，T 細胞性は予後不良である．

・現在のところ完全治癒は難しい．

・B 細胞性 CLL 細胞の 90％以上は，細胞周期の G0 静止期にあり，この細胞の増加には増殖の亢進よりも BCL-2 の発現亢進などによるアポトーシスの回避が関与している．

・B 細胞性 CLL の遺伝子変異としては，17 番染色体にあるがん抑制遺伝子 *TP53* の異常が，多くのがんと同様に予後不良因子であると報告されている．

2）症　状

・半数の患者は無症状で，検診にて発見される．

・多い症状としては，全身倦怠感，リンパ節腫大，脾腫，肝腫大で，5〜10％に体重減少，発熱，盗汗などを認める．

3）薬物療法

・シクロホスファミドの経口投与が行われ，ドキソルビシンやビンクリスチン等を併用して，強力な化学療法が行われることもある．

・最近ではフルダラビンの有効性が報告され，第 1 選択の治療薬として用いられつつある．フルダラビン単独の治療で，80％に効果があるといわれている．わが国でも貧血，または血小板減少を伴う，慢性リンパ性白血病の治療での使用が保険で認められている．

・分子標的薬では，B 細胞性リンパ球の 95％以上に発現している CD52 に対する，ヒト化モノクローナル抗体であるアレムツズマブが，治療抵抗性の慢性リンパ性白血病に有効である．

・B 細胞性のリンパ球に発現している CD20 に対する，ヒト化モノクローナル抗体のリツキシマブが有効であることも報告され，フルダラビンやシクロホスファミドとの併用での効果が

期待されている.

21-2-2 悪性リンパ腫

悪性リンパ腫は，リンパ組織を構成するリンパ節，胸腺，脾臓，扁桃腺等の組織から発生する腫瘍で，白血病とならぶ代表的な血液のがんである．悪性リンパ腫には，大きく分けてホジキンリンパ腫と非ホジキンリンパ腫の2つがある.

(1) ホジキンリンパ腫（Hodgkn's lymphoma；HL）
1) 病態生理
- 日本ではホジキンリンパ腫は少なく悪性リンパ腫のうちの約10%である.
- 若年期（15～35歳）に発生のピークがあるが，老年期にもピークがあり二峰性の発症年齢分布を示す.
- リンパ節に発生する節性リンパ腫であり，病変は局限しているが，隣接したリンパ系組織に広がっていくと考えられている．頸部リンパ節の腫脹が75%の症例に見られ，縦隔，腋窩，大動脈周囲リンパ節へと連続的に広がり，節外原発はまれである.
- HLの病因は，二峰性の年齢分布から，若年期と老年期では異なると考えられる.
- 若年期に発症する，特に混合細胞型の病因に，EBウイルスが重要な役割を果たしている.
- 原発性免疫不全症候群患者で，HL発症の危険性が高いことが知られており，免疫機能が重要な役割を果たしていると考えられるが，その詳細および原因遺伝子も特定されていない.

2) 症　状
- ほとんどが，リンパ節の腫れや腫瘤を症状として受診する.
- リンパ節の腫れは，痛みを伴わないことが多く，ゴムまりのような硬さを示す．腫瘤の部位によっては，それによる圧迫症状が出現することもある.
- 早期に激しいそう痒が生じることもある.
- 全身症状には，発熱，寝汗，意図しない体重減少（過去6か月の体重の10%以上）などがある.
- 脾腫がしばしば認められ，肝腫がみられることもある.
- 時に，ペル-エブスタイン熱（2～3日の高熱期と，数日から数週間の無熱期を規則的に繰り返す）がみられる.
- 機序は不明であるが，アルコール性飲料を飲んだ直後に病変部位の痛みが生じることがあり，これにより早期に診断の目安が得られる.

3) 薬物療法
- 化学療法や放射線療法に対する感受性が高い.
- 化学療法としてABVD療法が標準的治療として用いられている.

332　第2編　抗悪性腫瘍薬

・早期の限局期 HL には，ABVD 療法 2～4 コースと放射線領域照射療法の併用が標準治療であり，長期生存は 90％を超える．
・進行期 HL には，ABVD 療法 6～8 コースが標準である．
・薬物療法後の再発や治療抵抗性の症例は，ICE（イホスファミド＋カルボプラチン＋エトポシド）療法，DHAP（デキサメタゾン＋大量シタラビン＋シスプラチン）療法，ESHAP（エトポシド＋メチルプレドニゾロン＋大量シタラビン＋シスプラチン）療法などの救援療法が実施される．

■ 主なレジメン

【ABVD 療法】

薬　　物	投与量	投与法	投与日	1 コース
ドキソルビシン	25 mg/m^2	点滴静注	Day 1, 15	
ブレオマイシン	10 mg/m^2	点滴静注	Day 1, 15	
ビンブラスチン	6 mg/m^2	静注	Day 1, 15	
ダカルバジン	375 mg/m^2	点滴静注	Day 1, 15	
5-HT$_3$ 受容体拮抗薬		点滴静注	Day 1, 15	28 日
アプレピタント	125 mg	経口	Day 1, 15	
	80 mg	経口	Day 2, 3, 16, 17	
デキサメタゾン	9.9 mg	点滴静注	Day 1, 15	
	8 mg	経口	Day 2～4, 16～18	

(2) 非ホジキンリンパ腫 (non-Hodgkin's lymphoma；NHL)

1) 病態生理

・日本では悪性リンパ腫のうち，非ホジキンリンパ腫が大半を占める．
・HL 以外のリンパ球系腫瘍の総称で，約 50％はリンパ節で発現し，残り 50％はリンパ節以外の様々な臓器で発現する．
・B 細胞性腫瘍（90％）と T/NK 細胞性腫瘍（10％）に細分される．
・B 細胞性腫瘍のなかでも，びまん性大細胞 B 細胞リンパ腫（diffuse large cell B cell lymphoma；DLBCL）が悪性リンパ腫の 30～40％程度を占めている．
・その他，ろ胞性リンパ腫，MALT リンパ腫，マントル細胞リンパ腫，バーキットリンパ腫がある．
・非ホジキンリンパ腫の危険因子として，免疫抑制療法があり，HIV 感染者で非ホジキンリンパ腫の危険性が高いとの報告がある．
・バーキットリンパ腫の病因として，EB ウイルスが重要な役割を果たしている．
・ヘリコバクターピロリ感染と胃 MALT リンパ腫との関連が示唆されている．

2）症　状

- 多くの患者が無症状の末梢リンパ節腫脹を呈する．腫大したリンパ節は弾性的で分離しているが，後に癒合する．
- 患者の一部は疾患が限局性であるが，大半の患者は多くの病変部位を有する．
- 縦隔や後腹膜のリンパ節腫大は，様々な臓器に対する圧迫症状を引き起こすことがある．リンパ節外の部位が，臨床像を支配することもある．

3）薬物療法

- CHOP療法が世界的標準治療法とされている．
- びまん性大細胞性Bリンパ腫では，リツキシマブを併用するR-CHOP療法が標準治療で，通常は3週間間隔で6〜8コースの治療が行われる．限局期の場合，R-CHOPを3〜4コース後に病変部位への放射線照射を行う治療がよく行われる．
- ろ胞性リンパ腫，MALTリンパ腫は，CHOP療法では，一時的には縮小効果を認めるが，再発しやすい事が知られている．
- バーキットリンパ腫は，病気の進行が早いために，R-CHOP療法よりも強い治療：短期集中型治療が必要になる事が多い．短期集中型治療としては，CODOX-M（シクロホスファミド＋ドキソルビシン＋ビンクリスチン＋大量メトトレキサート）療法という治療法が代表的な治療法である．

■ 主なレジメン

【R-CHOP療法】

薬　物	投与量	投与法	投与日	1コース
リツキシマブ	375 mg/m^2	点滴静注	Day 1	
シクロホスファミド	750 mg/m^2	点滴静注	Day 2	
ドキソルビシン	50 mg/m^2	点滴静注	Day 2	
ビンクリスチン	1.4 mg/m^2	静注	Day 2	
プレドニゾロン	100 mg	経口（1日2回）	Day 2〜6	
5-HT$_3$受容体拮抗薬		点滴静注	Day 2	21日
アプレピタント	125 mg	経口	Day 2	
	80 mg	経口	Day 3〜4	
デキサメタゾン	9.9 mg	点滴静注	Day 2	
	8 mg	経口	Day 3〜6	
抗ヒスタミン薬			Day 1	
解熱鎮痛薬			Day 1	

21-2-3　多発性骨髄腫

（1）病態生理

- Bリンパ球の終末分化段階にある形質細胞の単クローン性増殖による腫瘍性疾患である．

334　第2編　抗悪性腫瘍薬

・大きな特徴としては，骨髄腫細胞が1種類の免疫グロブリン（単クローン性免疫グロブリンやMタンパク質ともよばれる）を大量につくることがあげられる．逆に，正常の免疫グロブリンの産生は抑制される．
・骨髄腫細胞が骨髄での造血を抑制する．
・骨髄腫細胞は破骨細胞を活性化し，骨芽細胞を抑制することで骨破壊が生じる．
・Mタンパク質は腎臓などの臓器にも悪影響を及ぼし，臓器の機能を低下させる．

(2) 症　状

・多彩な症状が現れ，主に骨髄腫細胞による骨髄の障害，Mタンパク質による障害，骨の障害に分かれる．
・骨髄障害により，他の血液細胞の産生を抑えてしまうことから，貧血，息切れや動悸，易感染性，出血などの症状が現れる．また，正常な免疫グロブリンの減少により，感染症にかかりやすくなる．特に，肺炎や尿路感染症にかかりやすいという特徴がある．
・Mタンパク質が腎臓に詰まって障害を起こす浮腫が現れる．Mタンパク質が大量に増えると血液は粘性が高くなり，過粘稠度症候群になり，頭痛や眼が見えにくい等の症状を起こす．
・最も特徴的なのは，骨破壊による症状であり，高カルシウム血症，骨折（病的骨折，圧迫骨折）や脊髄圧迫症状などが起こる．

(3) 薬物療法

・65歳未満であれば，寛解導入療法を行ったのち自家造血幹細胞移植を伴う大量化学療法を行う．
・寛解導入としてVAD療法または大量デキサメタゾン療法を3回行う．自家造血幹細胞移植に伴う大量化学療法には大量メルファラン療法が行われる．
・65歳以上もしくは移植条件を満たさない場合はMP療法が行われる．
・ボルテゾミブは未治療例に対する保険適応を受け，MP療法や大量デキサメタゾン療法との併用が行われている．
・再発・難治性の症例にはサリドマイドやレナリドミドを用いた救援療法を行う．
・骨痛の強い症例や骨病変の抑制にはビスホスホネート製剤が用いられる．

■ 主なレジメン

【VAD 療法】

薬　物	投与量	投与法	投与日	1 コース
ビンクリスチン	0.4 mg/m^2	持続点滴静注	Day ～4	
ドキソルビシン	10 mg/m^2	持続点滴静注	Day 1～4	
デキサメタゾン	40 mg	経口	Day 1～4, 9～12, 17-20	28 日
5-HT$_3$ 受容体拮抗薬			Day 1～4	
デキサメタゾン	9.9 mg	静注	Day 1～4	

【MP 療法】

薬　物	投与量	投与法	投与日	1 コース
メルファラン	8 mg/m^2	経口	Day 1～4	4～6 週
プレドニゾロン	60 mg/m^2	経口	Day 1～4	

21-3　脳腫瘍

　脳腫瘍は，脳実質由来のものだけでなく，頭蓋骨および頭蓋骨内より発生したすべての腫瘍群をいう．髄膜腫と神経膠腫が脳腫瘍全体の約 1/4 ずつを占める．

① 原発性脳腫瘍

　脳腫瘍のうち，頭蓋内から発生したもの．

② 転移性脳腫瘍

　肺がんや乳がんなど，ほかの部位で発生した腫瘍が，頭蓋内へ飛び火してきたもの．

③ 良性腫瘍

　腫瘍が急激に増殖することも転移することもなく，手術で完全に摘出できれば完治する．

　髄膜腫，下垂体腺腫，神経鞘腫

④ 悪性腫瘍

　急激に増殖して周囲に広がり，脳の他の部分へ転移する傾向があり，手術で腫瘍を完全に摘出することがむずかしく再発したりする．

　神経膠腫，頭蓋咽頭腫

(1) 病態生理

・年々増加傾向にあるが，病因はほとんど明らかになっていない．

・腫瘍型により好発年齢に差があり，星細胞腫の好発年齢のピークは 30 歳代，退形成性星細胞腫は 40 歳代，膠芽腫は 50 歳代以降である．

・手術による摘出度は重要な予後因子であるが，年齢もその 1 つである．

・腫瘍による脳組織への浸潤および破壊，隣接組織への直接の圧迫などにより，神経機能障害

336　第2編　抗悪性腫瘍薬

が起こる．神経機能障害はまた，頭蓋内圧亢進，脳浮腫，硬膜静脈洞閉塞などからも起こり
うる．悪性腫瘍は内部に血管を新生し出血または閉塞して壊死を起こすことがあるが，これ
らはいずれも卒中に類似した神経機能障害を引き起こすことがある．

(2) 症　状

・脳腫瘍が起こす症状には，頭蓋内圧亢進症状と，腫瘍自体が神経を圧迫したり壊したりする
局所症状がある．
・頭蓋内圧亢進症状は，頭痛，悪心・嘔吐などであるが，進行すると意識障害をきたすことが
ある．頭蓋内圧亢進症状による頭痛は早期に強いことが特徴である．
・局所症状は，腫瘍の占拠部位に依存するのできわめて多彩であり，その1つであるうっ血乳
頭は，眼底につながる神経が圧迫されるために起こり，視力が低下するものである．このほ
か，けいれんやめまい，運動まひ，言語障害，精神障害などの症状がみられる場合もある．

(3) 薬物療法

・神経膠腫は脳内を浸潤性に発育する腫瘍であり，完全に摘出することは通常は不可能である．
・一般に神経膠腫は放射線療法や薬物療法に対する感受性が低い．
・腫瘍の体積を減らす目的で手術を行った後に放射線療法や化学療法などの治療を併用するこ
とが標準的となる．
・放射線療法は，かつては全脳に照射されていたが，最近では放射線治療後の障害を少なくす
るため，腫瘍になるべく限局して照射するようになっており，病変部にピンポイントでガン
マ線を集中照射するガンマナイフも有効とされている．
・抗がん薬は，単独では脳腫瘍に対する治療効果は大きくないが，放射線との併用により，そ
の治療効果が高まる．血液-脳関門を通過して脳内に移行するニトロソウレア系のニムスチ
ンが多く用いられている．多剤との併用（PAV療法）では，1コースを42日間として3〜6
コース投与される．また，最近では経口の抗がん薬であるテモゾロミドが悪性神経膠腫の治
療に使われ始めている．
・対症療法としては，抗けいれん薬および脳圧降下薬が用いられる．脳圧降下薬として，高浸
透圧輸液（10％グリセリン溶液，15〜20％マンニトール液）を間欠的に投与する．脳浮腫
がある症例では，血管透過性亢進が浮腫の原因となっていると考えられ，副腎皮質ステロイ
ド薬の投与が行われる．

■ 主なレジメン

【PAV 療法】

薬　物	投与量	投与法	投与日	1 コース
ニムスチン	70 mg/m^2	静注	Day 1	
ビンクリスチン	1.4 mg/m^2	静注	Day 8, 29	
プロカルバジン	60 mg/m^2	経口	Day 8～21	42 日
5-HT$_3$ 受容体拮抗薬			Day 1, 8, 29	

21-4　肺がん

　年齢別にみた肺がんの罹患率および死亡率は，ともに 50 歳代後半から増加し始め，高齢ほど高くなる．死亡率の年次推移は，1960 年代から 80 年代に急激に増加したが，90 年代後半から男性で減少，女性で横ばいとなっている．罹患数，死亡数は男性の方が女性より高く，女性の 2 ～3 倍程度である．がんで亡くなった人数を部位別に多い順に並べると，最新の統計データでは男女とも肺がんが第 1 位となっている．

　肺がんのリスク要因を考える上で，喫煙習慣を切り離して考えることはできない．欧米では，喫煙者の肺がんリスクは，非喫煙者の 20 倍以上とされているが，日本人を対象とした研究では，喫煙者の肺がんリスクは男性で 4.8 倍，女性で 3.9 倍と報告されている．これ以外に，食事の欧米化，大気汚染なども原因と言われているが，疫学的にはっきりした証明はない．

　組織型では，小細胞肺がんと非小細胞肺がん（腺がん，扁平上皮がん，大細胞がん）に分類される．小細胞がん，扁平上皮がんは喫煙との因果関係が深く，タバコを吸わない人はほとんどかからないがんとされる．発生部位では，肺門型（中心型）肺がんと肺野型（末梢型）肺がんに大別される．すなわち，肺の入り口にあたる肺門部の太い気管支にできるものと，肺の奥，すなわち肺野末梢にできるものの 2 つであり，がんの性格や症状にも違いが生じる．

21-4-1　小細胞肺がん

(1) 病態生理

・小細胞肺がんは，肺がんの約 15% を占める．

・喫煙との関連もあり男性に多いがんである．

・腫瘍の増殖が速く，早期に脳・リンパ節・肝臓・副腎・骨などに転移しやすく悪性度の高いがんである．

・抗がん薬や放射線に対する感受性が高い．

・発生部位は肺門付近に多く気管支の壁の中を這うように進展する．

・進行度によって，病巣が片側胸郭内のみである限局型（LD）と LD の範囲を超えて腫瘍が進展している進展型（ED）に分けられ，Ⅰ期～Ⅳ期の分類法はあまり使われない．

338　第 2 編　抗悪性腫瘍薬

・NSE や ProGRP といった血中の腫瘍マーカーが陽性になることが多く，陽性率は 60％，70 ％と報告されている．腫瘍マーカー上昇だけでは確定診断にはならないが，数値の変化は治療効果の目安として利用されている．

・比較的高頻度に認められるがん遺伝子の異常は，*c-KIT* の異所性発現，*BCL-2* の過剰発現などである．また，関連するがん抑制遺伝子としては，*TP53*，*RB*，*FHIT* などがある．*TP53* の異常は点突然変異として現れることが多く，小細胞肺がんで高頻度に認められる．また *RB* の不活化も小細胞肺がんのほとんどに認められる．

(2) 症　状

・初期症状は，他の肺がんと同様に，咳，痰，血痰，発熱，胸痛，背痛，呼吸困難等である．

・進行が早いため，他の肺がんと比較して無症状で発見される頻度が少ない．

・原発巣や転移巣の腫瘍により直接引き起こされる症状のみならず，副腎皮質ホルモンの分泌によるクッシング症候群（満月様顔貌），抗利尿ホルモンの分泌による血中ナトリウムの低下などの症状を伴うことがある．

(3) 薬物療法

・初回導入薬物療法として，PE 療法，IP 療法は 4 コースが標準である．

・臨床病期 I 期（手術が主）を除く LD 小細胞肺がんの標準治療は，PE 療法と胸部放射線療法の併用療法である．

・ED 小細胞肺がんの標準治療は IP 療法となるが，イリノテカンはときに重篤な下痢や白血球減少を引き起こすことがあるため，高齢者に対しては十分な注意が必要である．71 歳以上の高齢者では，PE 療法が選択され，さらに 75 歳以上ではカルボプラチン（AUC 5）+エトポシド（80 mg/m^2）に変更される．

・PS 3 の小細胞肺がんでもカルボプラチン（AUC 5）＋エトポシド（80 mg/m^2）が選択され，PS 4 では原則的に対症療法のみを考慮する必要がある．

　　※カルボプラチン：Carvert の式より算出　　投与量 = target AUC ×（GFR + 25）

第21章　悪性腫瘍の病態と治療　***339***

■ 主なレジメン

【PE 療法】

薬　物	投与量	投与法	投与日	1 コース
シスプラチン	80 mg/m^2	点滴静注	Day 1	
エトポシド	100 mg/m^2	点滴静注	Day 1〜3	
輸液	1〜2 L	点滴静注	投与前	
5-HT$_3$受容体拮抗薬		点滴静注	Day 1	
アプレピタント	125 mg	経口	Day 1	21 日
	80 mg	経口	Day 2, 3	（放射線と同時
デキサメタゾン	9.9 mg	点滴静注	Day 1	併用の場合は
	8 mg	経口	Day 2〜4	28 日）
輸液	1〜2 L	点滴静注	投与後	
20％マンニトール	200〜300 mL	静注	投与後	
フロセミド	10〜20 mg	静注	投与後	

【IP 療法】

薬　物	投与量	投与法	投与日	1 コース
シスプラチン	60 mg/m^2	点滴静注	Day 1	
イリノテカン	60 mg/m^2	点滴静注	Day 1, 8, 15	
輸液	1〜2 L	点滴静注	投与前	
5-HT$_3$受容体拮抗薬		点滴静注	Day 1	
アプレピタント	125 mg	経口	Day 1	
	80 mg	経口	Day 2, 3	28 日
デキサメタゾン	9.9 mg	点滴静注	Day 1	
	8 mg	経口	Day 2〜4	
輸液	2〜3 L	点滴静注	投与後	
20％マンニトール	200〜300 mL	静注	投与後	
フロセミド	10〜20 mg	静注	投与後	

21-4-2　非小細胞肺がん

(1) 病態生理

- 肺がんの約 85％（腺がん，扁平上皮がん，大細胞がん）を占める．
- わが国で最も発生頻度が高い組織型である腺がんは，男性の肺がん全体の 40％，女性の肺がん全体の 70％以上を占め，肺の末梢に発生する肺野型がほとんどである．肺がんの中でもほかの組織型に比べ症状は多彩で，進行の速いものから進行の遅いものまで様々である．
- 次に多い扁平上皮がんは，男性の肺がん全体の 40％，女性の肺がん全体の 15％を占め，太い気管支に発生する肺門型が多くみられる．
- 大細胞がんは，一般に増殖が速く，肺がんと診断された時には大きながんであることが多くみられる．
- *EGFR* 遺伝子変異および *ALK* 遺伝子変異の有無は進行性非小細胞肺がんの治療方針を決定

するのに必須となっている．

(2) 症　状
- 扁平上皮がんに多い肺門型肺がんは，咳，痰，血痰などの症状が出現しやすい傾向がある．
- 腺がんに多い肺野型肺がんは，がんが小さいうちは症状が出にくく，検診や人間ドック，別の病気で検査を受けたときに見つかることがある．がんが転移した部位の症状，例えば脳転移による頭痛，骨転移による痛みなどが最初の症状である場合もある．
- ほかのがんと同様に肺がんでも疲れやすさ，食欲不振，体重減少，発熱がみられることがある．

(3) 薬物療法
- 非小細胞肺がんの抗がん薬感受性は低いので，手術療法が中心となる．
- 非小細胞肺がんの治療法は臨床病期に従って適応を判断していく．
- 遠隔転移を伴わないⅠ～Ⅲ期の一部においては，手術療法が第1選択となる．
- ⅠB～ⅢA期に関しては術後薬物療法が考慮される．ⅠB期腺がんではUFTの内服，Ⅱ～Ⅲ期ではシスプラチンを用いた2剤併用療法（ビノレルビン，ゲムシタビン，イリノテカン，ドセタキセル）が術後薬物療法として行われる．
- 切除不能局所進行Ⅲ期症例には，根治を目指した白金製剤を含む薬物療法と放射線同時併用療法が標準治療と位置づけられている．
- 根治照射不能ⅢB期，Ⅳ期非小細胞肺がんは現状では根治不能であり，生存期間延長とQOL改善を目的とした薬物療法が治療の主体となる．
- 扁平上皮非小細胞肺がんにおいては，治療選択に影響を及ぼすような分子異常および新規分子標的治療薬の導入は行われておらず，進行例に対する初回薬物療法は白金製剤を含む併用薬物療法が選択される．
- 非扁平上皮非小細胞肺がんにおいては，*EGFR*遺伝子変異陽性進行例にはEGFRチロシンキナーゼ阻害薬（ゲフィチニブ，エルロチニブ），*EML4-ALK*陽性進行例にはALKチロシ

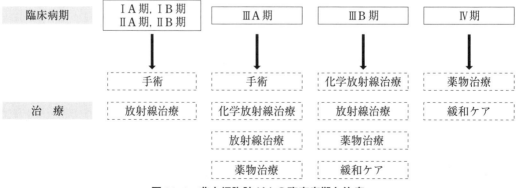

図21-1　非小細胞肺がんの臨床病期と治療

第21章　悪性腫瘍の病態と治療　**341**

ンキナーゼ阻害薬（クリゾチニブ），遺伝子異常のない進行例にはカルボプラチン＋パクリタキセル＋ベバシズマブあるいはシスプラチン＋ペメトレキセドが用いられる.

21-5　子宮がん

　子宮は，解剖学的に子宮の下部（子宮の出口付近）の子宮頸部と，子宮の上部（子宮の袋の部分）の子宮体部より構成される. 子宮がんとは子宮の上皮性悪性腫瘍を指し，子宮頸部に発生する子宮頸がんと子宮体部に発生する子宮体がんに大別される.

　子宮頸がんは全体の約7割を占めているが，子宮がん検診の普及により減少傾向にあり，また上皮内がん（0期）を始めとする，ごく早期のがんが主体をなしてきている. これに対して子宮体がんは増加傾向にあり，上皮内がんの段階で発見されることはまれである.

　子宮がんの罹患数は死亡数の3倍以上であり，生存率は比較的高い. 罹患数は，子宮頸がんでは20歳代後半から40歳前後まで高くなった後，横ばいになるのに対し，子宮体がんでは40歳前後から高くなり，50〜60歳代にピークを迎え，その後低くなる. この2種類の子宮がんは，原因も療法も異なるため，別のがんとして扱う.

21-5-1　子宮頸がん

(1) 病態生理

- ・組織分布は，扁平上皮がん約80％と，腺がんや腺扁平上皮がん（扁平上皮がんと腺がんの混合型）約20％に分かれる.
- ・扁平上皮がんの前がん病変は異形成があり，その20％程度が上皮内がんへと進行する.
- ・以前は扁平上皮がんが多かったが，最近は腺がんが増えてきている.
- ・一般的に，腺がんは扁平上皮がんと比較してリンパ節転移率が高く，放射線療法や化学療法に対して抵抗性を示すことから，腺がんの予後は，扁平上皮がんと比べて不良である.
- ・ヒトパピローマウイルス（HPV）の持続感染が病因として重要である. 子宮頸がん患者の90％以上からHPV-DNAが検出される. ハイリスクタイプ（type16, 18など）ががん化に関与する. 健常成人女性においてもHPVは約10％に検出され，20歳代では20〜30％が陽性であり，一般に見られる感染症としてとらえる必要がある. HPVワクチンは，遺伝子工学的につくられた不活化ワクチンであり，ワクチン接種によるHPV感染は起こらない. HPV16/18型が関与する前がん病変の発症を92〜100％予防する効果がある.

(2) 症　状

- ・早期にはほとんど自覚症状がないが，進行すると不正出血や生理の延長や不順，性交時の出血，黄色いおりものが出るなどの症状が出てくることが多くなる.
- ・進行した場合は，大量の不正性器出血や排尿困難，あるいはがんが骨盤まで達すると腰痛な

ども起こることがある.

(3) 薬物療法

- 上皮内がんからⅠA1期までであれば単純子宮全摘術, ⅠA2期以上であれば広汎子宮全摘術が必要である.
- がんが子宮の外まで広がっているようなⅢ期～ⅣA期の場合には, 通常手術ですべてを切除することは困難なため, 放射線治療が主な治療になるが, シスプラチンを同時に併用する方法が選択されることが多くなってきた.
- ⅣB期症例に対する治療は症状の緩和やQOLの向上が目標となる. 全身状態が良好でかつ臓器機能が保たれているのであれば, 全身薬物療法が考慮される. 薬物療法としては, パクリタキセルとシスプラチンの併用 (TP療法) が標準的に用いられている.
- 進行・再発がん症例では水腎症や水尿管症を伴うことが多くシスプラチン投与が難しい. この場合, パクリタキセルとカルボプラチンの併用 (TC療法) が用いられる.

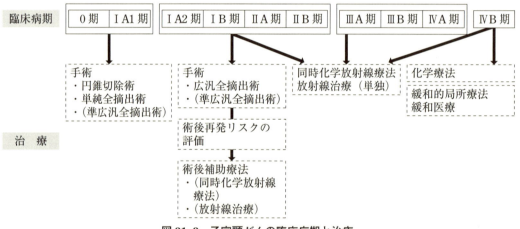

図21-2 子宮頸がんの臨床病期と治療

21-5-2 子宮体がん

(1) 病態生理

- 90％を類内膜腺がんが占め, その他漿液性腺がん, 明細胞腺がん, 扁平上皮がんなどがある.
- エストロゲンの刺激が長期間続くことが原因で発生する場合と, エストロゲンとは関係ない原因で発生する場合があるが, 約8割はエストロゲンの長期的な刺激と関連していると考えられている.
- エストロゲンが関係していると考えられる子宮体がんの危険因子として, 未経産, 遅い閉経, 肥満, エストロゲン産生腫瘍が, 薬剤ではタモキシフェンの内服, エストロゲン製剤の単独使用がある.
- エストロゲンに依存性を示すⅠ型と, 非依存性を示すⅡ型に分けられる. Ⅰ型の大部分は類

内膜腺がんで，Ⅱ型には漿液性腺がんや明細胞腺がんなどが含まれる．Ⅱ型の方が，好発年齢がより高く，予後不良とされる．

(2) 症　状

- 症状としては，不正出血が重要である．特に閉経後出血を訴える女性が子宮体がんである可能性は 13〜16％である．閉経前でも不正出血を繰り返す場合は子宮体がんの検査が必要である．
- 他の症状には，おりものの異常，下腹部の痛みなどがある．おりものの量や性質には個人差が大きく，年齢や体調などによっても変化する．しかし，突然量が増えたり，子宮体がんが進行すると，黄色から茶褐色になってくる．感染を伴うと膿のようになり，悪臭も出るようになる．

(3) 薬物療法

- 基本的に手術療法が第 1 選択となる．がんを摘出するとともに，がんの進行期が決まり，摘出した臓器の病理診断をもとに，再発の可能性が高い場合，術後補助療法を行う．
- 術後には補助療法として放射線療法や化学療法を行う場合がある．日本では放射線療法により，なかなか治らない腸管障害などに悩まされる人が多いことなどから，化学療法を行う場合が多い．
- 使う薬剤はシスプラチンとドキソルビシンの併用療法（AP 療法）6 コースが標準的とされる．AP 療法にパクリタキセルを加えた TAP 療法は，有効性は高いが，安全性に問題があるとされ，標準治療にはなっていない．また最近パクリタキセルとカルボプラチンの併用療法（TC 療法）が副作用も比較的少なく，効果が AP 療法と同等といわれており，広く普及しつ

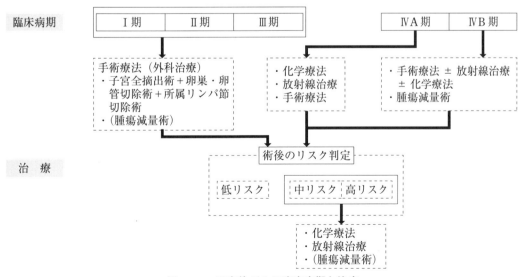

図 21-3　子宮体がんの臨床病期と治療

344 第2編 抗悪性腫瘍薬

つある.

■ 主なレジメン

【AP療法】

薬　物	投与量	投与法	投与日	1コース
ドキソルビシン	60 mg/m^2/日	静注	Day 1	
シスプラチン	50 mg/m^2/日	点滴静注	Day 1	
輸液	1～2 L	点滴静注	投与前	
5-HT$_3$受容体拮抗薬			Day 1	
アプレピタント	125 mg	経口	Day 1	
	80 mg	経口	Day 2, 3	21日
デキサメタゾン	9.9 mg	静注	Day 1	
	8 mg	経口	Day 2～4	
輸液	1～2 L	点滴静注	投与後	
20％マンニトール	200～300 mL	静注	投与後	
フロセミド	10 mg	静注	投与後	

21-6　卵巣がん

(1) 病態生理

・組織学的には上皮性，性索間質性，および胚細胞性の3つに分類されるが，90％以上が上皮性がんである.

・年齢別にみた卵巣がんの罹患率は40歳代から増加し，50歳代前半でピークを迎えてほぼ横ばいになる.

・全上皮性卵巣がん症例のうち10％が家族性に発生し，その大部分が*BRCA1*，*BRCA2*遺伝子の変異で説明できる.

・肥大化して初めて自覚症状が出ることが多いため，早期診断が難しい.

・良性腫瘍と悪性腫瘍との鑑別が困難であり，外科的に切除した組織を検査することによって悪性であることが判明することもある.

・腫瘍が良性か悪性かの診断には血中腫瘍マーカー（CA125，CA19-9，CEAなど）が用いられる. CA125は進行卵巣がん患者の80％以上で陽性となり最も信頼性が高いが，良性疾患あるいは他の悪性腫瘍でも陽性になることがあるので注意を要する.

・他の固形腫瘍に比べると，薬物療法に感受性が高く，少ないながら進行がんであっても長期生存例が認められる.

(2) 症　状

・初期にはほとんど症状はないため，早期発見が難しく「お腹が張る」，「下腹部にしこりや圧

迫感を感じる」，「膀胱が圧迫されて尿が近くなる」などの症状がでてから気が付くことが多い．これらの症状は腹膜播種に伴う腹水・がん性腹膜炎や後腹膜リンパ節転移により見られる症状になる．

・進行すると胸腔内にまで拡がり，胸水による息切れや呼吸困難，食事がのどを通りにくいなどの症状が出る．

（3）薬物療法

・大半の症例は手術のみでは治癒は望めず，初発から再発まで薬物療法との複合療法として治療が組み立てられる．

・初回治療は手術療法であり，手術操作により決定された組織診断と進行期に基づき，術後薬物療法の適応の有無と内容が選択される．

・TC療法が初回化学療法の標準的化学療法である．また，パクリタキセルの1回投与量を減じて週に1度の3回分割投与に変更したweekly TC療法は，貧血の増加は認められるものの効果が優れており，将来的に標準療法となる可能性が報告されている．分子標的薬のベバシズマブについて，TC療法との併用が行われている．また，DC療法およびGC療法（ゲムシタビン＋カルボプラチン）は，TC療法より優れた効果は示されていないが，神経毒性，脱毛が少ないため，TC療法が使いにくい症例には選択肢となり得る．

■ 主なレジメン

【TC療法】

薬　物	投与量	投与法	投与日	1コース
パクリタキセル	175〜180 mg/m^2/日	点滴静注（3時間）	Day 1	
カルボプラチン	AUC 5〜6	点滴静注（1時間）	Day 1	
5-HT$_3$受容体拮抗薬			Day 1	
デキサメタゾン	19.8 mg	静注	PTX投与30分前	21日
	8 mg	経口	Day 2〜3	
塩酸ジフェンヒドラミン	50 mg	経口	PTX投与30分前	
塩酸ラニチジン または塩酸ファモチジン	50 mg 20 mg	静注	PTX投与30分前	

【weekly TC療法】

薬　物	投与量	投与法	投与日	1コース
パクリタキセル	80 mg/m^2/日	点滴静注（1時間）	Day 1, 8, 15	
カルボプラチン	AUC 6	点滴静注（1時間）	Day 1	
5-HT$_3$受容体拮抗薬			Day 1	
デキサメタゾン	9.9 mg	静注	PTX投与30分前	21日
	8 mg	経口	Day 2〜3	
塩酸ジフェンヒドラミン	50 mg	経口	PTX投与30分前	
塩酸ラニチジン または塩酸ファモチジン	50 mg 20 mg	静注	PTX投与30分前	

346 第2編 抗悪性腫瘍薬

【DC 療法】

薬　物	投与量	投与法	投与日	1コース
ドセタキセル	75 mg/m²/ 日	点滴静注（1時間）	Day 1	
カルボプラチン	AUC 5	点滴静注（1時間）	Day 1	
5-HT₃ 受容体拮抗薬			Day 1	21 日
デキサメタゾン	12 mg	経口	Day 1	
	8 mg	経口	Day 2〜3	

21-7 乳がん

(1) 病態生理

・非浸潤がん，浸潤がん，パジェット病に分類される．

・国内で発見される乳がんは，浸潤がんが約85％を占め，非浸潤がんは約15％である．

・浸潤がんは浸潤性乳管がんが大半を占める．

・罹患率は30歳代から増加し始め，50歳前後にピークを迎え，その後は次第に減少する．

・罹患数は死亡数の4倍以上であり，乳がんの生存率が比較的高いことと関連している．

・原因としては，エストロゲンとの関与が指摘されている．

・初経年齢が早い，閉経年齢が遅い，出産歴がない，初産年齢が遅い，授乳歴がないことなどがリスク要因とされている．

・エストロゲン受容体（ER），HER2（human epidermal growth factor 2）は一定の条件下での予後因子として認識されていたが，それぞれの標的治療薬の効果予測因子としての役割が大きい．

・ホルモン受容体（ER とプロゲステロン受容体），HER2 のいずれも陰性の乳がんはトリプルネガティブと呼称され，特異的な標的治療薬がなく一般的には予後不良とされている．

(2) 症　状

・自覚症状としては，① しこり（乳房内・わきの下），② 乳首からの血液まじりの分泌，③ 乳首のびらん，ただれ，④ 乳房の皮膚のひきつれ，⑤ 乳房の変形，⑥ 乳首の陥没などがある．

・① 乳がんの大きさが小さい，② 乳がんが乳房の奥の方に存在する，③ 乳がんが大きくなるときに，かたまりで大きくなるのではなく，かたまりをつくらずにばらばらと広がっていく場合は症状が出づらくなる．

(3) 薬物療法

・手術可能な乳がんの場合，病期に応じて手術・放射線療法と薬物療法（術後あるいは術前）を行う．

・術後の薬物療法はサブタイプにより治療方法は異なる．サブタイプは，ホルモン受容体の発

現，HER2 の発現，細胞周期関連核タンパク質 Ki-67 の発現により分類される．
・術後ホルモン療法は，宿主の卵巣機能によって選択する．閉経後の場合，タモキシフェンとアロマターゼ阻害薬の併用が標準療法とされている．閉経前の場合，タモキシフェンおよび LH-RH アナログが単独あるいは併用投与される．
・術後化学療法として，CMF 療法よりもアントラサイクリン系を含む併用化学療法（CAF 療法等）が優れている．
・術前化学療法としても，アントラサイクリン系を含む併用化学療法は術後化学療法同様に有効であり，術前化学療法により乳房温存率が高くなるが，局所再発率が高い可能性が示唆されている．

表 21-2 乳がんに対する治療選択基準

ホルモン受容体 ER and/or PgR	HER2	Ki-67	薬物療法
陽性	陰性	低値	ホルモン療法
陽性	陰性	高値	ホルモン療法 ± 化学療法
陽性	過剰発現	すべて	化学療法 ＋ トラスツズマブ ＋ ホルモン療法
陰性	過剰発現	すべて	化学療法 ＋ トラスツズマブ
陰性	陰性	すべて	化学療法

・局所進行乳がんの場合，ⅢB，ⅢC 期に対して手術による根治切除が不可能なため，全身化学療法を先行する集学的治療を行う．化学療法レジメンはアントラサイクリン系とタキサン系を含むレジメンが推奨される．HER2 陽性であればトラスツズマブを併用し，ホルモン受容体陽性であれば化学療法後にホルモン療法を行う．
・転移性乳がんの場合，全身的薬物療法を中心とした集学的治療を行う．ホルモン受容体陽性乳がんの場合，QOL を維持する観点からホルモン療法を先行し，臨床的にホルモン抵抗性と判断されるまでホルモン療法で維持する．閉経後ではアロマターゼ阻害薬の使用が標準的であり，閉経前では LH-RH アゴニストとタモキシフェンの併用が標準的である．ホルモン療法抵抗性になった場合には化学療法を行う．ホルモン受容体陰性乳がんでは化学療法から開始する．化学療法として，アントラサイクリン系およびタキサン系が使用される．一般に，併用療法は副作用が増すために，QOL を維持する観点より単剤で治療を行うことが多い．
・HER2 陽性の転移・再発乳がんに対しては，トラスツズマブとタキサン系の併用が標準となる．
・アントラサイクリン系，タキサン系，トラスツズマブの治療歴を有する HER2 陽性局所進行・転移・再発乳がんに対してはカペシタビンとラパチニブの併用が推奨されている．
・手術不能または再発乳がんに対してパクリタキセル ＋ ベバシズマブ併用療法も承認されている．

348　第2編　抗悪性腫瘍薬

■ 主なレジメン

第1世代

【CAF療法】

薬　物	投与量	投与法	投与日	1コース
シクロホスファミド	500 mg/m²/日	点滴静注（30分）	Day 1	
ドキソルビシン	50 mg/m²/日	点滴静注（15分）	Day 1	
フルオロウラシル	500 mg/m²/日	点滴静注（15分）	Day 1	
5-HT₃受容体拮抗薬			Day 1	21日
アプレピタント	125 mg	経口	Day 1	
	80 mg	経口	day 2, 3	
デキサメタゾン	9.9 mg	静注	Day 1	

【AC療法】ドキソルビシン＋シクロホスファミド

【CMF療法】シクロホスファミド＋メトトレキサート＋フルオロウラシル

第2世代

【FEC療法】フルオロウラシル＋エピルビシン＋シクロホスファミド

【AC＋paclitaxel療法】ドキソルビシン＋シクロホスファミド＋パクリタキセル

【TC療法】ドセタキセル＋シクロホスファミド

第3世代

【TAC療法】ドセタキセル＋ドキソルビシン＋シクロホスファミド

【FEC＋paclitaxel療法】フルオロウラシル＋エピルビシン＋シクロホスファミド＋パクリタキセル

【DAC療法】ドセタキセル＋ドキソルビシン＋シクロホスファミド

21-8　泌尿器系がん

21-8-1　前立腺がん

(1) 病態生理

・病理組織学的には，95％が腺がんであり，大部分は前立腺腺房（まれに腺管）より発生する．

・前立腺肥大症は前立腺内側の内腺にできる良性腫瘍であり，前立腺がんは前立腺外側の外腺部分にできる悪性腫瘍である．

・正常前立腺の主な役割は精液を分泌することであるが，精巣から分泌されるテストステロンが必須である．前立腺がんにおいても男性ホルモンは必須である．

・前立腺がんは発症の頻度が年齢に大きく依存しており，50歳以前での発症はまれであるが，高齢になるほど発症率は高くなり，80歳以上では20％前後に認められるとされているが，生命に影響を与えない場合も多い．

(2) 症　状

・早期では無症状であることが多いが，前立腺肥大症による症状，例えば尿が出にくい，尿の切れが悪い，排尿後すっきりしない，夜間にトイレに立つ回数が多い，我慢ができずに尿を

漏らしてしまうなどがみられる場合がある.

・進行すると，血尿や骨への転移による腰痛などがみられることがある．腰痛などで骨の検査を受け，前立腺がんが発見されることもある．また肺転移がきっかけとなって発見されることもある．

(3) 薬物療法

・現在広く施行されている治療法は，前立腺全摘除術，放射線療法，PSA 監視療法，ホルモン療法，化学療法の 5 つである．

・臨床的に局所浸潤性と判断される場合には，前立腺全摘除術あるいは外照射単独で制御することは難しく，標準的にはホルモン療法を併用した放射線療法が施行される．

・転移を有する前立腺がんに対しては，全身療法としてホルモン療法が選択される．

・ホルモン療法は最終的には無効となるため（去勢抵抗性前立腺がん），その場合には化学療法が選択される．

・現在最も広く使用されているのはリュープロレリン酢酸塩，ゴセレリン酢酸塩の LH-RH アゴニストである．LH-RH アゴニストに加えて副腎由来のアンドロゲンをレセプターレベルで抑制する抗アンドロゲン薬（ビカルタミド，フルタミド）を併用する MAB（maximum androgen blockade）療法が広く行われている．

・去勢抵抗性前立腺がんに対しては，化学療法薬のドセタキセルやエストラムスチンが用いられている．

・骨転移を有する去勢抵抗性前立腺がんに対してはビスホスホネート製剤も有用である．前立腺がん骨転移において病的骨折などの発生が予後に影響を与えることが知られており，ゾレドロン酸の有用性は高い．

■ 主なレジメン

【DP 療法】

薬　物	投与量	投与法	投与日	1 コース
ドセタキセル	75 mg/m²/ 日	点滴静注（1 時間以上）	Day 1	
プレドニゾロン	10 mg/ 日	経口（分 2）	Day 1〜21	21 日
デキサメタゾン	6.6 mg	静注	Day 1	

【DE 療法】

薬　物	投与量	投与法	投与日	1 コース
ドセタキセル	60 mg/m²/ 日	点滴静注（1 時間以上）	Day 1	
エストラムスチン	840 mg/ 日	経口（分 3）	Day 1〜5	21 日
デキサメタゾン	6.6 mg	静注	Day 1	

21-8-2　膀胱がん

(1) 病態生理

- 正常膀胱粘膜は移行上皮であることから，90％以上が尿路上皮がんで，扁平上皮がんが5％，腺がんは1％以下である．
- 膀胱がんの約80％は，初診時には筋層非浸潤性の乳頭状で有茎性のものが多い．これらの多くは内視鏡的治療で予後はきわめて良好であるが，高率に尿路内への異所性再発を認める．筋層非浸潤性が再発を繰り返すうち約10％程度が浸潤性がんに移行する．
- 膀胱がんの30～40％は初診時から多発性である．
- 年齢別にみた罹患率は，特に男性で60歳前後から増加し，男女とも40歳未満の若年での罹患は少ない．また，男性のほうが女性より膀胱がん罹患率が高く，女性の約3倍になる．罹患率の国際比較では，膀胱がんは欧米白人で高く，日本人を含む東アジア系民族では，本国在住者，アメリカ移民ともに低い傾向がある．

(2) 症　状

- 他のがんと違って，比較的早期より症状が出やすいのが特徴である．血尿および頻尿，排尿痛などの膀胱炎症状が2大症状となる．
- 約80％の患者は無症候性肉眼的血尿を呈し，膀胱炎症状は20～30％の人に見られる．血尿の出かたは尿全体が赤くなる全血尿より排尿の終わり頃が赤くなる終末時血尿が多く，血の塊もしばしば排出される．一部は無症状で，検診における顕微鏡的血尿の精密検査などにより発見される．

(3) 薬物療法

- 筋層非浸潤性がんでは，主に経尿道的膀胱腫瘍切除術（transurethral resection of bladder tumor；TUR-Bt）で治療される．
- 抗がん薬やBCGの膀胱内注入療法は，TUR-Bt後の残存病変に対する効果，TUR-Bt後の再発予防，腫瘍に対する直接効果を目的として行われる．膀胱内注入療法に用いる抗がん薬としては，マイトマイシンC，ドキソルビシン，エピルビシンなどがよく使われている．
- 転移のない浸潤性がんでは，膀胱全摘除術が標準治療である．
- 膀胱全摘除術の補助化学療法および転移を有する進行例の全身薬物療法として，M-VAC療法が広く用いられる．最近ではゲムシタビンとシスプラチンを併用するGC療法で有効性が高く，副作用の程度や頻度が低いことが報告されている．

■ 主なレジメン

【M-VAC 療法】

薬　物	投与量	投与法	投与日	1コース
メトトレキサート	30 mg/m^2	点滴静注	Day 1, 15, 22	
ビンブラスチン	3 mg/m^2	点滴静注	Day 2, 15, 22	
ドキソルビシン	30 mg/m^2	点滴静注	Day 2	
シスプラチン	70 mg/m^2	点滴静注	Day 2	
輸液	1～2 L	点滴静注	投与前	
5-HT$_3$受容体拮抗薬			Day 2	
アプレピタント	125 mg	経口	Day 2	28 日
	80 mg	経口	Day 3, 4	
デキサメタゾン	9.9 mg	静注	Day 2	
	8 mg	経口	Day 3～5	
輸液	1～2 L	点滴静注	投与後	
20%マンニトール	200～300 mL	静注	投与後	
フロセミド	10 mg	静注	投与後	

21-8-3　精巣がん

(1) 病態生理

- 多く（約 95％）は，精母細胞から発生する．精母細胞のように生殖に直接関係のある細胞を生殖細胞あるいは胚細胞とよぶため，精巣腫瘍は胚細胞腫瘍ともよばれる．
- 腫瘍マーカーの AFP および hCG が治療効果のモニタリングに用いられる．
- 病理診断と腫瘍マーカーの値によって，大きくセミノーマ（精上皮腫）とそれ以外の非セミノーマ（非精上皮腫）の 2 つに分類される．
- セミノーマでは放射線治療と抗がん薬による化学療法の両方が有効であるのに対して，非セミノーマでは化学療法は有効であっても，放射線治療の効果は低い．特に転移のある場合は，一般的にはセミノーマの方が非セミノーマより治療成績は良好である．
- 精巣腫瘍の罹患率は 10 万人に 1 人程度とされ，比較的まれな腫瘍である．しかし，他の多くのがんと異なり，20 歳代後半から 30 歳代にかけて発症のピークがあり，若年者に多い腫瘍であることが大きな特徴となる．

(2) 症　状

- 無痛性の精巣のしこりや，腫れが初発症状である．
- およそ 30～40％で下腹部の重圧感や鈍痛があり，10％で急性の精巣痛がある．
- がんが進行し広い範囲に転移が出現すると，腹痛や呼吸困難，首のリンパ節の腫れ，体重減少，腫瘍の産生するホルモンの影響で乳首の痛みや腫れなども起こる．

(3) 薬物療法

- 明らかな転移のないⅠ期でも，再発の可能性が高い場合や，転移のあるⅡ期以上の多くは，化学療法が行われる．
- 転移のある非セミノーマの場合，術後の化学療法のみでは治らない場合も多く，化学療法後の残存腫瘍に対する再手術が必要となることもある．
- 精巣がんの標準薬物療法として，BEP療法が広く用いられている．広範な肺転移があるなどブレオマイシンによる肺毒性が懸念されるような場合には，BEP療法と同等の効果があるとされているVIP療法を用いるべきである．再発および治療抵抗性精巣がんには，VeIP療法，VIP療法，TIP療法が救援療法として選択される．

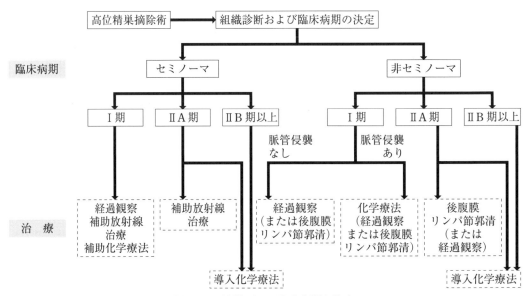

図21-4　精巣がんの臨床病期と治療

■ 主なレジメン

【BEP療法】

薬　物	投与量	投与法	投与日	1コース
ブレオマイシン	30 U	点滴静注	Day 2, 9, 16	
エトポシド	100 mg/m²	点滴静注	Day 1〜5	
シスプラチン	20 mg/m²	点滴静注	Day 1〜5	
輸液	1〜2 L	点滴静注	投与前	
5-HT₃受容体拮抗薬			Day 1〜5	21日
デキサメタゾン	6.6 mg	静注	Day 1〜5	
輸液	1〜2 L	点滴静注	投与後	
20%マンニトール	200〜300 mL	静注	投与後	
フロセミド	10 mg	静注	投与後	

【VIP療法】エトポシド＋イホスファミド＋シスプラチン
【VeIP療法】ビンブラスチン＋イホスファミド＋シスプラチン
【TIP療法】パクリタキセル＋イホスファミド＋シスプラチン

第 21 章　悪性腫瘍の病態と治療　*353*

21-8-4　腎がん

(1) 病態生理

- 腎がんは腎実質から発生する．腎盂がんは尿路上皮から発生するもので，尿路上皮がんとして取り扱われ，一般でいう腎がんとは異なる．
- 50〜70 歳代で高齢ほど多く見られる．
- がん発生の危険因子としては，喫煙，肥満があげられ，血液透析患者にもよく見られる．
- 最も多い組織型である明細胞がんは VHL 病で多発することが知られている．*VHL* 遺伝子産物は HIF-1α の分解に必要なユビキチン化をするのに必要な分子で，この遺伝子異常で HIF-1α の異常な蓄積とその標的遺伝子の過剰発現をきたす．
- HIF-1α の標的遺伝子の中には VEGF，PDGF-β，エリスロポエチンなどがあり，これにより腎がんでは，豊富な血管と多血症をきたす．
- 明細胞がんの他には乳頭状がん，嫌色素性細胞がん，集合管がんなどの組織型がある．
- 転移は肺に最も多く見られ，他にリンパ節や肝臓，骨にも転移する．血管の中に入り込むようにがんが大きくなることもあり，がんが大静脈や心臓にまで達することもある．

(2) 症状

- 早期では無症状であり，古典的な症状として血尿，疼痛，腹部腫瘤があるが，骨転移による病的骨折や，肺転移による咳や血痰などの転移による症状で見つかることも少なくない．
- 進行にともない発熱，食欲不振，体重減少，貧血（時に多血症），高カルシウム血症などの多彩な全身症状を伴うこともある．

(3) 薬物療法

- 病期 I〜III では，腎臓に限局したがんであるので手術療法が原則であり，腹腔鏡下手術も一般的になりつつある．
- 高齢者や患者の全身状態が不良のため手術が不能である場合，経皮的なラジオ波焼灼術や凍結療法が選択される場合がある．
- 病期 IV のうち，原発巣やリンパ節転移が切除可能である場合は手術療法が選択される場合も少なくない．
- 有転移症例や切除不能腎がんでは，インターフェロン α またはインターロイキン 2 が用いられ，10〜20％程度の症例に腫瘍縮小効果が得られており，特に肺やリンパ節転移に対しての有効性が示されている．
- 近年，分子標的治療薬の開発が進んでおり，進行腎がんに対して，腫瘍縮小，生存期間延長といった治療効果が期待されている．また，サイトカイン療法の効果がなくなった場合においても治療効果がみられるという報告もある．現在，日本においてはソラフェニブ，スニチニブ，アキシチニブ，エベロリムス，テムシロリムスが保険適用となって治療に使われてい

る．しかし使用する薬剤の順番など，いまだ定まった方法は確立されておらず，ガイドラインも毎年改定されている状況である．本当の治療効果についても今後の検討が必要と考えられている．
・骨転移のある場合，その治療の一環として，ビスホスホネート製剤や，RANKリガンド阻害薬という分子標的薬の1種であるデノスマブが用いられることがある．これらの薬剤を使用することで，骨転移の進行を抑制したり，骨転移による症状があらわれるのを抑えたりする効果が期待されている．

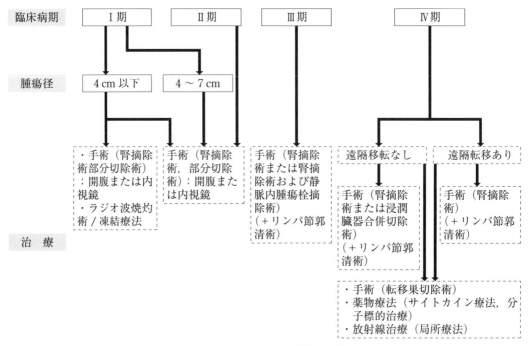

図21-5　腎がんの臨床病期と治療

21-9　胃がん

(1) 病態生理

・胃の壁の最も内側にある粘膜内の細胞が，何らかの原因でがん細胞になったものである．
・細胞の分類としては，組織型のほとんどが腺がんで，分化型と未分化型に分けられる．
・一般に分化型がんは膨張性の発育を示し，肉眼形態は境界明瞭な限局型が多い．進行すると血行転移をきたす．
・未分化型がんはびまん性に浸潤するがんとされ，肉眼的に境界不明瞭なものが多く，リンパ行性転移や腹膜播種を多くきたす．
・胃がん発生については，喫煙や食生活などの生活習慣や，ヘリコバクターピロリ菌の持続感

染などが原因となりうると評価されている．食生活については，塩分の多い食品の摂取や，野菜，果物の摂取不足が指摘されている．また，ヘリコバクターピロリ菌については，日本人の中高年の感染率は非常に高く，若年層では低下しているが，感染した人の全てが胃がんになるわけではない．

(2) 症　状
- 早い段階で自覚症状が出ることは少なく，かなり進行しても無症状の場合がある．
- 代表的な症状は，胃の痛み・不快感・違和感，胸焼け，吐き気，食欲不振などがあるが，これらは胃がん特有の症状ではない．
- 症状の原因が，胃炎や胃潰瘍の場合でも，内視鏡検査などで偶然に，早期胃がんが発見されることもあり，貧血や黒色便が発見のきっかけになる場合もある．
- 噴門部や幽門部に存在する原発巣では食物の通過障害をきたすことが多い．
- 潰瘍を伴う陥凹型の胃がんにおいては心窩部痛の頻度が高い．

(3) 薬物療法
- 胃がんは外科的切除が原則である．胃を切除する範囲は，がんのある部位と病期の両方から決定する．胃の切除と同時に，胃の周囲のリンパ節を取り除くリンパ節郭清や，消化管再建も行う．胃がんの手術では，転移の可能性があるリンパ節を過不足なく切除するということが重要となるため，リンパ節郭清の範囲によって，胃の切除範囲も決まる．
- リンパ節転移がないと考えられる早期胃がんに対しては，内視鏡治療が選択できる．
- 胃がんの化学療法は進行がんの手術後に再発予防を目的とした補助化学療法と根治目的の手術が不可能な進行がん，または再発がんに対する生存期間の延長およびQOLの向上を目的とした化学療法とがあり，全身状態を考慮して行なわれる．
- 術後補助化学療法としては，S-1療法が標準治療となっている．
- 切除不能・再発胃がんに対してはSP療法が標準的に用いられる．
- 経口摂取のできない患者やシスプラチン投与に適さない腎機能の低下した患者に対しては5-FU持続静注療法が推奨される．
- PS不良の患者に対してはS-1単独療法を行う場合もある．
- レボホリナート・5-FU療法は血液毒性が強い傾向があるが，外来での治療が可能であり有用なレジメンである．
- 胃がんにおいても分子標的治療薬の導入が多く検討されている．現在ではHER2陽性切除不能・再発胃がんに対して，FP療法（5-FU＋シスプラチン）もしくはXP療法（カペシタビン＋シスプラチン）とトラスツズマブの併用療法が標準治療となっている．

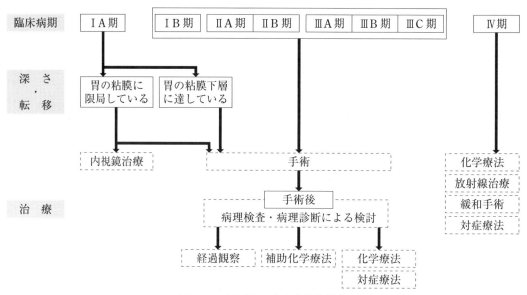

図 21-6 胃がんの臨床病期と治療

■ 主なレジメン

【S-1 単独療法】

薬物	投与量	投与法	投与日	1コース
TS-1	80 mg/m^2	経口（分2）	Day 1～28	42 日

【SP 療法】

薬物	投与量	投与法	投与日	1コース
TS-1	80 mg/m^2	経口（分2）	Day 1～21	
シスプラチン	60 mg/m^2	点滴静注	Day 8	
輸液	1～2 L	点滴静注	投与前	
5-HT$_3$受容体拮抗薬			Day 8	
アプレピタント	125 mg	経口	Day 8	
	80 mg	経口	Day 9, 10	35 日
デキサメタゾン	9.9 mg	静注	Day 8	
	8 mg	経口	Day 9～11	
輸液	1～2 L	点滴静注	投与後	
20%マンニトール	200～300 mL	静注	投与後	
フロセミド	10 mg	静注	投与後	

【レボホリナート・5-FU 療法】

薬物	投与量	投与法	投与日	1コース
レボホリナート	250 mg/m^2/日	点滴静注（2 時間）	Day 1, 8, 15, 22, 29, 36	
フルオロウラシル	600 mg/m^2/日	静注	Day 1, 8, 15, 22, 29, 36	56 日
5-HT$_3$受容体拮抗薬			Day 1, 8, 15, 22, 29, 36	

第21章　悪性腫瘍の病態と治療　*357*

21-10　食道がん

(1) 病態生理

・日本人の食道がんは，約半数が胸部食道の真ん中から，次に1/4が食道の下1/3に発生する．食道がんは食道の内面を覆っている粘膜の表面にある上皮から発生する．食道の上皮は扁平上皮でできているので，食道がんの90%以上が扁平上皮がんである．

・食道の周囲には，気管・気管支や肺，大動脈，心臓など重要な臓器が近接しているので，がんが大きくなるとこれらの臓器に浸潤する．腹部や首のリンパ節，別の臓器などに転移することもある．食道の周りのリンパ節だけではなく，腹部や首のリンパ節に転移することもある．血液の流れに入り込んだがん細胞は，肝臓，肺，骨などに転移する．

・年齢別にみた罹患率，死亡率は，ともに40歳代後半以降増加し始め，特に男性は女性に比べて急激に増加する．罹患率，死亡率ともに男性のほうが高く，女性の5倍以上である．

・喫煙と飲酒がリスク要因として確立している．特に扁平上皮がんではその関連が強いことがわかっており，喫煙と飲酒が相乗的に作用してリスクが高くなることも報告されている．

(2) 症　状

・食道がんの最も多い初発症状は狭窄感である．一方，無症状の食道がんも20%近くある．

・食べ物を飲み込んだときに胸の奥がチクチク痛んだり，熱いものを飲み込んだときにしみるように感じるといった症状も，がんの初期の頃にみられる．また，食べ物がつかえることで食事量が減り，低栄養となり体重が減少する．

・かなり進行して気管・気管支，肺へ及ぶと，むせるような咳が出たり，血痰が出るようになる．進行した食道がんで認める他の症状として，食道のすぐわきにある声を調節している神経ががんで壊されると声のかすれが生じる．

(3) 薬物療法

・食道がんの進み具合と組織型，患者側の全身状態に応じて治療が選択される．

・0期では内視鏡治療，Ⅰ～Ⅲ期では手術，手術と術前・術後薬物療法との組み合わせ，化学放射線療法が行われる．切除不能・再発症例では化学療法や化学放射線療法が用いられる．

・内視鏡治療は，内視鏡を使って食道の内側からがんを切除する．切除の方法には，内視鏡的粘膜切除術や内視鏡的粘膜下層剥離術がある．

・手術は，食道がんに対する現在最も標準的な治療法である．手術では，がんを含め食道を切除し，同時に，リンパ節を含む周囲の組織を切除する．食道を切除した後には，再建手術を行う．

・術前・術後薬物療法としては，FP療法が用いられる．

・化学放射線療法は，目的によって，根治的化学放射線療法と緩和的化学放射線療法があり，

さらに術前に行う方法もある．併用する薬物療法は FP 療法が使われる．
- 切除不能・再発症例に用いる化学療法も FP 療法が標準的に用いられ，二次治療としてドセタキセルやパクリタキセルが用いられる．

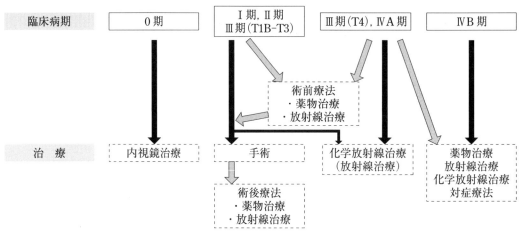

図 21-7　食道がんの臨床病期と治療

■ 主なレジメン

【FP 療法】

薬　物	投与量	投与法	投与日	1 コース
フルオロウラシル	800 mg/m²	持続点滴静注（24 時間）	Day 1～5	
シスプラチン	80 mg/m²	点滴静注	Day 1	
輸液	1～2 L	点滴静注	投与前	
5-HT₃ 受容体拮抗薬			Day 1	
アプレピタント	125 mg	経口	Day 1	28 日
	80 mg	経口	Day 2, 3	
デキサメタゾン	9.9 mg	静注	Day 1	
	6.6 mg	静注	Day 2～5	
輸液	1～2 L	点滴静注	投与後	
20％マンニトール	200～300 mL	静注	投与後	
フロセミド	10 mg	静注	投与後	

21-11　大腸がん

(1) 病態生理

- 結腸・直腸に発生するがんで，日本人ではS状結腸と直腸にがんができやすく約70％を占めている．
- 大腸粘膜の細胞から発生し，腺腫という良性腫瘍の一部ががん化して発生したものと正常粘

膜から直接発生するものがある.

- 病理組織学的には90％以上が腺がんである.
- 粘膜の表面から発生した後, 大腸の壁に次第に深く侵入していき, 進行するにつれてリンパ節や肝臓, 肺など別の臓器に転移する.
- 一般的に罹患率は, 50歳頃から増加傾向を示し, 年齢とともに高くなる. また遺伝性のがんでは若年からも発症する. 大腸がんでは, 直系の親族に同じ病気の人がいるという家族歴がリスク要因になり, 家族性大腸腺腫症と遺伝性非ポリポーシス性大腸がん家系は, 明らかな大腸がんのリスク要因とされている.

(2) 症 状

- 早期の大腸がんでは自覚症状に乏しい.
- 大腸のはじまりである盲腸, 上行結腸, 横行結腸では大きながんになっても腸の内容物が液状であるため通過しにくくなることは少なく, 貧血やお腹にしこりを触れるとの訴えが多くみられる.
- 肛門に近い大腸のS状結腸, 直腸では腸内容物が固形状となっているため, 血便, 便が細くなる, 残便感, 腹痛, 下痢と便秘の繰り返しなどの訴えが多くみられる.

(3) 薬物療法

- 大腸がんの治療法は病期分類に応じて決められる.
- リンパ節転移を伴わない最大径2 cm未満の粘膜がん・軽度浸潤がんは内視鏡治療の適応である.
- Ⅰ〜Ⅲ期の大腸がんの治療としては手術療法が選択され, Ⅲ期の症例は術後薬物療法の適応となる.
- 大腸がんの標準手術は, リンパ節郭清を伴う腸管切除である. 遠隔転移を伴うⅣ期の大腸がんでは, 遠隔転移巣（肝臓・肺・腹膜）ならびに原発巣が切除可能な場合には, 原発巣の根治切除を行うとともに遠隔転移巣の切除を考慮する. 切除不能な転移を有する症例は全身薬物療法の適応となるが, 切除不能と判断されても薬物療法後に奏功して切除可能となることもある.
- Ⅲ期大腸がんの術後薬物療法としては, FOLFOX療法およびXELOX療法が承認されている.
- 進行再発大腸がんで有用性が示されているイリノテカンは, 術後薬物療法での併用効果が示されておらず推奨されていない. 同様にベバシズマブおよびセツキシマブについても術後薬物療法における有用性は示されていない.
- 切除不能・進行再発大腸がんで全身状態の保たれている症例に対する標準治療は, FOLFOX療法, FOLFIRI療法, XELOX療法と分子標的薬ベバシズマブもしくは抗EGFR抗体薬の併用療法である. ただし, XELOX療法と抗EGFR抗体薬の併用効果は認められておらず勧められていない.

- 化学療法レジメンは，それぞれの有害事象やスケジュールなどを患者に十分説明し治療を決定することが重要である．FOLFOX療法では特に末梢神経障害，FOLFIRI療法では脱毛と下痢などの消化器症状，XELOX療法では手足症候群，下痢，末梢神経障害がそれぞれの特徴的な毒性として問題となる．
- 分子標的薬の選択は，ベバシズマブに比較して抗EGFR抗体薬では後方治療においても有効性が認められていることから，ベバシズマブを一次治療で使用し抗EGFR抗体薬を二次治療以降に使用するという戦略が主流とされている．
- 薬物療法後の切除を目指す場合，一次治療から抗EGFR抗体薬を使用することが選択肢として考えられる．ベバシズマブは創傷治癒遅延に関係する点から，その半減期を考慮して手術の前後4～6週間投与を中止することが勧められている．
- *KRAS*遺伝子変異例の場合，抗EGFR抗体薬の使用機会はなく，ベバシズマブが選択肢となる．
- ベバシズマブと抗EGFR抗体薬の併用は，臨床試験の結果より否定されている．

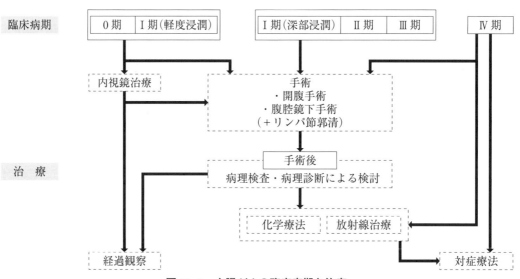

図21-8 大腸がんの臨床病期と治療

第 21 章　悪性腫瘍の病態と治療　*361*

■ 主なレジメン

【mFOLFOX6 ± BV】

薬　物	投与量	投与法	投与日	1 コース
フルオロウラシル	400 mg/m^2	静注（5 分）	Day 1	
フルオロウラシル	2,400 mg/m^2	持続点滴静注（46 時間）	Day 1〜2	
レボホリナート	200 mg/m^2	点滴静注	Day 1	
オキサリプラチン	85 mg/m^2	点滴静注	Day 1	14 日
ベバシズマブ	5 mg/kg	点滴静注	Day 1	
5-HT$_3$ 受容体拮抗薬			Day 1	
デキサメタゾン	9.9 mg	静注	Day 1	
	8 mg	経口	Day 2〜3	

【FOLFIRI ± BV】

薬　物	投与量	投与法	投与日	1 コース
フルオロウラシル	400 mg/m^2	静注（5 分）	Day 1	
フルオロウラシル	2,400 mg/m^2	持続点滴静注（46 時間）	Day 1〜2	
レボホリナート	200 mg/m^2	点滴静注	Day 1	
イリノテカン	150 mg/m^2	点滴静注	Day 1	14 日
ベバシズマブ	5 mg/kg	点滴静注	Day 1	
5-HT$_3$ 受容体拮抗薬			Day 1	
デキサメタゾン	9.9 mg	静注	Day 1	
	8 mg	経口	Day 2〜3	

【XELOX ± BV 療法】

薬　物	投与量	投与法	投与日	1 コース
カペシタビン	2,000 mg/m^2	経口（分 2）	Day 1〜15	
オキサリプラチン	130 mg/m^2	点滴静注	Day 1	
ベバシズマブ	7.5 mg/kg	点滴静注	Day 1	21 日
5-HT$_3$ 受容体拮抗薬			Day 1	
デキサメタゾン	9.9 mg	静注	Day 1	
	8 mg	経口	Day 2〜3	

21-12　肝がん

(1) 病態生理

- もともとできたがんが肝臓由来である原発性肝がんと，他臓器由来である転移性肝がんに分けられる．
- 原発性肝がんの 90％は肝細胞がん（hepatocellular carcinoma：HCC）で，残りは胆管がんなどである．
- 症例のほとんどが慢性肝疾患を合併しており，肝炎ウイルスに罹患している割合は B 型肝炎ウイルス（HBs 抗原陽性）が約 15％，C 型肝炎ウイルス（HCV 抗体陽性）が約 70％とさ

362　第2編　抗悪性腫瘍薬

れている.

・アルコール性肝障害，原発性胆汁性肝硬変を背景とした発がん例もあり，最近は非アルコール性脂肪肝炎（NASH）など生活習慣病を背景とした発がん例が増えている.

・年齢別にみた罹患率は，男性では45歳前後から増加し始め，70歳代に横ばいとなり，女性では55歳前後から増加し始める．年齢別にみた死亡率も同様な傾向にある．罹患率，死亡率は男性の方が高く，女性の約3倍を示す.

・腫瘍マーカーとして，AFP，PIVKA-Ⅱ，AFP-L3分画が用いられる．いずれも単独での小肝がんに対する感度はそれほど高くなく，組み合わせることで特異度の低下を抑えつつ感度が上昇するとされている.

(2) 症　状

・一般には肝炎あるいは肝炎が進行した肝硬変の経過観察中に発見されることが多く，肝がんに特徴的な症状は少なくむしろ肝炎・肝硬変の症状を訴えることが多い.

・食欲不振，全身倦怠感，腹部膨満感，便秘・下痢など便通異常，尿の濃染，黄疸，吐下血，突然の腹痛，貧血症状が挙げられる.

(3) 薬物療法

・多くが慢性肝炎・肝硬変を背景として発生することから，肝予備能と腫瘍の状況の両方を考慮して治療法が選択される.

・治療は，原則的には肝切除が行われるが，局所療法が主体となる．肝外病変を有する場合や，肝内に病変が局在していても局所治療が不能・無効な場合には全身薬物療法の適応となる.

・肝切除は，がんを含めて肝臓の一部を切除する治療法で，最も確実な治療法の1つである．肝切除の対象は，患者の肝機能にもよるが，一般に2cm以上5cm未満の単発症例が対象となる.

・経皮的局所療法は穿刺療法ともいわれ，手術に比べて体への負担の少ないことが特徴で，一般に，がんの大きさが3cm以下，数が3個以下の場合が対象とされる．エタノール注入療法（PEIT），経皮的マイクロ波凝固療法（PMCT），経皮的ラジオ波熱凝固療法（RFA）の3種類があり，ともに超音波エコーを使用のもと，腫瘍部に針を挿入して治療を行う.

・肝動脈（化学）塞栓術（TA（C）E）とは，がんの栄養とする血管を人工的にふさぎ，がんを酸素不足に陥らせ殺す治療法であり，ゼラチンスポンジ等の塞栓物質のみを注入する場合をTAE，抗がん薬注入後塞栓物質を注入するのがTACEである．鼠径部の大腿動脈からカテーテルを挿し込み，先端を肝動脈まで進め，このカテーテルを通じて塞栓物質や抗がん薬を注入する．この治療法は，黄疸・腹水などがなければ施行可能で，他の治療法が難しいときにも対象となる．TACE時に使用される薬剤は，マイトマイシンC，エピルビシン，シスプラチン，ミリプラチンがある.

・肝臓の血管にカテーテルを留置し，抗がん薬を入れるポートとよばれる器具を皮下に埋め込

んで，直接肝臓に抗がん薬を注入する肝動注化学療法も行われる．
・全身薬物療法としては，ソラフェニブが標準的に用いられている．

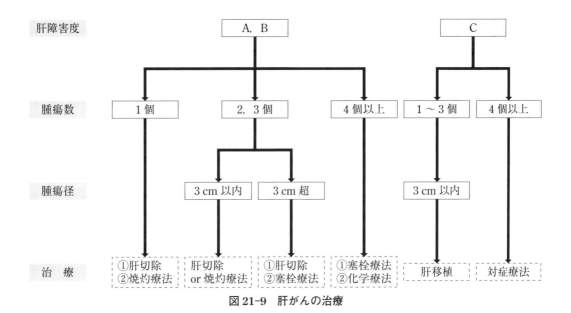

図21-9 肝がんの治療

21-13 胆道がん

(1) 病態生理
・胆道がんは胆嚢がん，胆管がん，十二指腸乳頭部がんに分類される．
・年令別にみた罹患率，死亡率は，ともに50歳台から増加する．死亡率は，男女ともに増加傾向にあったが，1990年代から減少傾向にある．
・胆石症，胆管炎，先天性膵胆管合流異常症などの胆道疾患や，潰瘍性大腸炎，クローン病などの炎症性腸疾患は，胆道がんのリスクになるといわれている．

(2) 症 状
・胆道閉塞による症状が中心である．皮膚がだんだん黄色くなり（黄疸），かゆみが出る，尿が濃くなったりする．
・胆石の黄疸は発作性の痛みや発熱をしばしば伴うが，胆道がんが黄疸とともに発作性の痛みや発熱をきたすことは少ない．

(3) 薬物療法
・切除手術のみが根治を期待できる治療法である．
・手術不能例には全身状態が良好であれば薬物療法が行われる．

364 　第2編　抗悪性腫瘍薬

・薬物療法には，GC療法が世界的な標準療法として使われている．また，ゲムシタビンと白金系薬剤に分子標的治療薬の併用療法，ゲムシタビンとTS-1の併用療法が検討されている．

■ 主なレジメン

【GC療法】

薬　物	投与量	投与法	投与日	1コース
ゲムシタビン	1,000 mg/m^2	点滴静注	Day 1, 8	
シスプラチン	80 mg/m^2	点滴静注	Day 1, 8	
輸液	1〜2 L	点滴静注	投与前	21日
5-HT$_3$受容体拮抗薬			Day 1, 8	
デキサメタゾン	6.6 mg	静注	Day 1〜3, 8〜10	
輸液	1〜2 L	点滴静注	投与後	

21-14　膵がん

(1) 病態生理

・膵がんは大腸がんと同様に，食生活の欧米化に伴い近年増加している．

・膵がんの9割以上は膵管がんである．転移を起こしやすく，極めて難治性のがんである．

・膵管がん以外には，膵管内乳頭粘液性腫瘍，膵粘液性嚢胞腫瘍，ランゲルハンス島がんなどがあるが，これらは比較的予後が良い．

・年齢別にみた膵がんの罹患率は60歳前後から増加して，高齢になるほど高くなり，40歳未満の罹患はまれである．

・罹患数は死亡数とほぼ等しく，膵がん罹患者の生存率が低いことと関連している．その理由としては，膵がんでは早期に周囲の血管に浸潤したり，肝臓などの遠隔臓器に転移したりするため，ほとんどの場合は進行した状態で発見されることが多いことが考えられる．

(2) 症　状

・初発症状として最も頻度が高いのは腹痛，腰背部痛などの疼痛である．

・膵頭部にがんが発生した場合には黄疸で発見されることも多い．

・食欲不振，体重減少などがよく認められる症状であるが，これらの症状は胃潰瘍，胃がん，膵炎などでもみられ，膵がんに特徴的な症状ではない．

・糖尿病を新たに発症した患者，糖尿病が急に悪化した患者で膵がんが見つかることもある．

(3) 薬物療法

・膵がんの治療には，大きく分けて切除手術，放射線療法，化学療法の3つがある．

・病期が比較的早く，全身状態が許せば，切除手術を行うことが望ましいと考えられる．膵臓

がんは早期発見が難しく，診断されたときには進行していることが多いため，手術単独で治癒することは多くない．
- 現在では，病期に関わらず，術後の補助化学療法が推奨されている．術後補助療法としては，ゲムシタビン単独療法が世界的な標準治療となっている．
- 切除不能局所進行膵がんに対しては，ゲムシタビン併用放射線療法の有効性が示されており，TS-1併用放射線療法も検討が進められている．
- 遠隔転移例に対する全身薬物療法としては，ゲムシタビン単独療法，ゲムシタビン＋エルロチニブ併用療法，TS-1単独療法が標準療法として使われている．また，2013年にFOLFIRINOX療法（5-FU＋ロイコボリン＋イリノテカン＋オキサリプラチン）が認可され，ゲムシタビン療法と比較して明らかに腫瘍を縮小させる効果が強く，生存期間を延長させると報告されている．

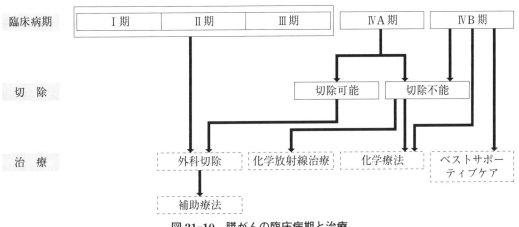

図21-10　膵がんの臨床病期と治療

■ 主なレジメン

【ゲムシタビン療法】

薬物	投与量	投与法	投与日	1コース
ゲムシタビン	1,000 mg/m²	点滴静注	Day 1, 8, 15	28日
5-HT₃受容体拮抗薬			Day 1, 8, 15	

21-15　章末問題

次の文章の正誤を答えよ．

21.1　腫瘍マーカーは，多くの検査の中の指標の1つであり，数値の変化の程度が，正確にがんの進行の程度を反映しているわけではない．

21.2　AFPおよびPIVKA-IIは，肝細胞がんに特異性の高い血中腫瘍マーカーである．

21. 3 ProGRP は，前立腺がんで著明に増加するが，前立腺肥大での上昇するため注意が必要である．

21. 4 がんの病期分類として，TNM 分類があり，3 つの要素を組み合わせて決められる．

21. 5 performance status は，患者の全身状態の指標であり，日常生活の制限の程度を 5 段階で示す．

21. 6 慢性白血病では，貧血，出血，感染症の症状が発現するが，急性白血病では正常な機能を有する血球が形成されている．

21. 7 骨髄検査により，芽球比率が 20%以上（WHO 基準）であり，MPO 染色により陽性率が 3%以上の場合，急性骨髄性白血病と鑑別される．

21. 8 急性骨髄性白血病の寛解導入療法は，シタラビンとイダルビシンの併用療法が一般的である．

21. 9 急性骨髄性白血病の地固め療法では，シタラビンの大量療法もしくはシタラビンとフルオロウラシル系の併用による治療を行う．

21.10 急性骨髄性白血病では，臨床症状として強い凝固異常が起こる．

21.11 急性骨髄性白血病の再発・難治例には，ゲムツズマブオゾガマイシンが用いられる．

21.12 急性前骨髄球性白血病では，染色体異常の結果生じる *PML-RARα* キメラ遺伝子が RARα の機能を阻害することで，骨髄系細胞の分化を阻害する．

21.13 急性前骨髄球性白血病の寛解導入療法には，トレチノインによる分化阻止療法が行われる．

21.14 急性リンパ性白血病は，小児白血病の 80%を占め，貧血，出血傾向，発熱などの症状が認められる．

21.15 急性リンパ性白血病の寛解導入療法には，シクロホスファミド，ダウノルビシン，ビンクリスチン，プレドニゾロンが用いられ，Ph 陽性患者にはリツキシマブが併用される．

21.16 急性リンパ性白血病の地固め療法には，シタラビンおよびメトトレキサートの大量療法が行われる．

21.17 シタラビン大量療法には，ロイコボリン救援療法が行われる．

21.18 急性リンパ性白血病における中枢神経系への浸潤の予防には，メトトレキサート，シタラビン，副腎皮質ステロイド薬の髄腔内投与が行われる．

21.19 慢性骨髄性白血病の 9 割の患者が Ph 陽性であり，イマチニブが第 1 選択薬であるが，イマチニブ抵抗性に対してダサチニブ，ニロチニブが用いられる．

21.20 慢性骨髄性白血病の急性期から移行期を経て慢性期への進展を急性転化という．

21.21 慢性リンパ性白血病は，日本において発症頻度の高い白血病であり，フルダラビンが治療に用いられる．

21.22 ホジキンリンパ腫は，悪性リンパ腫の 9 割を占め，50〜60 歳代に好発し，非ホジキンリンパ腫は，若年層と中高年層に多い．

21.23 ホジキンリンパ腫には，化学療法に対する感受性が高く，ABVD 療法が標準的療法として用いられる．

第 21 章　悪性腫瘍の病態と治療　*367*

21.24　非ホジキンリンパ腫は B 細胞性腫瘍が大半を占め，CD20 陽性 B 細胞性非ホジキンリンパ腫症例に対しては，リツキシマブを含む R-CHOP 療法が有効である．

21.25　多発性骨髄腫では，血中もしくは尿中の M タンパク質の増加，溶解性骨病変または全身性骨粗鬆症の出現が認められる．

21.26　多発性骨髄腫では寛解導入療法として，VAD 療法または大量デキサメタゾン療法を行う．

21.27　65 歳以上の多発性骨髄腫では，MP 療法にブレオマイシンが加えられた MPB 療法が最近行われている．

21.28　サリドマイドは，多発性骨髄腫における骨破壊により起こる高カルシウム血症に対して用いられる．

21.29　原発性脳腫瘍の約 7 割が悪性の神経膠腫であり，手術による完治は極めて難しい．

21.30　脳腫瘍に対して，ニトロソ尿素系およびアルキル化薬であるテモゾロミドが用いられる．

21.31　非小細胞肺がんは，臨床上根治的放射線治療を実施できる範囲に限局しているか否かで，限局型と進展型とに分類される．

21.32　小細胞肺がんは，増殖が早いため遠隔転移を有することが多く，手術の適応となる症例は少なく，抗がん薬および放射線に対する感受性が高い．

21.33　進展型小細胞肺がんには，シスプラチン＋エトポシドの PE 療法あるいはシスプラチン＋イホスファミドの PI 療法が用いられる．

21.34　非小細胞肺がんでは，白金製剤を含む化学療法が生存期間を延長し，QOL を改善することが証明されている．

21.35　ゲフィチニブは，手術不能または再発非小細胞肺がんに 1 日 1 回投与される．

21.36　ベバシズマブは，EGFR に対するモノクローナル抗体で，非小細胞肺がんに対する TC 療法との併用による効果が報告されている．

21.37　子宮頸がんは子宮がんの 7 割を占め，ヒトパピローマウイルスの感染が発症の原因の 1 つである．

21.38　子宮頸がんの治療には，CDDP を含む多剤併用あるいは CDDP と放射線との併用が行われる．

21.39　子宮体がんは，閉経前の発症が多く，エストロゲンによる子宮内膜の刺激が危険因子となる．

21.40　子宮体がんの治療には，ドキソルビシンとパクリタキセルを組み合わせた AP 療法の有効性が高い．

21.41　卵巣がんは自覚症状に乏しく，腫瘍の増大による腹部膨満感などにより発見される症例が多く，抗がん薬に対する感受性も低いことから治療が難しい．

21.42　卵巣がんでは，パクリタキセルとカルボプラチンによる TC 療法が初回化学療法の標準的化学療法である．

21.43　乳がんはホルモン依存性が高く，エストロゲンレセプターの発現率は乳がん全体の 6〜7 割である．

368 第2編 抗悪性腫瘍薬

21.44 乳がんの9割程度に HER2 の過剰発現が確認される．

21.45 乳がんのホルモン療法は，エストロゲンあるいはアンドロゲンレセプター受容体陽性の乳がんに適応される．

21.46 閉経前の乳がんには，タモキシフェンに LH-RH 誘導体を併用することが多い．

21.47 閉経後の乳がんには，アロマターゼ阻害薬のアナストロゾールが使用されることが多い．

21.48 乳がん治療のレジメンとして，シスプラチン，ドキソルビシン，フルオロウラシルの CAF 療法が代表的である．

21.49 乳がん治療にアントラサイクリン系を使用しにくい場合には，メトトキレキサートを含む CMF 療法が用いられる．

21.50 HER2 の過剰発現が確認された再発・転移性乳がんには，トラスツズマブとタキサン系の併用が標準的である．

21.51 乳がんは骨転移を起こしやすく，骨転移例に対してビスホスホネート製剤の投与が推奨されている．

21.52 前立腺がんの検診には，前立腺がんに特異性の高い PSA の測定が行われる．

21.53 前立腺がんの薬物療法の第1選択は，内分泌療法で LH-RH アゴニストが単独あるいは抗アンドロゲン薬との併用（MAB 療法）が行われる．

21.54 去勢抵抗性前立腺がんにはドセタキセル，エストラムスチンを用いた化学療法が行われる．

21.55 膀胱がんは，自覚症状に乏しく，進行症例が多い．

21.56 表在性膀胱がんでは，経尿道的膀胱腫瘍切除術後に BCG の膀胱内注入を行うことが多い．

21.57 浸潤性膀胱がんでは，膀胱全摘除術が標準治療である．

21.58 進行性膀胱がんには，M-VAC 療法が標準的に用いられ，CDDP・GEM 療法も同等の効果を示すことが報告されている．

21.59 精巣腫瘍は，高齢者に好発し，進行は早いが化学療法によって治癒が期待できる特徴を有する．

21.60 精巣腫瘍の標準的化学療法として，BEP 療法があり，ブレオマイシンによる腎毒性発現防止のために総投与量に注意すべきである．

21.61 腎がんは，抗がん薬および放射線に対する感受性は低く，治療の中心は手術である．

21.62 進行腎がんに，マルチキナーゼ阻害薬であるソラフェニブやスニチニブの抗体医薬品の有効性が認められている．

21.63 胃がんは外科的切除が原則であり，早期がんの一部は，内視鏡的ポリペクトミーや内視鏡的粘膜切除法が行われる．

21.64 進行胃がんにおいて，テガフール単独あるいはシスプラチンとの併用によって生存期間が延長することが報告されている．

21.65 HER2 陽性切除不能・再発胃がんにおいて，FP 療法あるいは XP 療法にトラスツズマブが併用される．

21.66 食道がんの内視鏡的治療として，光感受性物質を用いた光線力学的治療が行われる．

第 21 章 悪性腫瘍の病態と治療 **369**

21.67 食道がんの化学療法において，FP（フルオロウラシル＋シスプラチン）放射線療法が標準である．

21.68 大腸がんは，便潜血検査などの検診によって早期のうちに発見し，治療を行うことが重要である．

21.69 大腸がんは外科的切除が原則であり，手術後の再発防止や手術不能な進行性がんでは，化学療法や放射線治療が行われる．

21.70 進行性大腸がんには，フルオロウラシルを中心とした FOLFOX 療法と FOFIRI 療法が行われる．

21.71 進行性大腸がんに，VEGF をターゲットとするセツキシマブ，EGFR をターゲットとするベバシズマブを併用する療法も開発されている．

21.72 進行性大腸がんに，カペシタビンとイリノテカンを併用する XELOX 療法も近年用いられている．

21.73 肝がんの 90％は肝硬変を合併しており，70％は B 型肝炎に，15％は C 型肝炎に起因している．

21.74 早期肝がんには，経皮的エタノール注入療法，経皮的マイクロ波療法，経皮的ラジオ波焼灼療法などの局所療法が行われる．

21.75 進行性肝がんでは，がんへの栄養を絶ち，がんの縮小を図る経カテーテル門脈化学塞栓療法が行われる．

21.76 ミリプラチンは油性造影剤に懸濁させて，肝動脈内投与される肝臓がん専用の治療薬である．

21.77 膵がんは，転移を起こしやすく，極めて難治性のがんである．

21.78 膵がんの化学療法として，ゲムシタビンの単独療法が用いられる．

21.79 膵がんに対して，TS-1 は単剤で良好な奏功率を示し膵がんへの適応が追加された．

21.80 FOLFIRINOX 療法は，フルオロウラシル，ロイコボリン，イリノテカン，カペシタビンの併用療法である．

21.81 胆道がんに対して，ゲムシタビンとシスプラチン併用の GC 療法が手術不能症例に行われる．

第22章 がん疼痛の管理

　緩和ケアとは，生命を脅かす疾患による問題に直面している患者とその家族に対して，痛みやその他の身体的問題，心理社会的問題，スピリチュアルな問題を早期に発見し，的確なアセスメントと対処（治療・処置）を行うことによって，苦しみを予防し，和らげることで，QOLを改善するアプローチである．

　がん疼痛とは，がん患者に生じる痛みのすべてを含み，がん自体（腫瘍の浸潤や増大，転移など）が直接の原因となる痛み，がん治療に伴って生じる痛み（術後痛や術後の慢性疼痛，化学療法による神経障害に伴う疼痛など），がんに関連した痛み（長期臥床に伴う腰痛，リンパ浮腫，褥創など），がん患者に併発したがんに関連しない疾患による痛み（変形性脊椎症，片頭痛など）の4種類に分類される．

　がん疼痛緩和の基本方針は，速やかな治療の開始，十分な副作用対策，患者が満足できる痛みからの解放である．がん疼痛は，治療可能な病態であり，がん患者のQOLの向上のためにはがんの痛みからの解放が必須である．がん疼痛は，がんの診断時に20〜50％，進行がん患者全体では70〜80％の患者に存在する．疼痛が強いままでは治療もつらく，また生活への影響も大きくなってしまう．また，がんの進行期に，痛みや吐き気，食欲不振，だるさ，気分の落ち込み，孤独感などに対して適切な治療やケアを受けることは，生活を守り，自分らしさを保つことにつながる．

22-1　痛みの評価

　効果的な治療を行うには，痛みについて適切な診断を行う必要がある．がん疼痛の痛みの評価では，患者の痛みの訴えを信じることが基本である．がん疼痛の問診では，痛みについて本人に尋ね，痛みの強さと痛みの状況について把握し，患者の心理状態を理解することが重要である．

　痛みの評価は，日常生活への影響，痛みのパターン，痛みの強さ，痛みの部位，痛みの経過，痛みの性状，痛みの増悪因子・軽快因子，現在行っている治療の反応，レスキュー薬の効果と副作用に分けて行う．

　痛みの治療についての総合的な評価を行うために，痛みにより日常生活にどの程度支障をきたしているのか，特に，睡眠への影響を確認する．次に，どの程度の対応を希望しているかを確認する．症状が患者にとって許容できるものなのか，それとも対応を要するものかという評価はSupport Team Assessment Schedule 日本語版（STAS-J）で用いられている評価方法で，症状への対処の必要性について評価することができる（表22-1）．

372 第2編 抗悪性腫瘍薬

表 22-1 STAS-J による痛みの評価

0	なし
1	時折のまたは断続的な単一の痛みで，患者が今以上の治療を必要としない痛みである．
2	中等度の痛み．時に調子の悪い日もある．痛みのため，病状からみると可能なはずの日常生活動作に支障をきたす．
3	しばしばひどい症状がある．痛みによって日常生活動作や物事への集中力に著しく支障をきたす．
4	持続的な耐えられない激しい痛み．他のことを考えることができない．

　痛みのパターンは，1日の大半を占める持続痛と，一過性の痛みの増強である突出痛とに分けられる．痛みのパターンを知ることは治療方針の決定に役立つ．

　痛みの強さ（程度）は治療効果判定の意味からも初診時に評価しておくことが重要である．評価法としては様々なツールが開発されているが，信頼性，妥当性ともに検証され，臨床の場で用いられているものは，以下の4つがある（図22-1）．

① Numerical Rating Scale（NRS）

　痛みを0から10の11段階に分け，痛みが全くないのを0，考えられるなかで最悪の痛みを10として，痛みの点数を問うものである．

② Visual Analogue Scale（VAS）

　100 mm の線の左端を「痛みなし」，右端を「最悪の痛み」とした場合，患者の痛みの程度を表すところに印を付けてもらうものである．

③ Verbal Rating Scale（VRS）

　3段階から5段階の痛みの強さを表す言葉を数字の順に並べ（例：痛みなし，少し痛い，痛い，かなり痛い，耐えられないくらい痛い），痛みを評価するものである．

④ Faces Pain Scale（FPS）

　現在の痛みに一番合う顔を選んでもらうことで痛みを評価するものであり，3歳以上の小児の痛みの自己評価において有用性が報告されている．

　痛みの性状は，痛みが体性痛，内臓痛，神経障害性疼痛であるかを判断する参考となる．

・体性痛は，骨転移など局在のはっきりしたズキッとする明確な痛みで，頓用薬が必要となることが多い．

・内臓痛は，腹部臓器の痛みなど局在が曖昧で，ズーンとした鈍い痛みで，オピオイドが効きやすい．

・神経障害性疼痛は，神経浸潤，脊椎浸潤などビリビリ電気が走るような，しびれる，じんじんする痛みで，オピオイドが効きにくい．

　痛みの評価を行った後，痛み治療の目標について患者と合意する必要がある．痛み治療の目標を3段階に分けて段階的に痛みを取っていくのがよい．最終的にはこれらの目標を達成し，鎮痛効果の継続と平常の日常生活に近づけることが求められる．

・第1の目標は，痛みに妨げられずに夜間の睡眠時間が確保できること．

・第2の目標は，日中の安静時に痛みがない状態で過ごせること．
・第3の目標は，起立時や体動時の痛みが消失することである．

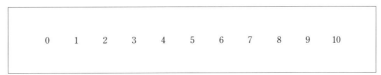

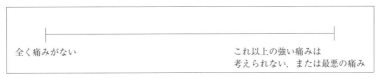

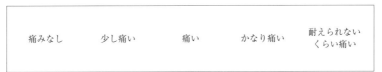

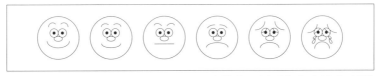

Whaley L, *et al.* Nursing Care of Infants and Chirdren, 3rd ed, St. Louis Mosby, 1987）

図22-1 痛みの強さの評価法

22-2 WHO方式がん疼痛治療法

　WHO方式がん疼痛治療法は，WHOが発行した「Cancer Pain Releaf」に記載された，がん疼痛治療の考え方である．世界中のがん患者を痛みから解放するために，誰にでもできる緩和薬物療法を普及させることを主旨として作成された．現在では，がん疼痛に対する薬物療法は，WHO方式がん疼痛治療法に則って実施されることが基本となっている．WHO方式がん疼痛治療法では，70～90％の患者で効果的に痛みの軽減が得られることが明らかになっている．

　WHO方式がん疼痛治療法は，鎮痛薬の段階的な使用法で，3段階除痛ラダーによる痛みの強さ別の鎮痛薬の選択と，鎮痛薬使用の5原則からなる．

22-2-1 WHO三段階除痛ラダーによる薬剤選択

鎮痛薬は,「WHO三段階除痛ラダー」が示すところに従って選択する(図22-2). ある鎮痛薬を増量しても効果が不十分な場合は, 効果が1段強い鎮痛薬に切り替える. 重要なことは, 患者の予測される生命予後の長短にかかわらず, 痛みの程度に応じて躊躇せずに必要な鎮痛薬を選択することである. またオピオイド使用時も, 必要に応じて非オピオイド鎮痛薬や鎮痛補助薬を併用することが重要である.

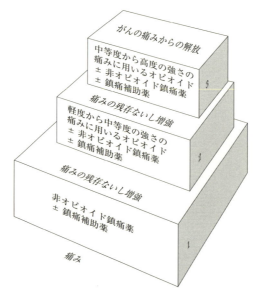

図22-2 三段階除痛ラダー
(WHO編 (1996) がんの痛みからの解放 第2版, 金原出版)

第1段階:
- 軽度の痛みには, 第1段階の非オピオイド鎮痛薬(アセトアミノフェン, NSAIDs)を使用する.
- 標準投与量以上の増量は基本的には行わない.
- NSAIDsは頓服で用いられることが多いが, 時間を決めて定期的に投与することが, その薬剤の有効性を比較検討する上で重要である.
- 痛みの種類によっては, 第1段階から鎮痛補助薬を併用する.

第2段階:
- 非オピオイド鎮痛薬が十分な効果を上げない時, もしくは, 軽度から中等度の強さの痛みの場合には,「軽度から中等度の強さの痛み」に用いる弱オピオイドを追加する.
- 用いられる弱オピオイドとして, リン酸コデインとトラマドールがある.
- いずれの薬剤も徐放製剤がなく, コデインは1日に4〜6回(1回量20〜60 mg), トラマドールは1日に4回の定時投与を行い(1回量25〜75 mg), レスキューとしては1回量を疼

痛時に投与することで，タイトレーションを行う．
- 鎮痛効果の増強として考えると，弱オピオイド間のオピオイドローテーションを考えるより，強オピオイドへのローテーションを検討すべきである．
- この段階でも必要により鎮痛補助薬の使用を検討する．

第3段階：
- 第2段階で痛みの緩和が十分でない場合，もしくは，中等度から高度の強さの痛みの場合には，第3段階の薬剤に変更する．
- 非オピオイド鎮痛薬は可能な限り併用する．
- 中等度から強度のがんの痛みに対して使用される薬剤は，モルヒネ，オキシコドン，フェンタニルが使用可能である．
- 強オピオイドのなかで，モルヒネは徐放製剤として数多く発売されているが，あくまで持続する疼痛に対して徐放製剤，それに付随して起こる突発痛に対して速放製剤を使用することが基本である．
- 速放製剤のレスキューに反応する痛みの場合，痛みの頻度が高まった場合にはそれを基にして徐放製剤を増量することが一般的である．
- オピオイド速放製剤が効きにくい痛みは，神経障害性疼痛である可能性を考え，鎮痛補助薬の適応を検討する必要がある．

　WHOラダーに沿ってがんの痛みを治療する場合に注意しなければならない点は，患者の痛みの強さに見合った鎮痛薬を最初から適応させることである．がんの痛みは，経時的に増強していくことも多いが，強度の痛みを訴える患者が突然受診することもある．その場合には，躊躇せず，はじめから速放性の経口，もしくは持続静脈内投与などの非経口強オピオイド鎮痛薬投与法などを用い，その反応性をみることが必要である．

22-2-2　鎮痛薬使用の5原則

1：経口的に（by mouth）
- 鎮痛薬は，用量調節が容易で，安定した血中濃度が得られる経口投与が最も望ましい．
- 悪心や嘔吐，嚥下困難，消化管閉塞などのみられる患者には，直腸内投与（坐剤），持続皮下注，持続静注，経皮投与（貼付剤）などを検討する必要がある．

2：時刻を決めて規則正しく（by the clock）
- 痛みが持続性である時には，時刻を決めた一定の使用間隔で投与する．
- 通常，がん疼痛は持続的であり，鎮痛薬の血中濃度が低下すると再び痛みが生じてくる．痛みが出てから鎮痛薬を投与する頓用方式は行うべきではない．
- 突出痛に対しては，レスキュー薬が必要になる．このため，鎮痛薬の定期投与と同時にレスキュー薬を設定し，患者に使用を促すことも重要である．

3：除痛ラダーに沿って効力の順に（by the ladder）
- WHO三段階除痛ラダーに従って，痛みの強さに応じた鎮痛薬を選択することが基本である．

376 第2編 抗悪性腫瘍薬

4：患者ごとの個別的な量で（by the individual）
- 個々の患者の鎮痛薬の適量を求めるには効果判定を繰り返しつつ，調整していく必要がある．
- 非オピオイド鎮痛薬や弱オピオイドには天井効果があるとされる一方で，強オピオイドには標準投与量というものがないことを理解しておくことが重要である．
- 適切なオピオイドの投与量とは，その量でその痛みが消え，眠気などの副作用が問題とならない量である．
- 増量ごとに痛みが緩和すれば，その鎮痛薬を増量することで緩和できる可能性が大きい．
- レスキュー薬を使用しながら，十分な緩和が得られる定期投与量（1日定期投与量とレスキュー薬1回量）を決定する．

5：その上で細かい配慮を（with attention to detail）
- 痛みの原因と鎮痛薬の作用機序についての情報を患者に十分に説明し協力を求める．
- 時刻を決めて規則正しく鎮痛薬を用いることの大切さの説明と，予想される副作用と予防策についての説明はあらかじめ行われるべきである．
- 治療による患者の痛みの変化を観察し続けていくことが大切である．痛みが変化したり，異なる原因の痛みが出現してくる場合には，再度評価を行う．その上で，効果と副作用の評価と判定を頻回に行い，適宜，適切な鎮痛薬への変更や鎮痛補助薬の追加を考慮することが重要である．
- その他，肝機能障害，腎機能障害のある場合や高齢者は特に注意が必要である．

22-3 オピオイドスイッチング・レスキュー

22-3-1 オピオイドスイッチング

　オピオイドスイッチング（ローテーション）とは，オピオイドの副作用により鎮痛効果を得るだけのオピオイドを投与できない時や，鎮痛効果が不十分な時に，投与中のオピオイドから他のオピオイドに変更することをいう．

　オピオイドスイッチングにより，現在投与中のオピオイドやその代謝物により引き起こされている副作用（せん妄，眠気，幻覚，悪心・嘔吐，便秘など）が改善することが知られている．高度な腎機能障害のある患者で，モルヒネを使用した場合，代謝産物であるM6G，M3Gの排泄が低下して蓄積し副作用が出現しやすい可能性があり，オキシコドン，フェンタニルへの変更が有効な場合がある．

　同じオピオイドを投与し続けた場合，耐性が生じて，一定量のオピオイドによって得られる鎮痛効果が減弱し，オピオイドを増量しても鎮痛効果が得られないことがある．オピオイドローテーションを行うと鎮痛効果が適切に発揮され，疼痛治療に必要なオピオイドの投与量も減らすことができる場合がある．これは，異なるオピオイド間では交差耐性が不完全なためと考えられて

いる.

22-3-2　レスキュー

　レスキューとは，基本となるオピオイドが定期的に処方されている状態で痛みが残存または増強した場合に追加投与される即効性の薬剤のことである．レスキューは痛みの状況に応じて徐放性製剤と同時に内服することもできる．レスキューには，定時に用いている徐放性製剤と同じ成分のものを用いる.

　レスキュー1回量は徐放性製剤1日量（内服量に換算）の1/6を目安に設定する．内服速放性製剤は投与後30分～1時間後に効果が最大となるので，内服1時間後には効果を確認する．1時間待っても徐痛不十分ならば追加のレスキューを内服する必要がある．内服の場合のレスキューは，正しくは「1時間空けて何度でも服用可」である．持続痛が残存している場合はレスキュー使用量を前日徐放性製剤内服量に上乗せする，または前日徐放性製剤量を20～50％増量する．徐放性製剤を増量した場合，レスキュー1回量も増量する．持続痛がなく，突出痛が1日2，3回以下となるまで徐放性製剤を増量する（タイトレーション）.

22-4　オピオイド

コデイン
1）機序
　・オピオイド受容体に対する親和性は低く，その鎮痛効果はコデインの一部が O-脱メチル化されたモルヒネによるものである.
2）動態
　・経口製剤は肝初回通過効果が少なく，約0.8時間で最高血中濃度に到達する.
　・オピオイド受容体への親和性は低いが，コデインが肝臓で代謝されると，約10％がCYP2D6によりモルヒネとなり，鎮痛効果をもたらす.
　・日本人の約20～40％はCYP2D6活性が低く，モルヒネが生成されにくいため，コデインの鎮痛効果は発揮されにくい.
3）特徴
　・鎮咳作用を有し，これはコデインそのものの作用である.
　・モルヒネの1/6～1/10の鎮痛作用を有している.
　・副作用として，主に悪心・嘔吐，便秘および眠気がある.
4）製剤
　・原末，10％散，1％散，錠剤がある（1％散は麻薬として規制されていない）.

トラマドール

1) 機序
- コデイン類似の合成化合物であり，その鎮痛効果は，μオピオイド受容体に対する弱い親和性とセロトニン・ノルアドレナリン再取り込み阻害作用をあわせもつことで発揮されると考えられている．
- トラマドールの代謝物であるモノ-O-脱メチル体は，μオピオイド受容体に対して未変化体よりも高い親和性を有するため，トラマドールの鎮痛作用の一部に寄与すると考えられている．

2) 動態
- 経口製剤の生体内利用率は約75%であり，中枢移行性も良好である．
- 主にCYP2D6およびCYP3A4で代謝され，O-デスメチルトラマドールおよびN-デスメチルトラマドールに変換され，腎よりトラマドールとして約30%，代謝物として約60%が排泄される．
- O-デスメチルトラマドールは，μオピオイド受容体に作用しトラマドールの数倍の鎮痛効果を発揮する．

3) 特徴
- 作用発現時間および持続時間はモルヒネと同程度である．
- 作用機序から神経障害性疼痛に効果的であることが報告されている．
- 便秘，悪心・嘔吐の発生頻度は低い．
- けいれん発作を引き起こすことがある．

4) 製剤
- 経口剤および注射剤がある．
- 注射剤の用法は筋注のみが承認されており，持続静注・皮下注による投与方法は確立していない．

モルヒネ
1) 機序
- 代表的なオピオイドであるモルヒネは，μオピオイド受容体に対する選択性が比較的高く（δ，κオピオイド受容体よりも数倍～数十倍），その作用のほとんどがμオピオイド受容体を介して発現する．

2) 動態
- 経口投与されたモルヒネは，胃腸管から吸収される．
- 速放性経口製剤は，約0.5～1.3時間で最高血中濃度に到達する．
- 徐放性経口製剤は，約1.9～7.3時間で最高血中濃度に到達する．
- 吸収されたモルヒネは肝初回通過効果により代謝され，生体内利用率は19～47%（平均25%）である．
- 全身循環に到達したモルヒネは，グルクロン酸抱合により，約44～55%がモルヒネ-3-グル

クロニド（M3G）に，約9～10％がモルヒネ-6-グルクロニド（M6G）に代謝され，8～10％が未変化体（モルヒネ）として尿中から排泄される．

・M6GおよびM3Gは，ほとんど腎臓から排泄される．

3）特徴

・多くのがん疼痛緩和ガイドラインにおいて，豊富な使用経験などから第1選択薬として推奨されてきた．

・経口や静脈内，直腸内，皮下，硬膜外，クモ膜下腔内へ投与できる．

・代謝物であるM6Gは強力な鎮痛作用を有しており，また，脳移行性がモルヒネよりも低く，ゆっくりと血液-脳関門を通過するために，作用持続時間が長い．

・もう1つの代謝物であるM3Gは，オピオイド受容体に対してほとんど親和性をもたず，鎮痛作用は示さないが，がん疼痛患者へモルヒネを大量投与した際に認められる痛覚過敏やアロディニアの発現に関与している可能性が示唆されている．

・主な副作用として，悪心・嘔吐，便秘および眠気がある．

・腎機能の低下に伴い，血中M6G濃度が上昇して副作用（意識障害，呼吸抑制）が現れやすくなるので腎機能に注意する．

4）製剤

・経口剤（速放製剤，徐放製剤），坐剤，注射剤がある．

・速放製剤のモルヒネ内服液やモルヒネ塩酸塩錠は，痛みが急に強くなるときのレスキュードーズとして有用である．

・経口剤で副作用が発現した場合，注射剤へ切り替えることで副作用を軽減できることがある．

オキシコドン

1）機序

・半合成テバイン誘導体であり，強オピオイドに分類される．

・薬理作用は主にμオピオイド受容体を介して発現する．

2）動態

・速放性経口製剤は約1.7～1.9時間で最高血中濃度に到達する．

・徐放性経口製剤は約4.0時間で最高血中濃度に到達する．

・経口オキシコドンの生体内利用率は約60％（50～87％）である．

・CYP2D6およびCYP3A4により，ノルオキシコドンおよびオキシモルフォンに代謝される．

・ノルオキシコドンは，主代謝物であるが，非活性代謝物である．

・オキシモルフォンは鎮痛活性を示すが，そのAUCは，オキシコドンAUCの約1.4％とごく微量である．

・オキシコドンはほとんどが肝臓で代謝されるが，約5.5～19％が未変化体として尿中から排泄される．

・オキシコドンの消失半減期は4～6時間とモルヒネより長い．

380　第 2 編　抗悪性腫瘍薬

3）特徴
　・経口，静脈内および皮下へ投与することができる．
　・静脈内投与におけるモルヒネとオキシコドンの鎮痛力価の比は約 2：3 である．
　・経口投与時は，オキシコドンの生体内利用率がモルヒネの約 2 倍であるため，モルヒネとオ
　　キシコドンの鎮痛力価の比は約 3：2 となる．
　・主な副作用として，悪心・嘔吐，便秘および眠気があり，モルヒネとほぼ同等である．

4）製剤
　・経口剤（速放製剤，徐放製剤）および注射剤がある．
　・速放製剤はレスキュードーズに有効である．
　・徐放製剤では 1 日に 2 回の投与が可能である．

フェンタニル
1）機序
　・フェニルピペリジン関連の合成オピオイドであり，麻酔補助薬として使用されてきた．
　・μ オピオイド受容体に対する選択性が非常に高く，完全作動薬として作用する．
　・鎮痛効果は，モルヒネと類似しており，静脈内投与した場合，フェンタニルの鎮痛作用は，
　　持続静脈内注射では持続静脈内注射のモルヒネの約 50 倍，内服ではモルヒネの約 100 倍の
　　鎮痛効果がある．

2）動態
　・経皮吸収型製剤（フェンタニル貼付剤）の生体内利用率は計算上 57～146％（平均 92％）
　　である．
　・初回貼付後 1～2 時間で血中にフェンタニルは検出され，17～48 時間で最高血中濃度に到達
　　する．貼付 2 回目以降に定常状態に到達する．
　・経口腔粘膜吸収型製剤（フェンタニル口腔粘膜吸収剤）は，オピオイド速放性経口製剤に比
　　べ吸収が早い．
　・ほとんどが肝臓で代謝され，主に CYP3A4 により，ノルフェンタニルに代謝される．
　・ノルフェンタニルは非活性代謝物である．
　・フェンタニルは脂溶性が高く，血液-脳関門を速やかに移行する．

3）特徴
　・経皮，経口腔粘膜，静脈内，皮下，硬膜外，クモ膜下腔内へ投与することができる．
　・静脈内投与したフェンタニルが最大鎮痛効果に達する時間は約 5 分とモルヒネや他のオピオ
　　イドと比較して速効性がある．
　・脂溶性が高く比較的分子量が小さいため，皮膚吸収が良好であり，貼付剤としても使用され
　　ている．
　・口腔粘膜吸収剤はオピオイド速放性経口製剤より吸収が早いため，より即効性がある．
　・副作用として，モルヒネと同様に，悪心・嘔吐があるが，便秘および眠気は比較的少ない．

4）製剤

・口腔粘膜吸収剤，貼付剤および注射剤がある．

・貼付剤は貼付部位を加温すると血中薬物濃度が急激に上昇することに注意する．

・貼付剤は，1日製剤と3日製剤がある．3日製剤では，貼付3日目に血中薬物濃度が低下して痛みを生じる場合がある．3日間鎮痛が維持できない時は，増量を行うか1日製剤を考慮する．

・貼付剤は皮膚や肝機能等の状態により血中薬物濃度が大きく異なることがあり，鎮痛が困難な場合は他剤に切り替えることを考慮する．

・貼付剤から注射剤へ変更する時は，変更後，痛みの程度や副作用に十分注意する．

メサドン（メサペイン® ［内]）

1）機序

・合成ジフェニルヘプタン誘導体であり，その鎮痛効果は，μ オピオイド受容体に対する親和性と NMDA 受容体拮抗作用により発揮すると考えられる．

2）動態

・経口製剤の生体内利用率は約85％で，中枢移行性も良好である．

・薬効発現時間は約30分と比較的早い．

・作用持続時間は単回投与で4〜5時間，反復投与で8〜12時間程度である．

・主に CYP3A4 および CYP2B6 で代謝される．代謝物には活性はない．

・ほとんど肝臓で代謝されるが，約21％が未変化体として尿中から排泄される．

3）特徴

・光学異性体を有し，μ 受容体の結合親和性は d 体よりも l 体で約10倍高い．

・NMDA 受容体阻害作用は d 体と l 体でほぼ同等である．

・消失半減期が約30〜40時間と長いため，投与後徐々に血中濃度は上昇し，定常状態に達するまでに約1週間を要する．

・アルカリ尿でメサドンの腎排泄が遅延したり，自己酵素誘導を起こすことも報告され，血中濃度を予測することは困難である．

・副作用として，QT 延長および呼吸抑制の報告が多く，その使用にあたっては十分な注意が必要である．

タペンタドール（タペンタ® ［内]）

1）機序

・鎮痛作用は，主としてオピオイド μ 受容体作動作用および脊髄後角におけるノルアドレナリン再取り込み阻害作用に基づくと考えられている．

2）動態

・徐放性経口製剤の生体内利用率は約32％である．

382　第2編　抗悪性腫瘍薬

・血漿タンパク結合率は約20%であり，消失半減期は約4〜5時間である．
・肝臓で主にグルクロン酸抱合により代謝され，活性のないタペンタドール-O-グルクロニドとなる．
・肝臓で代謝された後，ほとんどが尿中に排泄され，約3%が未変化体である．

3）特徴
・中等度から高度の疼痛を伴う各種がんにおける鎮痛を効能とする．
・徐放性経口製剤は TRF（tamper resistant formulation：改変防止製剤）で非常に硬く，機械的（噛む，すりつぶす）および化学的（水やその他の溶媒溶かす）に改ざんすることができないため，薬物乱用を防止することができる．
・等鎮痛用量比はタペンタドール経口：モルヒネ経口：オキシコドン経口＝ 100：30：20（mg/日）である．
・併用禁忌薬としてモノアミン酸化酵素阻害薬であるセレギリン塩酸塩があげられる．その理由としては，心血管系副作用が増強される恐れがあるためである．そのためモノアミン酸化酵素阻害薬を投与中の患者および投与中止14日以内の患者には本剤を投与しないこと．

22-5　鎮痛補助薬

　主たる薬理作用には鎮痛作用を有しないが，鎮痛薬と併用することにより鎮痛効果を高め，特定の状況下で鎮痛効果を示す薬物である．神経障害性疼痛をはじめとするオピオイド抵抗性の痛みに対して，現在，多くの薬剤が鎮痛補助薬（抗うつ薬，抗てんかん薬，抗不整脈薬，局所麻酔薬，NMDA 拮抗薬，α_2 アドレナリン受容体作動薬，ステロイド，ビスホスホン酸塩など）として使用されているが，質の高い臨床試験は少なく，適正な使用方法についてはいまだに確立されていない．また現状においては，神経障害性疼痛に対するプレガバリン以外，そのほとんどが保険適用外の使用となる．

抗うつ薬
・中枢神経系のセロトニン，ノルアドレナリン再取り込みを阻害し，下行性抑制系を賦活することによって鎮痛効果を発揮する．
・鎮痛効果の発現は，通常の抗うつ作用が発現するとされている週単位よりも早く，投与開始1週間以内に効果発現し，かつ，うつ病の治療量よりも低用量で抗うつ作用を示さずに鎮痛効果が認められる．
・疼痛表現では，"持続的で焼けるような""締め付けられるような""びりびりする，電気が走る"といった痛みに有効である．

抗けいれん薬

・主な作用機序として，① 神経細胞膜の Na^+ チャネルに作用し，Na^+ チャネルを阻害することにより，神経の興奮を抑制する（カルバマゼピン，フェニトイン），② GABA 受容体に作用し，過剰な神経興奮を抑制する（クロナゼパム，バルプロ酸），③ 興奮性神経の前シナプスに存在する電位依存性 Ca^{2+} チャネルの $\alpha_2\delta$ サブユニットに結合し，Ca^{2+} 流入を抑制し，神経興奮を抑える（ガバペンチン），などが考えられる．

・ベンゾジアピン系で抗けいれん薬としても使用されるクロナゼパムは，GABA ニューロンの作用を特異的に増強する．

・抗けいれん薬は，薬物相互作用をきたす薬剤が多く，多剤併用に注意を要する．

・プレガバリン，ガバペンチンは肝臓での代謝をほとんど受けないため，薬物相互作用の影響を受けにくいという利点がある．

・知覚異常（異常感覚，知覚過敏，知覚鈍麻，知覚脱失）を伴い，"電撃痛，電気が走る"，"しびれる"，"焼けるような" といった神経障害性疼痛治療に有効である．

抗不整脈薬

・リドカイン，メキシレチンは，Vaughan-Williams 抗不整脈薬のクラス I b 群に位置づけられており，Na^+ チャネルを遮断するという電気生理学的な作用機序が考えられている．

・末梢神経の神経障害性疼痛では，損傷した神経において Na^+ チャネルの量，質が変化し，正常ではない Na^+ チャネルが発現し神経が過敏になることが関係している．

・全身投与されたリドカインは，正常な神経伝達を遮断せずに，これらの Na^+ チャネルを遮断し，神経の過敏反応を抑制する．

・C 線維からの刺激により活性化する脊髄後角のニューロンの活動性を抑え，脊髄後根神経節の発火を抑えることにより，過剰な活動電位を抑制する．

・メキシレチンは，肝初回通過効果が小さく，腸管からの吸収が良好であり，生体内利用率が約 90％と高いために，経口で効果が期待できる．

NMDA 受容体拮抗薬

・NMDA（*N*-methyl-D-aspartate）受容体は，グルタミン酸受容体のサブタイプの１つで，中枢性感作やワインドアップ現象の形成など，痛みなどの侵害情報伝達に重要な役割を果たしている．

・神経障害性疼痛の発生には，興奮性神経伝達物質であるグルタミン酸が遊離され，NMDA 受容体を活性化することも関与している．

・オピオイドの鎮痛耐性に拮抗し，鎮痛効果を増強する．

・ケタミンは，従来，麻酔薬として使用されてきたが，帯状疱疹後神経痛，幻肢痛を含む様々な神経障害性疼痛を緩和する．

・わが国で入手可能なケタミン製剤は，静注・筋注製剤であり，2007 年から麻薬指定となった．

・その他，鎮咳薬のデキストロメトルファン，抗パーキンソン薬・抗 A 型インフルエンザウ

384　第 2 編　抗悪性腫瘍薬

ィルス薬のアマンタジン，脳循環・代謝改善薬であるイフェンプロジルなどがこの分類に含まれるが，臨床上の有用性についての知見は限られている．

中枢性筋弛緩薬

- バクロフェンは，GABA$_B$ 受容体の作動薬であり，三叉神経痛，筋痙縮，筋痙性疼痛などに使用される．
- 作用機序としては，シナプス前のカルシウム濃度を低下させ，興奮性アミノ酸の放出を減少させ，後シナプスではカリウムの伝導性を増加させて神経の過分極を起こす．

ステロイド

- 骨転移痛，腫瘍による神経圧迫，関節痛，頭蓋内圧亢進，管腔臓器の閉塞などによる痛みに使用される．
- 作用機序は明確ではないが，痛みを感知する部位の浮腫の軽減，コルチコステロイド反応性の腫瘍の縮小，侵害受容器の活動性低下（プロスタグランジン，ロイコトリエンを主とする炎症物質の軽減）などとされる．
- 鎮痛補助薬としては，作用時間が長く，電解質作用が比較的弱いベタメタゾン，デキサメタゾンが広く使用される．
- プレドニゾロンを代替薬として使用することもある．

ベンゾジアゼピン系抗不安薬

- ベンゾジアゼピン系抗不安薬の作用機序としては，大脳辺縁系，視床，視床下部などに作用し鎮静作用をもたらすとされている．
- この際に，特異的なベンゾジアゼピン受容体（GABA$_A$ 受容体 -Cl$^-$ チャネル複合体）に作用し，抑制性神経伝達物質である GABA$_A$ の親和性を高め，Cl$^-$ チャネルの開口により過分極を起こし，神経膜の興奮性が抑制される．
- 脊髄反射抑制により，筋の過緊張を緩和するとされている．
- ジアゼパムは，筋痙縮の痛みに使用される．

ビスホスホン酸塩

- 骨転移痛に使用されるビスホスホネート製剤の基本骨格は，無機のピロリン酸塩の誘導体であり，破骨細胞の活動を抑制し，骨吸収を阻害することにより鎮痛効果を得る．
- 効果は用量依存性である．
- デノスマブは，RANKL（receptor activator of nuclear factor-kappa B ligand）と結合し，破骨細胞およびその前駆細胞膜上に発現する RANK への RANKL の結合を特異的に阻害する分子標的薬（ヒト型抗 RANKL モノクローナル抗体）である．
- RANKL 経路を介した破骨細胞の形成，活性，生存を抑制し，骨破壊に起因する病的骨折な

どの骨関連事象の発現を抑制するとされ，鎮痛補助薬に分類するか否かは議論の余地があるが，骨痛改善に関与するという意味で補足的に付記した．

22-6　章末問題

次の文章の正誤を答えよ．

22.1　NRSは，0から10の11段階に痛みをグレード化する評価方法である．

22.2　VASは100 mmの線に患者の痛みの程度を表すところに印をつけてもらう痛みの評価法である．

22.3　三段階除通ラダーは痛みの強さに対応した鎮痛薬選択の目安と，鎮痛薬を段階的に使用する方法をわかりやすく図示したものである．

22.4　鎮痛薬使用の5原則は，非経口的に，時間を規則正しく，除痛ラダーに沿って，個別的な量で，細かい配慮をである．

22.5　モルヒネは，初回通過効果を受けにくく，生物学的利用率は60〜70％ときわめて高い．

22.6　オキシコドンは，消失半減期が2時間と短く，肝臓で代謝され活性代謝物となる．

22.7　フェンタニルは，主に貼付剤で用いられ，レスキュー用の口腔粘膜吸収製剤もある．

22.8　オピオイドスイッチングとは，オピオイドの好ましい反応を得るために，投与中のオピオイドから他のオピオイドに置換することである．

22.9　レスキュードーズを内服した場合，1時間待っても除痛不十分であれば，追加のレスキュードーズを内服する必要がある．

索　引

あ

亜急性心内膜炎	120
悪性腫瘍の病態と治療	321
悪性リンパ腫	331
足白癬	156
アスペルギルス症	154
アスペルギルス属	63, 154
アゾール系	59, 153
アゾール系腟坐薬	145
アデノウイルス	181
アデノウイルス感染症	181
アナフィラキシー	316
アナフィラキシー反応	9
アミノグリコシド系	29, 52, 114, 123, 136
アミノベンジルペニシリン	10
アムホテリシン B リポソーム製剤	153, 154
アメーバ性肝膿瘍	160
アメーバ性大腸炎	160
アメーバ赤痢	160
アメリカ鉤虫	163
アリルアミン系	65
アルキル化薬	202, 205
アロマターゼ阻害薬	258, 347
アントラサイクリン系薬	233, 301, 311, 325, 327, 347
アンドロゲン	253
ICE 療法	332
IFN 療法	186
IP 療法	338
R-CHOP 療法	333

い

胃がん	354
維持療法	328
痛みの強さの評価法	373
痛みの評価	371
医療・介護関連肺炎	119
インテグラーゼ阻害薬	104, 190
咽頭結膜炎	181
院内肺炎	117
インフルエンザ	174
インフルエンザウイルス	82, 174
インフルエンザ菌	109, 115
EB ウイルス	332

EGFR 阻害薬	315
EGFR チロシンキナーゼ阻害薬	340
EHEC 感染症	127
ESHAP 療法	332

う

ウイルス	79
ウイルス性肝炎	85, 184
ウイルス性下痢症	175
ウイルス性出血熱	183
ウイルス性脳炎	182
weekly TC 療法	345

え

エキノコックス症	173
エストロゲン	253
エボラ出血熱	183
エリスロポエチン製剤	303
エンテロウイルス感染症	181
エンテロウイルス属	181
A 型肝炎	185
ABL 阻害薬	330
ABVD 療法	331
AC 療法	348
AC + paclitaxel 療法	348
ALK チロシンキナーゼ阻害薬	340
AP 療法	343
Ara-C 大量療法	326
FEC 療法	348
FP 療法	355, 357
HIV 感染症	188
LH-RH アゴニスト	347, 349
LH-RH アゴニスト薬	259
MAB 療法	349
MALT リンパ腫	333
MP 療法	334
MRSA 感染	118
MRSA 感染症	146
mTOR 阻害薬	315
M-VAC 療法	351
NMDA 受容体拮抗薬	383
S-1 単独療法	355
S-1 療法	355
SP 療法	355
ST 合剤	45
XP 療法	355
5-HT$_3$ 受容体拮抗薬	305

お

黄色ブドウ球菌	109, 116
黄体ホルモン薬	257
嘔吐	304
悪心	304
オピオイド	314, 377
オピオイドスイッチング	376
オピオイドスイッチング・レスキュー	376

か

回虫	166
回虫症	166
核酸アナログ製剤	186
核酸合成阻害薬	39
過敏症	316
カルバペネム系	16, 109, 115, 116, 119, 123, 144
カルバペネム系注射薬	114
寛解導入療法	325, 328
眼科感染症	135
肝がん	361
肝吸虫	170
肝吸虫症	170
がん細胞	219
カンジダ血症	152
カンジダ症	151
カンジダ属	63, 151
カンジダ腟炎	145
間質性肺炎	315
感染症治療薬	3
感染性角膜炎	136
感染性眼内炎	137
感染性心内膜炎	120
感染性肺炎	111
完全ヒト型抗体	264
がん疼痛緩和	371
がん疼痛の管理	371
肝動脈 (化学) 塞栓術	362
肝膿瘍	121
がんの診断	321
がんの病期	323
カンピロバクター感染症	128
カンピロバクター属	128
緩和ケア	371

き

起炎菌	136
機械的肺炎	111

キシマブ	264	嫌気性菌	116	抗 D 人免疫グロブリン製剤	
寄生虫	71	原虫	71		69
寄生虫感染症	163	原発性腹膜炎	125	抗 EGFR 抗体薬	359
キナーゼ標的薬	274			抗 HBs 人免疫グロブリン製	
キノロン系抗菌薬	39, 52	**こ**		剤	68
キメラ抗体	264	抗悪性腫瘍薬の副作用対策		抗 MRSA 薬	146, 147
キャンディン系	63, 154		299	骨盤内感染症	144
急性咽頭炎	142	抗アンドロゲン薬	255, 349	コトリモキサゾール	45
急性灰白髄炎	182	広域スペクトルペニシリン薬		股部白癬	156
急性骨髄性白血病	325		11	**さ**	
急性心内膜炎	120	抗インフルエンザウイルス薬		細菌細胞	3
急性前骨髄球性白血病	327		82	細菌性角膜炎	136
急性胆管炎	122	抗ウイルス薬	79	細菌性結膜炎	135
急性単純性腎盂腎炎	132	抗うつ薬	382	細菌性髄膜炎	107
急性単純性膀胱炎	132	抗エストロゲン薬	253	細菌性赤痢	129
急性胆嚢炎	122	抗肝炎ウイルス薬	85	細菌性腟炎	145
急性中耳炎	138	抗がん薬の種類	202	細菌性肺炎	112
急性鼻副鼻腔炎	140	抗寄生虫薬	71, 74	サイトカイン	108
急性扁桃炎	142	抗菌薬	3, 110	細胞壁合成阻害薬	7
急性リンパ性白血病	328	抗菌薬の作用	5	細胞膜作用薬	47
狭域スペクトルペニシリン薬		抗菌薬の種類	4	殺菌作用をもつ抗結核薬	51
	9	口腔咽頭カンジダ症	152	サルファ薬	44
強オピオイド	375	抗けいれん薬	382	サルモネラ感染症	127
蟯虫	167	抗結核薬	51	サルモネラ属	127
蟯虫症	167	抗原虫薬	71	産婦人科感染症	144
く		抗抗酸菌薬	51	**し**	
グリコペプチド系	20, 114	抗コリン薬	308	地固め療法	325, 327, 328
グリコペプチド系注射薬	116	抗サイトメガロウイルス薬		子宮がん	341
クリプトコッカス脳髄膜炎			81	子宮頸がん	341
	153	抗酸菌	148	子宮体がん	342
クリミア・コンゴ出血熱	184	抗酸菌感染症	148	糸状虫	167
クリンダマイシン系	116	抗腫瘍性抗生物質	203, 233	糸状虫症	167
クレブシエラ・ニューモニエ		抗真菌薬	57	シチジン類似薬	225
	115, 116	抗水痘・帯状疱疹ウイルス薬		市中肺炎	112, 117
グロブリン製剤	67		79	耳鼻咽喉科感染症	137
け		抗体薬	264	弱オピオイド	374
経口キノロン系	132, 133, 134	抗単純ヘルペスウイルス薬		弱毒生ワクチン	70
経口セフェム系	132, 133, 134		79	重症マラリア	159
経口ニューキノロン系抗菌薬		鉤虫症	163	出血性膀胱炎	310
	308	後天性トキソプラズマ症	162	腫瘍崩壊症候群	310
結核	149	後天性免疫不全症候群	188	腫瘍マーカー	321
血管外漏出	299	抗毒素	69	消化管寄生虫感染症	165
血小板減少	303	口内炎	306	小細胞肺がん	337
血小板輸血	304	抗ハンセン病薬	54	小児感染症	191
ケトライド経口薬	116	抗ヒスタミン薬	180, 317	食道がん	357
ゲムシタビン＋エルロチニブ		抗ヒト免疫不全ウイルス薬		食道カンジダ症	152
併用療法	365		93	植物アルカロイド	243
ゲムシタビン単独療法	365	抗不整脈薬	383	女性ホルモン	253
ゲムシタビン併用放射線療法		抗ペニシリナーゼ産生ブドウ		腎がん	353
	365	球菌ペニシリン薬	10	真菌症	57
下痢	307	抗ヘルペスウイルス薬	79	深在性真菌症	63
下痢原性大腸菌	126	抗ヘルペス薬	183	深在性真菌症治療	59
		高齢者感染症	193		
		高齢者肺炎	193		

侵襲性肺アスペルギルス症 154
腎障害 308
心毒性 311
進入阻害薬 190
C型肝炎 185
C型肝炎治療薬 87
CAF療法等 347
CCR5阻害薬 105
CHOP療法 333
CMF療法 348
G-CSF製剤 301
GC療法 345, 364
GnRHアンタゴニスト薬 259

す

膵がん 364
水痘 179
髄膜炎菌 109
ステロイド 384
ズビニ鉤虫 163
ズマブ 264
スルホン酸アルキル類 208

せ・そ

静菌作用をもつ抗結核薬 53
精巣がん 351
制吐薬 305
生物学的製剤 67
性ホルモン 259
赤痢アメーバ 160
赤痢アメーバ症 160
赤痢菌 129
赤血球減少 302
セフェム系 12, 119, 122, 136, 143, 144
セフェム系注射薬 114
全身性炎症反応症候群 110
先天性トキソプラズマ症 162
前立腺 253
前立腺がん 348
XELOX療法 359

造血器腫瘍 324
続発性腹膜炎 125

た

第1世代キノロン 40
第1世代セフェム 13
第1世代セフェム系 143
第2世代セフェム 13
第2世代セフェム系経口薬 115, 116
第3世代セフェム 14

第3世代セフェム系 109, 143
第3世代セフェム系経口薬 115, 116
第4世代セフェム 15
第4世代セフェム系 115, 120
第4世代セフェム系注射薬 116
第1, 2世代セフェム系注射薬 116
第2, 3, 4世代セフェム系注射薬 115, 116
第3, 4世代セフェム系 109
代謝拮抗薬 203, 219
帯状疱疹 179
大腸がん 358
大腸菌 109
体部白癬 156
大量デキサメタゾン療法 334
大量メルファラン療法 334
タキサン系薬 313, 316, 347
タキソイド 246
脱毛 312
多発性骨髄腫 333
多包条虫 173
多包性エキノコックス症 173
単純性尿路感染症 131
単純性肺アスペルギローマ 154
単純ヘルペスウイルス 178
単純ヘルペスウイルス感染症 178
男性ホルモン 253
胆道がん 363
タンパク質合成阻害薬 25
WHO三段階除痛ラダー 374
WHO方式がん疼痛治療法 373

ち・つ

腟炎 145
腟トリコモナス原虫 163
中域スペクトルペニシリン薬 10
注射用セフェム系 133, 134
中枢性筋弛緩薬 384
腸炎ビブリオ 128
腸炎ビブリオ感染症 128
腸管感染症 126
腸管出血性大腸菌感染症 126
腸菌 127
鎮痛補助薬 382

爪白癬 156

て

手足口病 182
手足症候群 318
ディフィシル菌 130
ディフィシル菌感染症 130
低分子薬 274
テトラサイクリン系 33, 129
テトラサイクリン系経口薬 114
手白癬 156
DAC療法 348
DC療法 345
DE療法 349
DHAP療法 332
DNAトポイソメラーゼI阻害薬 249
DNAトポイソメラーゼII阻害薬 251
DP療法 349
TAC療法 348
TAP療法 343
TC療法 342, 343, 345, 348
TIP療法 352
TNM分類 323
TP療法 342
TS-1単独療法 365
TS-1併用放射線療法 365

と

頭部白癬 156
トキソイド 69
トキソプラズマ原虫 161
トキソプラズマ症 161
特殊免疫グロブリン製剤 68
トポイソメラーゼ阻害薬 203, 249
トリアゼン類 209
トリコモナス感染症 163
トリコモナス腟炎 145

な・に

ナイトロジェンマスタード類 205
生ワクチン 69
南米出血熱 184

ニトロイミダゾール系 161
5-ニトロイミダゾール系 163
ニトロソウレア類 207
日本海裂頭条虫 171
日本海裂頭条虫症 171
日本住血吸虫症 168
乳がん 346

乳腺	253
ニューキノロン	41
ニューキノロン系	
	39, 120, 128, 129, 143, 144
ニューキノロン系経口薬	
	115, 116
ニューキノロン系注射薬	114
ニューキノロン点眼薬	135
ニューモシスチス肺炎	155
ニューモシスチス肺炎治療薬	
	45
尿路感染症	131

ぬ・ね・の

ヌクレオシド系逆転写酵素阻害薬	190
ヌクレオシド系逆転写阻害薬	94
ヌクレオシドの基本骨格	97
熱帯熱マラリア	158, 159
脳腫瘍	335
ノロウイルス	129, 175
ノロウイルス感染症	129

は

肺炎	111
肺炎球菌	109, 115
肺がん	337
肺感染症	155
肺吸虫	169
肺吸虫症	169
肺クリプトコッカス症	153
肺結核	149
敗血症	110
肺線維症	315
バーキットリンパ腫	332
白金製剤	203
白癬	155
播種性カンジダ症	152
白金錯体	213
白金製剤	316
白血球・好中球減少	301
白血病	324
ハマダラカ	158
ハンセン病	54, 150
paclitaxel 療法	348

ひ

非オピオイド鎮痛薬	374
微小管作用薬	203, 243
非小細胞肺がん	339
ビスホスホネート製剤	

	334, 349, 354
ビスホスホン酸塩	384
ビタミン B 製剤	314
非定型肺炎	112
ヒト化抗体	264
ヒト化モノクローナル抗体	
	330
ヒト免疫不全ウイルス	
	93, 188
泌尿器系がん	348
非ヌクレオシド系逆転写酵素阻害薬	190
非ヌクレオシド系逆転写阻害薬	97
非熱帯熱マラリアの急性期治療	159
非ホジキンリンパ腫	332
ピリミジン類似薬	221
ビンカアルカロイド系	243
ビンカアルカロイド系薬	313
B 型肝炎	185
B 型肝炎治療薬	85
B 群レンサ球菌	109
BEP 療法	352
PAE 効果	6
PAV 療法	336
PE 療法	338
PK-PD 理論	4

ふ

フィラリア症	167
風疹	177
風疹ウイルス	177
不活化ワクチン	70
複雑性腎盂腎炎	134
複雑性尿路感染症	133
複雑性膀胱炎	133
副腎皮質ステロイド	317
腹膜炎	124
フッ化ピリミジン薬	221
プリン類似薬	227
フルオロキノロン系	136
フルオロピリミジン系	64
フルコナゾール点眼薬	136
プロテアーゼ阻害薬	99, 190
分化誘導療法	327
分子標的治療薬	263
分子標的薬	204, 354
糞線虫	165
糞線虫症	165
FOLFIRI 療法	359
FOLFIRINOX 療法	365
FOLFOX 療法	359
VAD 療法	334

VeIP 療法	352
VIP 療法	352

へ

ペナム系	9
ペニシリン系	143, 144
ペニシリン系経口薬	116
ペニシリン系注射薬	115
ペニシリン結合タンパク質	8
ペネム系	19
ペネム系経口薬	115, 116
ヘルパンギーナ	182
ベンズイミダゾール系	164
ベンゾジアゼピン系抗不安薬	
	384
鞭虫	164
鞭虫症	164
β-ラクタマーゼ阻害薬	19
β-ラクタマーゼ阻害薬配合	
	144
β-ラクタマーゼ阻害薬配合ペニシリン	114
β-ラクタマーゼ阻害薬配合ペニシリン系	119, 122
β-ラクタマーゼ阻害薬配合ペニシリン経口薬	115, 116
β-ラクタム系	7
β-ラクタム系のスペクトラム	9
β-ラクタム系の分類	8

ほ

膀胱炎	131
膀胱がん	350
放線菌	12, 20
包虫症	173
ホジキンリンパ腫	331
ポリエンマクロライド系	58
ボリコナゾール点眼薬	136
ポリペプチド系	47
ホルモン関連薬	253
ホルモン薬	204
ホルモン療法	347

ま・み

マイコバクテリウム属	148
マウス抗体	264
マクロライド系	25, 119, 128
14 員環マクロライド系	26
15 員環マクロライド系	27
16 員環マクロライド系	28
マクロライド系経口薬	
	114, 116
麻疹	176

索　引　**391**

麻疹ウイルスの感染	176	
末梢神経障害	313	
マブ	264	
麻薬性鎮痛薬	314	
マラリア	158	
マラリア原虫	158	
マールブルク出血熱	183	
慢性骨髄性白血病	329	
慢性進行性肺アスペルギルス症	154	
慢性リンパ性白血病	330	
三日熱	159	

む・め・も

無菌性髄膜炎	182
無鉤条虫	171
無鉤条虫症	171
ムマブ	264
ムンプスウイルス	177
免疫グロブリン製剤	68
モノバクタム系	16
モマブ	264

や・ゆ・よ

薬剤性肺炎	111
薬物動態	4
有毛虫類	71
有鉤条虫	172
有鉤条虫症	172
有鉤嚢虫	172
有鉤嚢虫症	172
輸血	303
葉酸合成阻害薬	44
葉酸類似薬	219
横川吸虫	170
横川吸虫症	170

ら・り

らい菌	54, 150
ラッサ熱	184
卵形マラリアの根治療法	159

卵巣がん	344
卵胞ホルモン薬	257
RANK リガンド阻害薬	354
流行性結膜炎	181
流行性耳下腺炎	177
緑膿菌	109, 136
淋菌	144
リンコマイシン系	28

れ・ろ・わ

レジオネラ	116
レジオネラ菌	116
レスキュー	377
レスピラトリーキノロン	119
レスピラトリーキノロン経口薬	114
レボホリナート・5-FU 療法	355
ロイコボリンレスキュー	306
ろ胞性リンパ腫	333
ワクチン	69, 108

A・B・C

acute lymphocytic leukemia	328
acute myelogenous leukemia	325
acute promyelocytic leukemia	327
AIDS	188
ALL	328
AML	325
APL	327
AUC/MIC	6
beef tapeworm	171
chronic lymphocytic leukemia	330
chronic myelogenous leukemia	329
CLL	330
C_{max}/MIC	6

CML	329
Cryptococcus neoformans	153

E・F

Eastern Cooperative Oncology Group	323
ECOG-PS	323
Entamoeba histolytica	160
FEC	348

H・I

HIV	93, 188
HL	331
Hodgkn's lymphoma	331
HSV	178
infusion reaction	317
INSTI	190

N・P

NHL	332
NNRTI	97, 190
non-Hodgkin's lymphoma	332
NRTI	94, 190
PAE	5
PBP	8
penicillin-binding protein	8
performance status	323
PI	99, 190
PK	4
Pneumocystis jirovecii	155
post-antibiotic effect	5

S・T

SIRS	110
STAS-J	371
Support Team Assessment Schedule	371
systemic inflammatory response syndrome	110
TA(C)E	362
Toxoplasma gondii	161
Trichomonas vaginalis	163

医 薬 品 索 引

あ

アイエーコール®	214
アイセントレス®	104
アキシチニブ	284, 353
アクチノマイシン D	240
アクプラ®	215
アクラシノン®	235
アクラルビシン	326
アクラルビシン塩酸塩	235
アクロマイシン®	33
アザクタム®	16
アシクロビル	79, 179, 180, 183
アジスロマイシン	111, 144
アジスロマイシン水和物	27
アジドチミジン	94
アズトレオナム	16, 124
アスナプレビル	88, 187
L-アスパラギナーゼ	316, 328
アスピリン	180
アズレン	307
アセチルスピラマイシン	28, 72
アセトアミノフェン	143, 180, 318
アーゼラ®	270
アタザナビル	190
アタザナビル硫酸塩	101
アーテスネート	73, 159
アデホビル ピボキシル	85
アーテメーター・ルメファントリン	73
アーテメーター・ルメファントリン合剤	159
アドセトリス®	272
アトバコン	45, 155
アトバコン・プログアニル塩酸塩	73, 159
アトバコン・プログアニル合剤	159
アドリアシン®	233
アドリアマイシン	233
アナストロゾール	258
アバカビル・ラミブジン	190
アバカビル硫酸塩	95
アバスチン®	267
アービタックス®	266
アビラテロン酢酸エステル	

	256
アファチニブマレイン酸塩	276
アフィニトール®	290
アプシード®	44
アブラキサン®	246
アプレピタント	305
アベロックス®	42
アマンタジン	175
アマンタジン塩酸塩	82
アミカシン	111, 118
アミカシン硫酸塩	30
アムノレイク®	292
アムビゾーム®	58
アムホテリシン B	58, 153
アムホテリシン B シロップ	152, 307
アムルビシン	315
アムルビシン塩酸塩	237
アモキシシリン	115, 128
アモキシシリン水和物	11
アモリン®	11
アラセナ-A	80
アラノンジー®	229
アリミデックス®	258
アリムタ®	221
アルケラン®	206
アルブミン結合パクリタキセル	246
アルベカシン	148
アルベカシン硫酸塩	31
アルベンダゾール	75, 164, 165, 166, 173
アレクチニブ塩酸塩	284
アレセンサ®	284
アレムツズマブ	273, 330
アロプリノール	310
アロマシン®	258
アンコチル®	64
アンピシリン	109
アンピシリン水和物	10

い

イクスタンジ®	255
イスコチン®	51
イセパマイシン硫酸塩	30
イソニアジド	51, 149
イダマイシン®	235
イダルビシン	313, 325
イダルビシン塩酸塩	235

イトラコナゾール	61, 152, 153, 157
イトリゾール®	61
イナビル®	83
イピリムマブ	273
イブリツモマブ チウキセタン	270
イベルメクチン	75, 166
イホスファミド	206, 310, 312, 332
イマチニブ	328, 330
イマチニブメシル酸塩	276
イミペネム・シラスタチン	111, 118, 124
イミペネム・シラスタチンナトリウム	17
イリノテカン	313, 315, 338, 340, 359, 365
イリノテカン塩酸塩水和物	249
イレッサ®	274
インジナビル硫酸塩エタノール付加物	100
インターフェロン	315
インターフェロン α	353
インターロイキン 2	353
インテレンス®	98
インビラーゼ®	99
インフルエンザ菌 b 型(Hib)ワクチン	109
インライタ®	284

う・え

ヴァイデックス®	94
ヴィキラックス®	90
ウイントマイロン®	40
ヴォトリエント®	285
エキセメスタン	258
エクサシン®	30
エクザール®	244
エサンブトール®	53
エジュラント®	98
エスカゾール®	75
エストラサイト®	257
エストラムスチン	349
エストラムスチンリン酸エステル	257
エタンブトール	149
エタンブトール塩酸塩	53

エチオナミド	52	

エチオナミド　52
エチニルエストラジオール
　257
エトポシド　251, 300, 312,
　326, 332, 338, 352
エトラビリン　98
エノシタビン　227
エピビル®　95
エピルビシン
　31, 348, 350, 362
エピルビシン塩酸塩　234
エファビレンツ　97, 190
エプジコム®　95
エブトール®　53
エベロリムス　290, 315, 353
エポセリン®坐剤　14
エボルトラ®　229
エムトリシタビン　95
エムトリシタビン・テノホビ
　ル　190
エムトリシタビン・テノホビ
　ル ジソプロキシルフマル
　酸塩配合剤　96
エムトリバ®　95
エリスロシン®　26
エリスロマイシン　26
エリスロマイシン・アジスロ
　マイシン　128
エリブリンメシル酸塩　247
エルビテグラビル／コビシス
　タット／エムトリシタビン
　／テノホビル ジソプロキシ
　ルフマル酸塩配合錠　96
エルビテグラビル配合　190
エルプラット®　216
エルロチニブ　340
エルロチニブ塩酸塩　275
エンザルタミド　255
塩酸キニーネ　72, 159
塩酸バンコマイシン　21
塩酸ピラルビシン　235
塩酸プロカルバジン　209
塩酸メフロキン　73
エンテカビル水和物　86
エンドキサン®　205
エンビオマイシン硫酸塩　53
ST 合剤　128

お

オキサセフェム　14
オキサリプラチン　216, 300,
　314, 316, 361, 365
オキシコドン　379
オーグメンチン®　19

オゼックス®　41
オセルタミビル　175
オセルタミビルリン酸塩　83
オダイン®　255
オファツムマブ　270
オプジーボ®　273
オフロキサシン　41
オムビタスビル水和物・パリ
　タプレビル水和物・リトナ
　ビル配合剤　90
オメガシン®　18
オラスポア®　13
オラセフ®　13
オラペネム®　18
オルドレブ®　47
オルニダゾール　161
オンコビン®　243
オンダンセトロン　306

か・き

ガストログラフィン　172
カスポファンギン
　126, 152, 154
カスポファンギン酢酸塩　63
カソデックス®　255
ガチフロキサシン　42
カチリ　180
カドサイラ®　266
カナマイシン　30, 127
カナマイシン硫酸塩　30
カバジタキセル　248
カプレルサ®　287
カペシタビン
　224, 318, 347, 355, 361
カルセド®　237
カルベニン®　17
カルボプラチン　215, 303,
　314, 316, 332, 338,
　341, 342, 343, 345
カルムスチン　207
カレトラ®　100
カンサイダス®　63
ガンシクロビル　81
カンプト®　249

キニーネ塩酸塩水和物
　72, 159
キヌプリスチン・ダルホプリ
　スチン　36
キュビシン®　47
ギリアデル®　207
キロサイド®　225

く

クラドリビン　228
グラニセトロン　306
クラバモックス®　19
クラビット®　41
クラフォラン®　14
クラブラン酸・アモキシシリ
　ン　143
クラブラン酸カリウム・アモ
　キシシリン水和物　19
クラリシッド®　26
クラリス®　26
クラリスロマイシン　26
クリキシバン®　100
クリゾチニブ　283, 341
グリベック®　276
クリンダマイシン
　114, 118, 126, 143, 159
クリンダマイシン塩酸塩　29
クリンダマイシンリン酸エス
　テル　29
グルコン酸キニーネ　72, 159
グレースビッド®　42
クロキサシリン　10
クロファジミン　54
クロファラビン　229
クロラムフェニコール
　35, 145
クロルマジノン酢酸エステル
　255
クロロキン　159, 161
クロロキン塩基　159
クロロマイセチン®　35
クロロマイセチン®サクシネ
　ート　35

け

ケトコナゾール　62
ケトライド　114
ケニセフ®　14
ゲフィチニブ　274, 315, 340
ケフラール®　13
ケフレックス®　13
ゲムシタビン　303, 315, 340,
　345, 350, 364, 365
ゲムシタビン塩酸塩　226
ゲムツズマブオゾガマイシン
　271, 326
ゲンタシン®　30
ゲンタマイシン　111, 125
ゲンタマイシン硫酸塩　30

こ

コアキシン	13
牛車腎気丸	314
コスメゲン®	240
ゴセレリン酢酸塩	259, 349
コデイン	377
ゴナックス®	260
コペガス®	87
コホリン®	229
コムプレラ®	98
コリスチンメタンスルホン酸ナトリウム	47
コリマイシン®	47
コンバントリン®	74
コンビビル®	95

さ

ザイアジェン®	95
サイクロセリン	23, 53
ザイティガ®	256
ザイボックス®	35
サイラムザ®	268
サキナビルメシル酸塩	99
ザーコリ®	283
ザナミビル	175
ザナミビル水和物	83
サニルブジン	94
ザノサー®	208
サビーン®	301
サムチレール®	45
サリドマイド	292, 334
サレド®	292
サワシリン®	11
サントニン	75, 166
サンラビン®	227

し

ジアフェニルスルホン	54, 151
ジエチルカルバマジン	168
ジエチルカルバマジンクエン酸塩	75
ジェニナック®	42
ジェブタナ®	248
ジェムザール®	226
シーエルセントリ®	105
ジオトリフ®	276
シオマリン®	14
シクロホスファミド	205, 304, 310, 312, 328, 330, 333, 348
シスプラチン	214, 304, 309, 313, 314, 316, 332, 339, 340, 341, 342, 343, 350, 352, 355, 358, 362, 364
ジスロマック®	27
ジゾプロキシフマル酸塩	86
ジダノシン	94
シタフロキサシン水和物	42
シタラビン	225, 316, 318, 325, 328, 332
シタラビンオクホスファート水和物	226
ジドブジン	94
ジドブジン・ラミブジン配合剤	95
シナシッド®	36
ジノスタチスチマラマー	240
ジフルカン®	60
シプロキサン®	41
シプロフロキサシン	41, 118, 123, 125, 128, 129
ジベカシン硫酸塩	31
ジメチルスルホキシド	300
シメプレビル	187
シメプレビルナトリウム	88
ジャカビ®	286
芍薬甘草湯	314
ジョサマイ®	28
ジョサマイシン	28
ジョサイマイシンプロピオン酸エステル	28
ジヨードキノール	161
ジーラスタ®	302
ジロキサニド	161
シンメトレル®	82

す

スオード®	41
スコポラミン	308
スタラシド®	226
スタリビルド®	96
スチバーガ®	282
スーテント®	279
ストックリン®	97
ストレプトゾシン	208
ストレプトマイシン	149
ストレプトマイシン硫酸塩	30
ストロメクトール®	75
スニチニブ	311, 353
スニチニブリンゴ酸塩	279
スパトニン®	75
スピラマイシン酢酸エステル	28, 72
スプリセル®	280
スペクチノマイシン塩酸塩	31
スマンクス®	240
スルタミシリントシル酸塩水和物	12
スルバクタム・アンピシリン	111, 118, 122, 123, 125, 126, 143
スルバクタム・セフォペラゾン	123
スルバクタムナトリウム・アンピシリンナトリウム	20
スルバクタムナトリウム・セフォペラゾンナトリウム	20
スルファジアジン	162
スルファジメトキシン	44
スルファドキシン・ピリメタミン	72
スルペラゾン®	20
スンベプラ®	88

せ

ゼヴァリン® イットリウム	270
セツキシマブ	266, 317, 359
セファクロル	13
セファゾリン	123
セファゾリンナトリウム	13
セファドロキシル	143
セファメジン®	13
セファレキシン	13
セファロチンナトリウム	13
セフィキシム	14
ゼフィックス®	85
セフェピム	111, 118
セフェピム塩酸塩水和物	15
セフォジジムナトリウム	14
セフォゾプラン	109
セフォゾプラン塩酸塩	15
セフォタキシム	109, 111, 123, 125
セフォタキシムナトリウム	14
セフォチアム	123
セフォチアム塩酸塩	13
セフォチアムヘキセチル塩酸塩	13
セフォビッド®	14
セフォペラジン®	14
セフォペラゾンナトリウム	14
セフカペンピボキシル塩酸塩水和物	14
セフジトレンピボキシル	14

セフジニル	14	ダカルバジン	209, 332	デクスラゾキサン	301
セフスパン®	14	タキソテール®	247	テトラサイクリン	114
セフゾン®	14	タキソール®	246	テトラサイクリン塩酸塩	33
セフタジジム	118, 125, 137	ダクラタスビル	88, 187	デノシン®	81
セフタジジム水和物	14	ダクルインザ®	88	デノスマブ	354
セフタチジム	109	タゴシッド®	22	テノゼット®	86
セフチゾキシムナトリウム		ダサチニブ	330	テノホビル	86

セフジニル　　　　　　14
セフスパン®　　　　　14
セフゾン®　　　　　　14
セフタジジム　118, 125, 137
セフタジジム水和物　　14
セフタチジム　　　　 109
セフチゾキシムナトリウム
　　　　　　　　　　 14
セフチブテン水和物　　14
セフテム®　　　　　　14
セフテラムピボキシル　14
セフトリアキソン
　　　　　109, 111, 114, 115,
　　　　　118, 123, 125, 143, 144
セフトリアキソンナトリウム
　水和物　　　　　　 14
セフピロム硫酸塩　　　15
セフポドキシムプロキセチル
　　　　　　　　　　 14
セフミノクスナトリウム水和
　物　　　　　　　　 13
セフメタゾール　122, 123, 126
セフメタゾールナトリウム
　　　　　　　　　　 13
セフメタゾン®　　　　13
セフメノキシム塩酸塩　14
セフロキサジン水和物　13
セフロキシムアキセチル　13
ゼリット®　　　　　　94
ゼルボラフ®　　　　 286
ゼローダ®　　　　　 224
センセファリン®　　　13

そ

疎経活血湯　　　　　314
ゾシン®　　　　　　　20
ソバルディ®　　　　　89
ゾビラックス®　　　　79
ソブゾキサン　　　　252
ソブリアード®　　　　88
ソホスブビル　　　　　89
ゾラデックス®　　　 259
ゾラデックス®LA　　259
ソラフェニブ
　　　 277, 318, 353, 363
ソリブジン　　　　　　79
ゾレドロン酸　　　　349

た

タイガシル®　　　　　34
タイケルブ®　　　　 281
ダウノマイシン®　　 235
ダウノルビシン　325, 328
ダウノルビシン塩酸塩　235

ダカルバジン　　209, 332
タキソテール®　　　 247
タキソール®　　　　 246
ダクラタスビル　　88, 187
ダクルインザ®　　　　88
タゴシッド®　　　　　22
ダサチニブ　　　　　330
ダサチニブ水和物　　280
タシグナ®　　　　　 280
タゾバクタム　　　　122
タゾバクタム・ピペラシリン
　　　　　 111, 118, 126
タゾバクタム・ピペラシリン
　水和物　　　　　　20
ダプトマイシン　　47, 148
タペンタ®　　　　　 381
タペンタドール　　　381
タミバロテン　　292, 327
タミフル®　　　　　　83
タモキシフェン　　　347
タモキシフェンクエン酸塩
　　　　　　　　　　253
ダラシン®　　　　　　29
ダラシン®S　　　　　29
タリビッド®　　　　　41
タルセバ®　　　　　 275
ダルナビル　　　　　190
ダルナビルエタノール付加物
　　　　　　　　　　102

ち・つ

チエナム®　　　　　　17
チオデロン®　　　　 254
チオ硫酸ナトリウム　300
チゲサイクリン　　　　34
チニダゾール　72, 145, 161
注射用イホマイド®　 206
注射用サイメリン®　 207
注射用フィルデシン®　245

ツベラクチン®　　　　53
ツベルミン®　　　　　52
ツルバダ®　　　　　　96

て

ティーエスワン®　　 223
テイコプラニン　　22, 147
テガフール　　　　　222
テガフール・ウラシル　223
テガフール・ギメラシル・オ
　テラシルカリウム　223
デガレリクス酢酸塩　260
デキサメタゾン　305, 328,
　　　　　 332, 335, 349

デクスラゾキサン　　301
テトラサイクリン　　114
テトラサイクリン塩酸塩　33
デノシン®　　　　　　81
デノスマブ　　　　　354
テノゼット®　　　　　86
テノホビル　　　　　　86
テノホビル ジソプロキシル
　フマル酸塩　　　　96
テビケイ®　　　　　 104
デヒドロエメチン　　161
テビペネムピボキシル　18
テムシロリムス　291, 353
デメチルクロルテトラサイク
　リン塩酸塩　　　　33
テモゾロミド　　209, 336
テモダール®　　　　 209
テラビック®　　　　　87
テラプレビル　　　　　87
デラマニド　　　　　　52
テラルビシン®　　　 235
デルティバ®　　　　　52
テルビナフィン　　　157
テルビナフィン塩酸塩　65

と

ドキシサイクリン　　159
ドキシサイクリン塩酸塩水和
　物　　　　　　　　34
ドキシル®　　　　　 234
ドキソルビシン　　　312,
　　　　　 318, 330, 332, 333,
　　　　　 335, 343, 348, 350
ドキソルビシン塩酸塩　233
トスキサシン®　　　　41
トスフロキサシントシル酸塩
　水和物　　　　　　41
ドセタキセル　312, 314, 316,
　　　 318, 340, 346, 348, 349, 358
ドセタキセル水和物　247
トービイ®　　　　　　31
トブラシン®　　　　　31
トブラマイシン　　　　31
トポテシン®　　　　 249
トミロン®　　　　　　14
トラスツズマブ
　　　　 265, 311, 347, 355
トラスツズマブ エムタシン
　　　　　　　　　　266
トラベクテジン　　　210
トラマドール　　　　377
トーリセル®　　　　 291
トリフルリジン／チピラシル
　塩酸塩　　　　　　224

ドリペネム	111, 124, 126	
ドリペネム水和物	18	
トリーメク®	104	
ドルコール®	40	
ドルテグラビル	190	
ドルテグラビルナトリウム	104	
ドルテグラビルナトリウム / アバカビル硫酸塩 / ラミブ ジン配合錠	104	
トレアキシン®	206	
トレチノイン	292, 327	
トレミフェンクエン酸塩	253	
トロビシン®	31	

な・に

ナイスタチン	59
ナベルビン®	245
ナリジクス酸	40
7 価結合型肺炎球菌ワクチン	109
ニゾラール®	62
ニッパスカルシウム®	53
ニドラン®	207
ニボルマブ	273
ニムスチン	303, 337
ニムスチン塩酸塩	207
ニューキノロン	127
ニロチニブ	330
ニロチニブ塩酸塩水和物	280
23 価多糖体肺炎球菌ワクチ ン	109

ね・の

ネクサバール®	277
ネダプラチン	215, 303
ネビラピン	98
ネララビン	229
ネルフィナビルメシル酸塩	101
ノギテカン塩酸塩	250
ノバントロン®	237
ノービア®	99
ノルバデックス®	253
ノルフロキサシン	41, 127, 129

は

ハイカムチン®	250
バイシリン®	9
バカンピシリン塩酸塩	11
バクシダール®	41

バクトロバン®	35
パクリタキセル	246, 312, 314, 316, 341, 342, 343, 345, 347, 358
パージェタ®	266
パシル®	42
パズクロス®	42
パズフロキサシン	123, 125
パズフロキサシンメシル酸塩	42
パセトシン®	11
ハーセプチン®	265
パゾパニブ塩酸塩	285
バナン®	14
パニツムマブ	267
バニプレビル	89, 187
バニヘップ®	89
パニペネム・ベタミプロン	17, 118, 126
パニペネム・ベタミプロン合 剤	109
パニマイシン®	31
パノビノスタット	295
ハベカシン®	31
ハーボニー®	90
パモ酸ピランテル	164, 166, 167
パラアミノサリチル酸カルシ ウム水和物	53
ハラヴェン®	247
バラクルード®	86
バラシクロビル	179, 180
バラシクロビル塩酸塩	80
パラプラチン®	215
バリキサ®	81
バルガンシクロビル塩酸塩	81
バルトレックス®	80
バレオン®	41
パロノセトロン	305
パロモマイシン	161
半夏瀉心湯	308
バンコマイシン	21, 109, 111, 115, 125, 131, 137, 147
パンスポリン®	13
バンデタニブ	287

ひ

ビアペネム	18, 126
ヒアルロニダーゼ	300
ビカルタミド	255, 349
ビクシリン®	10
ビスタマイシン®	30
ヒスロン®H	257

ビタミン B_6	318
ビダラビン	80
ヒドラ	51
ピノルビン®	235
ビノレルビン	314, 340
ビノレルビン酒石酸塩	245
ビブラマイシン®	34
ピペミド酸水和物	40
ピペラシリン	115, 122
ピペラシリンナトリウム	11
ピラジナミド	52, 149
ビラセプト®	101
ピラマイド®	52
ビラミューン®	98
ピランテルパモ酸塩	74
ビリアード®	96
ピリメタミント	162
ビルトリシド®	75
ビンカアルカロイド	300
ビンクリスチン	313, 314, 326, 328, 330, 333, 335, 337
ビンクリスチン硫酸塩	243
ビンデシン	313, 326
ビンデシン硫酸塩	245
ビンブラスチン	314, 332, 351
ビンブラスチン硫酸塩	244

ふ

ファーストシン®	16
ファムシクロビル	80, 179
ファムビル®	80
ファリーダック®	295
ファルモルビシン®	234
ファロペネムナトリウム水和 物	19
ファロム®	19
ファンギゾン®	58
ファンシダール®	72
フィニバックス®	18
ブイフェンド®	61
フェアストン®	253
フェソロデックス®	254
フェノール亜鉛華軟膏	180
フェマーラ®	258
フェンタニル	380
ブスルファン	208
ブスルフェクス®	208
フトラフール®	222
プラジカンテル	75, 170, 173
フラジール®	71
プリジスタ®	102
プリジスタナイーブ®	102
ブリプラチン®	214
フルオロウラシル	

	222, 348, 356, 358, 361	ペングッド®	11	ミコナゾールゲル	307

フルコナゾール　60, 152, 153
フルシトシン　64, 153
フルタミド　255, 349
フルダラ®　228
フルダラビン　330
フルダラビンリン酸エステル
　　　　　　228
フルベストラント　254
フルマリン®　14
プルリフロキサシン　41
ブレオ®　238
ブレオマイシン
　　　　315, 316, 332, 352
ブレオマイシン塩酸塩　238
プレドニゾロン
　　　　328, 333, 335, 349
ブレンツキシマブ ベドチン
　　　　　　272
プロカルバジン　337
プロカルバジン塩酸塩　209
プロジフ®　60
プロスタール®　255
プロセキソール®　257
フロモキセフ　123
フロモキセフナトリウム　14
フロモックス®　14
フロリード®F　60
フロリード®D クリーム　60

へ

ベクティビックス®　267
ペグフィルグラスチム　302
ペグ IFN　187
ベサノイド®　292
ベストコール®　14
ベナンバックス®　45
ペニシリン G カリウム　9
ベバシズマブ　267, 311,
　　　341, 345, 347, 359
ベプシド®　251
ヘプセラ®　85
ペプレオ®　238
ペプロマイシン　315
ペプロマイシン硫酸塩　238
ベムラフェニブ　286
ペメトレキセド　341
ペメトレキセドナトリウム水
　和物　221
ペラゾリン®　252
ペラミビル　175
ペラミビル水和物　84
ベルケイド®　290
ペルツズマブ　266

ペングッド®　11
ベンジルペニシリンカリウム
　　　　　　9
ベンジルペニシリンベンザチ
　ン水和物　9
ペンタミジン　155
ペンタミジンイセチオン酸塩
　　　　　　45
ベンダムスチン塩酸塩　206
ペントシリン®　11
ペントスタチン　229

ほ

ボシュリフ®　281
ホスアピレピタント　305
ホスアンプレナビル　190
ホスアンプレナビルカルシウ
　ム水和物　102
ホスカビル®　82
ホスカルネットナトリウム水
　和物　82
ボスチニブ水和物　281
ホスフルコナゾール
　　　　60, 111, 126
ホスホマイシン　22, 127, 129
ホスミシン®　22
ホスミシン®S　22
ポテリジオ®　271
ポビドンヨード　301
ポマリスト®　293
ポマリドミド　293
ボリコナゾール
　　　　61, 152, 153, 154
ホリナートカルシウム　309
ボルテゾミブ　290, 334

ま

マイトマイシン　238
マイトマイシン C
　　　238, 303, 315, 350, 362
マイロターグ®　271
マキシピーム®　15
マグネシウム　309
マクロライド　114
麻疹風疹混合ワクチン　177
マブキャンパス®　273
マブリン®　208
マラビロク　105
マラロン®　73

み・む

ミカファンギン
　　　111, 126, 152, 154
ミコナゾール　60

ミコナゾールゲル　307
ミコブティン®　52
ミトキサントロン　326
ミトキサントロン塩酸塩　237
ミノサイクリン　129
ミノサイクリン塩酸塩　34
ミノマイシン®　34
ミリプラ®　216
ミリプラチン　362
ミリプラチン水和物　216

ムピロシン　35
ムンプスワクチン　178

め

メイアクト®　14
メイセリン®　13
メサドン　381
メサペイン®　381
メシル酸ガレノキサシン水和
　物　42
メスナ　310
メソトレキセート®　219
メタコリマイシン®　47
メチシリン　10
メチルプレドニゾロン
　　　　　　183, 332
メトトレキサート　219, 306,
　　　309, 315, 328, 333, 348, 351
メドロキシプロゲステロン酢
　酸エステル　257
メトロニダゾール　71, 122,
　　　123, 131, 145, 161, 163
メピチオスタン　254
メファキン　73
メフロキン　159
メフロキン塩酸塩　159
メベンダゾール
　　　75, 164, 165, 167
メルカプトプリン　328
メルカプトプリン水和物　228
メルファラン　206, 335
メロペネム
　　　109, 111, 118, 124, 126
メロペネム水和物　17
メロペン®　17

も

モガムリズマブ　271
モキシフロキサシン　123
モキシフロキサシン塩酸塩
　　　　　　42
モダシン®　14
モノバクタム　114

モルヒネ	378		259, 349	ワンタキソテール® 247

や・ゆ・よ

ヤーボイ®	273
ユーエフティ®	223
ユナシン®	12
ユナシン®-S	20
ヨンデリス®	210

ら

ラシミール®	65
ラステット®	251
ラスブリカーゼ	310
ラタモキセフナトリウム	14
ラニナミビル	175
ラニナミビルオクタン酸エステル水和物	83
ラニムスチン	207, 303
ラパチニブ	347
ラパチニブトシル酸塩水和物	281
ラピアクタ®	84
ラミブジン	85, 95
ラミブジン・アバカビル硫酸塩配合剤	95
ラムシルマブ	268
ラリキシン®	13
ラルテグラビル	190
ラルテグラビルカリウム	104
ランダ®	214
ランプレン®	54

り

リツキサン®	269
リツキシマブ	269, 317, 330, 333
リトナビル	99, 190
リネゾリド	35, 111, 148
リバビリン	87, 184, 187
リファジン®	51
リファブチン	52
リファンピシン	51, 116, 149
リボスタマイシン硫酸塩	30
リポソーマルアムホテリシンB	58
リポソーマルドキソルビシン	234
硫酸カナマイシン	30
硫酸ストレプトマイシン	30
リュープリン®	259
リュープリン®SR	259
リュープロレリン酢酸塩	

リルピビリン	190
リルピビリン塩酸塩	98
リルピビリン塩酸塩/テノホビル　ジソプロキシルフマル酸塩/エムトリシタビン配合錠	98
リレンザ®	83
リンコシン®	28
リンコマイシン塩酸塩水和物	28
リン酸クロロキン	73
リン酸プリマキン	73, 159

る・れ

ルキソリチニブリン酸塩	286
ルリッド®	27
レイアタッツ®	101
レクシヴァ®	102
レクチゾール®	54, 151
レゴラフェニブ	282
レジパスビル アセトン付加物・ソホスブビル配合剤	90
レスピラトリーキノロン	114
レダマイシン®	33
レチノイン酸	327
レトロゾール	258
レトロビル®	94
レナリドミド	334
レナリドミド水和物	293
レブラミド®	293
レベトール®	87
レボフロキサシン	123, 128
レボフロキサシン水和物	41
レボホリナート	356, 361
レンバチニブメシル酸塩	286
レンビマ®	286

ろ・わ

ロイケリン®	228
ロイコボリン	309, 365
ロイスタチン®	228
ロキシスロマイシン	27
ロセフィン®	14
ロピナビル・リトナビル	190
ロピナビル・リトナビル配合剤	100
ロメバクト®	41
ロメフロキサシン塩酸塩	41
ロンサーフ®	224
ワイドシリン®	11

A・B

ABC	95
ACNU	207
ACV	79
Ara-A	80
Ara-C	225
ATV	101
AUC 5	338
AZT	94
BCNU	207
BV-araU	79

D・E

d4T	94
ddI	94
DMSO	300
DRV	102
DTG	104
EFV	97
ETR	98

F・G・I

FCV	80
FPV	102
FTC	95
5-FU	222, 318, 355, 365
GCV	81
IDV	100

L・M・N

LPV/RTV	100
MCNU	207
MVC	105
6-MP	228
NFV	101
NVP	98

R・S・T

RAL	104
RPV	98
RTV	99
SQV	99
TDF	96
TS-1	356, 364

3TC   95

V・Z

VACV   80
VGCV   81

ZDV   94

岸本　修一（きしもと　しゅういち）

神戸学院大学薬学部臨床薬剤学研究室　准教授

1990 年　熊本大学大学院薬学研究科博士前期課程修了
1990 年　住友製薬株式会社総合研究所　研究員
1997 年　神戸学院大学薬学部薬剤学研究室　助手
2000 年　熊本大学　薬学博士取得
2005 年　神戸学院大学薬学部薬剤学研究室　講師
2005-2006 年　University of California, San Diego（CA, USA）　Visiting fellow
2011 年　神戸学院大学薬学部臨床薬剤学研究室　准教授（現在に至る）

　学生時代より抗がん薬をいかにうまく使うかをメインテーマに研究を続けている．熱帯魚飼育およびダイビングを趣味とするが，時間と体力のやり繰りに悩まされ続けている．最近は，年に 1 度しか行けないダイビングを趣味と言い続けるためにも，ダイビング三昧の旅行を実現させることが今の夢である．

詳説化学療法学
がん・感染症治療への薬学的介入

定価（本体 8,000 円＋税）

2016 年 8 月 25 日　初 版 発 行 ©
2019 年 8 月 17 日　2 刷 発 行

著　　　者　岸　本　修　一
発 行 者　廣　川　重　男

印 刷・製 本　日本ハイコム
表紙デザイン　㈲羽鳥事務所

発行所　京 都 廣 川 書 店
　　　　東京事務所　東京都千代田区神田小川町 2-6-12 東観小川町ビル
　　　　　　　　　　TEL 03-5283-2045　FAX 03-5283-2046
　　　　京都事務所　京都市山科区御陵中内町　京都薬科大学内
　　　　　　　　　　TEL 075-595-0045　FAX 075-595-0046
　　　　　　　URL http://www.kyoto-hirokawa.co.jp/

ISO14001 取得工場で印刷しました

―――― 京都廣川・刊行書（カ-3）――――

クスリから紐解くのではなく、
患者がかかってしまった疾病からクスリを紐解いた
新解釈薬物治療テキスト。

疾患 そして薬物治療［第2版］
悪性新生物と戦う

著　日本大学薬学部教授　鈴木　孝

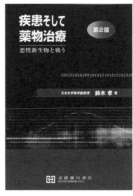

B5判　520頁　9,800円（税別）
ISBNコード：978-4-906992-48-5

緩和医療における心構えとその基礎、及び実践的な薬物治療の
考え方を記した学部生用テキスト。第一人者による渾身の書。

緩和医療薬学
―SCIENCEとARTの融合と実践―

編著　明治薬科大学教授　加賀谷 肇

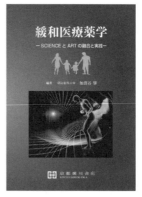

B5判　192頁　4,800円（税別）
ISBNコード：978-4-906992-73-7

臨床の場で研究を重ねてきた著者が、
疾患毎の薬物動態を実際のクスリをあげて解説。
現場で活用できる薬物動態学テキスト。

DATA & EVIDENCE
臨床薬物動態学 実解

著　同志社女子大学薬学部教授　芝田　信人
　　神戸学院大学薬学部教授　杉岡　信幸

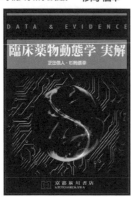

B5判　366頁　6,800円（税別）
ISBNコード：978-4-906992-20-1

クスリを語る前に、健康のバランスを崩すヒトについての理解を
深めた上で、薬学的見地から病態を学ぶ。事象の分析・理解・解
決へ至るアルゴリズムを遅読を通じて体得して欲しい。

症例人間病態論

Vol.1
著　城西大学薬学部教授　加園 恵三

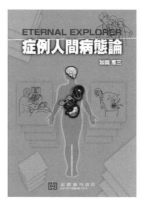

B5判　363頁　6,800円（税別）
ISBNコード：978-4-906992-19-5

Vol.2
著　城西大学薬学部教授　加園 恵三
　　福島県立医科大学
　　看護学部教授　　　　太田 昌一郎

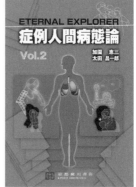

B5判　274頁　6,000円（税別）
ISBNコード：978-4-906992-53-9

京都廣川書店
KYOTO HIROKAWA

URL: http://www.kyoto-hirokawa.co.jp/